“十三五”高等教育医药院校规划教材/多媒体融合创新教材

供护理、助产、相关医学技术类等专业使用

妇产科护理学

FUCHANKE HULIXUE

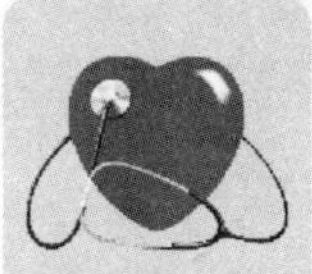

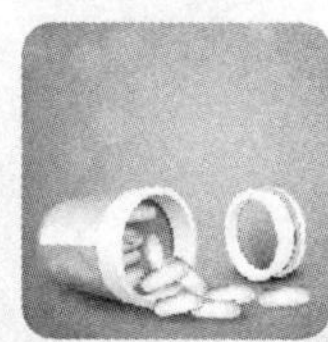

主编◎伍东红 丘媚妮

郑州大学出版社
郑州

图书在版编目(CIP)数据

妇产科护理学/伍东红,丘媚妮主编.—郑州:郑州大学出版社,2017.8

ISBN 978-7-5645-4373-0

Ⅰ.①妇… Ⅱ.①伍…②丘… Ⅲ.①妇产科-护理学 Ⅳ.①R473.71

中国版本图书馆 CIP 数据核字（2017）第 129364 号

郑州大学出版社出版发行
郑州市大学路 40 号　　邮政编码:450052
出版人:张功员　　发行电话:0371-66966070
全国新华书店经销
郑州市诚丰印刷有限公司印制
开本:890 mm×1 194 mm　1/16
印张:27
字数:655 千字
版次:2017 年 8 月第 1 版　　印次:2017 年 8 月第 1 次印刷

书号:ISBN 978-7-5645-4373-0　　定价:59.00 元

作者名单

主　　编　伍东红　丘媚妮

副主编　高金玲　孙妞妞　徐润芳　张艳慧

编　　委　（按姓氏笔画排序）

牛　鹏　河南中医药大学

丘媚妮　广东嘉应学院医学院

白　洁　蚌埠医学院护理学院

伍东红　郑州大学护理学院

孙妞妞　河南科技大学护理学院

张艳慧　黄河科技学院

张新慧　郑州大学护理学院

赵新爽　河南科技大学护理学院

徐润芳　河南科技大学第一附属医院

高金玲　郑州大学护理学院

郭俊彩　郑州大学护理学院（秘书）

董亚娜　黄河科技学院

谢伟英　广东嘉应学院医学院

“十三五”高等教育医药院校规划教材/ 多媒体融合创新教材

建设单位

（以单位名称首字拼音排序）

安徽医科大学
安徽中医药大学
蚌埠医学院
承德医学院
大理学院
赣南医学院
广东医科大学
广州医科大学
贵阳中医学院
贵州医科大学
桂林医学院
河南大学
河南大学民生学院
河南广播电视大学
河南科技大学
河南理工大学
河南中医药大学
湖南医药学院
黄河科技学院
江汉大学
吉林医药学院
济宁医学院
嘉应学院
井冈山大学
九江学院
南华大学
平顶山学院
山西医科大学
陕西中医药大学
邵阳学院
泰山医学院
西安医学院
新乡医学院
新乡医学院三全学院
徐州医科大学
许昌学院医学院
延安大学
延边大学
右江民族医学院
郑州大学
郑州工业应用技术学院

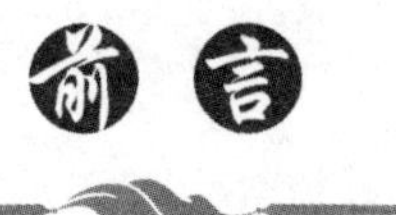

前言

《妇产科护理学》是为了适应我国医疗卫生体制改革和护理学教育事业发展趋势，进一步深化本科护理专业教育教学改革而组织编写的教材。2016 年 6 月在郑州召开了高等学校本科护理专业教材编写工作会议，来自全国 6 所高校护理学院及临床教学医院的护理学专业教师组成了教材编写团队。

教材编写体现“三基”（基本理论、基本知识、基本技能）、“五性”（思想性、科学性、启发性、先进性、适用性），以培养合格的注册护士为基本目标，充分反映国内外最新及最成熟的医疗和护理研究成果，注重学生评判性思维能力的培养。在编写过程中注重以人为本、以护理对象为中心、以整体护理为基础的现代护理理念，体现护理学专业特色；以护理程序为主线，注重教材内容的实用性和规范性。力求编排合理、目的突出、内容精选、语言简练、便于教学。

本教材共 22 章，分为妇产科护理学基础、产科护理、妇科护理、计划生育妇女的护理、妇产科常用诊疗手术及护理技术五部分内容。为了体现整套护理教材的完整性，避免内容上的交叉重复，删除了妇女保健内容，放在本套教材中的《社区护理学》阐述。本教材根据教育部《普通高等学校本科专业目录（2012 年）》对护理学专业学制四年的调整，参照教育部高等学校护理学专业教学指导委员会《护理学专业本科教学规范（草案）》中的课程要求，在章节中导入典型病例，以助于学用结合，培养学生的临床思维能力；增加知识链接等小栏目，介绍相关的新理念、新进展，以保证教材与时俱进；每章后进行小结，列出思考题，便于学生复习和预习。编写注重知识传授和实践能力的培养，使教学贴近临床，紧跟当前临床护理发展的步伐。

本教材可供护理学专业本科学生、临床护士及护理专业教师学习、参考使用。本教材编写过程中，得到了全体编者及其所在单位的大力支持，在此致以诚挚谢意！

鉴于妇产科护理学的快速发展，也限于编者的知识面和护理实践的区域局限性，教材内容中难免存在不当之处，恳请广大师生及临床护理同仁们提出宝贵意见和建议，以便进一步完善。

伍东红

2017 年 5 月

目录

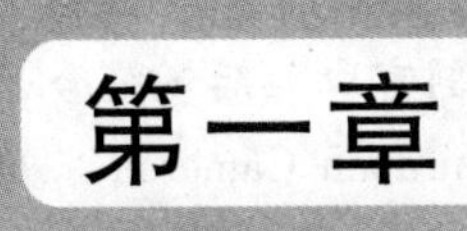

第一章 绪论

妇产科护理学(obstetrics and gynecological nursing)是研究女性一生中不同时期生殖系统生理和病理变化,诊断并处理女性对现存和潜在健康问题的反应,为女性提供相应身体护理和心理护理等健康服务的一门学科,也是现代护理学的重要组成部分。与内科护理学、外科护理学及儿科护理学等一同被列为高等护理教育体系中必修的主干课程。

一、妇产科护理学的发展

1. 妇产科护理学的起源　妇产科护理学的发展与妇产科学的发展紧密相连,同时又与医学总体发展密不可分。自从有人类以来,就有了专人参与照顾妇女生育过程的活动,也就是早期的产科及产科护理的雏形,因此可以说妇产科护理最早源于产科护理。早在公元前数千年,古代埃及、美索不达米亚、印度、希腊及罗马等国家和流域就有关于妇产科的医疗实践的记载。起初,产科仅以"接生"为唯一的医疗手段,除用锐利的贝壳及锐石做切割脐带外,接生时无任何消毒措施及医疗设备,助产工作由部落中有经验的妇女承担。产科早期阶段一直持续到 15 世纪。但是,12 世纪后,助产士先驱们通过医疗实践和总结前人的经验,开始传授助产知识,并建立了医学堂,同时也有了简易的妇产科解剖学的教材。18 世纪中叶,苏格兰外科医生兼解剖学家威廉·亨特(William Hunter,1718—1783 年)于 1751 年对足月孕妇的尸体进行了详细研究,在其《妊娠子宫解剖》一书中首次详细描述了妊娠子宫肌层、血管、蜕膜、胎膜、胎位、胎盘及其血供以及胎儿与母体血液循环的关系。18 世纪以后,产科的发展结束了单纯的医术阶段,进入了现代医学时代;手术的进步也使妇科从产科中分离出来,成为独立的学科。从此,产科和妇科在现代医学的轨道上飞跃发展。

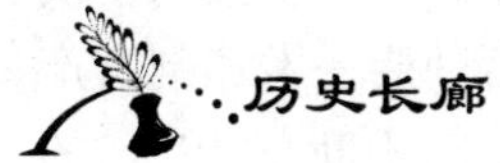

历史长廊

妇产科诊疗技术的发展

1. 妊娠试验　早在 14 世纪,埃及医学资料记载了利用尿来检测妊娠的方法:将待查妇女尿每日湿润分别装有大麦和小麦的布袋。若发芽表明妊娠,大麦发芽为女性胎儿,小麦发芽为男性胎儿。至 20 世纪初期

笔记栏

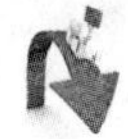

德国学者 Aschleim 和 Zondek 分别证明了孕妇尿中含有促性腺激素,并叙述了检测早孕的具体方法,现称 A-Z 试验。

2. 剖宫产术　公元前 600 余年 Numa Pompilius 立法(后称恺撒法律)规定:死亡孕妇埋葬前须将胎儿取出,分而葬之。以后产科医生企图对难产者采用剖宫产抢救母儿生命,但由于此时剖宫取胎后不缝合子宫,死亡率极高。直至 19 世纪末,英国产科医生 Murdoch Cameron 采用缝合子宫的方法,才使剖宫产术成为处理难产的一种有效方法。

3. 产钳助产　17 世纪早期,英国 Chamberlen 家族发明了安全有效的产钳,成功地挽救了许多难产妇女及新生儿。但由于保密,未能公开于世。百年之后,许多产科医生通过不断摸索,终于了解了产钳的构造。1848 年英国产科医生 Simpson 首次报道了产钳的构造及其使用方法。Simpson 产钳成为世界常用的助产器械。

4. 卵巢切除术　1809 年美国肯塔基州 McDowell 医生在没有麻醉及消毒的情况下,成功地切除了巨大卵巢囊肿。McDowell 医生因此成为腹部手术之父。

5. 麻醉及无菌手术　19 世纪手术麻醉镇痛使用及产房、手术室消毒的开展以及手术橡胶手套的应用无疑加快了产科及盆腔手术的发展。

2. 我国妇产科护理学的发展　祖国医学发展历史悠久,诸多的中医护理方法、经验和理论都分别记载于浩瀚的历代医学著作中。公元前 1300—公元前 1200 年期间,在以甲骨文撰写的卜辞中就有王妃分娩时染疾的记载,此为我国关于妇产科疾病的最早记录。2000 多年前诞生的《黄帝内经》、晋朝太医令王叔和的《脉经》、隋朝巢元芳的《诸病源候论》、孙思邈的《千金翼方》中都有关于妇产科学及护理的论述。唐朝大中初年(公元 8 世纪中叶)昝殷所著《经效产宝》是我国现存最早的一部中医妇产科专著,产科与内科分立可以说从此时起。至宋朝嘉祐五年(公元 1060 年)产科已正式确立为独立学科,为当时规定的九科之一。公元 1098 年杨子建所著的《十产论》详细叙述各种难产及助产方法,书中记载的转胎位术早于西方近半个世纪。古代医书中尤以宋代陈子明的《妇人大全良方》及清代乾隆御纂的《医宗金鉴·妇科心法要诀》内容系统、详尽,反映了我国当时中医妇产科学的飞跃发展。到 19 世纪前,中医学一直独立发展,为中华民族的繁衍昌盛做出了巨大贡献。以后西方医学开始传入我国,1929 年杨崇瑞在北京创办了第一家西医助产学校和产院"北京国立第一助产学校和附属产院",开了中国人自己创办西医妇产科教学和医院的先河。西医院的开设,推动了我国妇产科的发展,1877 年和 1892 年在中国分别完成了第一例子宫肿瘤手术和剖宫产手术。其后,在极其艰苦的条件下,我国妇产科前辈们克服重重困难,不断总结自己的经验,学习并引进国外的先进技术,奠定了我国近代妇产科学的基础。

随着医学科学,特别是西医妇产科学的飞速发展,妇产科护理的真正发展始于近代。伴随着国家卫生事业的发展和人民生活水平的不断提高,人口出生率不断增长,分娩场所也由家庭转移到医院。大批受过专业训练、具备特殊技能的护理人员参与产妇分娩过程的照顾工作,由此助产工作开始规范化,综合医院妇产科和妇产科专科医

笔记栏

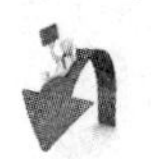

院的规模随之越来越大，极大地促进了产科护理的发展。近年来，母胎医学的发展、围生医学日臻成熟、产前诊断技术飞速进步，使产科护理学的范畴不断扩大，产科护理的理念也在日益更新。同时，妇科护理工作也得到了很大促进与发展。目前临床对于妇科常见疾病、内分泌疾病，尤其是妇科肿瘤病人的诊治水平不断提高。妇女保健学的建立，计划生育措施的持续改进及人类辅助生育技术的迅猛发展等，都对妇科护理工作提出了更高的要求；而伴随着微创技术的发展、各种内镜技术在妇产科应用越来越广泛，医疗器械、检测手段和各种药物的研制突破，日益对妇产科护理工作提出挑战，同时也为妇产科护理学领域的未来发展开辟了更加广阔的前景。

由于医学模式从传统的生物医学模式，代之为生物-心理-社会医学模式的转变和社会的不断发展与进步，家庭生育观念在改变，女性对自身健康的观念也在发生变化，妇产科护理模式必然随时代的发展趋势进行相应调整。目前妇产科护理工作已经由单纯的“疾病护理”转变为对“人类健康的护理”，强调了人是一个整体，护理中要综合考虑人的健康，重视人的内在因素。健康需求引起服务模式的改变，使护理专业面临挑战：护理专业人员不但任务发生变化，而且工作场所和内容也都随之变化。护士的工作场所由医院扩大到了社区和家庭。护士的职责从被动的执行医嘱扩展到为服务对象提供系统化的整体护理，要从生理、心理、社会、精神与发展等多方面全面评估护理对象，有针对性地制订和实施护理方案，才能更好地满足护理对象的需求。护理工作中更加体现以人为本、以病人为中心的人文关怀的理念。

二、妇产科护理学的内容和特点

1. 妇产科护理学的内容　妇产科护理学内容丰富，涉及面广，主要包括：①孕产妇的护理，涉及女性从妊娠、分娩到产褥期的全过程护理。结合产科学的基础知识，研究正常生理产科妇女的护理、异常产科病人的护理以及胎儿与早期新生儿的护理；为妊娠期、分娩期和产褥期妇女从身体到心理提供全方位的护理服务，保障母儿健康和安全。②妇科病人的护理，是研究非妊娠期女性生殖系统生理、病理与心理变化，主要包括对女性生殖系统炎症、肿瘤、生殖内分泌疾病、生殖器官损伤性疾病等病人的护理。③优生优育，提高人口素质是我国计划生育的基本国策。计划生育妇女的护理主要包括宣传计划生育政策、普及有关科学知识、指导妇女针对自身情况选择生育措施，以及实施对采取计划生育措施妇女的护理。④妇女保健，以预防为主，以妇女各期保健和生殖健康为中心，实现维护和促进妇女健康的目的。

2. 妇产科护理学的特点　妇产科护理学以解决女性生殖系统现存和潜在健康问题为宗旨，护理的对象包括生命各阶段不同健康状况的女性，以及相关的家庭成员和社会成员。妇产科护理虽是研究女性生殖系统疾病病人的护理，但由于人是生理、心理、社会、精神、文化的统一体，女性的身心健康与其所处的内外环境有着密切的联系，生殖系统与全身其他系统也必然存在不可分割的密切联系，在全身其他系统发生病理变化的同时，生殖系统可能随之变化，因此要全面考虑病人的需求，掌握护理对象的生理和心理特点。

(1)护理对象的“特殊性”　妇产科护理对象主要是女性，女性随生理与病理变化，心理、社会方面会同时发生很大变化，容易出现害羞、焦虑、情绪不稳定、忧郁等心理问题；发病的原因及患病部位又涉及个人的隐私，很多病人讳疾忌医，给临床治疗和

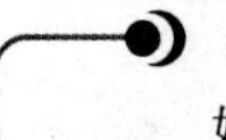

笔记栏

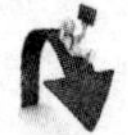

护理都带来了一定影响;护士应在实施护理过程中特别注意加以保护,充分理解女性心理,尊重服务对象,以真诚关怀与帮助为出发点的心理护理应当始终贯穿于护理的全过程。

(2)护理对象的"兼顾性" 在产科护理工作中,护理对象既包括母亲也包括其胎儿与新生儿。作为产科护理工作者,在计划与实施护理措施时既要保护孕、产妇的健康、安全,也要兼顾胎儿在宫内的正常发育以及新生儿的健康,两者息息相关,同样重要。

(3)护理对象的"家庭性" 产科护理提倡"以家庭为中心",妊娠、分娩已不仅仅是孕、产妇的个人行为,而是孕、产妇及其家庭支持系统共同参与的家庭行为。在护理工作中同样要鼓励并指导家庭成员,尤其是丈夫积极参与妊娠、分娩的全过程,以协助女性顺利度过妊娠、分娩期,促进产后新家庭的建立与和谐发展。

三、学习妇产科护理学的目的和方法

学习妇产科护理学,目的在于学好理论和技术,发挥护理特有职能,为病人提供缓解痛苦、促进康复的护理活动,帮助护理对象尽快获得生活自理能力;为健康女性提供自我保健知识、预防疾病并维持健康状态。

学习妇产科护理学要注重知识、能力、责任心及职业道德方面综合素质的培养。

1. 坚实的基础和完整的知识体系 随着人民生活水平的提高,医学模式的转变、医疗技术的发展和护理理念的更新,当前妇产科护理工作的内容和范畴比传统的妇产科护理扩展了很多,因此对专科护士的文化基础水平、专业实践能力、工作经验、责任心及职业道德等方面提出了更高的要求。学习妇产科护理学必须具备前期课的基础。除医学基础学科和人文学科外,还需具有护理学基础、内科护理学、外科护理学、儿科护理学、护理心理学和预防医学等相关专业知识。

2. 理论与实践并重 妇产科护理学是一门实践性很强的学科,课程分为理论学习和临床实习两个阶段。理论学习阶段要求按照各医学院校制订的《妇产科护理学》教学大纲的要求,讲授《妇产科护理学》的重点内容,并结合临床见习加深对理论的理解和认识。妇产科护理学的基础理论和基本知识是指导全面的护理评估、准确的护理诊断以及制订完善的护理措施的基础。临床实习阶段要求在上级护理老师的具体指导下,认真参加妇产科的临床护理实践,在为病人服务的过程中巩固理论知识,培养临床护理思维能力,实践妇产科护理的操作技能,锻炼临床实际工作能力。理论学习和临床实习同样重要,不可偏颇。

3. 以护理理论为指导 妇产科护理学不仅具有医学特征,而且还具有独立和日趋完善的护理及相关理论体系。诸如家庭理论、Orem 自我护理模式、Roy 的适应模式及 Maslow 人类基本需要层次论等,都是妇产科护理活动的指导理论。妇产科护士应该熟悉、精通相关理论,在实践中运用并发展这些理论。

学习妇产科护理学,要树立为女性解除病痛、为女性健康服务的目标。要想成为一名合格的妇产科护士,必须具备良好的职业道德和高尚的思想品格,发扬南丁格尔无私奉献的精神,牢记"健康所系,性命相托"的责任。要热爱自己的专业,以高度的工作责任心、对女性的关心和爱心认真学习理论知识,熟练掌握实践技能,努力做一名

笔记栏

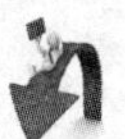

合格的为女性健康服务的白衣天使。

（伍东红）

思考题

1. 什么是妇产科护理学？
2. 妇产科护理学有哪些特点？
3. 如何学习妇产科护理学？

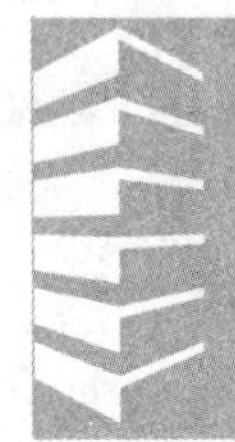

第二章 女性生殖系统解剖与生理

第一节　女性生殖系统解剖

女性生殖系统包括内、外生殖器官及其相关组织和邻近器官。内生殖器官位于真骨盆内,骨盆的大小、形状与产科分娩密切相关,因此在本节同时介绍。

女性生殖系统

一、外生殖器

女性外生殖器(external genitalia)是女性生殖器官的外露部分,又称外阴。位于两股内侧,前为耻骨联合,后为会阴,包括从耻骨联合到会阴及两股内侧之间的组织(图2-1)。

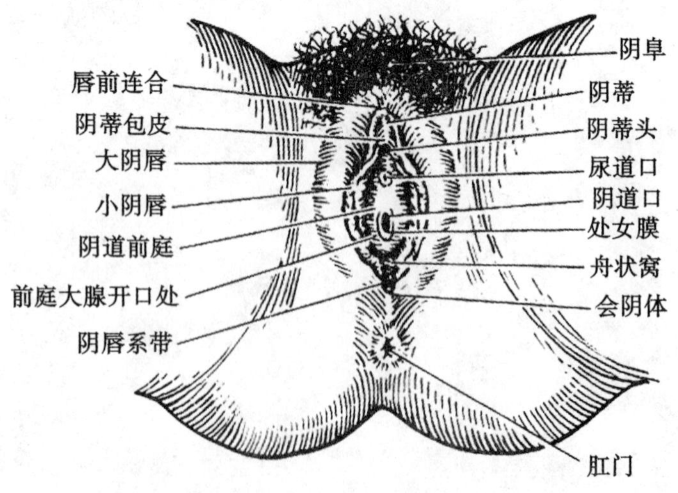

图2-1　女性外生殖器

1. 阴阜(mons pubis)　是指耻骨联合前方隆起的脂肪垫,皮下有丰富的脂肪和神经。青春期此部皮肤开始生长阴毛,呈倒三角形分布。阴毛是女性第二性征之一,其疏密、色泽存在个体和种族差异。

笔记栏

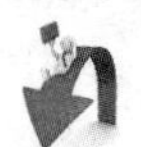

2. 大阴唇(labium majus) 是靠近两股内侧的一对隆起的皮肤皱襞,起于阴阜,止于会阴。大阴唇外侧面为皮肤,皮层内有皮脂腺和汗腺,青春期开始长出阴毛;内侧面湿润似黏膜;皮下脂肪层很厚,其内含丰富的血管、淋巴管和神经。局部受伤时,易出血形成大阴唇血肿。未婚女性两侧大阴唇自然合拢,遮盖阴道口和尿道口;经产妇大阴唇由于分娩影响常常向两侧分开;绝经后女性由于激素水平下降,大阴唇呈萎缩状,阴毛稀少。

3. 小阴唇(labium minus) 是位于大阴唇内侧的一对薄皮肤皱襞。外观褐色、无毛,表面湿润,富含神经末梢,极为敏感。两侧小阴唇前端相互融合,再分为两叶,前叶形成阴蒂包皮,后叶形成阴蒂系带。大、小阴唇后端在正中线汇合形成阴唇系带,经产妇受分娩影响已不明显。

4. 阴蒂(clitoris) 位于两侧小阴唇顶端联合处,与男性阴茎同源,由海绵体构成,有勃起性。阴蒂分为3部分:前端为阴蒂头,富含神经末梢,极敏感;中为阴蒂体;后部为2个阴蒂脚,附着于两侧耻骨支上。一般仅阴蒂头显露,直径6~8 mm。

5. 阴道前庭(vaginal vestibule) 为两侧小阴唇之间的菱形区域,前为阴蒂,后为阴唇系带。阴道前庭内有以下结构:

(1)前庭球 又称球海绵体,位于前庭两侧,由具有勃起性的静脉丛组成。表面被球海绵体肌覆盖。

(2)前庭大腺(major vestibular gland) 又称巴氏腺,位于大阴唇后部,如黄豆大,左右各一。腺管细长,1~2 cm,向内侧开口于前庭后方小阴唇与处女膜之间的沟内,性兴奋时分泌黄白色黏液起润滑阴道作用。正常情况检查不能触及此腺体,有感染时腺管口闭塞,形成前庭大腺囊肿或脓肿,可看见或触及。

(3)尿道口(external orifice of urethra) 位于阴蒂头的后下方及前庭前部,呈不规则圆形孔。其后壁上有一对尿道旁腺,开口小,易有细菌潜伏,其分泌物可润滑尿道口。

(4)阴道口(vaginal orifice)及处女膜(hymen) 阴道口位于尿道口后方、前庭后部。阴道口周缘覆有一层较薄的黏膜皱襞称处女膜,有一孔多在中央,其形状、大小及膜的薄厚因人而异。处女膜多在初次性交或剧烈运动时破裂,阴道分娩后仅留有处女膜痕。

二、内生殖器

女性内生殖器(internal genitalia)位于真骨盆内,包括阴道、子宫、输卵管和卵巢,后两者称为子宫附件(uterine adnexa)(图2-2)。

(一)阴道

阴道(vagina)是女性性交器官、月经血排出及胎儿娩出的通道。

1. 位置和形态 阴道位于真骨盆下部中央,是一个上宽下窄的肌性管道,前方与膀胱和尿道相邻,后方与直肠贴近。阴道上宽下窄,前壁长7~9 cm,后壁长10~12 cm,上端包绕宫颈形成阴道穹窿(vaginal fornix),下端开口于阴道前庭后部。阴道穹窿按位置分为前、后、左、右4部分,其中后穹窿最深,与直肠子宫陷凹紧密相邻,临床上可经此穿刺或引流。正常情况下由于盆底肌的作用,阴道口闭合,阴道前后壁紧贴,可以防

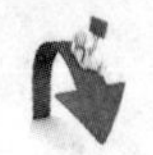
笔记栏

止外界污染。

2. 组织结构 阴道壁由黏膜、肌层和纤维组织构成，有很多横纹皱襞及弹力纤维，故有较大伸展性。阴道黏膜由复层鳞状上皮覆盖，无腺体，淡红色，性成熟期受性激素影响有周期性变化。幼女及绝经后妇女由于性激素不足致阴道黏膜上皮薄，伸展性小，容易受创伤及感染。阴道壁富含静脉丛，局部受损易出血或形成血肿。

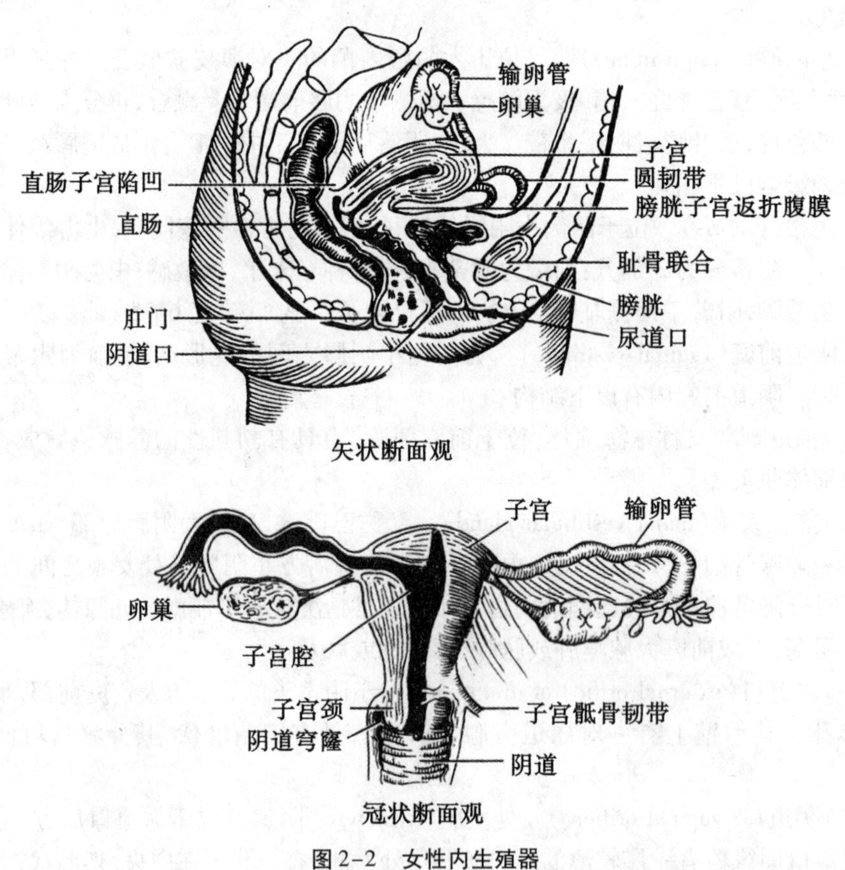

图 2-2 女性内生殖器

(二) 子宫

子宫(uterus)是产生月经、孕育胚胎及胎儿的器官，也是精子到达输卵管的通道。

1. 位置和形态 子宫是一个壁厚腔小的肌性器官，位于骨盆腔中央，正常呈前倾前屈位，前为膀胱，后为直肠，下端接阴道，两侧与输卵管相通。成人未孕子宫呈前后略扁的倒置的梨形，重 50 ~ 70 g，长 7 ~ 8 cm，宽 4 ~ 5 cm，厚 2 ~ 3 cm，宫腔容积约 5 mL。子宫上部较宽称子宫体(corpus uteri)，其上端隆突部分称子宫底；子宫底两侧为子宫角，与输卵管相通；子宫下部较窄，呈圆柱状，称子宫颈(cervix uteri)，接阴道穹窿，其内腔为梭形管状，长约 3 cm。子宫体与子宫颈的比例，婴儿期为 1∶2，成年人为 2∶1，绝经后为 1∶1。子宫的位置受膀胱与直肠的充盈程度影响，膀胱充盈时，子宫多呈前倾前屈位。女性直立时，子宫底位于骨盆入口平面以下，子宫颈外口位于坐骨棘稍上方。子宫的正常位置主要靠子宫韧带、盆底肌肉和筋膜的承载维持。若盆底组织结构受损或功能障碍，均可导致子宫脱垂。

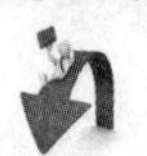

子宫腔(uterine cavity)为上宽下窄的三角形,两侧与输卵管相通,下端接宫颈管腔。子宫体和子宫颈之间形成最狭窄的部分,称子宫峡部(isthmus uteri),非孕期长约1 cm,其上端因解剖上最狭窄,称解剖学内口;下端因黏膜组织在此处由宫腔内膜转变为宫颈内膜,故称组织学内口。子宫颈管呈梭形,成年妇女长2.5~3.0 cm,其下端称子宫颈外口,通阴道,宫颈下端伸入阴道内的部分称宫颈阴道部,占子宫颈的1/3;阴道以上的部分称宫颈阴道上部,占子宫颈的2/3,两侧与子宫主韧带相连(图2-3)。未经阴道分娩的女性子宫颈外口呈圆形;已经阴道分娩的女性子宫颈外口呈横裂,将宫颈分为前唇和后唇。

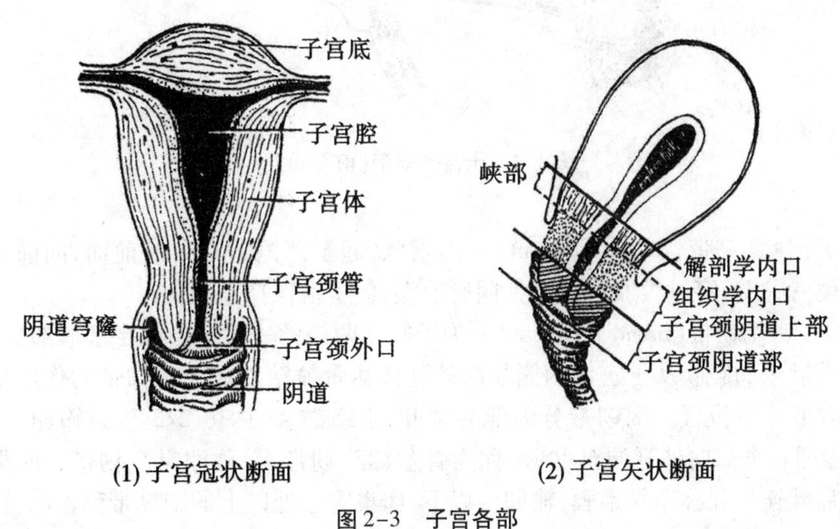

图2-3　子宫各部

2. 组织结构

(1)子宫体　子宫体壁由3层组织构成,自内向外依次为子宫内膜层、肌层和浆膜层。

内层即子宫内膜,为粉红色黏膜组织,表面2/3为功能层,靠近肌层的1/3为基底层。从青春期开始,受卵巢激素影响,功能层发生周期性变化形成月经,而基底层无周期性变化。

中层为子宫壁最厚的肌肉层,非孕时厚0.8 cm,由大量平滑肌束、少量弹力纤维和胶原纤维组成,肌束纵横交错,形成外层纵行、内层环行、中层交织的状态。痉挛收缩时,内层肌纤维可形成子宫收缩环,中层肌纤维围绕血管交叉排列如网状,有利于子宫收缩时压迫肌层血管而有效止血。外层肌纤维是子宫收缩的起始点。

外层为浆膜层,即脏腹膜,覆盖在子宫底及子宫的前后面,与肌层紧贴。腹膜在近子宫峡部处向前反折覆盖膀胱,形成膀胱子宫陷凹。在子宫颈后方及阴道后穹窿向后反折覆盖直肠,形成直肠子宫陷凹,又称道格拉斯陷凹,是盆腔位置最低的部位。

(2)子宫颈　主要由结缔组织构成,亦含平滑肌纤维、血管及弹力纤维。宫颈管黏膜上皮呈单层高柱状,黏膜层内腺体分泌碱性黏液,形成黏液栓堵塞子宫颈管,具有防御病原体入侵的功能。宫颈阴道部为复层鳞状上皮覆盖,表面光滑。宫颈外口柱状上皮与鳞状上皮交接部是子宫颈癌的好发部位。

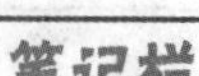

3. 子宫韧带　子宫主要靠 4 对韧带及骨盆底和筋膜的支托作用来维持正常位置(图 2-4)。

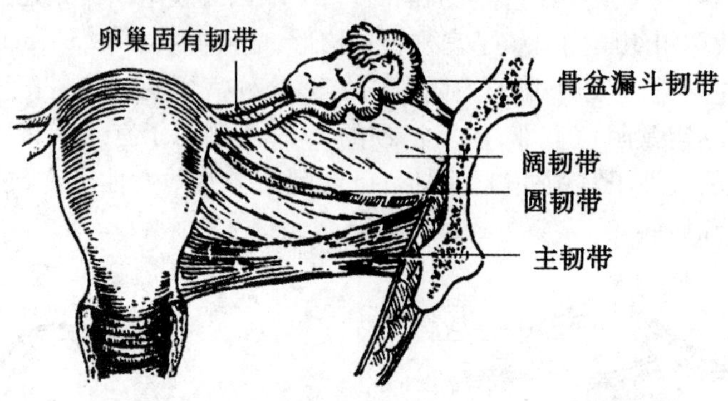

图 2-4　子宫各韧带(前面观)

(1)子宫圆韧带(round ligament)　圆索状,起于两侧子宫角的前面,向前下方伸展达两侧骨盆壁,穿过腹股沟止于大阴唇前端,使子宫保持前倾位。

(2)子宫阔韧带(broad ligament)　为子宫体两侧的一对翼形双层腹膜皱襞,覆盖于子宫前后壁的腹膜从子宫体两侧起向外延伸达骨盆壁而成。阔韧带的作用是维持子宫于盆腔中央位置。阔韧带分为前后两叶,上缘游离,内侧 2/3 包绕输卵管,外侧 1/3 从输卵管伞部向外延伸至盆壁,称为骨盆漏斗韧带,又称卵巢悬韧带。卵巢与阔韧带的后叶连接处称卵巢系膜,输卵管以下、卵巢附着处以上的阔韧带称输卵管系膜。卵巢内侧与子宫角之间的阔韧带稍增厚,称卵巢固有韧带或卵巢韧带。在子宫体两侧的阔韧带中有丰富的血管、神经、淋巴管及大量疏松结缔组织,称宫旁组织。子宫动静脉和输尿管均从阔韧带基底部穿过。

(3)主韧带(cardinal ligament)　又称宫颈横韧带。横行于宫颈两侧和骨盆侧壁之间,为一对坚韧的平滑肌与结缔组织纤维束,是固定子宫颈位置、防止子宫脱垂的重要组织。

(4)子宫骶韧带(uterosacral ligament)　起自子宫颈的后上侧方,向两侧绕过直肠止于第 2、3 骶椎前面的筋膜。韧带含平滑肌和结缔组织及支配膀胱的神经,短厚有力,将宫颈向后上方牵引,保持子宫前倾位置。

(三)输卵管

1. 位置与形态　输卵管(oviduct)是一对细长弯曲的肌性管道,内侧与子宫角相连通,外侧游离呈伞状,与卵巢相近。全长 10 ~ 14 cm,是卵子与精子相遇和结合的场所,也是向宫腔输送受精卵的管道。根据输卵管的形态由内向外分为 4 部分:①间质部(interstitial portion),通入子宫壁内的部分,长约 1 cm,周围肌层最厚,管腔最窄;②峡部(isthmic portion),间质部外侧,细而较直,管腔较狭窄,长 2 ~ 3 cm,血管分布少,为输卵管结扎术的结扎部位;③壶腹部(ampulla portion),峡部外侧,管腔较宽大,长 5 ~ 8 cm,是正常情况下的受精部位;④伞部(fimbrial portion),输卵管最外侧端,开口于腹腔,游离端呈漏斗状,长 1 ~ 1.5 cm,有“拾卵”作用(图 2-5)。

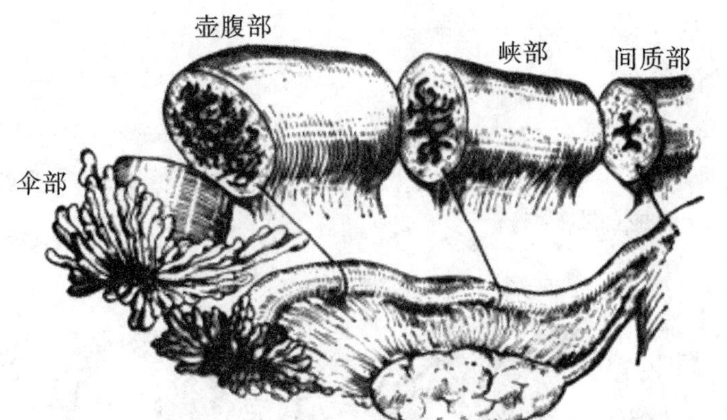

图 2-5　输卵管各部及其横断面

2. 组织结构　输卵管壁由 3 层结构构成:外层为浆膜层,为腹膜的一部分;中层为平滑肌层;内层为黏膜层。平滑肌层收缩引起输卵管由远端向近端蠕动,纤毛向宫腔方向摆动,可共同调整受精卵的输送,另外,在阻止经血逆流和宫腔内感染向腹腔扩散方面也有一定的作用。输卵管黏膜受卵巢性激素的影响,亦有周期性变化。

(四)卵巢

卵巢(ovary)是女性的性腺,具有产生及排出卵子,分泌性激素的功能。卵巢是一对扁椭圆形腺体,由外侧的骨盆漏斗韧带和内侧的卵巢固有韧带悬于盆壁和子宫之间,借输卵管系膜与阔韧带相连。成年女性卵巢约 4 cm×3 cm×1 cm,重 5～6 g,呈灰白色。青春期后开始排卵,表面逐渐凸凹不平;绝经后萎缩变小变硬。卵巢表面无腹膜,由生发上皮覆盖。卵巢分为皮质和髓质两部分。皮质在外层,含数以万计的原始卵泡及致密结缔组织;髓质在中心,无卵泡,含疏松结缔组织,丰富的血管、神经、淋巴管,以及少量对卵巢运动有作用的平滑肌纤维(图 2-6)。

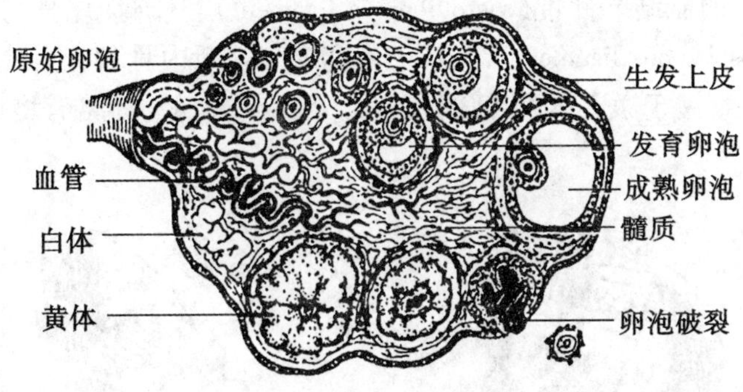

图 2-6　卵巢的构造模式图

三、骨盆

骨盆(pelvis)是躯干与下肢之间的骨性连接,是传导重力、支持躯干和保护盆腔脏器的重要器官。女性骨盆又是胎儿经阴道分娩必经的骨性通道,其大小、形状对分娩

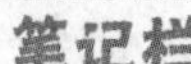

有直接影响。

(一)骨盆的组成

1. 骨骼 由1块骶骨(os sacrum)、1块尾骨(os coccyx)及左右2块髋骨(os coxae)组成。骶骨由5~6块骶椎合成,尾骨由4~5块尾椎合成,每块髋骨又由髂骨、坐骨和耻骨融合而成(图2-7)。

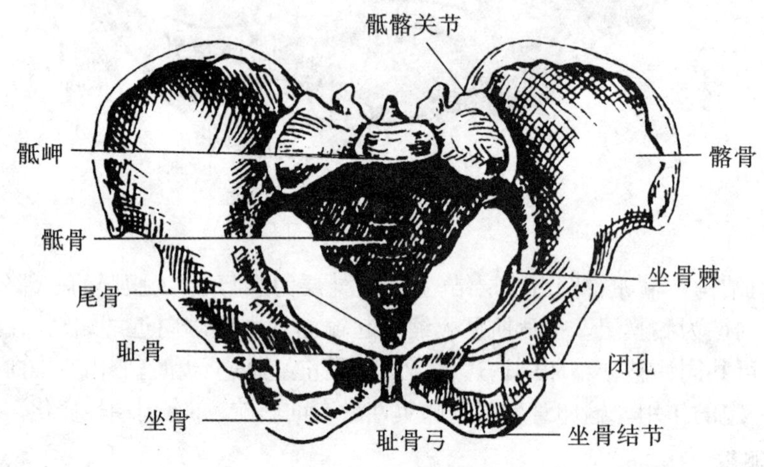

图2-7 正常女性骨盆(前上观)

2. 关节 两耻骨之间为耻骨联合(pubic symphysis),妊娠期受性激素影响变松动,分娩过程中可出现轻度分离,有利于胎儿娩出;骶骨与髂骨之间为骶髂关节(sacro-iliac joint);骶骨与尾骨的联合处为骶尾关节(sacrococcygeal joint),有一定活动度,分娩时尾骨后移可增加出口前后径,利于分娩。

3. 韧带 骨盆各部分之间均有韧带附着,其中较为重要的两对分别是骶骨、尾骨与坐骨结节之间的骶结节韧带(sacrotuberous ligament)和骶骨、尾骨与坐骨棘之间的骶棘韧带(sacrospi-nous ligament),骶棘韧带宽度是判断中骨盆有无狭窄的重要指标(图2-8)。妊娠期由于激素作用,韧带较松弛,各关节的活动亦略有增加,利于胎儿通过骨盆。

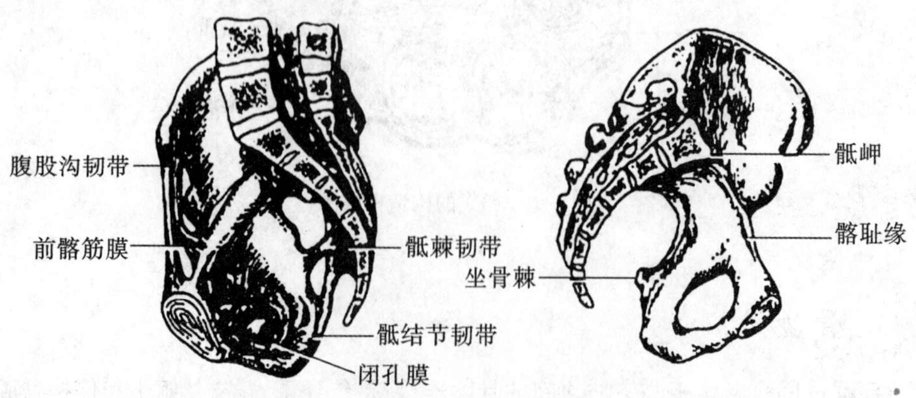

图2-8 骨盆的分界及韧带(侧面观)

笔记栏

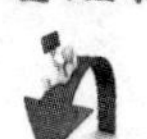

（二）骨盆标记

1. 骶岬（promontory） 第 1 骶椎向前突出形成，是骨盆内测量对角径的重要依据点。

2. 坐骨棘（ischial spine） 坐骨后缘中点的突起，位于真骨盆中部，肛门或阴道检查可触及。两坐骨棘连线的长短是衡量中骨盆大小的重要径线，坐骨棘平面是分娩时判断胎儿下降快慢的重要标志。

3. 耻骨弓（arcus pubis） 耻骨两降支前部相连构成。女性骨盆因需适应分娩的需要，耻骨弓角度明显大于男性，可达 90°～100°，角度的大小可反映骨盆出口横径的宽度。

4. 坐骨结节 位于真骨盆下部，为坐骨体与坐骨支后部的粗糙隆起，是骨盆的最低点，在体表可扪及。两坐骨结节内侧缘的距离是骨盆出口的横径，其长短决定骨盆出口的大小。

5. 髂嵴 髂骨翼上缘肥厚形成弓形的髂嵴，其前端为髂前上棘。髂嵴与髂前上棘是骨盆外测量的重要标记。

（三）骨盆的分界

以耻骨联合上缘、髂耻缘及骶岬上缘的连线为界，骨盆分为连线以上的假骨盆和连线以下的真骨盆两部分。假骨盆又称大骨盆，前为腹壁下部，两侧为髂骨翼，后为第 5 腰椎。假骨盆的某些径线测量值可作为了解真骨盆的参考。真骨盆又称小骨盆，是胎儿娩出的通道，分为骨盆入口、骨盆腔和骨盆出口。骨盆入口呈横椭圆形，前为耻骨联合上缘，两侧为髂耻缘，后为骶岬上缘。骨盆入口与出口之间为骨盆腔，前方是耻骨联合及耻骨弓，两侧为坐骨、坐骨棘、骶棘韧带，后壁是骶骨和尾骨。骨盆出口由两个不同平面的三角形组成：前三角的顶端是耻骨联合下缘，两侧为耻骨联合降支；后三角的顶端是骶尾关节，两侧为骶结节韧带；两个三角形共同的底边是坐骨结节间径。

（四）骨盆的类型

骨盆的形态、大小因人而异，生长发育受种族、遗传、营养与性激素等多因素的影响。按 Callwell 与 Moloy 分类，骨盆分为 4 种类型。

1. 女型 入口呈横椭圆形，髂骨翼宽浅，入口横径较前后径稍长，耻骨弓较宽，两侧坐骨棘间径≥10 cm。在我国妇女骨盆类型中占 52%～58.9%。

2. 扁平型 入口呈扁椭圆形，前后径短而横径长，耻骨弓宽。在我国妇女中较常见，占 23.2%～29%。

3. 类人猿型 入口呈长椭圆形，骨盆入口、中骨盆和骨盆出口的横径均缩短，前后径稍长。两侧壁稍内聚，坐骨棘较突出，耻骨弓较窄，但骶骨向后倾斜，故骨盆前部较窄而后部较宽。在我国妇女中占 14.2%～18%。

4. 男型 入口略呈三角形，两侧壁内聚，坐骨棘突出，耻骨弓角度小，骶骨较直而前倾呈漏斗形，往往造成难产。较少见，在我国妇女中仅占 1.0%～3.7%。

四、骨盆底

骨盆底（pelvic floor）由多层肌肉和筋膜组成，封闭骨盆出口，承载和支持盆腔脏器，并使之保持正常位置。骨盆底前方为耻骨联合下缘，两侧为耻骨降支、坐骨升支及

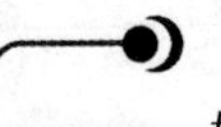

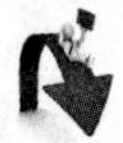

坐骨结节,后方为尾骨尖。有尿道、阴道和直肠通过。骨盆底有3层组织,即外层、中层和内层。

1. 外层　为浅层筋膜与肌肉。在外生殖器、会阴皮肤及皮下组织的下面,有一层会阴浅横肌。深面由会阴浅横肌、球海绵体肌、坐骨海绵体肌和肛门外括约肌组成浅肌肉层。肌腱会合于阴道外口与肛门之间,形成中心腱(图2-9)。

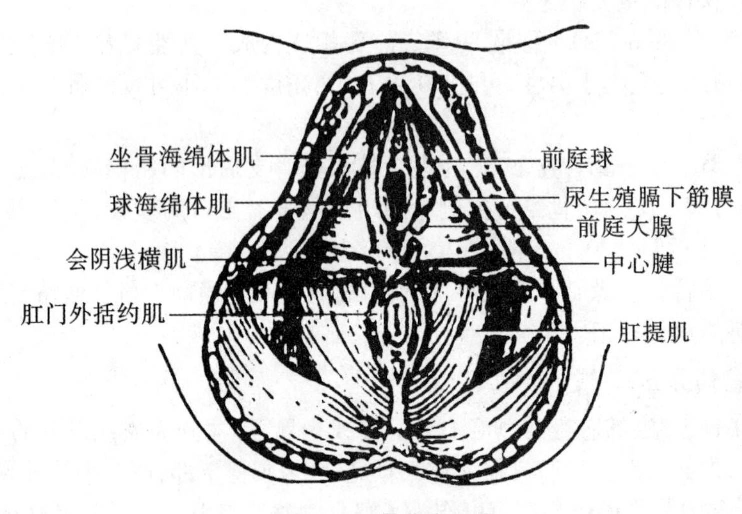

图2-9　骨盆底肌层

2. 中层　为泌尿生殖膈。由上、下两层坚韧的筋膜和一层薄肌肉组成,覆盖在耻骨弓及两坐骨结节间所形成的骨盆出口前部的三角平面上,有尿道和阴道穿过。两层筋膜间有会阴深横肌及尿道括约肌。

3. 内层　为盆膈。骨盆底最坚韧层,由肛提肌及其内外面各覆一层筋膜组成,为尿道、阴道、直肠所贯穿。肛提肌可加强骨盆底的托力,有些肌纤维在阴道和直肠周围交织,加强了肛门与阴道括约肌的作用。

会阴(perineum)指阴道口与肛门之间的软组织,厚3~4 cm,表面为皮肤及皮下脂肪,由外向内逐渐变窄呈楔状,内层为中心腱,又称会阴体。妊娠期会阴组织变软有利于分娩,分娩时要注意保护此区,避免造成会阴裂伤。

五、血管、淋巴及神经

1. 血管　女性内外生殖器官的血液供应主要来自卵巢动脉、子宫动脉、阴道动脉及阴部内动脉。静脉均与同名动脉伴行,数量比动脉多,并在相应器官及周围形成静脉丛,故盆腔静脉感染易蔓延。

(1)卵巢动脉　自腹主动脉发出,分别供应卵巢、输卵管、子宫血液。

(2)子宫动脉　为髂内动脉前干分支,在腹膜后沿骨盆侧壁向下向前行,在阔韧带基底部(距宫颈内口水平约2 cm处),横跨输尿管达子宫侧缘后分为上下两支,分别供应子宫体、输卵管、卵巢、宫颈及阴道上端血液。

(3)阴道动脉　为髂内动脉前干分支,主要供应阴道中段血液。

(4)阴部内动脉　为髂内动脉前干终支,分别供应阴道下段、会阴、外生殖器、直

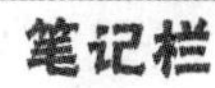

肠下段及肛门血液。

（5）卵巢静脉　与同名动脉伴行，右侧汇入下腔静脉，左侧汇入左肾静脉，故左侧盆腔静脉曲张较多见。

2. 淋巴　女性生殖器官有丰富的淋巴系统，淋巴结一般沿相应的血管排列。主要分为外生殖器淋巴与盆腔淋巴两组。当生殖器官感染或出现肿瘤时，往往沿各部回流的淋巴管传播，致相应淋巴结肿大。

3. 神经　女性内外生殖器官由躯体神经和自主神经支配。外生殖器主要由阴部神经支配，含感觉和运动神经纤维，由第Ⅱ、Ⅲ、Ⅳ骶神经分支组成，在坐骨结节内侧下方分成3支，分布于会阴、阴唇、阴蒂和肛门周围。内生殖器官主要由交感神经与副交感神经支配。骨盆神经丛有来自第Ⅱ、Ⅲ、Ⅳ骶神经的副交感神经纤维，并含有向心传导的感觉神经纤维。但子宫平滑肌有自律活动，完全切除其神经后仍能节律收缩并完成分娩，临床上可见下半身截瘫的产妇能顺利自然分娩。

六、邻近器官

女性生殖器官与骨盆腔邻近器官位置相邻，血管、淋巴、神经也相互密切联系。当出现感染、创伤、肿瘤等病变时，器官间易互相影响。

1. 尿道（urethra）　位于阴道前壁与耻骨联合之间，长4～5 cm，从膀胱三角尖端开始，终止于阴道前庭部的尿道外口。女性尿道短直，又接近阴道，易发生泌尿系感染。肛提肌及盆筋膜对尿道有支持作用，因分娩等原因受损时，可出现张力性尿失禁。

2. 膀胱（urinary bladder）　囊状肌性器官，位于子宫与耻骨联合之间。膀胱大小、形状可因其盈虚及邻近器官的情况而变。膀胱充盈可影响子宫及阴道，故妇科检查及手术前必须排空膀胱。

3. 输尿管（ureter）　一对肌性索状管道，长约30 cm，在腹膜后起自肾盂，沿腰大肌前面偏中线侧下降，在骶髂关节处经髂外动脉起点的前方进入骨盆腔继续下行，于阔韧带基底部向前内方行，至宫颈外侧约2 cm处，下穿子宫动脉，再经阴道侧穹窿斜向前内，穿越输尿管隧道进入膀胱。在施行子宫切除结扎子宫动脉时，须避免损伤输尿管（图2-10）。

4. 直肠（rectum）　位于盆腔后部，上接乙状结肠，下端与肛管相连，全长15～20 cm。前方为子宫及阴道，后方为骶骨。直肠上段有腹膜覆盖，至直肠中段腹膜折向前上方，覆于宫颈及子宫后壁，形成直肠子宫陷凹。肛管长2～3 cm，周围有肛门内外括约肌及肛提肌。妇科手术及分娩处理时均应注意避免损伤直肠、肛管。

5. 阑尾　一般位于右髂窝内，长7～9 cm。其位置、长短、粗细变化较大，有的下端可达右侧输卵管及卵巢部位，妊娠期又可随子宫增大向外上方移位。妇女患阑尾炎可累及子宫附件。妊娠合并急性阑尾炎时，增大的子宫将阑尾推向外上侧，容易延误诊断。

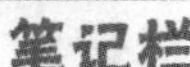
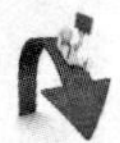

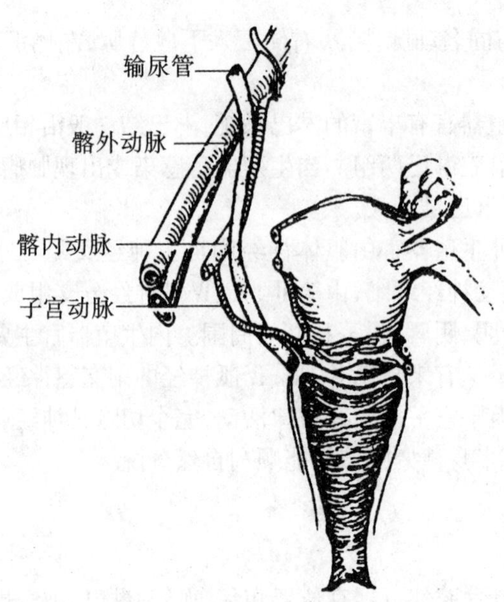

图 2-10　输尿管与子宫动脉的关系

第二节　女性生殖系统生理

一、女性一生各时期的生理特点

女性从胎儿形成到衰老是一个渐进的生理过程。根据妇女一生的年龄和生殖内分泌变化，可分为 7 个阶段，但各阶段并无截然界限。

1. 胎儿期(fetal period)　从受精卵开始到胎儿娩出，称为胎儿期。受精卵是由父系和母系来源的 23 对(46 条)染色体组成的新个体，其中一对性染色体在性发育中起决定作用。性染色体 X 与 Y 决定胎儿的性别，XX 合子发育为女性，XY 合子发育为男性。原始性腺于胚胎 6 周后开始分化，较为缓慢，至胚胎 8～10 周性腺组织开始出现卵巢结构。卵巢形成后，由于无雄激素与副中肾管抑制因子，中肾管退化，两条副中肾管发育成女性生殖道。

2. 新生儿期(neonatal period)　出生后 4 周内为新生儿期。女性胎儿在母体子宫内受到母体产生的性激素影响，乳房、外阴可有一定程度的发育。出生后由于新生儿体内女性激素迅速下降，可出现少量阴道出血，属生理现象，短期内能自然消失。

3. 儿童期(childhood)　出生 4 周～12 岁为儿童期。约 8 岁之前，卵泡无雌激素分泌，生殖器官呈幼稚型：阴道上皮薄，细胞内糖原少，阴道酸度低，抵抗力弱，容易发生婴幼儿外阴阴道炎；子宫小，宫颈较长，约占全子宫的 2/3；输卵管弯曲且细；卵巢长而窄。子宫、输卵管及卵巢位于腹腔内。在 8 岁之后，垂体开始分泌促性腺激素，促使卵巢内的卵泡有一定发育并分泌性激素，内生殖器官逐渐发育，卵巢、输卵管及子宫逐

笔记栏

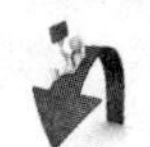

渐向骨盆腔内下降。皮下脂肪开始在髋、肩部及外阴部堆积,逐渐向青春期过渡。

4. 青春期(puberty or adolescence)　从乳房发育等第二性征出现,至生殖器官逐渐发育成熟,获得性生殖能力的一段时期为青春期。世界卫生组织(WHO)规定为10~19岁。青春期的生理特点有:

(1)第一性征发育　即生殖器官的发育。促性腺激素作用使卵巢增大,卵泡发育和分泌雌激素,使生殖器官从幼稚型变为成人型。表现为阴阜隆起,大小阴唇变肥厚并有色素沉着;阴道长度及宽度增加,阴道黏膜变厚并出现皱襞,阴道酸度增加,抗感染能力增强;子宫增大,宫体与子宫颈的比例为2∶1;输卵管变粗;卵巢增大,随不同阶段卵泡的发育表面凸凹不平。此时已初步具有生育能力。

(2)第二性征出现　女性的第二性征是指除生殖器官以外的女性特有征象,包括乳房发育,音调变高,出现阴毛及腋毛,皮下脂肪在胸、肩、髋部增多,形成女性特有体态。其中乳房发育是女性第二性征的最初特征,为女性青春期启动的标志。一般女性约10岁时乳房开始发育,约经过3年半的时间发育为成熟型。一般女孩乳房开始发育数月至1年后,阴毛开始生长,约2年后腋毛开始生长。

(3)生长加速　11~12岁青春期女性身体呈直线加速生长,平均每年生长约9 cm,月经初潮后减缓,各器官的生理功能也逐渐发育成熟。青春期生长加速由雌激素、生长激素和胰岛素生长因子分泌增加所致。此外,青春期女孩心理变化很大,出现性意识,想象力和判断力明显增强,情绪和智力发生明显变化。情绪易波动,常产生焦虑情绪或自卑感,既认为自己已成熟,想独立,不喜欢受约束,又胆怯、依赖,容易与周围的事情发生冲突。因此,应注意关心和心理疏导,引导她们正确认识这一必经的生理过程,理解女性生殖系统解剖和生理特点,使其接受自身的变化。

(4)月经来潮　青春期的重要标志是月经来潮。第一次月经来潮称初潮(menarche),通常发生于乳房发育2.5年之后。月经来潮表明卵巢产生的雌激素已经达到一定水平,能引起子宫内膜变化而产生月经,但此时由于中枢系统对雌激素的正反馈机制尚未成熟,月经周期常不规则,多需5~7年调整建立规律的周期性排卵后,月经才逐渐正常。

5. 性成熟期(sexual maturity period)　又称生育期,一般自18岁左右开始,历时约30年,是卵巢生殖与内分泌功能最旺盛时期。女性出现规律排卵并分泌性激素,生殖器官在性激素的作用下产生周期性变化。

6. 绝经过渡期(menopausal transition period)　指卵巢功能开始衰退直至最后一次月经的时期,一般自40岁开始,最长可历时十余年。女性一生中最后一次月经称绝经(menopause)。世界卫生组织将卵巢功能开始衰退至绝经后1年的时间称为围绝经期(perimenopausal period)。此期由于卵巢功能逐渐减退,卵泡发育不全,没有排卵,容易出现无排卵性月经,表现为月经不规律。因雌激素水平明显下降,许多妇女发生血管舒缩障碍和神经精神症状,容易引起潮热、出汗、情绪不稳定、烦躁或抑郁、头痛、失眠等症状,称绝经综合征。最终由于卵巢内的卵泡自然耗尽或剩余的卵泡对垂体促性腺激素无反应,导致卵巢功能衰竭。我国妇女平均绝经年龄为49.5岁,80%在44~54岁之间。尽管人均寿命已明显延长,但绝经年龄却变化不大,提示人类绝经年龄主要取决于遗传。

7. 绝经后期(postmenopausal period)　指绝经后的生命时期。这一时期的卵巢停

笔记栏

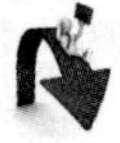

止分泌雌激素,但卵巢间质仍分泌少量雄激素在外周组织转化为雌酮,维持体内较低雌激素水平。60岁以后女性进入老年期(senility period)。此期卵巢功能衰竭,分泌雌激素功能停止,生殖器官进一步萎缩,易发生萎缩性阴道炎,骨代谢异常导致骨质疏松,易发生骨折。

二、月经及其临床表现

月经(menstruation)是指随卵巢的周期性排卵,子宫内膜出现周期性脱落及出血。月经初潮早晚主要受遗传、营养、环境等因素影响,一般多在13~14岁,可早至11~12岁或迟至15岁,15岁以后月经尚未来潮者应引起重视。规律的月经是生殖功能成熟的标志之一。

1. 月经周期　月经周期从阴道出血的第1日开始计算,相邻两次月经第1日间隔的时间为一个月经周期(menstrual cycle),一般为21~35 d,平均28 d。

2. 经期及经量　每次月经持续时间为经期,一般2~7 d,多为3~5 d;每次月经的总失血量为经量,正常经量为30~50 mL,超过80 mL称月经过多。

3. 月经血特点　月经血呈暗红色,除血液外,还有子宫内膜碎片、宫颈黏液、脱落的阴道上皮细胞、前列腺素及大量纤溶酶。由于纤溶酶的溶解作用,月经血不凝固,出血多时可有些小凝块。

4. 经期症状　多数女性在月经期无特殊症状,少数女性由于经期盆腔充血及前列腺素的作用,可有下腹部及腰骶部酸胀或下坠感,个别可有膀胱刺激症状(如尿频)、轻度神经系统不稳定症状(如头痛、失眠、精神抑郁、易于激动)、胃肠功能紊乱(如食欲缺乏、恶心、呕吐、便秘或腹泻)及鼻黏膜出血、痤疮等,一般不影响正常工作和生活。经期需要注意卫生和休息,防寒保暖,避免淋雨、冷水浴;保持外阴清洁干燥,禁止阴道冲洗、盆浴、游泳及性生活;少吃寒凉、忌食辛辣等刺激性食物;避免举重、剧烈运动和重体力劳动。

三、卵巢功能及周期性变化

(一)卵巢的功能

卵巢是女性性腺,主要功能是产生卵子并排卵、产生性激素,也称为卵巢的生殖功能和内分泌功能,两者都与卵巢的周期性变化密切相关。

(二)卵巢生殖功能的变化

卵巢周期(ovarian cycle)是指从青春期开始到绝经前,卵巢在形态和功能上发生的周期性变化。其形态变化大致分为卵泡的发育及成熟、排卵、黄体的形成及退化三个阶段。

1. 卵泡的发育及成熟　卵巢的基本生殖单位是始基卵泡。新生儿出生时卵泡总数约200万个。经历儿童期直至青春期,卵泡总数下降至30万~50万个。青春期后,卵泡在促性腺激素的刺激下生长发育,根据卵泡的形态、大小、生长速度和组织学特征,将卵泡生长过程分为始基卵泡、窦前卵泡、窦卵泡和排卵前卵泡(preovulatory follicle)四个阶段。排卵前卵泡为卵泡发育的最后阶段,卵泡液急骤增加,卵泡腔增大,卵泡体积显著增大,直径可达18~23 mm,通过B超清晰可见,卵泡向卵巢表面突

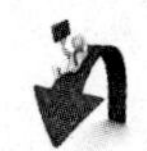

出，其结构从外到内依次包括卵泡外膜、卵泡内膜、颗粒细胞、卵泡腔（腔内充满大量清澈的卵泡液和雌激素）、卵丘（卵细胞深藏其中，丘状突出于卵泡腔）、放射冠（围绕卵细胞的一层颗粒细胞，呈放射状排列）、透明带（在放射冠与卵细胞之间的一层很薄的透明膜）。性成熟期每月发育一批卵泡，其中一般只有一个优势卵泡可以完全成熟并排出卵子，其余的卵泡在发育不同阶段自行退化，称卵泡闭锁。从月经周期的第1日开始至卵泡的发育成熟阶段称为卵泡期，一般需10～14 d。妇女一生中一般只有400～500个卵泡发育成熟（图2-11）。

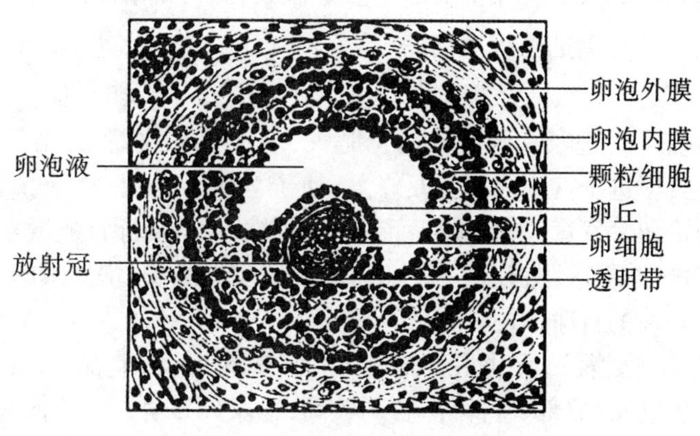

图2-11　排卵前卵泡示意图

2. 排卵　发育成熟的卵细胞被排出卵巢的过程称排卵（ovulation）。排卵前，卵泡分泌的大量雌二醇正反馈作用于下丘脑，促使促性腺激素释放激素（GnRH）大量释放，继而促使垂体释放促性腺激素，出现黄体生成素（LH）/卵泡刺激素（FSH）峰，LH峰是即将排卵的可靠指标，出现于卵泡破裂前36 h。在LH峰作用下排卵前卵泡黄素化，产生少量孕酮。LH/FSH排卵峰与孕酮协同作用，激活卵泡液内蛋白溶酶活性，促使卵泡壁的胶原消化，形成排卵孔。另外，排卵前卵泡液中前列腺素显著增加，可促进卵泡壁释放蛋白溶酶，有助于排卵。排卵多发生于下次月经来潮前14 d左右。卵子排出腹腔后，经输卵管伞部拾获至输卵管。一般两侧卵巢轮流排卵，也可一侧卵巢连续排卵。排卵后12～24 h卵子即失去受精能力。

3. 黄体的形成及退化　排卵后，卵泡液流出，卵泡腔内压下降，卵泡壁塌陷，卵泡颗粒细胞和卵泡内膜细胞向腔内侵入，在LH的作用下黄素化，胞质内含黄色颗粒状的类脂质，分别形成颗粒黄体细胞及卵泡膜黄体细胞，卵泡外膜将其包围，形成黄体（corpus lutein）。排卵后7～8 d（相当于月经周期第22天左右），黄体直径达到1～2 cm，呈黄色。若卵子未受精，黄体在排卵后9～10 d开始萎缩，逐渐被白色结缔组织取代，称白体（corpus albicans）。排卵日至月经来潮为黄体期（luteal phase），一般为14 d。黄体衰退后月经来潮，卵巢中新的卵泡发育，又开始新的周期。正常黄体功能的建立需要理想的排卵前卵泡发育，特别是FSH刺激，以及一定水平的持续性LH维持。若卵子受精，黄体在人绒毛膜促性腺激素作用下增大，转变为妊娠黄体，至妊娠3个月末退化。

（三）卵巢分泌功能的变化

卵巢分泌的性激素主要为雌激素、孕激素和雄激素，均为甾体激素。

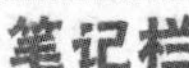

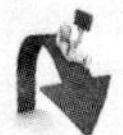

1. 雌激素(estrogen) 卵泡开始发育时雌激素分泌量很少,随卵泡发育分泌量逐渐增多,排卵前形成第一次高峰。排卵后黄体分泌雌激素,在排卵后7~8 d黄体成熟时,形成第二次高峰。黄体萎缩时,雌激素水平迅速下降,月经前降至最低水平。女性体内生物活性最强的是雌二醇,其次是雌酮,雌三醇活性最弱,为前两者的降解产物。

2. 孕激素(progestin) 排卵前卵巢不产生孕激素。排卵后黄体开始分泌孕激素,至黄体成熟时形成孕激素分泌高峰,以后逐渐下降,月经来潮时回到排卵前水平。卵巢分泌的具有生物活性的孕激素主要是孕酮,孕二醇是其主要降解产物。

3. 雄激素(androgen) 卵巢能分泌少量雄激素,主要是睾酮。

(四)雌激素、孕激素的生理功能

1. 雌激素

(1)生殖系统 促进子宫肌细胞增生肥大,增强子宫收缩力,增加子宫平滑肌对缩宫素的敏感性;促进子宫内膜增生及修复;使子宫颈口松弛,宫颈黏液量增加、质稀薄易拉丝;促进输卵管发育,加强输卵管节律性收缩;可协同卵泡刺激素(FSH)促进卵泡发育、成熟与排卵;促进阴道上皮增生角化,黏膜增厚,同时增加细胞内糖原,增强局部抵抗力,维持阴道的自净作用。

(2)乳腺及第二性征 促进乳腺腺管增生,使乳头、乳晕着色;促进第二性征发育:使脂肪沉积于乳房、肩部、臀部等,音调较高,毛发分布呈女性特征。

(3)下丘脑及垂体 雌激素通过对下丘脑-垂体产生正、负反馈作用,促进与抑制促性腺激素分泌。

(4)代谢作用 促进钙盐和磷盐在骨质中的沉积,维持和促进骨基质代谢;促进醛固酮合成,使水钠潴留;促进高密度脂蛋白合成并抑制低密度脂蛋白合成,降低循环中胆固醇含量。

(5)心血管系统 改善血脂成分,抑制动脉粥样硬化;维持血管正常的舒张与收缩功能。

(6)神经系统 促神经细胞与营养因子的分泌,绝经前后补充雌激素能有效改善神经症状。

(7)皮肤 促表皮、真皮增厚,胶原分解减慢,有利于保持皮肤弹性与血供。

2. 孕激素

(1)生殖系统 使子宫肌纤维松弛,抑制子宫收缩,降低妊娠子宫对缩宫素的敏感性,有利于胎儿在子宫内发育;使子宫内膜在增生的基础上转化为分泌期状态;使子宫颈口闭合,黏液减少、质稠,拉丝易断;抑制输卵管收缩,调节孕卵运行;促进阴道上皮细胞的脱落。

(2)乳房 在雌激素作用的基础上,促进乳腺腺泡的发育。

(3)下丘脑及垂体 排卵后,通过对下丘脑-垂体的负反馈作用,抑制促性腺激素的分泌。

(4)代谢作用 促进水钠排泄。

(5)体温调节 女性的基础体温在卵泡期相对较低,排卵后,孕激素兴奋下丘脑体温调节中枢,使正常妇女排卵后的基础体温升高0.3~0.5 ℃,一直维持整个黄体期。它使女性基础体温呈双相型改变,可以作为临床上确定排卵日期的标志之一。

综上所述,雌激素与孕激素既有协同作用又有拮抗作用。雌激素促进女性各生殖

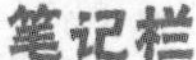

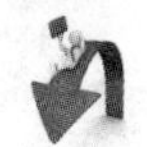

器官和乳房的发育，而孕激素在雌激素作用的基础上，进一步促进它们发育，两者具有协同作用；其拮抗作用表现在：雌激素促进子宫内膜增生及修复，孕激素抑制了内膜的增生幅度，并促使子宫内膜由增殖期转化为分泌期，其他拮抗作用还表现在子宫收缩兴奋性、输卵管收缩、宫颈黏液的分泌、阴道上皮细胞的角化与脱落、水钠潴留与排泄等。

四、生殖器官的周期性变化

（一）子宫内膜

卵巢的周期性变化使女性生殖器官发生相应的周期性改变，其中子宫内膜变化最为显著（图 2-12）。子宫内膜功能层受卵巢激素的影响，组织形态呈 3 期改变：

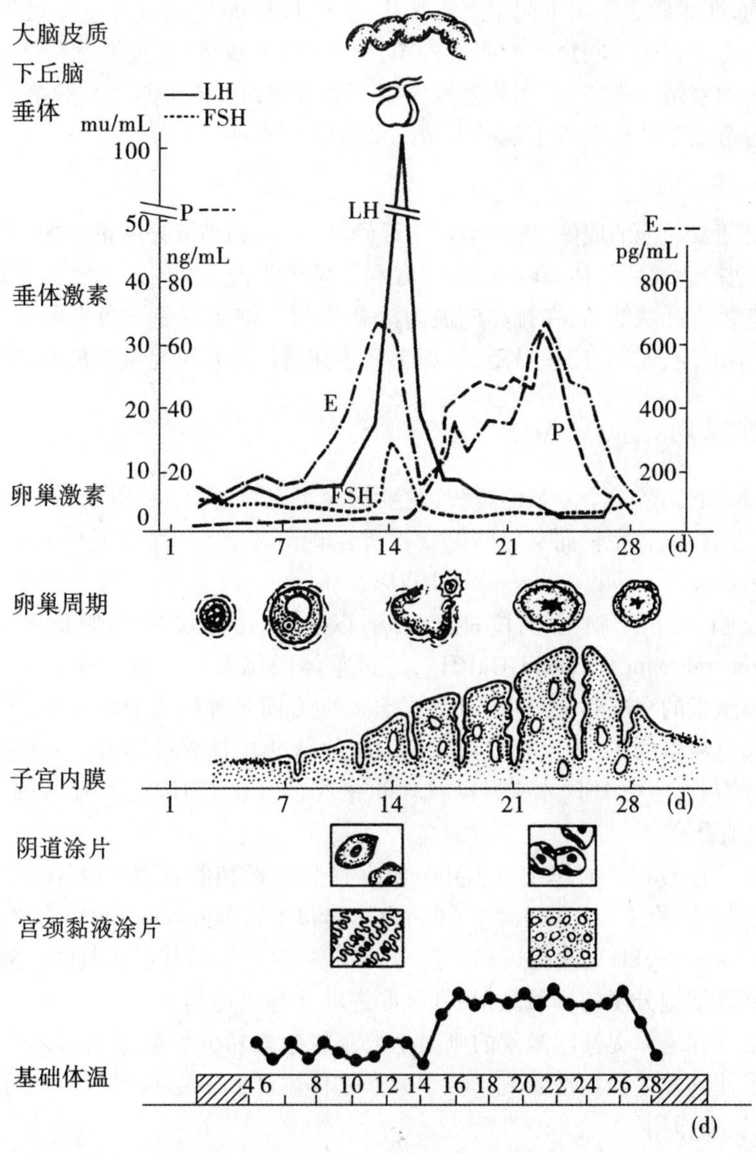

图 2-12　月经周期中激素、卵巢、子宫内膜、阴道涂片、宫颈黏液及基础体温的周期性变化

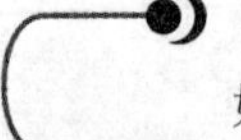
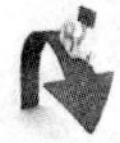

1. 增生期　月经周期的第5～14日，与卵巢周期的卵泡发育成熟阶段相对应。随卵泡逐渐发育成熟，在雌激素作用下，子宫内膜增生修复，表现为腺上皮细胞开始增生、分裂，腺体逐渐增多、增长，间质水肿。子宫内膜的增生与修复在月经期便已开始。

2. 分泌期　月经周期的第15～28日，与卵巢周期的黄体期相对应。伴随卵巢排卵及黄体形成，在孕激素的作用下，子宫内膜呈分泌反应，腺体更长且明显屈曲，腺上皮细胞分泌糖原；间质疏松、水肿。

3. 月经期　月经周期的第1～4日，是雌孕激素撤退的结果。体内雌激素、孕激素水平迅速下降，内膜小动脉收缩、痉挛，出现局部缺血，最终发生变性、坏死、内膜组织脱落，与血液相混排出，表现为月经来潮。

（二）阴道黏膜

排卵前，在雌激素作用下阴道上皮增生角化，以排卵期最为明显。此期细胞内丰富的糖原在正常寄生于阴道内的阴道杆菌作用下分解成乳酸，使阴道处于酸性环境，防止病原体的繁殖。排卵后，在孕激素作用下阴道黏膜上皮细胞大量脱落。临床上常通过阴道脱落细胞的检查来了解排卵情况及雌激素水平。

（三）宫颈黏液

排卵前随着卵泡的成熟，雌激素水平逐渐增高，宫颈黏液分泌量增加，呈稀薄透明状，至排卵期拉丝长度可达10 cm以上，有利于精子穿透。此时取黏液涂于玻片，干燥后可见羊齿植物叶状结晶，在排卵期最为清晰典型。排卵后受孕激素影响，黏液分泌量减少，质地混浊、黏稠，拉丝易断，不利于精子穿透。涂片可见成排的椭圆体。

五、月经周期的调节

月经周期的调节是个复杂的过程，主要涉及下丘脑、垂体和卵巢。三者之间相互调节、相互影响，形成完整而又协调的女性神经内分泌系统，称为下丘脑-垂体-卵巢轴（hypothalamus-pituitary-ovary-axis，HPOA）。

1. 下丘脑　下丘脑弓状核神经细胞以脉冲式分泌促性腺激素释放激素（gonadotropin releasing hormone，GnRH），通过垂体门脉系统直接输送到腺垂体，调节垂体促性腺激素的合成和分泌。GnRH的分泌一方面受神经递质的调节，另一方面也受垂体和卵巢激素的正、负反馈调节。GnRH的脉冲式释放可调节LH/FSH的比值，脉冲频率减慢时，血中FSH水平升高，LH水平降低，LH/FSH比值下降；频率增加时，LH/FSH比值升高。

2. 垂体　在GnRH的作用下主要分泌促性腺激素和催乳激素（PRL）。促性腺激素为糖蛋白激素，包括卵泡刺激素（follicle stimulating hormone，FSH）和黄体生成素（luteinzing hormone，LH），能促进卵泡发育及成熟，促进排卵并形成黄体。催乳素是由腺垂体的催乳细胞分泌的多肽激素，具有促进乳汁合成功能。

3. 卵巢　在垂体促性腺激素的刺激下分泌雌激素和孕激素，作用于子宫内膜及其他生殖器官使其发生周期性变化。雌孕激素在体内达到一定水平后，对下丘脑-垂体产生正、负反馈作用。

4. 下丘脑-垂体-卵巢轴之间的相互调节　卵巢分泌的性激素可以影响下丘脑及垂体的分泌功能，称为反馈作用。使其兴奋，分泌激素增多者为正反馈；使其抑制，分

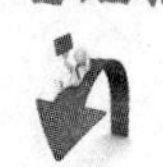

泌激素减少者为负反馈。在月经周期中,当下丘脑因受卵巢激素负反馈作用的影响分泌减少时,垂体促性腺激素释放也相应减少,导致卵巢雌激素、孕激素分泌减少,子宫内膜脱落,月经来潮。此时即解除了下丘脑的抑制,得以再度分泌 GnRH,卵巢进入新的周期(图 2-13)。

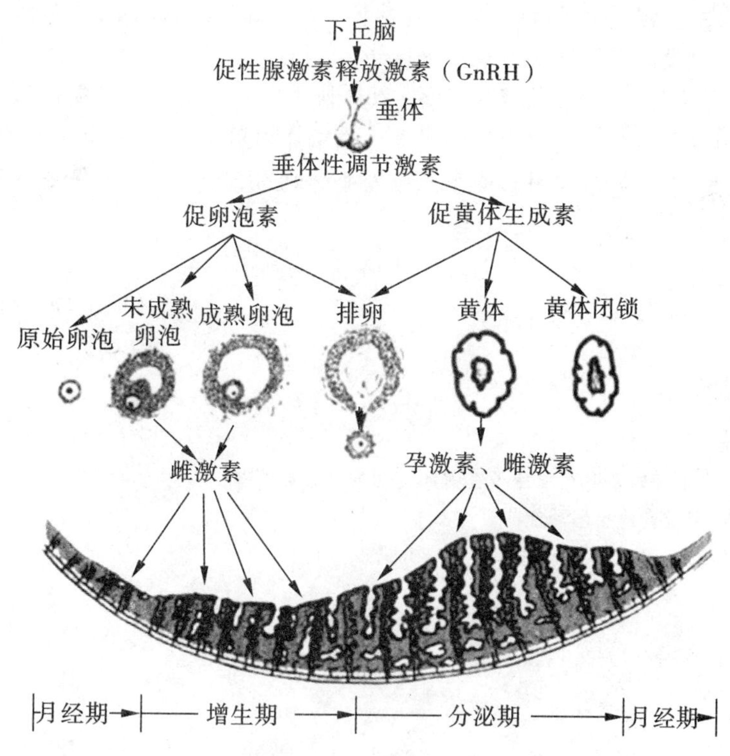

图 2-13　下丘脑-垂体-卵巢轴生殖激素的反馈调节

本章小结

1. 女性外生殖器官是女性生殖器官的外露部分,又称外阴,指从耻骨联合到会阴及两股内侧之间的组织,包括阴阜、大阴唇、小阴唇、阴蒂和阴道前庭。

2. 女性内生殖器包括阴道、子宫、输卵管和卵巢。阴道是性交器官,也是月经血排出以及胎儿娩出的通道,其上端包绕宫颈形成阴道穹窿,下端开口于阴道前庭区。子宫是空腔器官,具有孕育胎儿和产生月经的功能,分为宫体及宫颈两部分,中间由子宫峡部相连,周围由 4 对韧带固定。宫体肌壁由子宫内膜层、子宫肌层和子宫浆膜层构成。输卵管为一对细长弯曲的肌性管道,由内向外分为间质部、峡部、壶腹部和伞部 4 部分。卵巢为一对扁椭圆形性腺,青春期后开始排卵。

3. 骨盆由骶骨、尾骨及左右两块髋骨组成。骨盆的关节包括耻骨联合、骶髂关节和骶尾关节。骨盆分为假骨盆和真骨盆两部分,后者是胎儿娩出的骨产道。

4. 月经是指子宫内膜的周期性脱落及出血,随卵巢的周期性排卵而出现,是生殖功能成熟的标志之一。相邻两次月经第 1 日的间隔时间为一个月经周期,一般为21 ~

笔记栏

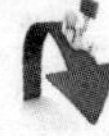

35 d,平均 28 d。

5. 卵巢是女性性腺,主要功能是生殖功能和内分泌功能。从青春期开始到绝经前,卵巢的生殖功能主要体现在卵泡的发育及成熟、排卵、黄体形成及退化这种周而复始的变化中,称为卵巢的周期性变化。卵巢可分泌雌激素、孕激素和少量雄激素。雌激素、孕激素主要作用于子宫内膜、阴道黏膜、宫颈及乳腺等器官,使其产生周期性变化,其中子宫内膜的周期性变化最显著。

6. 月经周期主要通过下丘脑-垂体-卵巢轴调节。下丘脑分泌促性腺激素释放激素到垂体,刺激垂体分泌促卵泡素和黄体生成素并作用于卵巢,而卵巢分泌的雌激素、孕激素又通过正、负反馈作用影响下丘脑及垂体的分泌功能,从而保证月经周期的循环变化。

(高金玲　张新慧)

思考题

1. 子宫的韧带有哪几对？维持子宫前倾前屈的韧带有哪些？
2. 雌激素、孕激素的生理功能有哪些？
3. 参与月经调节的激素有哪些？

第三章 妊娠期妇女的护理

【案例导入】

李女士,26 岁,以"停经 8 周,恶心、呕吐 10 d"为主诉就诊。病人 10 d 前无明显诱因出现恶心、呕吐,早晨起床后更为明显,并且总是感到困倦。既往身体健康,无家族遗传性疾病史,无传染病及其接触史,无手术外伤史。已婚,丈夫身体健康,夫妻关系和睦,平素月经规律,月经周期为 $12\frac{5-7}{28-30}$ 2016 年 11 月 3 日,既往无怀孕、流产、引产等。体格检查:T 37.1 ℃, P 71 次/min,R 20 次/min,BP 90/60 mmHg,精神好,发育正常,营养良好。

问题:

1. 该病人可能的临床诊断是什么?进一步确诊需要做哪些辅助检查?
2. 该病人目前主要的护理诊断/问题是什么?
3. 请制订护理目标和护理措施。

妊娠(pregnancy)是胚胎(embryo)和胎儿(fetus)在母体内生长发育的过程。妊娠自卵子受精开始,胎儿及其附属物自母体排出终止。妊娠是一个非常复杂而又极其协调的生理过程,临床上常以末次月经的第 1 天作为妊娠的开始,每 4 周为 1 个妊娠月,全过程平均约 40 周(10 个妊娠月)。其中妊娠 12 周末以前称早期妊娠(first trimester),第 13 ~27 周末称中期妊娠(second trimester),第 28 周及其以后称晚期妊娠(third trimester)。

第一节 妊娠生理

一、受精与着床

1. 受精(fertilization) 是成熟精子和卵子结合的过程。精子进入阴道后,经宫颈管进入子宫腔及输卵管腔,由于生殖道分泌物中产生的 α、β 淀粉酶降解了精子顶体酶上的"去获能因子",此时精子具备受精能力,称精子获能(capacitation)。

成熟卵子从卵巢排出,经输卵管伞端"拾卵"进入输卵管内,停留在输卵管壶腹部

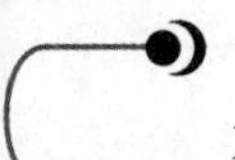

笔记栏

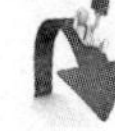

与峡部连接处等待受精。受精通常发生在排卵后 12 h 内。当精子与卵子相遇后，精子顶体外膜破裂，释放出顶体酶，在酶的作用下，精子穿过放射冠、透明带，与卵子表面接触，开始受精。精原核与卵原核逐渐融合，完成受精，整个受精过程约需 24 h。已受精的卵子称受精卵或孕卵（zygote），标志着新生命的诞生。

2. 受精卵的发育、输送与着床　受精卵进行有丝分裂的同时，借助输卵管的蠕动和上皮纤毛推动，向宫腔方向移动。约在受精后第 3 天，分裂为由 16 个细胞组成的实心细胞团，称桑葚胚（morula），也称早期囊胚（early blastocyst）。约在受精后第 4 天，早期囊胚进入宫腔并继续分裂发育成晚期囊胚（late blastocyst）。受精后第 6～7 天，晚期囊胚逐渐侵入子宫内膜并被覆盖的过程，称受精卵着床（implantation），又称植入（imbed），一般于第 11～12 天结束。着床需经过定位、黏附和穿透三个阶段。着床必须具备的条件：①透明带消失；②囊胚滋养层分出合体滋养层细胞；③囊胚和子宫内膜同步发育并相互配合；④孕妇体内有足够的孕酮。子宫有一个极短的窗口期允许受精卵着床（图 3-1）。植入的部位多在子宫腔上部的前壁或后壁，最常见的植入部位是子宫后壁。

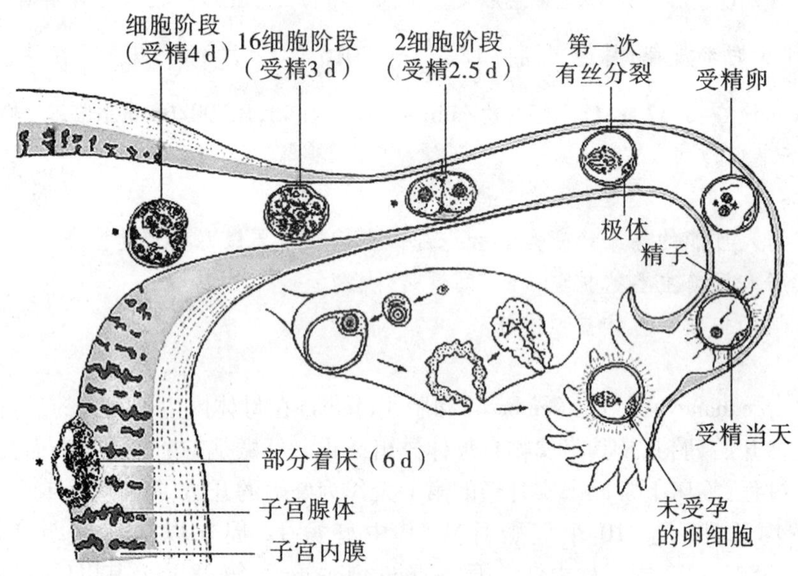

图 3-1　卵子受精与孕卵植入

3. 蜕膜的形成　受精卵着床后，子宫内膜迅速发生蜕膜样改变，依据蜕膜与孕卵的关系分为三部分：底蜕膜、包蜕膜和真蜕膜（图 3-2）。

（1）底蜕膜（decidua basalis）　与囊胚及滋养层接触的蜕膜，位于孕卵与子宫肌层之间的蜕膜，以后发育成胎盘的母体部分。

（2）包蜕膜（decidua capsularis）　覆盖在囊胚表面的蜕膜，随囊胚发育逐渐凸向宫腔，在妊娠 12～14 周与真蜕膜贴近并逐渐融合，子宫腔消失，分娩时这两层已无法分开。

（3）真蜕膜（decidua vera）　除底蜕膜、包蜕膜以外的覆盖子宫腔表面的蜕膜，又称壁蜕膜。

笔记栏

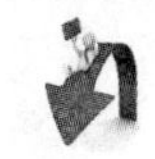

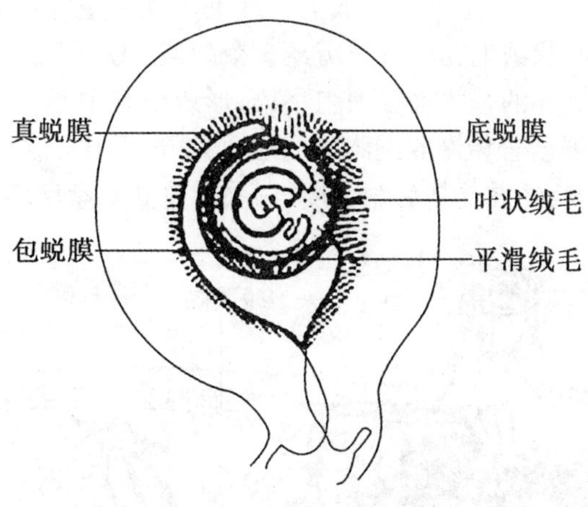

图 3-2 早期妊娠的子宫蜕膜与绒毛的关系

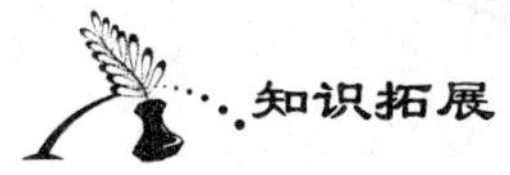

有趣的"拾卵"

研究表明,卵子进入输卵管主要是由输卵管伞端的捡拾作用完成的。科学观察发现,排卵的过程是卵泡液带着卵丘细胞的次级卵母细胞经排卵点缓慢流出。排卵后由于雌激素等作用,输卵管收缩强度增加,伞端广泛分散、充血,伞端大量纤毛摆动,几分钟内卵子就被伞端拾取并迅速送至壶腹部。输卵管液在输卵管的伞部流速比较快,而在壶腹部的流速则较慢,卵子在壶腹部与峡部交界处停留,等待与精子相遇受精。

二、胎儿附属物的形成与功能

胎儿附属物是指胎儿以外的组织,包括胎盘、胎膜、脐带和羊水。

(一)胎盘

1. 胎盘的形成　胎盘(placenta)由羊膜(amniotic membrane)、叶状绒毛膜(chorion frondosum)和底蜕膜(decidua basalis)构成。

(1)羊膜　是胎盘的最内层,是构成胎盘的胎儿部分。羊膜附着在绒毛膜板表面。为光滑,无血管、神经及淋巴管的半透明薄膜,具有一定的弹性。

(2)叶状绒毛膜　为胎盘主要成分,是构成胎盘的胎儿部分。受精卵外层细胞称滋养层。在受精卵着床后,滋养层细胞迅速增殖,表面形成毛状突起,称绒毛,与底蜕膜接触的绒毛因营养丰富而高度发育,称叶状绒毛膜。胚胎表面其余部分绒毛因缺乏血液供应而萎缩退化,称平滑绒毛膜,与羊膜共同组成胎膜。叶状绒毛膜的绒毛分两种:大部分绒毛末端悬浮于充满母血的绒毛间隙中,称游离绒毛;少数绒毛似树根样深

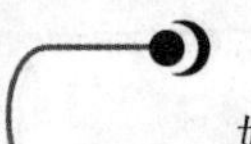

笔记栏

扎入蜕膜中起固定作用,称固定绒毛。绒毛与绒毛之间的空隙称绒毛间隙,这些间隙与底蜕膜血管相通。叶状绒毛膜的形成历经3个阶段:①一级绒毛(初级绒毛),指绒毛膜周围长出不规则突起的合体滋养细胞小梁,形成细胞中心索。②二级绒毛(次级绒毛),细胞中心索伸展至合体滋养细胞的内层,形成间质中心索。③三级绒毛,指胚胎血管长入间质中心索,约在受精后第3周末完成,建立胎盘循环(图3-3)。

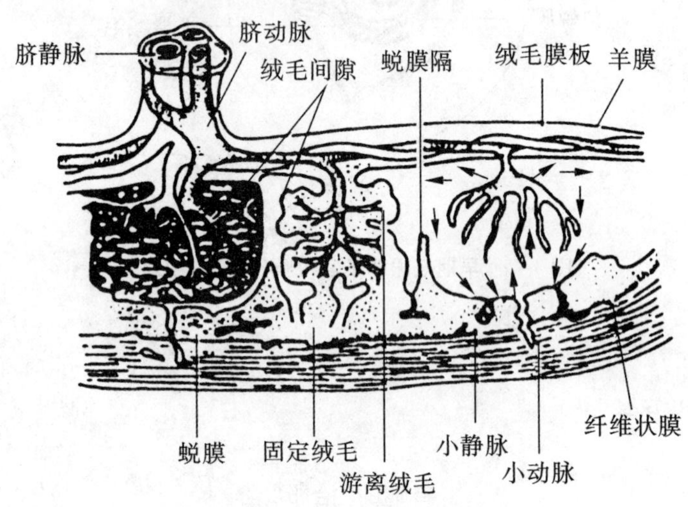

图3-3 胎盘结构与胎儿-胎盘循环模式图

(3)底蜕膜 来自胎盘附着部位的子宫内膜,构成胎盘的母体部分。底蜕膜表面覆盖来自固定绒毛的滋养层细胞与底蜕膜共同形成绒毛间隙的底,称为蜕膜板。由此板向绒毛膜伸出蜕膜间隔,一般不超过胎盘全层厚度的2/3,将胎盘分成若干胎盘小叶。

2. 胎盘的结构 足月的胎盘呈圆形或椭圆形,重450~650 g,直径16~20 cm,厚1~3 cm,中间厚、边缘薄。胎盘分为胎儿面和母体面。胎儿面光滑,呈灰白色,表面被覆羊膜,中央或稍偏处有脐带附着,脐带动静脉从此处分支,向四周呈放射状分布直达胎盘边缘。母体面粗糙,呈暗红色,由18~20个胎盘小叶组成。

3. 胎盘的功能 胎盘是连接母体与胎儿、维持胎儿生长发育的重要器官,具有物质交换、防御、合成及免疫等功能。

(1)物质交换功能 母体与胎儿之间进行物质交换以维持胎儿在子宫内生长发育的营养需求。物质交换的主要转运方式有简单扩散、易化扩散、主动运输、其他(吞噬)等。

1)气体交换:O_2是维持胎儿生命最重要的物质。在母体与胎儿之间,O_2和CO_2的交换在胎盘绒毛间隙中以简单扩散方式完成,相当于胎儿出生后呼吸系统功能。若孕妇处于贫血、心肺功能不全等状态,母亲血氧分压降低,胎儿不能从母血中获取充足的O_2,易发生胎儿宫内生长受限或胎儿窘迫。

2)营养物质供应:胎儿所需营养物质是以多种形式获得的,胎盘具有相当于胎儿出生后消化系统的功能。葡萄糖是胎儿热能的主要来源,以易化扩散方式通过胎盘,胎儿体内的葡萄糖均来自母体。胎血内氨基酸浓度高于母血,以主动转运方式通过胎

笔记栏

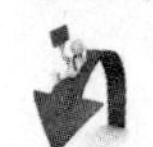

盘。母体中自由脂肪酸以简单扩散方式通过胎盘。电解质及维生素多数以主动转运方式通过胎盘。

3）排出胎儿代谢产物：胎儿的代谢产物如尿素、尿酸、肌酐、肌酸等，经胎盘进入母血，由母体排出体外，替代胎儿出生后泌尿系统的功能。

（2）防御功能　胎盘具有一定的屏障作用，但防御功能很有限。风疹病毒、流感病毒、巨细胞病毒等可通过胎盘侵袭胎儿。很多分子量小且对胎儿有害的药物如巴比妥类、氯丙嗪等，可通过胎盘进入胚胎体内，故在妊娠期，尤其妊娠早期，用药前必须慎重考虑是否影响胚胎发育，避免滥用药物导致不良后果。母血中的抗体 IgG 能通过胎盘进入胎儿血中，使胎儿在出生后短期内获得被动免疫能力。

（3）合成功能　胎盘能合成多种激素和酶。如人绒毛膜促性腺激素、人胎盘生乳素、雌激素、孕激素、缩宫素酶、耐热性碱性磷酸酶、细胞因子与生长因子等。

1）人绒毛膜促性腺激素（human chorionic gonadotropin，HCG）：囊胚一经着床，合体滋养细胞即开始分泌 HCG，在受精后 10 d 左右即可用免疫学方法自母体血清中测出，成为诊断早孕的最敏感方法。妊娠第 8～10 周时 HCG 分泌达高峰，持续 1～2 周后迅速下降。正常情况下，产后 2 周内消失。HCG 的主要生理作用：①使月经黄体增大发育为妊娠黄体，增加甾体激素的分泌以维持妊娠；②促进雄激素芳香化转化为雌激素，同时刺激孕酮的形成；③抑制植物血凝素对淋巴细胞的刺激作用，避免胚胎滋养层遭遇母体的免疫攻击；④刺激胎儿睾丸分泌睾酮，促进男性性分化；⑤与母体甲状腺细胞促甲状腺激素（thyroid stimulating hormone，TSH）受体结合，刺激甲状腺活性。

2）雌激素和孕激素：雌激素妊娠早期由卵巢黄体产生雌二醇和雌酮，随后转化为雌三醇，妊娠 10 周后由胎盘产生，至妊娠末期形成的游离雌三醇值为非孕妇女的 1 000 倍，雌二醇及雌酮值为非孕妇女的 100 倍。孕激素在妊娠早期由卵巢妊娠黄体产生，妊娠 8～10 周后由胎盘合体滋养细胞产生，母血中孕酮值随妊娠进展而逐渐增高。孕激素与雌激素具有协同作用，对妊娠期子宫内膜、子宫肌层、乳腺及母体其他系统的生理变化产生影响。

3）人胎盘生乳素（human placental lactogen，HPL）：由合体滋养细胞分泌。妊娠 5～6 周可在母血中测得，妊娠 34～36 周达高峰，并维持至分娩。产后迅速下降，约在产后 7 h 即测不出。HPL 的主要作用：①与胰岛素、肾上腺皮质激素协同作用，促进乳腺腺泡发育，刺激乳腺上皮细胞合成乳蛋白，为产后泌乳做准备；②促进胰岛素生成，使母血胰岛素值增高，增加蛋白质合成；③通过脂解作用提高游离脂肪酸、甘油浓度，抑制母体对葡萄糖的摄取，使多余的葡萄糖转运给胎儿，成为胎儿的主要能源，也成为蛋白质合成的能量来源；④抑制母体对胎儿的排斥作用。

4）酶：胎盘能合成多种酶，包括缩宫素酶、耐热性碱性磷酸酶等，生物学意义尚不十分明确，可能与维持妊娠有关。

（4）免疫功能　对于母体，胎儿相当于同种半异体移植物，但正常妊娠母体无排异反应，其机制尚不清楚，可能与早期胚胎组织无抗原性、母胎界面的免疫耐受及妊娠期母体免疫力低下有关。

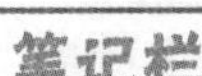
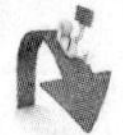
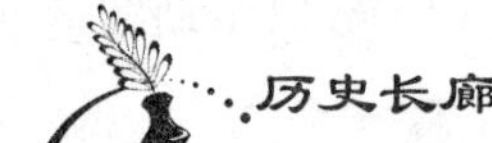

胎盘(人胎盘、紫河车)在我国有悠久的保健历史,最早可追溯到秦朝,据说秦始皇把胎盘作为皇室保健的首要选择。《本草拾遗》中便以"胎胞"和"胞衣"加以记载。《本草纲目》中称胎盘为"紫河车",并对其性质、药效做了详细的阐述:"味甘或咸""性温",具有"安心养血、益气、补精、解毒、补血"的作用,对"疲劳、消瘦、衰弱者"有奇效,"久服者,耳聪目明,须发黑,延年益寿,有夺造化之功"等。《本草图经》中曰其主治"男女虚损劳极,不能生育,下元衰惫"。《本草衍义补遗》中曰其"治虚劳,当以骨蒸药佐之,气虚加补气药,血虚加补血药"。《诸证辨疑录》中曰其"治虚损劳极,癫痫,失志恍惚,安心养血,益气补精"。

(二)胎膜

胎膜(fetal membrane)由绒毛膜和羊膜组成。胎膜外层为绒毛膜,在发育过程中因缺乏营养供应而逐渐退化成平滑绒毛膜,至妊娠晚期与羊膜紧贴,但二者能够完全分开。胎膜内层为羊膜,为半透明的薄膜,与覆盖胎盘、脐带的羊膜层相连接。

(三)脐带

脐带(umbilical cord)是连接胎儿与胎盘的条索状结构,一端连于胎儿腹壁脐轮,另一端附着于胎盘的胎儿面。足月胎儿脐带长 30 ~ 100 cm,平均长度为 55 cm,直径 0.8 ~ 2.0 cm。脐带是胚胎与母体进行物质交换的重要通道。脐带内有一条脐静脉和两条脐动脉。血管周围有保护脐血管的胚胎结缔组织,称为华通胶(Wharton jelly)。

(四)羊水

羊水(amniotic fluid)指妊娠期子宫羊膜腔内充满的液体。在整个妊娠过程中,它是维持胎儿生命所不可缺少的重要成分。在胎儿的不同发育阶段,羊水的来源也各不相同。在妊娠早期,羊水主要来自胚胎的血浆成分。随着胚胎的器官发育,妊娠中期以后,胎儿尿液为羊水的主要来源,妊娠晚期胎儿肺参与羊水的生成。妊娠足月胎儿还通过消化道吞咽羊水,维持羊水量平衡,胎儿每日吞咽羊水 500 ~ 700 mL。

母体、胎儿、羊水三者间的液体平衡:羊水在羊膜腔内不断进行液体交换,以保持羊水量相对恒定。母儿间主要通过胎盘进行液体交换,每小时约 3 600 mL;母体与羊水间通过胎膜进行交换,每小时约 400 mL;羊水与胎儿间,主要通过胎儿消化道、呼吸道、泌尿道以及角化前皮肤等交换。

1. 羊水的量、成分及性状　羊水量在 20 周时平均为 500 mL;28 周左右会增加到 700 mL;在 32 ~ 36 周时最多,达 1 000 ~ 1 500 mL,之后又逐渐减少,40 周时约 800 mL。羊水 98% 的成分是水,含有少量无机盐类、有机物、脱落的胎儿细胞、胎脂、毳毛及大量的激素和酶等。足月妊娠时水略显混浊,不透明,比重为 1.007 ~ 1.025,pH 值约 7.20。

2. 羊水的功能　羊水具有保护胎儿及母体等作用。妊娠期,保持羊膜腔内处于恒

笔记栏

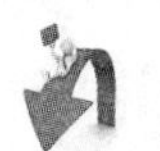

温状态，缓冲腹部外来压力或冲击，使胎儿不直接受到损伤，并防止胎体粘连等作用。羊水可以减轻胎儿在子宫内活动时对母体造成的不适感。在分娩过程中，前羊水囊可以扩张宫颈，在子宫收缩时羊水可以缓冲子宫对胎儿的压迫。破膜后，羊水对产道有一定的润滑和清洁产道的作用。

三、胎儿发育及生理特点

(一)胎儿的发育

描述胎儿的发育特征以 4 周为一个孕龄单位。受精后 8 周内称胚胎，为主要器官分化的时期。从第 9 周起称胎儿，为各器官进一步发育成熟的时期。胎儿发育的特征大致如下：

8 周末：胚胎初具人形，头的大小约占整个胎体的一半，整个身体长度约1.6 cm。能分辨出眼、耳、口、鼻等。四肢已具雏形，超声显像可见早期心脏已形成且有搏动。

12 周末：胎儿身长约 9 cm，体重约 20 g。此时胎儿外生殖器已初步发育，部分可辨出性别。由于骨骼发育，胎儿四肢可活动。

16 周末：胎儿身长约 16 cm，体重约 110 g。从外生殖器可确定胎儿性别，头皮已长出毛发，胎儿已开始出现呼吸运动。皮肤菲薄呈深红色，皮下无脂肪。部分孕妇能自觉胎动。

20 周末：胎儿身长约 25 cm，体重约 320 g。皮肤暗红，全身有毳毛，并可见一些头发。开始出现吞咽及排尿功能，临床可听到胎心音。自 20 周至满 28 周前娩出的胎儿，称为有生机儿。

24 周末：胎儿身长约 30 cm，体重约 630 g。各脏器均已发育，皮下脂肪开始沉积，因皮下脂肪量不多，皮肤仍呈皱缩状，出现睫毛及眉毛。

28 周末：胎儿身长约 35 cm，体重约 1 000 g。皮下脂肪不多，皮肤粉红色。眼睛半张开，瞳孔膜消失。可有呼吸运动，但肺泡Ⅱ型细胞中表面活性物质含量低。此期出生者易患特发性呼吸窘迫综合征。若加强护理，可以存活。

32 周末：胎儿身长约 40 cm，体重约 1 700 g。面部毳毛已脱落，出现脚趾甲，睾丸下降，生活力尚可。此期出生者如注意护理，可以存活。

36 周末：胎儿身长约 45 cm，体重约 2 500 g。皮下脂肪较多，毳毛明显减少，面部皱褶消失。胸部、乳房突出，睾丸位于阴囊。指(趾)甲已超过指(趾)端，出生后能啼哭，有吸吮能力，生活力良好。此期出生者基本可以存活。

40 周末：身长约 50 cm，体重约 3 400 g。胎儿已成熟，体形外观丰满，皮肤粉红色，皮下脂肪多，足底皮肤有纹理。男性睾丸已降至阴囊内，女性大小阴唇发育良好。出生后哭声响亮，吸吮能力强，能很好存活。

胎儿的身长与体重都是逐渐增长的，临床上常用新生儿身长作为判断胎儿月份的依据。一般计算方法为：

妊娠 20 周前：胎儿身长(cm)= 妊娠月份的平方，如妊娠 3 个月 $=3^2=9$ cm。

妊娠 20 周后：胎儿身长(cm)= 妊娠月份×5，如妊娠 6 个月 $=6\times5=30$ cm。

(二)胎儿的生理特点

1. 循环系统　胎儿的脐带由 1 条脐静脉和 2 条脐动脉组成。脐静脉带有来自胎

笔记栏

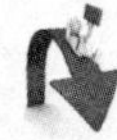

盘氧含量较高、营养较丰富的血液进入胎体，脐静脉的末支为静脉导管。脐动脉带有来自胎儿氧含量较低的混合血，注入胎盘与母血进行物质交换。胎儿出生后开始自主呼吸，肺循环建立，胎盘循环停止，循环系统血流动力学发生显著变化。左心房压力增高，右心房压力下降，卵圆孔在胎儿出生后数分钟开始闭合，大多数在生后6～8周完全闭锁。肺循环建立后，肺动脉血不再流入动脉导管，动脉导管闭锁为动脉韧带。脐静脉闭锁为静脉韧带，脐动脉闭锁，与相连的闭锁的腹下动脉形成腹下韧带。

心

来自胎盘的血液经胎儿腹前壁分三支进入体内：一支直接入肝，一支与门静脉汇合入肝，此二支血液最后由肝静脉入下腔静脉。还有一支静脉导管直接注入下腔静脉。故进入右心房的下腔静脉血是混合血，有来自脐静脉含氧较高的血，也有来自下肢及腹部盆腔脏器的静脉血，以前者为主。胎儿体内无纯动脉血，而是动静脉混合血，各部分血液的含氧量不同，进入肝、心、头部及上肢的血液含氧量和营养较高以适应需要。注入肺及身体下部的血液含氧和营养较少。

2. 血液系统　胎儿红细胞生成在妊娠早期主要是来自卵黄囊，妊娠10周时在肝，以后在脾、骨髓，妊娠足月时至少90%的红细胞是由骨髓产生的。红细胞总数无论是早产儿或是足月儿均较高，约为$6.0\times10^{12}/L$，在整个胎儿期红细胞体积较大，但生命周期短，约为成人的2/3，需不断生成红细胞。胎儿血红蛋白从其结构和生理功能上可分为三种，即原始血红蛋白、胎儿血红蛋白和成人血红蛋白。随着妊娠的进展，血红蛋白的合成不只是数量的增加，其种类也从原始类型向成人类型过渡。胎儿循环中即出现白细胞，约在妊娠8周后，形成防止细菌感染的第一道防御线，妊娠足月时可达$(15\sim20)\times10^{9}/L$。当白细胞出现不久，胸腺及脾发育，两者均产生淋巴细胞，成为机体内抗体的主要来源，构成了对抗外来抗原的第二道防御线。

3. 呼吸系统　胎儿的呼吸功能是通过母儿血液在胎盘进行气体交换完成的。胎儿在出生前必须完成呼吸道（包括气管及肺泡）、肺循环及呼吸肌的发育，而且在中枢神经系统支配下能活动协调才能生存。研究表明，早在妊娠11周时可观察到胎儿的胸壁运动，妊娠16周时可见胎儿的呼吸运动，其强度能使羊水进出呼吸道，使肺泡扩张及生长。呼吸运动次数为30～70次/min，有时快慢不均匀，有时也很平稳。胎儿肺功能成熟与肺泡Ⅱ型细胞分泌的肺表面活性物质有关，表面活性物质能降低肺泡表面张力，有助于肺泡的扩张。通过检测羊水中卵磷脂及磷脂酰甘油值，可以判定胎肺成熟度。糖皮质激素可刺激肺表面活性物质的产生。

4. 消化系统　早在妊娠11周时胎儿小肠即有蠕动，妊娠16周时胃肠功能已基本建立。胎儿可吞咽羊水，同时能排出尿液维持羊水量平衡。胎儿肝功能不够健全，特别是酶的缺乏如葡萄糖醛酸转移酶、尿苷二磷酸葡萄糖脱氢酶等，胆红素主要是经过胎盘由母体肝代谢后排出体外，仅有小部分是在胎儿肝内结合，通过胆道氧化成胆绿素排出肠道。胆绿素的降解产物使胎粪呈黑绿色。

5. 泌尿系统　胎儿肾在妊娠11～14周时有排泄功能，妊娠14周的胎儿膀胱内已有尿液。妊娠后半期胎尿成为羊水的重要来源之一。

6. 内分泌系统　胎儿甲状腺是胎儿期发育的第一个内分泌腺。早在受精后第4周甲状腺即能合成甲状腺素，甲状腺素对胎儿各组织器官的正常发育均有作用，尤其是大脑的发育。约在妊娠12周时胎儿胰腺开始分泌胰岛素。妊娠12周至整个妊娠期，胎儿甲状腺对碘的蓄积高于母亲甲状腺，因此，孕期补碘要慎重。胎儿肾上腺的发

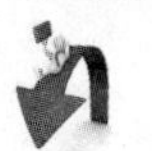

育最为突出，其重量与胎儿体重之比远超过成年人，且胎儿肾上腺皮质主要由胎儿带组成，占肾上腺的85%以上。胎儿肾上腺皮质是活跃的内分泌器官，产生大量的甾体激素尤其是脱氧表雄酮，与胎儿肝、胎盘、母体共同完成雌三醇的合成与排泄。因此，孕妇测定血、尿雌三醇已成为临床上了解胎儿、胎盘功能最常见的有效方法。

7. 神经系统　胎儿大脑随妊娠进展逐渐发育长大，胚胎期脊髓已长满椎管，但随后的生长缓慢。妊娠中期胎儿内耳、外耳及中耳已形成，妊娠24～26周胎儿在宫内已能听见一些声音。妊娠28周胎儿眼对光开始出现反应。

8. 生殖系统及性腺分化发育　胎儿的性别由性染色体决定，性染色体XX或XY在受精卵形成时已确定。胎儿在Y染色体的作用下，原始生殖细胞逐渐分化为睾丸。睾丸形成后刺激间质细胞分泌睾酮，促使中肾管发育，支持细胞产生副中肾管抑制物质使副中肾管退化，同时外生殖器向男性分化发育。若胚胎细胞不含Y染色体，原始生殖细胞分化为卵巢，由于缺乏副中肾管抑制物质使副中肾管系统发育，形成阴道、子宫、输卵管，同时外生殖器向女性分化发育。

第二节　孕妇的身心变化及家庭调适

为适应胚胎、胎儿生长发育的需要，在激素和神经内分泌等的影响下，孕妇发生一系列适应性的生理变化，进而引发心理变化，其家庭也面临结构及角色的改变。了解妊娠期母体的生理变化，有助于护理人员帮助孕妇了解妊娠期的解剖及生理方面的变化，减轻孕妇及其家庭由于知识缺乏而引起的焦虑，帮助孕妇识别潜在的或现存的非正常的生理性变化，使母儿安全度过妊娠期。

一、孕妇的生理变化

(一)生殖系统的变化

1. 子宫

(1)宫颈　妊娠早期宫颈黏膜充血及组织水肿，致使宫颈肥大、着色、质地软。宫颈管内腺体肥大，宫颈黏液分泌增多，形成黏稠的黏液栓，保护宫腔免受外来感染。

(2)子宫峡部　位于子宫体与宫颈之间的最狭窄部分。非孕时长约1 cm。随着妊娠的进展，子宫峡部逐渐伸展拉长变薄，扩展为宫腔的一部分，伸展至7～10 cm，此时称为子宫下段。

(3)子宫体　随着妊娠的进展，宫体逐渐增大变软。在非孕时，子宫大小为(7～8)cm×(4～5)cm×(2～3)cm；而在妊娠足月时，可增大至35 cm×25 cm×22 cm。宫腔容量非孕时约5 mL，妊娠足月时约5 000 mL。非孕时子宫重量50～70 g，足月妊娠增至约1 000 g，主要是子宫肌细胞肥大，为分娩时子宫收缩提供物质基础。子宫肌壁厚度非孕时约1 cm，妊娠中期逐渐增厚，妊娠末期又渐薄，妊娠足月时为0.5～1.0 cm或更薄。妊娠早期子宫呈球形且不对称；妊娠12周后增大的子宫逐渐均匀对称并超出盆腔；妊娠晚期子宫多不同程度右旋，可能与盆腔左侧有乙状结肠占据有关。

妊娠期子宫血管扩张、增粗，子宫循环血量逐渐增加，以适应胎盘内绒毛间隙血流

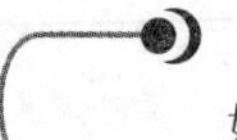

笔记栏

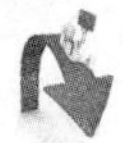

量增加的需要。孕早期子宫血流量为 50 mL/min，妊娠足月时子宫血流量为 450 ~ 600 mL/min，其中 80% ~85% 供应胎盘，10% ~15% 供应子宫蜕膜层，5% 供应肌层。自妊娠 12 ~14 周起，子宫出现不规则收缩，由腹部触及，但这种宫缩宫腔内压力仅5 ~ 25 mmHg，常不引起疼痛，亦不使子宫颈扩张，属于生理性无痛宫缩，称为 Braxton Hicks 收缩。受雌、孕激素的影响，子宫内膜腺体增大弯曲，腺上皮细胞内及腺腔内含大量糖原，血管充血，形成蜕膜。

2. 输卵管　妊娠期输卵管伸长，但肌层无明显增厚，黏膜上皮细胞稍扁平，在基质中可见蜕膜细胞。有时黏膜呈蜕膜样变化。

3. 卵巢　妊娠期卵巢略增大，停止排卵。一侧卵巢可见妊娠黄体，妊娠黄体可分泌雌、孕激素以维持妊娠。但妊娠黄体存在时间较短，在妊娠 10 周后，黄体功能由胎盘取代，黄体开始萎缩。

4. 阴道　妊娠期阴道黏膜充血、变软、增厚、水肿，呈紫蓝色。皱襞增多，伸展性增加。阴道脱落细胞及分泌物增多，呈白色糊状。阴道上皮细胞含糖原增加，乳酸含量增多，使阴道的 pH 值降低，有利于防止感染。

5. 外阴　妊娠期外阴局部充血，皮肤增厚，大小阴唇有色素沉着。大阴唇内血管增多及结缔组织松软，伸展性增加，有利于分娩时胎儿通过。小阴唇皮脂腺分泌增多，外阴多潮湿。由于增大的子宫压迫，盆腔及下肢静脉血回流障碍，可有外阴或下肢静脉曲张，产后多自行消失。

（二）乳房的变化

乳房于妊娠早期开始增大，充血明显，乳头增大、着色，易勃起；孕妇自觉乳房发胀，偶发刺痛等。乳晕颜色加深，其外周的皮脂腺肥大形成散在的结节状隆起，称为蒙氏结节（Montgomery tubercles）。乳腺细胞膜有垂体催乳激素受体，细胞质内有雌激素和孕激素受体，孕激素刺激乳腺腺泡发育，雌激素刺激乳腺腺管发育。此外，乳腺发育完善还需要胎盘生乳素、垂体生乳素、胰岛素、皮质醇、甲状腺激素等多种激素的参与，为泌乳做准备。妊娠期间并无乳汁分泌，可能与大量雌、孕激素抑制乳汁生成有关；在妊娠后期，尤其近分娩期挤压乳房时，可有数滴淡黄色稀薄液体溢出，称为初乳。

（三）血液及循环系统的变化

1. 心脏　妊娠后期，因子宫体积增大，膈肌抬高，心脏向左、前、上方移位，更贴近胸壁，心浊音界稍扩大，心尖搏动左移 1 ~2 cm，心电图检查因心脏左移出现电轴轻微左偏。妊娠晚期休息时心率每分钟增加 10 ~15 次。心脏容量在妊娠期可发生较为明显的变化，至妊娠末期约增加 10%。由于心脏移位，大血管轻度扭曲、血流量增加以及血流加速，在多数孕妇的心尖区可闻及Ⅰ~Ⅱ级柔和吹风样收缩期杂音，产后逐渐消失。

2. 心搏出量和血容量　每分钟心搏出量自妊娠第 10 周开始增加，至妊娠 32 ~ 34 周达最高峰，维持此水平直至分娩，较正常增加 30% ~50%。临产后，尤其是第二产程期间，心搏出量显著增加。血容量于妊娠 6 ~8 周开始增加，至妊娠 32 ~34 周时达高峰，增加 35% 左右，平均约增加 1 500 mL，维持此水平至分娩。其中血浆的增加多于红细胞的增加，血浆平均增加 1 000 mL，红细胞约增加 500 mL 使血液稀释，出现生理性贫血。

笔记栏
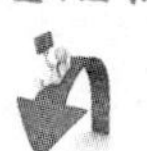

3. 血压　在妊娠早期及中期血压偏低，在妊娠晚期血压轻度升高。一般收缩压无变化，舒张压因外周血管扩张、血液稀释及胎盘形成动静脉短路而轻度降低，使脉压稍增大。孕妇的体位影响血压，坐位稍高于仰卧位。

4. 静脉压　妊娠中期后，盆腔血液回流至下腔静脉使血量增加，右旋增大的子宫又压迫下腔静脉使血液回流受阻，导致孕妇下肢、外阴及直肠的静脉压增高，加之妊娠期静脉壁扩张，孕妇易发生外阴、下肢静脉曲张和痔。孕妇长时间处于仰卧位姿势，可引起回心血量减少，心排出量随之减少，使血压下降，称仰卧位低血压综合征（supine hypotensive syndrome）。由于孕后期子宫右旋增大，左侧卧位能解除子宫压迫，改善静脉回流，因此中晚期孕妇以左侧卧位休息为宜。

5. 血液成分

（1）红细胞　妊娠期骨髓不断产生红细胞，网织红细胞轻度增多。由于血液稀释，红细胞计数约为 $3.6\times10^{12}/L$（非孕妇女平均 $4.2\times10^{12}/L$），血红蛋白值约为 110 g/L（非孕妇女平均 130 g/L），血细胞比容降至 0.31～0.34（非孕妇女平均 0.38～0.47）。为适应红细胞生成、胎儿生长和孕妇的生理变化需要，应在妊娠期补充铁剂，预防缺铁性贫血。

（2）白细胞　从孕 7 周起开始轻度增加，至妊娠 30 周时达高峰，主要为中性粒细胞增加，淋巴细胞增加不多，而单核细胞和嗜酸性粒细胞几乎无改变。非孕妇女白细胞为 $(5.0\sim8.0)\times10^{9}/L$，妊娠期白细胞为 $(5.0\sim12.0)\times10^{9}/L$，有时可达 $15.0\times10^{9}/L$。

（3）凝血因子　妊娠期凝血因子Ⅱ、Ⅴ、Ⅶ、Ⅷ、Ⅸ、Ⅹ均增加，仅凝血因子Ⅺ、Ⅻ降低，使血液处于高凝状态，有利于预防产后出血。血小板略有减少，妊娠晚期凝血酶原时间、部分孕妇凝血活酶时间轻度缩短，凝血时间无明显变化。

（4）血浆蛋白　血浆蛋白水平在妊娠期变化较大，由于血液稀释从孕早期即开始下降，至妊娠中期为 60～65 g/L。主要是白蛋白减少，约为 35 g/L。以后持续此水平直至分娩。

（四）泌尿系统的变化

1. 肾　妊娠期肾略增大，肾血流量比非孕时增加了 35%，肾小球滤过率增加 50%。两者均受体位影响，孕妇仰卧位尿量增加，故夜尿量多于日尿量。代谢产物尿素、尿酸、肌酸、肌酐等增多，其血中浓度则低于非孕期。当肾小球滤过超过肾小管吸收能力时，可有少量糖排出，称为妊娠生理性糖尿。

2. 输尿管　受孕激素影响，泌尿系统平滑肌张力下降，自妊娠中期肾盂及输尿管轻度扩张，输尿管增粗及蠕动减弱，尿流缓慢，且受右旋子宫压迫，易发生急性肾盂肾炎，且以右侧多见。

3. 膀胱　孕早期膀胱受增大子宫的压迫，可出现尿频。随子宫增大超出盆腔后症状缓解。妊娠晚期胎头入盆，膀胱再次受压，部分孕妇可出现尿频及尿失禁。

（五）呼吸系统的变化

妊娠早期，孕妇的胸廓发生改变，表现为胸廓横径加宽，周径加大，横隔上升。但胸腔总体积不变，肺活量无明显改变。呼吸次数在妊娠期变化不大，每分钟不超过 20 次，但呼吸较深，以胸式呼吸为主。受雌激素影响，呼吸道黏膜增厚，充血水肿，使

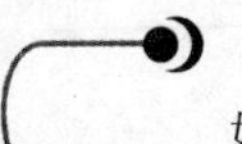

笔记栏

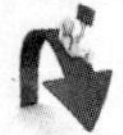

局部抵抗力降低，易发生上呼吸道感染。妊娠中期孕妇耗氧量增加 10% ~20%，肺通气量增加 40%，出现过度通气现象，有利于孕妇及胎儿供氧及二氧化碳的排出。

（六）消化系统的变化

由于雌激素的影响，孕妇牙龈充血、水肿、增生，刷牙时易有牙龈出血。由于孕激素的影响，胃肠平滑肌张力下降，贲门括约肌松弛，胃内酸性内容物可逆流至食管下部，可产生灼热感。肠蠕动减弱及腹肌张力低下，易出现便秘。停经 6 周左右，约有 50% 的孕妇出现不同程度的恶心或伴呕吐，食欲与饮食习惯也有改变，如食欲缺乏、喜食酸物、厌油腻，甚至偏食等，尤其晨起空腹时更为明显，称早孕反应。一般于妊娠 12 周左右自行消失。妊娠期间胆道平滑肌松弛，使胆囊排空时间延长，胆汁稍黏稠易致胆汁淤积，诱发胆石症。

（七）内分泌系统的变化

1. 垂体　妊娠期垂体增大，妊娠后期尤为明显。由于妊娠黄体和胎盘分泌大量雌、孕激素对下丘脑及垂体的负反馈作用，促性腺激素（gonadotropin，Gn）分泌减少，故妊娠期间卵巢内卵泡不再发育，也无排卵。催乳素（prolactin，PRL）自妊娠 7 周开始增多，随妊娠进展逐渐增加分泌量，妊娠足月分娩前达高峰。PRL 促进乳腺发育，为产后泌乳做准备。分娩后若不哺乳，于产后 3 周内降至非孕时水平，哺乳者多在停止哺乳后一段时间内降至非孕时水平。

2. 肾上腺　受妊娠期雌激素大量增加的影响，肾上腺皮质中层束状带分泌皮质醇、外层球状带分泌醛固酮均增多，但起活性作用的游离皮质醇、游离醛固酮较少，故孕妇无肾上腺皮质功能亢进、水钠潴留表现；内层网状带分泌睾酮增加，孕妇阴毛及腋毛增多、增粗。

3. 甲状腺及甲状旁腺　妊娠期甲状腺中等程度增大，但血中游离甲状腺激素并未增多，因此孕妇无甲状腺功能亢进表现。孕妇与胎儿体内促甲状腺激素均不能通过胎盘，独立调节自身甲状腺功能。早期孕妇血清甲状旁腺素水平降低，在妊娠中晚期逐渐升高，有利于为胎儿提供钙。

（八）皮肤的变化

由于伸展过度，腹壁、乳房以及大腿外侧面和臀部的皮肤可因弹力纤维断裂出现斑纹，称“妊娠纹”。皮肤常有色素沉着，在面部、脐下正中线、乳头、乳晕及外阴等处较显著。

（九）骨骼、关节及韧带的变化

由于子宫增大，重心前移，脊柱略向前凸，为保持身体平衡，孕妇头及肩向后仰，腰部曲度增加，形成典型孕妇姿势。部分孕妇自觉腰骶部及肢体疼痛不适，可能与胎盘分泌的松弛素使骨盆韧带及椎骨间的关节、韧带松弛有关。正常孕妇骨质一般无变化，妊娠次数过多、过密又不注意补充维生素 D 及钙时，可引起骨质疏松。

（十）新陈代谢的变化

1. 体重　妊娠 12 周前体重无明显变化，妊娠 13 周起体重平均每周约增加 350 g，正常不应超过 500 g，至妊娠足月时体重约增加 12.5 kg。

2. 基础代谢率　基础代谢率于妊娠早期略下降，妊娠中期略增高，妊娠晚期可增

笔记栏

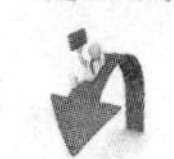

高15% ~20%。妊娠期孕妇每日需要的能量约300 kcal。

3. 物质代谢　妊娠期胰腺分泌胰岛素量增加，但胎盘产生的胰岛素酶、激素等拮抗胰岛素，致其相对不足。孕妇空腹血糖值稍低于非孕妇女，出现餐后高血糖和高胰岛素血症，以利于胎儿葡萄糖的供给。孕妇妊娠期因肠道吸收脂肪能力增强可使血脂增高，同时能量消耗较大又使糖原储备减少。能量消耗过多时，由于动用大量体内脂肪，孕妇易发生酮血症。为保证胎儿生长发育、子宫及乳房增大、分娩期消耗增加的需求，孕妇蛋白质的需要量比非孕时增加，呈正氮平衡。妊娠期血清中钠、钾、磷浓度无明显变化，血清镁浓度下降。胎儿骨骼及胎盘形成需要较多钙，80%的钙在妊娠末期3个月内积累；胎儿造血及合成酶需要较多的铁，妊娠中、晚期孕妇约需1 000 mg铁。因此，至少应于妊娠中、晚期时注意补充维生素及钙剂。

二、孕妇的心理变化及自我调适

虽然妊娠是生理现象，但它是女性一生中的重要事件，是家庭生活的转折点，孕妇及家庭成员会出现不同程度的压力和焦虑，因此，了解妊娠期孕妇及家属的心理变化，并提供护理支持尤为重要。

（一）孕妇常见的心理反应

1. 惊讶和震惊　在怀孕初期大多数妇女都会产生惊讶和震惊的反应。特别是初孕妇会不由自主地问自己："真的怀孕了吗?""怎么会怀孕了呢?"。

2. 矛盾心理与情绪波动　在惊讶和震惊的同时，孕妇可能会出现矛盾的心理。在享受怀孕欢愉的同时也可能因经济、工作、学习、身体等原因产生矛盾心理。孕妇常表现出情绪波动、很脆弱、易激动。有时会表现出烦躁、易怒、易哭泣、常会因为小事与家庭成员发生争执，让家属感到茫然不知所措，有时会影响夫妻感情及与家庭其他成员间的情感交流。随着预产期的临近，孕妇常会担心能否顺利分娩及母儿的安危、胎儿有无畸形等，而引发情绪波动。

3. 接受　妊娠早期，孕妇并未真正感受到胎儿的存在。但随着妊娠进展，尤其是胎动的出现，腹部逐渐膨隆，孕妇会有准妈妈的兴奋和自豪，开始接受并关心自己腹中的胎儿，这种心理反应称为"筑巢反应"。孕妇开始主动阅读相关书籍，学习孕育胎儿的相关知识，购买育婴用品，主动了解分娩过程、分娩疼痛程度及分娩方式选择等。医护人员在此阶段应因势利导开展孕期健康教育。

4. 内省　妊娠期孕妇表现出以自我为中心，喜欢独处和独立思考，变得专注于自己，注重穿着、体重和一日三餐，同时也较关心自己的休息，专注于保护胎儿安全，关心胎儿营养与发育，为胎儿安全限制自己的行为。这种专注使孕妇能更好地计划准备，以应对妊娠和分娩，迎接新生命的到来。但也可能会使配偶和其他家庭成员感到受冷落，而影响家庭关系。

笔记栏

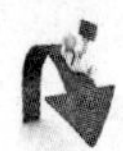

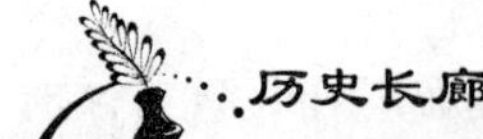

历史长廊

司马迁的《史记》中就曾经记有"太任有妊,目不视恶色,耳不听淫声,口不出秽言,食不进异(辛、辣、苦、涩)味"。说的是周文王的母亲太任在怀孕的时候,不看不美的颜色,不听淫秽的声音,不说不听狂傲的话语,不吃辛辣生冷的食品。周文王出生后果然天资聪明,学习时能"举一反三"。

现代研究也证明,母亲的心理状态好与不好,都会影响胎儿的发育。已知肾上腺皮质激素有明显阻挠胚胎某些组织联合的作用,因而可以引起胎儿唇裂、腭裂等畸形。这就说明,在早孕期间,母亲情绪波动,造成肾上腺皮质激素增高,就有可能生育畸形的婴儿。

大量的科学实验表明,人们处于恐惧、愤怒、烦躁、悲哀等消极情绪之下时,身体功能包括内分泌方面会发生明显变化,其中很大一部分体现为血液中所含化学物质(激素等)发生变化,而母体的血液成分是可以直接影响胎儿的。

(二)孕妇的心理调节

美国妇产科护理专家鲁宾(Rubin,1984 年)提出妊娠期孕妇接受新生命诞生,维持个人及家庭的功能完整,必须完成 4 项孕期母性心理发展任务。

1. 确保安全　为了确保自己和胎儿安全顺利地渡过妊娠期、分娩期,孕妇的注意力集中于胎儿和自己的健康,通过各种渠道寻求有关妊娠、分娩的知识。如通过阅读有关书籍或听从医生的建议和指示做到摄取均衡,保证充足的休息和睡眠,避免意外的伤害等。

2. 接受　随着妊娠的进展,尤其是胎动的出现,孕妇便逐渐接受了孩子的存在,并努力寻求家庭重要成员对孩子的接受和认可。在此过程中,丈夫是关键人物,他对孩子的接受程度对孕妇的影响很大。

3. 亲密情感　随着妊娠时间的进展,孕妇逐渐对孩子接受,开始想象自己孩子的模样,学习如何承担母亲角色,表现为主动学习护理新生儿的知识和技能等,常借着抚摸腹部、对着腹部讲话等行为表现她对胎儿的情感。此时,护理人员可以帮助孕妇建立自信,逐渐形成母亲角色的认同,促进其日后更好地承担母亲角色,提高对新生儿的照护水平。

4. 学会奉献　孕妇必须学会忽略或延迟自己的需要来满足腹中胎儿的需要,学会为孩子奉献。因此,在妊娠过程中,孕妇必须开始调整自己,以适应胎儿的成长,从而顺利担负起产后抚育孩子的重任。

(三)家庭及社会调适

1. 准爸爸的心理调适　妊娠、分娩对孕妇丈夫(准爸爸)而言,在心理方面也存在较大的变化,需要经历三个阶段心理变化,才能最终适应其角色。

(1)第一阶段　确诊妊娠数周内,孕妇的丈夫会表现出异常兴奋、骄傲等,也可能

笔记栏

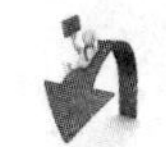

表现为震惊、心理压力过大，甚至出现紧张焦虑、失眠、情绪波动等心理反应。

(2)第二阶段　确诊妊娠数周至妊娠中期为过渡阶段，部分孕妇的丈夫仍无法感受妊娠的真实性，不重视妊娠和不关注妻子的心理感受及与胎儿建立情感联系，容易造成夫妻之间矛盾。医护人员应有针对性地进行指导，鼓励他们与妻子共同营造良好的家庭氛围，使孕妇心情保持舒畅。

(3)第三阶段　妊娠中晚期至分娩开始，孕妇丈夫已接受妊娠并适应其准爸爸角色。主动关心妻子的感受，常与妻子一同想象胎儿的长相，进行胎教，担心孩子出生时是否安全，商议选择分娩医院及分娩方式等。胎儿的生长发育及母子的安全已成为其当前的首要任务。

2. 家庭调适　妊娠后家庭功能将发生变化，家庭角色将重新调整，妻子原来承担的家庭任务将由丈夫和其他成员分担，一般来说丈夫成为家庭经济来源的主体。为了方便孕妇生活起居，会重新布置居家环境。调整作息时间，分担家务劳动，保证孕妇安全和舒适。家庭其他成员也开始为新生命的到来做物质和心理准备。

3. 社会调适　我国政府相继制定了《中华人民共和国与计划生育法》《女职工劳动保护规定》《农村孕妇系统管理保健办法(试行)》及《生育保险》等相关法规和条例，从各个角度维护女职工的合法权益，保证性别平等，为妇女提供产假、孕期及产后医疗保健及生育津贴等，保证母婴健康及母乳喂养。

第三节　妊娠诊断

一、早期妊娠诊断

早期妊娠症状常常不典型，应全面仔细评估，结合临床及辅助检查做出正确诊断。早期妊娠是胚胎形成、胎儿器官分化的重要时期。早期诊断的目的是确定妊娠、胎数、胎龄，排除异位妊娠等病理情况。

(一)健康史

1. 停经(cessation of menstruation)　生育年龄妇女平时月经周期规律，一旦月经过期 10 d 或以上应怀疑妊娠。如停经已达 8 周，妊娠的可能性更大。停经是妊娠最早也是最重要的症状，但停经不一定就是妊娠，精神、环境因素也可引起闭经，应予鉴别。产后哺乳期也可有停经现象，月经虽未恢复，但可能再次妊娠。

2. 早孕反应(morning sickness)　大约 50% 的妇女在停经 6 周出现恶心、晨起呕吐、食欲缺乏、喜食酸物或厌食油腻等早孕反应。恶心、晨起呕吐可能与体内 HCG 增多、胃酸分泌减少以及胃排空时间延长有关。早孕反应多于妊娠 12 周左右自行消失。

3. 尿频(frequency of urination)　于妊娠早期出现，因增大的子宫在盆腔内压迫膀胱所致。约在 12 周以后，增大的子宫体进入腹腔，尿频症状自然消失。

(二)临床表现

1. 妇科检查　子宫增大变软，妊娠 6～8 周，阴道检查可见阴道黏膜及宫颈充血呈紫蓝色，双合诊检查子宫峡部极软，感觉宫体与宫颈之间似不相连，称黑加征(Hegar

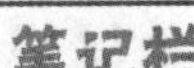
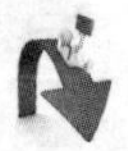

sign),是妊娠早期所特有的变化。妊娠 8 周时,子宫约为非孕时的 2 倍,妊娠 12 周时约为非孕时的 3 倍,可在耻骨联合上方触及子宫底。

2. 乳房变化　自妊娠 8 周起,在雌、孕激素作用下乳房逐渐增大,孕妇自觉乳房胀痛,乳头及乳晕着色加深,乳晕周围出现深褐色结节,称蒙氏结节。

(三)辅助检查

1. 妊娠试验(pregnancy test)　由于受精卵着床后滋养细胞分泌大量 HCG 进入孕妇血液,经尿液排出,因此可利用免疫学方法测定受检者血或尿中的 HCG 含量,协助诊断早期妊娠。临床上使用早早孕诊断试纸检测受检者尿液,结果阳性者结合临床表现即可诊断为妊娠。

2. 超声检查

(1)B 超检查　是诊断早期妊娠快速、准确的方法。妊娠早期可确定妊娠、估计胎龄,排除异位妊娠、滋养细胞疾病、卵巢肿瘤、子宫异常及严重胎儿畸形等。阴道超声较腹部超声可提前近 1 周确定早期妊娠,阴道超声最早在妊娠 4 ~ 5 周时,可在增大的子宫轮廓中见到圆形妊娠环即妊娠囊(gestational sac,GS),妊娠 6 周可在妊娠环中见到有节律的胚胎原始心管搏动。测定头臀长度可较准确地估计孕周。

(2)超声多普勒检查　停经 10 ~ 12 周孕妇膀胱充盈时,超声多普勒仪在增大的子宫区内可测到有节律、单一高调的胎心音,节律偏快,多在 150 ~ 160 次/min,可确诊为早期妊娠、活胎。

3. 其他　黄体酮试验、基础体温测定及宫颈黏液检查也可协助诊断早孕。

二、中晚期妊娠诊断

1. 健康史　孕妇有早期妊娠的经过,并感到腹部逐渐增大,可感胎动,可触及胎体,听诊有胎心音。

2. 临床表现

(1)子宫增大　腹部检查时可见腹部隆起,宫底随着妊娠进展逐渐增高,手测子宫底高度或尺测子宫长度,可以初步估计胎儿大小与孕周(图 3-4,表 3-1)。子宫底高度与孕妇的脐耻间距离、胎儿数目、胎儿生长发育状况、羊水量等有关。正常情况下,妊娠 20 ~ 24 周时宫底高度增长速度较快,平均每周增加 1.6 cm。在孕满 36 周时最高,妊娠 36 ~ 40 周时增速放缓,平均每周增加 0.25 cm,足月妊娠时可因胎先露入盆而略下降。

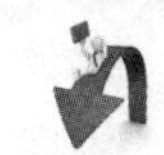

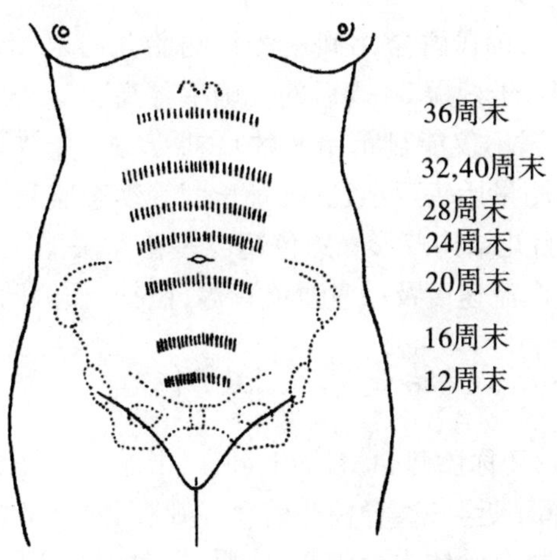

图 3-4　妊娠周数与宫底高度

表 3-1　不同妊娠周数的子宫底高度及子宫长度

妊娠周数	手测宫底高度	尺测耻上子宫长度
12 周末	耻骨联合上 2～3 横指	—
16 周末	脐耻之间	—
20 周末	脐下 1 横指	18(15.3～21.4)cm
24 周末	脐上 1 横指	24(22.0～25.1)cm
28 周末	脐上 3 横指	26(22.4～29.0)cm
32 周末	脐与剑突之间	29(25.3～32.0)cm
36 周末	剑突下 2 横指	32(29.8～34.5)cm
40 周末	脐与剑突之间或略高	33(30.0～35.3)cm

(2)胎动(fetal movement, FM)　胎儿在子宫内冲击子宫壁的活动称胎动。胎动是胎儿情况良好的表现。孕妇于妊娠 18～20 周开始自觉胎动,胎动每小时 3～5 次。腹壁薄且松弛的经产妇,甚至可在腹壁上看到胎动。妊娠周数越多,胎动越活跃,至妊娠 32～34 周达高峰,但至妊娠 38 周后胎动逐渐减少。

(3)胎心音　胎儿心音呈双音,第一音和第二音很接近,似钟表“滴答”声,速度较快,每分钟 110～160 次。于妊娠 12 周可用多普勒胎心仪经腹壁探测到胎心音,妊娠 18～20 周用听诊器经孕妇腹壁能听到胎儿心音。妊娠 24 周以前,胎儿心音多在脐下正中或稍偏左、右听到。妊娠 24 周以后,胎儿心音多在胎背所在侧听得最清楚。听诊胎儿心音须与子宫杂音、腹主动脉音、胎动音及脐带杂音相鉴别。

(4)胎体　于妊娠 20 周以后,经腹壁可触到子宫内的胎体。妊娠周数越多,胎体触得越清楚。于妊娠 24 周以后,触诊时已能区分胎头、胎背、胎臀和胎儿肢体。胎头圆而硬,有浮球感;胎背宽而平坦;胎臀宽而软,形状略不规则;胎儿肢体小且有不规则活动。

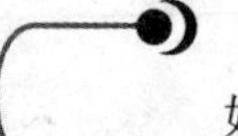

笔记栏

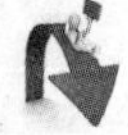

3. 辅助检查

(1)胎儿心电图　目前国内常用间接法检测胎儿心电图,通常于妊娠12周以后即能显示较规律的图形,于妊娠20周后的准确率更高。

(2)超声检查　B超不仅能显示胎儿数目、胎产式、胎先露、胎方位、有无胎心搏动以及胎盘位置,且能测量胎头双顶径、股骨长度等动态监测胎儿生长发育指标,妊娠18~24周可观察有无胎儿结构畸形。彩色超声多普勒法能探出胎心音、脐动音、脐带血流音、大脑中动脉的血流速度及胎盘血流音等,监护、预测胎儿宫内状况。

三、胎姿势、胎产式、胎先露及胎方位

1. 胎姿势　胎姿势又称胎势(fetal attitude),指胎儿在子宫内的姿势。正常的胎姿势为:胎头俯屈,颏部贴近胸壁,脊柱略前弯,四肢屈曲交叉弯曲于胸腹前,其体积和体表面积均明显缩小,整个胎体成为头端小、臀端大的椭圆形。妊娠28周以前,由于羊水相对较多,胎儿小,胎儿在子宫内活动范围较大,胎儿在子宫内的位置不固定。但在妊娠晚期,尤其在妊娠32周后,胎儿生长迅速、羊水相对减少,胎儿与子宫壁贴近,在子宫内的姿势和位置相对恒定。

2. 胎产式　胎体纵轴与母体纵轴的关系称胎产式(fetal lie)(图3-5),可分为纵产式、横产式和斜产式。两纵轴平行者称纵产式,占妊娠足月分娩总数的99.75%。两纵轴垂直者称横产式,仅占妊娠足月分娩总数的0.25%。两纵轴交叉者称斜产式,在分娩过程中多数转为纵产式,偶尔转为横产式。

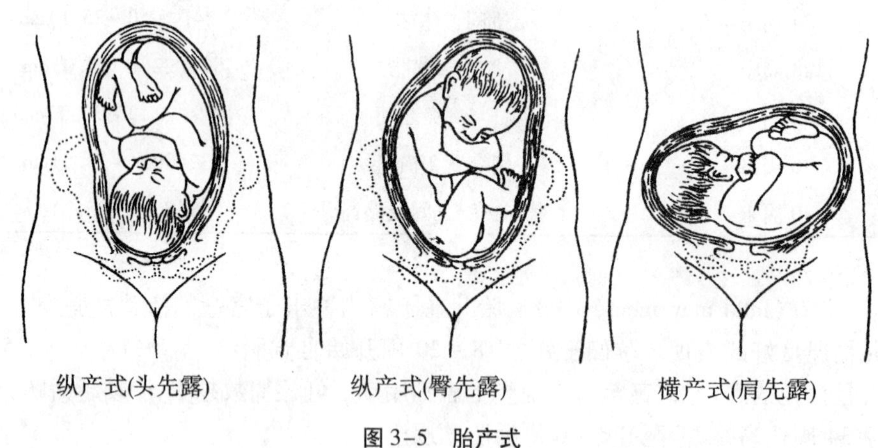

图3-5　胎产式

3. 胎先露　最先进入母体骨盆入口的胎儿部分称为胎先露(fetal presentation)。纵产式有头先露和臀先露,头先露因胎头屈伸程度不同又分为枕先露、前囟先露、额先露及面先露(图3-6);臀先露可因入盆先露部不同分为混合臀先露、单臀先露、单足先露及双足先露(图3-7)。横产式时最先进入骨盆的是胎儿肩部,为肩先露。偶见头先露或臀先露与胎手或胎足同时入盆,称为复合先露。

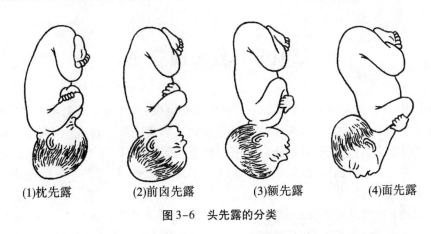

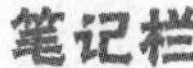

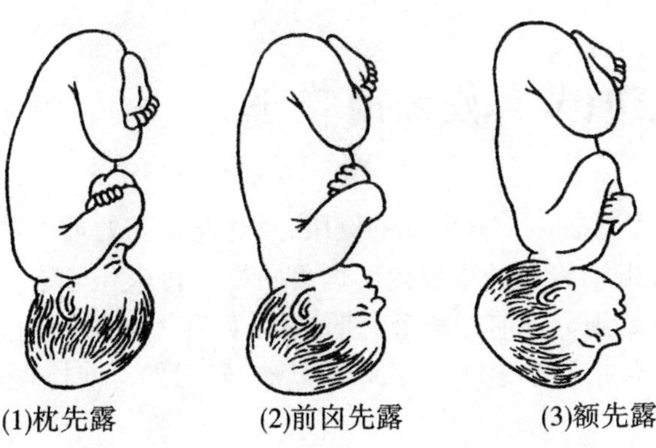

(1)枕先露　(2)前囟先露　(3)额先露　(4)面先露

图 3-6　头先露的分类

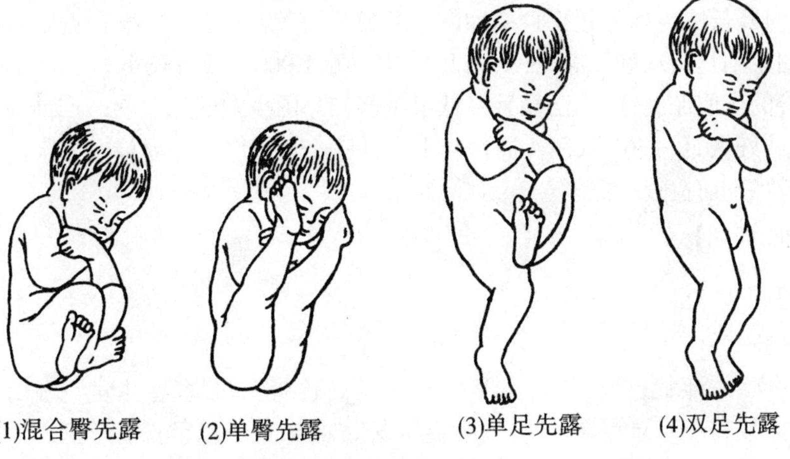

(1)混合臀先露　(2)单臀先露　(3)单足先露　(4)双足先露

图 3-7　臀先露的分类

4. 胎方位　胎儿先露部指示点与母体骨盆的关系称胎方位(fetal position)。枕先露以枕骨、面先露以颏骨、臀先露以骶骨、肩先露以肩胛骨为指示点。根据指示点与母体骨盆左、右、前、后、横的关系而有不同的胎方位(表 3-2)。

表 3-2　胎产式、胎先露与胎方位的种类及关系

- 纵产式(99.75%)
  - 头先露(95.75% ~97.75%)
    - 枕先露(95.55% ~97.55%)
      - 枕左前(LOA)、枕左横(LOT)、枕左后(LOP)
      - 枕右前(ROA)、枕右横(ROT)、枕右后(ROP)
    - 面先露(0.2%)
      - 颏左前(LMA)、颏左横(LMT)、颏左后(LMP)
      - 颏右前(RMA)、颏右横(RMT)、颏右后(RMP)
  - 臀先露(2% ~4%)
    - 骶左前(LSA)、骶左横(LST)、骶左后(LSP)
    - 骶右前(RSA)、骶右横(RST)、骶右后(RSP)
- 横产式(0.25%)→肩先露
  - 肩左前(LScA)、肩左后(LScP)
  - 肩右后(RScA)、肩右横(RScP)

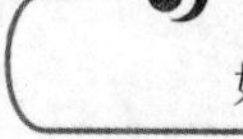

笔记栏
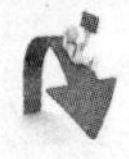

第四节　妊娠期管理

产前保健(prenatal care)是维护孕妇和胎儿的健康,及时发现和处理异常情况,直至安全分娩的重要手段,是妊娠期管理的重要内容。美国妇产科医生学会(2002 年)将产前保健定义为:从妊娠开始到分娩前的整个时期,对孕妇和胎儿进行健康检查以及对孕妇进行心理上的指导,包括早孕诊断,首次产前检查,随后的产前检查以及胎儿出生缺陷的筛查与诊断。

孕产妇和胎婴儿健康保健研究已经发展为一门新兴学科"围生医学"。围生医学(perinatology)又称围产医学,是研究在围生期内加强对围生儿及孕产妇卫生保健的一门科学,对降低围生期母儿死亡率和病残儿发生率、保障母儿健康有重要意义。我国现阶段围生期是指从妊娠满 28 周(即胎儿体重≥1 000 g 或身长≥35 cm)至产后1 周;不断完善的产前保健体系,已显著降低了孕产妇和围生儿的死亡率。产前检查从确诊早孕开始,妊娠 20 ~ 36 周,每 4 周检查 1 次,妊娠 36 周以后每周检查 1 次。高危孕妇应酌情增加产前检查次数。

【护理评估】

(一)病史

1. 一般资料

(1)年龄　年龄过大,尤其是 35 岁以上的高龄初产妇,容易并发妊娠期高血压疾病、产力异常和产道异常等;年龄过小容易发生难产,应予以重视。

(2)职业　放射线能诱发基因突变,造成染色体异常。因此,妊娠早期接触放射线者,可造成流产、胎儿畸形。铅、汞、苯、一氧化碳或有机磷农药等中毒也可引起胎儿畸形。

(3)其他　孕妇的家庭结构、经济状况、受教育程度、宗教信仰、婚姻状况等以及家庭住址、联系方式等资料。

2. 推算预产期(expected date of confinement,EDC)　详细询问孕妇末次月经日期(last menstrual period,LMP)推算预产期。从末次月经第 1 日算起,月份减 3 或加 9,日数加 7。若末次月经第 1 日是阳历 2016 年 10 月 21 日,预产期应为 2017 年 7 月 28 日。若为阴历,月份减 3 或加 9,日数加 15 或将其换算成阳历再推算。如末次月经不清楚,可根据早孕反应开始时间、胎动开始时间及子宫底高度等进行推算。实际分娩日期和推算的预产期可提前或推后 1 ~ 2 周。

3. 本次妊娠经过　了解本次妊娠早孕反应出现的时间、严重程度,有无病毒感染史及用药情况,妊娠过程中有无阴道流血、头痛、心悸、气短、下肢水肿等症状,胎动开始的时间、胎动频率。

4. 月经史及婚育史　询问月经初潮的年龄、月经周期和月经持续时间,并准确记录。月经周期的长短因人而异,了解月经周期有助于准确推算预产期。了解既往有无流产、早产、难产、死胎、死产史,分娩方式及有无产后出血史,了解新生儿出生时的情况。了解丈夫健康状况,重点了解有无烟酒嗜好及遗传性疾病等。

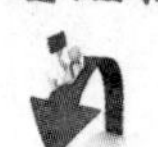

5. 既往史　重点了解有无高血压、心脏病、糖尿病、血液病、传染病（如结核病等）、肝肾疾病、骨软化症等，注意其发病时间和治疗情况，有无手术史及手术名称。

6. 家族史　询问家族中有无高血压、糖尿病、双胎妊娠及其他遗传性疾病等。

（二）身心评估

1. 全身检查　观察孕妇的发育、营养及精神状态。注意身高及步态，身材矮小（145 cm 以下）者常伴有骨盆狭窄。测量体重，妊娠晚期体重每周增加不应超过 500 g，超者应注意有无水肿或隐性水肿。测量血压，孕妇正常血压不应超过 140/90 mmHg，或与基础血压相比升高不超过 30/15 mmHg。检查心、肺功能有无异常，乳房发育情况、有无乳头凹陷、皲裂等，脊柱及下肢有无畸形。

2. 产科检查　包括腹部检查、骨盆测量、阴道检查、肛门指诊和绘制妊娠图。

（1）腹部检查　孕妇排尿后仰卧于检查床上，头部稍垫高，露出腹部，双腿略屈曲，稍分开，使腹肌放松，检查者站在孕妇右侧进行检查。

1）视诊：注意腹形及大小，有无妊娠纹、手术瘢痕及水肿等。如孕妇腹部向前突出或向下悬垂，应考虑有骨盆狭窄的可能。腹部过小、宫底过低者，应考虑胎儿生长受限、孕周推算错误等。腹部过大、宫底过高者，应考虑双胎妊娠、羊水过多、巨大儿的可能。

2）触诊：检查腹部肌肉紧张程度，了解胎儿大小、羊水情况、胎位等。用手测子宫底高度，软尺测腹围值（用软尺经脐中央，绕腹部 1 周测得的周径，即为腹围）和子宫长度（用软尺由耻骨联合上缘，经脐至子宫底测得的弧线长度即为耻上子宫底长度）。

用四步触诊法检查子宫大小、胎产式、胎先露、胎方位及先露是否衔接（图 3-8）。在做前三步手法时，检查者面向孕妇，做第四步手法时，检查者应面向孕妇足端。

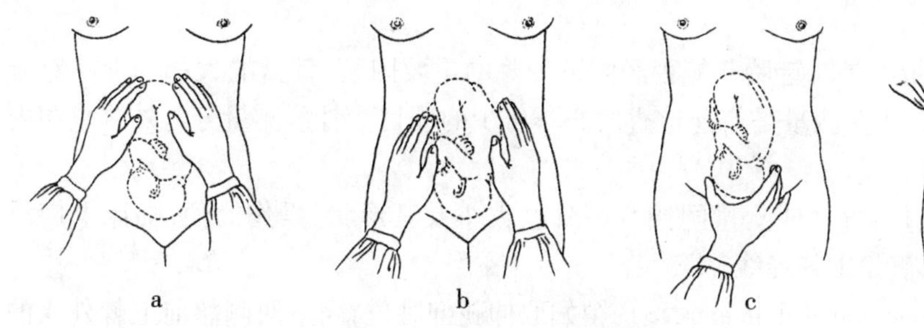

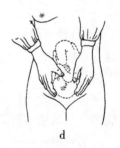

图 3-8　四步触诊法

第一步手法：检查者两手置于宫底部，摸清子宫底高度，估计胎儿大小与妊娠周数是否相符。然后以两手指腹相对交替轻推，判断在子宫底部的胎儿部分。若为胎臀，则软而宽且形状略不规则；若为胎头，则硬而圆，且有浮球感。

第二步手法：检查者两手分别置于腹部左右两侧，一只手固定，另一只手轻轻深按检查，两手交替进行，分辨胎背及胎儿四肢的位置。高低不平可变形的部分为胎儿的肢体，有时感到胎儿肢体在活动。平坦饱满者为胎背，并确定胎背是向前、向侧方或向后。

第三步手法：检查者右手拇指与其余四指分开，置于耻骨联合上方握住胎先露部，进一步查清是胎头或胎臀，左右推动以确定先露是否衔接。如已衔接，则胎先露部不

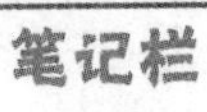

能被推动;如胎先露部仍可左右移动,表示尚未衔接入盆。

第四步手法:检查者两手分别置于先露部的两侧,沿骨盆入口方向向下深按,进一步核对胎先露部的诊断是否正确,并确定胎先露部入盆的程度。如胎先露已衔接,头、臀难以确定时,可做肛门指诊,以协助诊断。

3)听诊:嘱孕妇仰卧位,使用听筒或超声多普勒仪进行听诊,妊娠24周前,可在脐下正中或稍偏左、右侧听到胎心;24周后胎心在靠近胎背上方的孕妇腹壁听得最清楚。肩先露时,胎心音在靠近脐部下方听得最清楚;臀先露时,胎心在脐右(或左)上方;枕先露时,胎心在脐右(或左)下方(图3-9)。应在宫缩间歇时听诊,用听筒听时应听1 min。正常胎心率为110~160次/min。

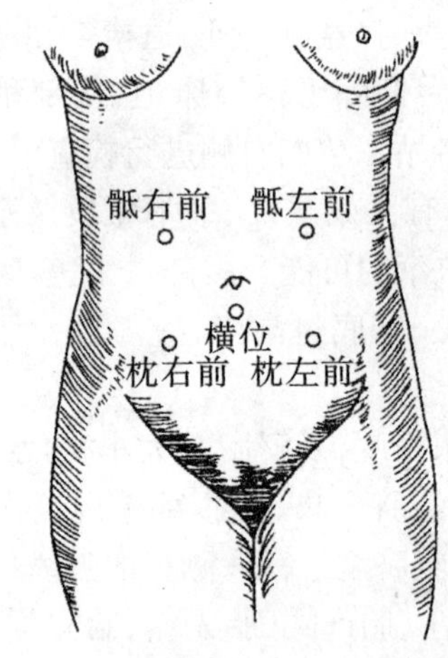

图3-9 不同胎先露与胎心音听诊的关系

(2)骨盆测量 是决定胎儿能否经阴道分娩的重要因素,骨盆的大小和形状对分娩有直接影响,故骨盆测量是产前检查时必不可少的项目。骨盆测量分为外测量和内测量两种。

1)骨盆外测量:骨盆外测量间接判断骨盆大小及其形状,操作简便,临床上广泛应用骨盆测量器测量下列径线。

髂棘间径(interspinal diameter,IS):孕妇取伸腿仰卧位,测量两侧髂前上棘外缘的距离(图3-10),正常值为23~26 cm。

髂嵴间径(intercristal diameter,IC):孕妇取伸腿仰卧位,测量两侧髂嵴外缘最宽的距离(图3-11),正常值为25~28 cm。

髂棘间径和髂嵴间径可间接推测骨盆入口横径的长度。

骶耻外径(external conjugate,EC):此径线可间接推测骨盆入口前后径的长度,是骨盆外测量中最重要的径线。孕妇取左侧卧位,右腿伸直,左腿屈曲,测量第五腰椎棘突下(相当于米氏菱形窝的上角或相当于髂嵴后连线中点下1.5~2 cm)至耻骨联合上缘中点的距离(图3-12),正常值为18~20 cm。

坐骨结节间径(transverse outlet,TO):或称出口横径。此径线直接测出骨盆出口横径的长度。孕妇取仰卧位,两腿向腹部弯曲,双手抱双膝。测量两坐骨结节内侧缘的距离(图3-13),正常值为8.5~9.5 cm。也可用检查者的拳头测量,能容纳下成人

笔记栏

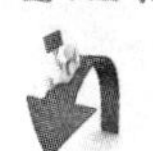

横置手拳则属正常。如此值<8 cm应加测出口后矢状径(坐骨结节间径中点至骶骨尖端的距离),正常值为8～9 cm。出口横径与出口后矢状径之和>15 cm,一般足月胎儿可以经阴道娩出。

耻骨弓角度(angle of pubic arch):两拇指尖斜着对拢置于耻骨联合下缘,左右两拇指平放在耻骨降支上,测量两拇指间角度,为耻骨弓角度,正常值为90°,小于80°为异常(图3-14)。此角度可以反映骨盆出口横径的宽度。

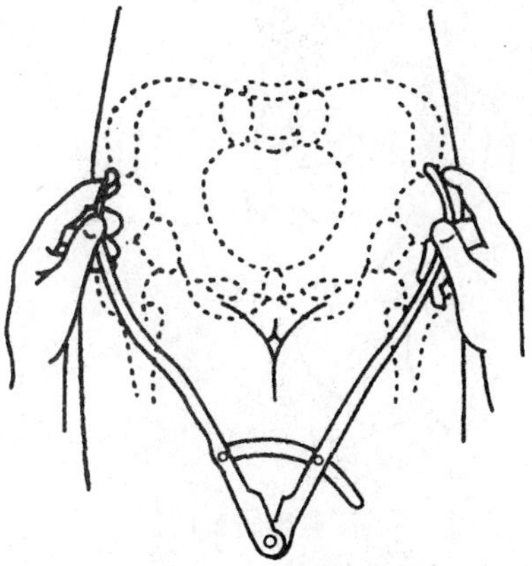

图3-10 测量髂棘间径

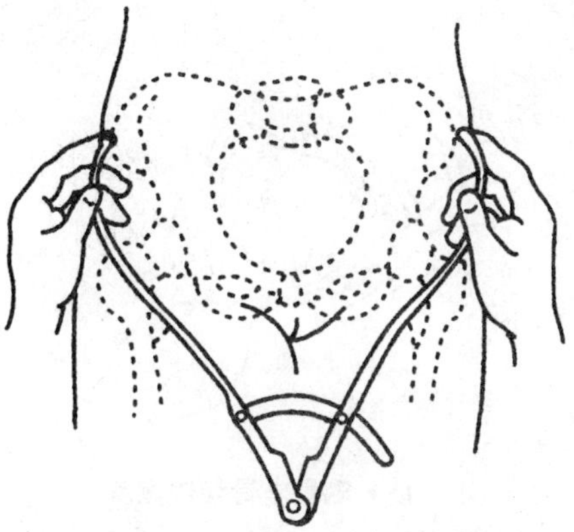

图3-11 测量髂嵴间径

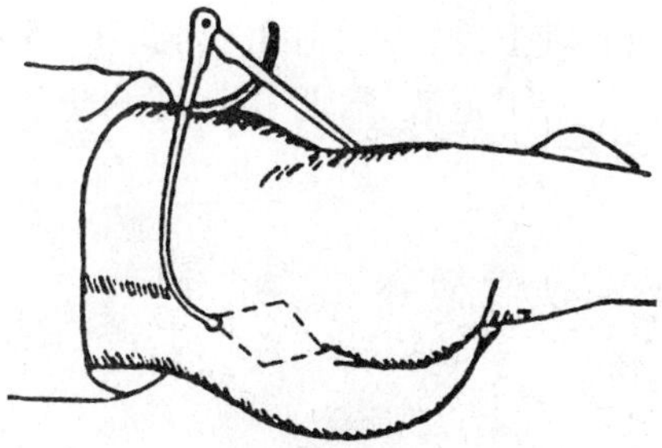

图3-12 测量骶耻外径

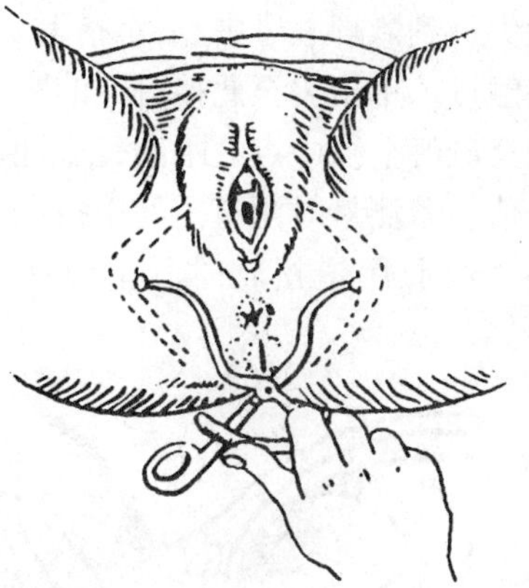

图3-13 测量坐骨结节间径

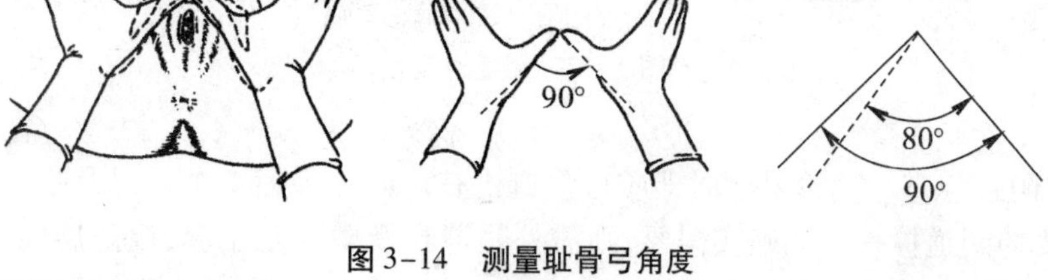

图3-14 测量耻骨弓角度

2)骨盆内测量:测量时,孕妇取膀胱截石位,外阴消毒,检查者须戴消毒手套并涂

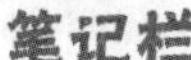

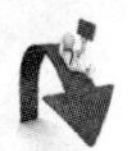

以润滑剂。经阴道测量骨盆内径能较准确地测得骨盆大小。适用于骨盆外测量狭窄者。主要测量的径线如下。

坐骨切迹宽度:即骶棘韧带宽度,为坐骨棘与骶骨下部间的距离,代表中骨盆后矢状径。检查者将伸入阴道内的示、中指并排置于韧带上,如能容纳 3 横指(5 ~ 5.5 cm)为正常,否则属中骨盆狭窄(图 3-15)。

坐骨棘间径(biischial diameter):方法为检查者一只手的示、中指伸入阴道内,分别触及两侧坐骨棘,估计其间的距离。正常值约为 10 cm(图 3-16)。

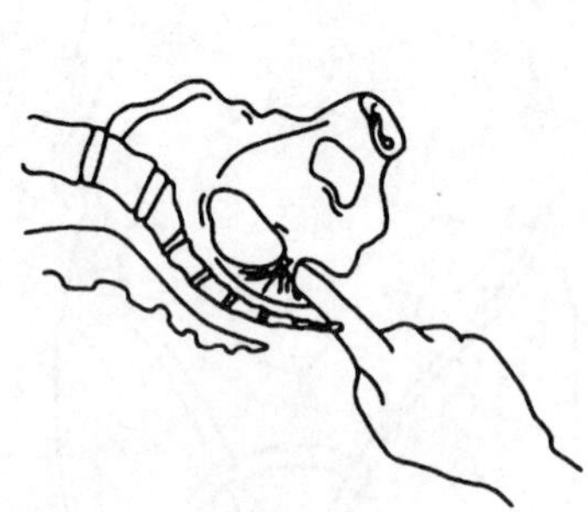

图 3-15 测量坐骨切迹宽度

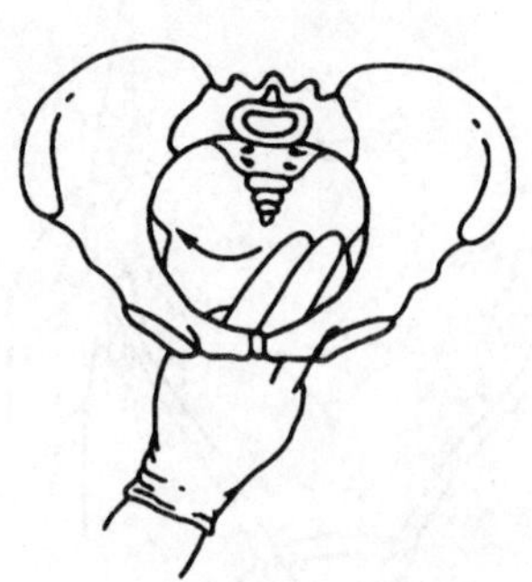

图 3-16 测量坐骨棘间径

骶耻内径(diagonal conjugate):也称对角径,方法为检查者一手示、中指伸入阴道,用中指尖触到骶岬上缘中点,示指上缘紧贴耻骨联合下缘,并标记示指与耻骨联合下缘的接触点。中指尖至此接触点的距离,即为对角径(图 3-17)。骶耻内径是耻骨联合下缘至骶岬上缘中点的距离,正常值为 12.5 ~ 13 cm。此值减去 1.5 ~ 2 cm,即为真结合径值。若测量时阴道内的中指尖触不到骶岬上缘,表示对角径值> 12.5 cm。妊娠 24 ~ 36 周、阴道松软时测量为宜。过早测量阴道较紧,近预产期测量容易引起感染。

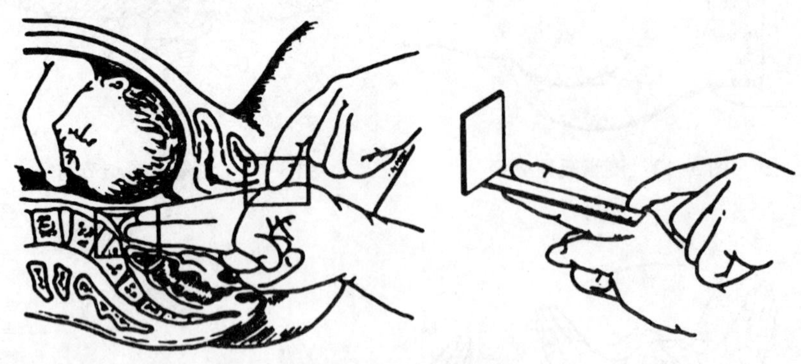

图 3-17 测量对角径

(3)阴道检查　确诊早孕时即应行阴道检查。妊娠最后 1 个月以及临产后,应避免不必要的阴道检查。如确实需要,则需外阴消毒及戴消毒手套,以防感染。阴道检查重点评估宫颈的成熟度、阴道松弛度、宫颈口扩张程度和胎先露下降程度及胎方位。

(4)肛门指诊　可以了解胎先露、骶骨前面弯曲度、坐骨棘间径及坐骨切迹宽度

笔记栏

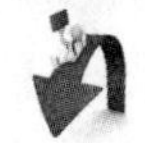

及骶尾关节的活动度。

3. 绘制妊娠图　将检查结果，包括血压、体重、子宫长度、腹围、胎位、胎心率、尿蛋白、水肿等项，标注于妊娠图中，绘成曲线图，观察其动态变化，能及早发现孕妇和胎儿的异常情况。

（三）心理及社会评估

评估孕妇对妊娠的态度是积极的还是消极的，有哪些影响因素。孕妇对妊娠的接受程度，可从以下几个方面来评估：怀孕过程中与家人的关系；能否主动或在鼓励下谈论怀孕的不适、感受和困惑；评估支持系统，尤其是丈夫对此次妊娠的态度；评估孕妇对即将为人母以及分娩有无恐惧和焦虑心理；评估孕妇的家庭经济情况、居住环境、宗教信仰以及孕妇在家庭中的角色等。

（四）高危因素评估

重点评估孕妇是否存在下列高危因素：年龄<18岁或>35岁；残疾；有无妊娠合并症，如心脏病、肾病、肝病、高血压、糖尿病等；遗传性疾病史；既往有无流产、异位妊娠、早产、死产、死胎、难产、畸胎史；有无妊娠并发症，如妊娠期高血压疾病、前置胎盘、胎盘早剥、羊水异常、胎儿生长受限、过期妊娠、母儿血型不合等。

【常见护理诊断/问题】

1. 知识缺乏　缺乏妊娠期保健知识。

2. 舒适改变　与妊娠引起早孕反应、腰背痛有关。

3. 有胎儿受伤的危险　与遗传、感染、中毒、胎盘功能障碍有关。

【护理目标】

1. 孕妇获得孕期健康保健知识。

2. 孕妇运用保健知识减轻或能够承受不适。

3. 母婴健康状态良好。

【护理措施】

1. 健康教育

（1）清洁和舒适　孕妇衣服应宽松、柔软、舒适，冷暖适宜。不宜穿紧身衣裤，以免影响血液循环和胎儿发育、活动。怀孕后排汗量增多，要勤淋浴，勤换内衣。孕期养成良好的刷牙习惯，进食后均应刷牙，注意用软毛牙刷。孕期不宜穿高跟鞋，以免引起身体重心前移，腰椎过度前凸而导致腰背疼痛，以低跟（2～3 cm）、宽头、软底鞋为宜，并注意鞋应合脚，底有防滑纹，行动时更安全舒适。胸罩的选择应以舒适、合身、足以支托增大的乳房为标准，以减轻不适感。

（2）活动与休息　运动可促进孕妇的血液循环，增进食欲，改善睡眠，促进舒适，并可强化肌肉，增强产道弹性和韧性，为其分娩做准备，因此，孕期要保证适量的运动，运动量以不感到疲倦为度。

孕期可以进行一般家务活动，注意不要攀高举重。散步是孕妇最佳的运动方式，但注意不要到人群拥挤、空气不佳的公共场所。健康孕妇，仍可参加工作，但应避免重体力劳动。妊娠期孕妇因身心负荷加重，易感疲惫，需要充足的休息和睡眠。晚上应有8～9 h睡眠时间，午休1～2 h。对接触放射线或有毒物质的工作人员，妊娠前应予

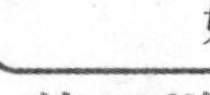

笔记栏

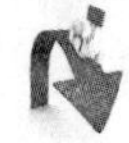

以调离。卧床时宜取左侧卧位，以保证子宫胎盘的血流灌注。坐时可抬高下肢，减轻下肢水肿。居室内保持安静，空气清新流通。

（3）营养指导　孕妇的饮食应符合均衡、自然、优质、适量、易消化的原则，采用正确的烹饪方法，减少营养素的破坏。避免烟、酒、浓茶、浓咖啡及辛辣刺激性食品。定期监测体重增长情况。注意食品安全。帮助孕妇制订合理的饮食计划。为孕妇讲解妊娠期营养需求的特点，增加营养的意义、作用，以及营养均衡的重要性。根据中国营养学会制定的中国居民膳食营养素参考摄入量，建议孕妇可以参考以下摄入标准。

1）糖类：是机体主要的供给热量食物。孕妇自孕中期以后，每日进主食0.4～0.5 kg可以满足需要。孕妇主食中的糖类主要是淀粉，经淀粉酶作用后，葡萄糖迅速经小肠上段黏膜吸收，果糖吸收较缓慢，却是形成糖原的主要原料，以糖原形式贮存在肌肉和肝内，以后逐渐释放入血液中，经氧化产生热能。

2）蛋白质：如蛋白质摄入不足，不仅影响胎儿体格生长、发育，而且影响胎儿的大脑发育，同时可使孕妇贫血、妊娠期高血压疾病的发生率升高。进食的蛋白质仅20%经消化吸收后能储备在组织内，故进食蛋白质的量应为所需蛋白质的5倍。根据我国实际生活水平，孕妇每日吃鸡蛋2个可补充蛋白质15 g。在孕4～6个月期间，孕妇每日应增加进食蛋白质15 g，孕7～9个月期间，孕妇每日应增加进食蛋白质25 g，且最好是优质蛋白。

3）脂肪：脂肪可以提供能量和促进脂溶性维生素的吸收，并且可以提供胎儿发育所必需的胆固醇。

4）热量：妊娠期热量的需求量增加。妊娠中、晚期的热量摄入在非孕期基础上每日增加100～300 kcal。根据我国汉族的饮食习惯，热量的主要来源是粮食，占总热量的65%，其余35%的热量来自食用油、动物性食品、豆类及蔬菜。安排食谱时，应适当考虑三大营养素所占比例，一般糖类摄入量占总热量的60%～65%，脂肪占20%～25%，蛋白质占15%为宜。须注意热量增加不必太高，以免胎儿过大，增加难产的机会，尤其是妊娠晚期孕妇活动减少，热量可能转变为脂肪储存在体内。

5）维生素：维生素分为水溶性（B族维生素、维生素C）和脂溶性（维生素A、维生素D、维生素E、维生素K）两大类。孕期应增加维生素的摄入。妊娠期间孕妇对维生素的需要量增加，加之维生素是生命活动不可缺少的物质，通常无法由身体合成，主要由食物提供。

维生素A：又称视黄醇。维生素A主要存在于动物性食物，如肝脏、蛋黄、肾脏、牛奶等。有助于胎儿正常生长发育，预防孕妇阴道上皮角化、皮肤过分干燥和乳头皲裂。维生素A的活性用视黄醇当量表示。我国暂定维生素A的供给标准孕早期为800 μg/d视黄醇当量，孕中、晚期均为900 μg/d视黄醇当量。妊娠期间应适当增加维生素A供给量，但不能过量，以免影响胎儿骨骼的发育。

B族维生素：是细胞呼吸、葡萄糖氧化及能量代谢等作用的辅酶，包括维生素B_1、维生素B_2、烟酸、维生素B_6、维生素B_{12}、叶酸等。除叶酸外，B族维生素主要存在于谷类、动物肝脏、干果、牛奶、鱼、黄豆等中。叶酸在妊娠过程中发挥着非常重要的作用，富含叶酸的食物有绿色蔬菜、动物肝、坚果等。目前，已证实孕早期叶酸缺乏易发生胎儿神经管缺陷畸形。食物中的叶酸吸收效果较差，建议孕妇妊娠前3个月起每天补充叶酸400 μg，直到怀孕中期。

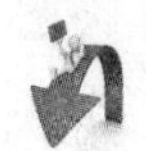

维生素 C:对胎儿骨骼、牙齿的正常发育,造血系统的健全和机体抵抗力等都有促进作用,胎儿生长发育需要大量的维生素 C。孕妇每日膳食中维生素 C 的供给量大约为 80 mg。建议每日口服维生素 C 200 mg,并多吃新鲜蔬菜和水果。如维生素 C 缺乏,胎儿及孕妇均易发生贫血及坏血病,容易造成流产及早产。缺乏维生素 C 能使胎膜形成不良,易发生胎膜早破。

维生素 D:维生素 D 能促进钙和磷在肠道吸收,对胎儿骨、齿的形成极为重要。若孕妇缺乏维生素 D 可导致胎儿低血钙,影响胎儿骨骼发育。我国建议孕妇维生素 D 供给量为每日 10 μg。除多晒太阳外,应补充一些富含维生素 D 的食品或制剂,如鱼肝油、牛奶、蛋黄、肝脏等。

6)微量元素:包括钙、铁、碘和锌。

钙:主要供应胎儿骨骼、牙齿的发育。孕期须增加钙的摄入以保证孕妇骨骼中的钙不致因满足胎儿对钙的需要而被大量消耗。牛奶及奶制品中含钙较多,其他如肉类、豆类、海产品等;可在医生指导下自孕 16 周起每日摄入钙 1 000 mg,于孕晚期增至 1 500 mg,以服用枸橼酸钙为佳。

铁:孕妇的食物中,如铁的含量不足,易致缺铁性贫血。因铁很难从膳食中得到补充,可在医生指导下自孕 4 ~5 个月开始口服硫酸亚铁 0.3 g 或富马酸亚铁 0.2 g,每日 1 次。建议孕妇每日铁的摄入量孕中期为 25 mg,孕晚期为 35 mg。一般植物性食物铁的吸收率较低,动物性食物铁的吸收率高。动物肝脏、血、瘦肉、蛋黄、豆类、贝类及各种绿叶蔬菜均为含铁多的食物。铁在酸性环境中易于吸收,因此,孕妇在补充铁剂时最好用水果汁送服。

碘:孕期碘的需要量增加。推荐孕妇每日膳食中碘的摄入量为 175 μg,提倡在整个孕期必须用含碘食盐。若孕妇膳食中碘的供给量不足,可发生单纯性甲状腺肿。

锌:参与蛋白质积累,对胎儿生长发育很重要。富含锌的食物有奶类、谷物、动物肝等。妊娠期锌的总需求量增至 375 mg,于妊娠后 3 个月推荐孕妇每日从饮食中补锌 20 mg。若孕妇摄入锌不足,使胎儿处于低锌状态,可导致胎儿生长受限、流产、矮小症、性腺发育不全、皮肤疾病等。

(4)孕期自我监护　胎心音计数和胎动计数是孕妇自我监护胎儿宫内情况的重要手段。嘱孕妇自妊娠 30 周开始,每日早、中、晚各数 1 h 胎动,每小时胎动数应不少于 3 次,12 h 内胎动累计数不得小于 10 次。凡 12 h 内胎动累计数小于 10 次,或逐日下降超过 50% 而不能恢复者,均应视为子宫胎盘功能不足,胎儿有宫内缺氧,应及时就诊,进一步诊断并处理。教会家庭成员听胎心音并记录,不仅可以了解胎儿宫内情况,而且可以使孕妇和家庭成员之间的关系更加和谐。

(5)性生活指导　妊娠 12 周以内和 28 周以后,均应避免性生活,以免因兴奋和机械性刺激引起盆腔充血、子宫收缩而造成流产、早产及感染。

(6)胎教　良好适宜的胎教可以促进胎儿宫内的智力发育,并增进母儿感情。胎教有多种途径,与胎儿交谈和抚摸也是较好的交流方式,可以让胎儿体会到父母的关爱;倾听舒缓的音乐可以让胎儿安静、舒适。另外,丈夫对妻子的温柔呵护及孕妇保持轻松愉悦的心情,对胎儿的良好发育也是非常有利的。但也有不同的观点,认为胎教的效果未得到证实。

(7)药物的使用　孕期必须用药时,应在医生指导下选择对胚胎、胎儿无害的药

笔记栏

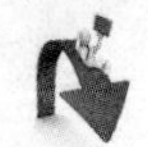

物。许多药物可通过胎盘影响胚胎及胎儿发育,对胚胎或胎儿产生毒害,表现为致胎儿畸形、功能异常或致癌作用。致癌作用的药物多为雌激素类,如己烯雌酚,用药后所生女婴在14~24岁发生阴道透明细胞癌;抗糖尿病药物有致畸作用,孕期应慎用;磺胺类药物对胎儿期影响虽不大,但胎儿娩出后则胆红素易渗入血脑屏障,有诱发核黄疸的可能;抗生素类药物如链霉素可影响第Ⅷ对脑神经,引起神经性耳聋。因此,孕期用药要慎重,尤其是妊娠初期的8周是胚胎组织器官分化、发育的关键时期,更应注意。

(8)识别异常症状及先兆　临产孕妇出现下列情况应及时就诊:阴道流血;妊娠3个月后仍持续呕吐;寒战、头痛、眼花、胸闷、心悸、气短、胎动突然减少等。临近预产期的孕妇,如出现阴道血性分泌物或规律宫缩,应尽快到医院就诊。如阴道有液体流出,家属应立即将孕妇平卧送往医院,以防止脐带脱垂危及胎儿生命。

2.运动指导　妊娠期间适量的运动可以减轻身体的不适,有助于分娩的顺利进行,并增强肌肉的力量,使肌肉和关节富有弹性。同时,孕期适量的运动有利于产后身体的快速恢复。

(1)腿部运动　方法为手扶椅背,左腿固定,右腿做360°的转动,做毕后还原,换腿继续做。每天早晚各做5~6次。腿部运动的目的是增进骨盆肌肉的强韧度,增加会阴部肌肉的伸展性,有利于分娩。

(2)腰部运动　方法为手扶椅背,慢慢吸气,同时手背用力,使身体重心集中于椅背上,脚尖立起使身体抬高,腰部挺直,然后慢慢呼气,同时手臂放松,脚还原。每天早晚各做5~6次,每次5~10 min。腰部运动的目的是减轻腰背酸痛,增加分娩时腹部及会阴部肌肉的伸展性,有利于分娩。

(3)下蹲运动　方法为手扶椅背,两脚分开与肩同宽,腰部挺直,肩、腰与臀呈一条直线,由上慢慢往下蹲,再慢慢站起来。下蹲运动的目的是保持身体平衡及增强骨盆肌肉的张力,有助于分娩顺利进行。

(4)双腿抬高运动　方法为平躺仰卧,双腿垂直抬高,足部抵住墙,每次持续3~5 min,每天可重复数次。双腿抬高运动的目的是促进下肢血液循环,伸展脊椎骨,锻炼臀部肌肉张力。

(5)盘腿坐式　方法为平坐于床上,两小腿平行交接,一前一后,两膝远远分开,注意两小腿不可重叠。盘腿坐式的目的为强化腹股沟肌肉及关节处韧带的张力,预防妊娠末期膨大子宫的压力所产生的痉挛或抽筋;伸展会阴部肌肉。

(6)盘坐运动　方法为平坐于床上,两膝分开,两手轻放于两膝上,然后用手臂力量,把膝盖慢慢压下,配合深呼吸运动,再把手放开,持续2~3 min(图3-18)。盘坐运动的目的为加强小腿肌肉张力,避免腓肠肌痉挛。

(7)脊柱伸展运动　方法为平躺仰卧,双手抱住双膝关节下缘使双膝弯曲,头部与上肢向前伸展,使脊柱、背部至臀部肌肉弯曲成弓字形,将头与下巴贴近胸部,然后放松,恢复平躺姿势(图3-19)。脊柱伸展运动的目的为减轻腰背酸痛。

(8)骨盆与背部摇摆运动　方法为平躺仰卧,双腿屈曲,两腿分开与肩同宽,用足部和肩部的力量,将背部与臀部轻轻抬起,然后并拢双膝,收缩臀部肌肉,再分开双膝,将背部与臀部慢慢放下(图3-20)。骨盆与背摇摆运动的目的为锻炼骨盆底及腰背部肌肉,增加其韧性和张力。

笔记栏

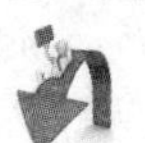

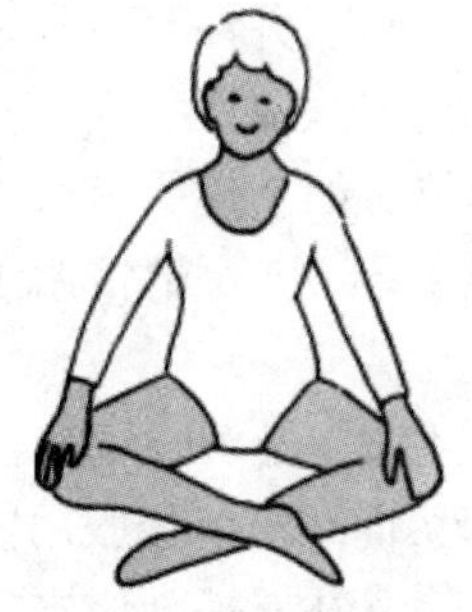

图 3-18　盘坐运动

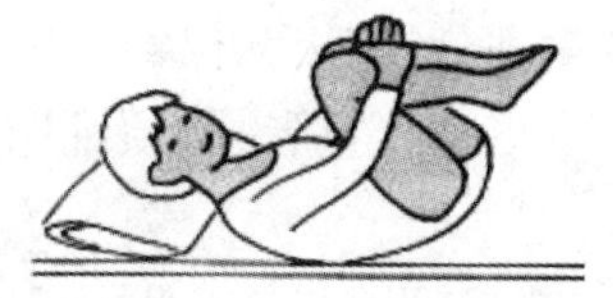

图 3-19　脊柱伸展运动

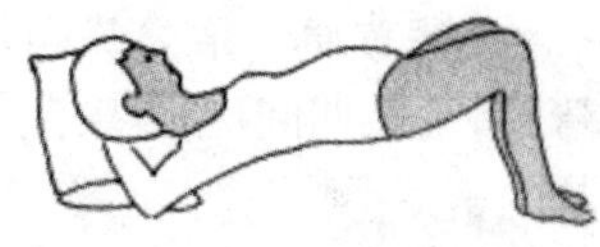

图 3-20　骨盆与背部摇摆运动

产前运动注意事项:①运动以不疲倦为原则;②运动前先排空膀胱;③如有早产、流产现象应停止锻炼,并执行相应的医嘱;④必须在硬的床上或地板做运动,才能达到效果;⑤衣着以宽松为原则;⑥环境保持温暖舒适为原则。

3. 症状护理

(1)恶心、呕吐　半数以上的妇女在妊娠 6 周左右有不同程度的恶心现象,少数发生呕吐,12 周左右消失。可建议孕妇晨起吃些饼干,少量多餐,多吃蔬菜、水果,避免空腹情况,两餐之间进食液体;食用清淡食物,避免油炸、难以消化或引起不舒服的食物。对偏食者,在不影响饮食平衡的情况下,可不做特殊处理。如妊娠 12 周以后继续呕吐,甚至影响孕妇营养时,应考虑妊娠剧吐的可能,应及时就诊,进一步诊断并处理。

(2)白带增多　妊娠初 3 个月及末 3 个月白带增多明显,是妊娠期正常的生理变化。但应排除滴虫、真菌、淋菌、衣原体等感染。嘱孕妇保持外阴部清洁,每日清洗外阴或经常洗澡,以避免分泌物刺激外阴部;严禁阴道冲洗。指导孕妇穿透气性好的棉质内裤,并经常换洗。

(3)尿频、尿急　常发生在妊娠初 3 个月及末 3 个月。孕妇无须减少液体摄入量来缓解症状,有尿意时应及时排空,不可强忍。若因妊娠子宫压迫所致,且无任何感染征象,不必处理。增加腹压时尿液外溢情况于妊娠结束后会自行消失,如因会阴肌肉过度松弛所致,产后仍会存在,则应进行产后盆底康复或转到泌尿科诊治。

(4)下肢水肿　孕妇在妊娠后期常有踝部及小腿下半部轻度水肿,经休息后可消退,属于正常现象。长时间站立的孕妇,两侧下肢应轮流休息,收缩下肢肌肉,促进血液回流。嘱孕妇左侧卧位,解除右旋增大的子宫对下腔静脉的压迫,下肢稍垫高 15°,避免长时间地站或坐,水肿多可减轻。如下肢水肿明显,经休息后不消退,应警惕妊娠期高血压疾病、妊娠合并肾脏疾病或其他并发症。

(5)下肢肌肉痉挛　发生下肢肌肉痉挛时,嘱孕妇背屈肢体或站直前倾以伸展痉挛的肌肉,或局部热敷按摩,直至痉挛消失。指导孕妇饮食中增加钙的摄入,避免腿部受凉,伸腿时避免脚趾尖伸向前,走路时脚跟先着地。

(6)便秘　是妊娠期的常见症状之一,尤其是妊娠前已有便秘者,注意未经医生允许不可随便使用大便软化剂或轻泻剂。嘱孕妇每日清晨饮开水一杯,尽量多吃富含纤维素的新鲜的蔬菜和水果,养成每日按时排便的良好习惯,注意适量的活动。

(7)下肢及外阴静脉曲张　会阴部有静脉曲张者,可于臀下垫枕,抬高髋部休息。

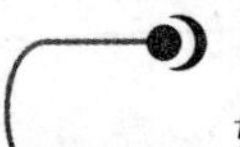
笔记栏
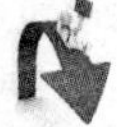

指导孕妇穿弹力裤或支持性裤袜，下肢绑弹性绷带，避免穿妨碍血液回流的紧身衣裤，以促进血液回流。妊娠后期，孕妇应避免两腿交叉或长时间站立、行走，并注意时常抬高下肢。

(8)腰背痛　指导孕妇穿平底鞋或低跟鞋，并保持正确的体位。如工作要求长时间弯腰，妊娠期间应适当给予调整。疼痛严重者，必须卧床休息(硬床垫)，酌情给予局部热敷。

(9)贫血　孕妇应适当增加含铁食物的摄入，如动物肝脏、瘦肉、蛋黄、豆类等。如病情需要补充铁剂时，可用温开水或果汁送服，以促进铁的吸收，向孕妇解释服用铁剂后大便可能会变黑，或可能导致便秘或轻度腹泻，不必担心。注意补充铁剂应在餐后 20 min 服用，以减轻对胃肠道的刺激。

(10)仰卧位低血压综合征　嘱孕妇左侧卧位后症状可自然消失，不必紧张。

(11)失眠　每日坚持户外活动，如散步。睡前用梳子梳头、温水泡脚或喝热牛奶等均有助于入睡。

4.心理护理　了解孕妇对妊娠的心理适应程度，可在每一次产前检查时，与孕妇接触的过程中进行。告知孕妇要保持心情愉快，母体是胎儿生活的小环境，孕妇的生理和心理活动都会波及胎儿。鼓励孕妇主动说出内心感受和想法，有针对性地解决其潜在的或现存的心理问题。过度的紧张、恐惧甚至可以造成胎儿大脑发育畸形。孕妇的情绪变化可以通过血液和内分泌调节的改变对胎儿产生影响，如孕妇经常心境不佳、焦虑、恐惧、紧张或悲伤等，会使胎儿脑血管收缩，减少脑部供血量，影响脑部发育。大量研究资料证明，情绪困扰的孕妇易发生妊娠期、分娩期并发症。如严重焦虑的孕妇往往伴有恶心、呕吐，易导致早产、流产、产程延长或难产。

5.分娩前准备

(1)物品准备　产前应指导缺乏抚养孩子知识和技能又缺乏社会支持系统的年轻准父母准备好分娩所需的物品。因新生儿皮肤柔嫩，易受损伤而引起感染，所以尿布宜选用质地柔软、吸水性强、透气性好、便于洗涤和消毒的纯棉制品；衣物宜柔软、舒适、宽大、便于穿脱，衣缝宜在正面不摩擦新生儿皮肤。此外，还需准备婴儿包被、毛巾、梳子、围嘴、爽身粉、温度计、澡盆等。对不能进行母乳喂养者，还要准备奶瓶、奶粉、奶嘴等。婴儿衣物宜用柔和、无刺激性的肥皂和清洁剂洗涤。母亲准备足够的消毒卫生巾、内裤，数套替换的内衣，大小合适的胸罩，以及吸奶器(以备吸空乳汁用)等。

(2)知识宣教　①介绍临产的先兆、分娩过程及分娩方式，对于低危孕妇鼓励自然分娩。②讲解分娩不适的应对技巧，教会孕妇放松技巧及呼吸调节的方法，介绍分娩镇痛，水中分娩等方法。③鼓励孕妇提问，并对错误观点加以澄清。④协助孕妇配偶参与分娩准备过程，使妊娠、分娩成为更有意义的家庭体验。

知识宣教可通过孕妇学校上课，看视频，发放资料，示范，反示范、角色扮演等形式进行。

(3)心理准备　鼓励孕妇说出自身对分娩疼痛的看法和感受，对错误概念加以澄清，并取得家庭成员的支持，尤其是丈夫的支持。为孕妇提供支持，缓解孕妇的焦虑，增强其对分娩的信心，以便有效地应对分娩。

笔记栏

【护理评价】

1. 孕妇是否获得孕期健康保健知识。

2. 孕妇能否运用保健知识减轻或能够承受不适。

3. 母婴健康状态是否良好。

本章小结

妊娠是个复杂的生理过程，精子和卵子通过受精形成受精卵，受精卵发育，形成胚胎，继而逐步发育形成了胎儿及其附属物。胎儿依靠其附属物的功能，如胎盘的气体交换、营养物质供应、排出胎儿代谢产物、防御功能、合成功能等，经历了从早期胚胎到成熟胎儿的生长发育过程。随着胎儿的发育，孕妇也发生了一系列适应性的解剖、生理及心理社会变化。由于这些变化，孕妇相应出现身体方面的各种症状和心理方面的应激反应。

生育年龄的妇女，出现停经、早孕反应、尿频的症状，并有乳房增大、着色变软、蒙氏结节的出现及阴道黏膜呈紫蓝色、黑加征等体征，结合妊娠试验、超声检查等辅助检查，可以做出早期妊娠的诊断。孕妇于妊娠 18～20 周时开始自觉有胎动，并能在孕妇腹壁上听到胎心音，妊娠 24 周以后，运用四步触诊法可以区分胎头、胎臀、胎背及胎儿四肢，从而判断胎产式、胎先露和胎方位。母体是胎儿成长的环境，因此，妊娠期间孕妇必须增加营养的摄入以满足自身及胎儿的双重需要。

产前检查是孕期保健的重要内容。在首次产前检查中，应进行全面的护理评估，尤其是推算预产期、测量血压与体重、产科腹部四步触诊、骨盆外测量、听诊胎心音、注意有无异常情况等，并给予相应的护理措施和健康教育。通过系统规范的产前检查，对孕妇进行孕期监护，及时发现并配合处理危害孕妇、胎儿的病理情况，并指导孕妇做好分娩的准备，提高产科工作质量，确保母婴安全。

（孙妞妞）

思考题

1. 介绍孕期常见的症状及护理措施。

2. 试述胎儿附属物的组成及其功能。

3. 如何推算预产期？

4. 产前检查的内容有哪些？

第四章 分娩期妇女的护理

【案例导入】

李女士，26岁，G_1P_0，平素月经规则，末次月经2015年8月20日，预产期2016年5月27日。2016年5月21日上午发现内裤沾有淡红色分泌物，次日晨出现下腹部阵发性疼痛，持续30 s左右、间歇5～6 min而入院。查体：T 36.8 ℃，P 85次/min，R 18次/min，BP 130/80 mmHg。专科情况：宫高33 cm，腹围92 cm，枕右前，已入盆，胎心140次/min，骨盆外测量25-27-19-9 cm。肛查宫颈管消失，宫口开1 cm，S=-2。

问题：

1. 该孕妇的入院诊断是什么？

2. 入院后该如何护理？

妊娠满28周及以上，胎儿及其附属物从临产开始到全部从母体娩出的过程，称为分娩（delivery）。妊娠满28周至不满37周期间分娩，称为早产（preterm delivery）；妊娠满37周至不满42周期间分娩，称为足月产（term delivery）；妊娠满42周及以后分娩，称为过期产（postterm delivery）。

第一节 影响分娩的因素

影响分娩的因素包括产力、产道、胎儿及产妇的精神心理因素。若各因素均正常并能相互适应，胎儿能顺利经阴道自然娩出，则为正常分娩。

一、产力

将胎儿及其附属物从宫腔内逼出的力量称为产力。产力包括子宫收缩力（简称宫缩）、腹壁肌及膈肌收缩力（统称腹压）和肛提肌收缩力。

1. 子宫收缩力　是临产后的主要产力，贯穿于整个分娩过程。临产后的宫缩能使宫颈管缩短直至消失、宫口扩张、胎先露下降、胎儿和胎盘娩出。临产后的正常宫缩特点有：

（1）节律性　宫缩的节律性是临产的重要标志。正常宫缩是子宫体肌不随意、有规律的阵发性收缩并伴有疼痛，故有“阵缩”和“阵痛”之称。每次宫缩由弱渐强（进行

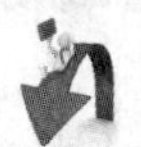

期)，维持一定时间(极期)，随后由强渐弱(退行期)，直至消失进入间歇期(图4-1)。分娩开始时，宫缩一般持续30 s，间歇期5～6 min。随着产程的进展，当宫口开全时宫缩持续时间可达60 s，间歇期仅1～2 min。间歇期宫腔压力仅为6～12 mmHg，在收缩期由临产时的25～30 mmHg，至第一产程末期达40～60 mmHg，第二产程宫缩极期高达100～150 mmHg。宫缩如此反复出现，直至分娩结束。

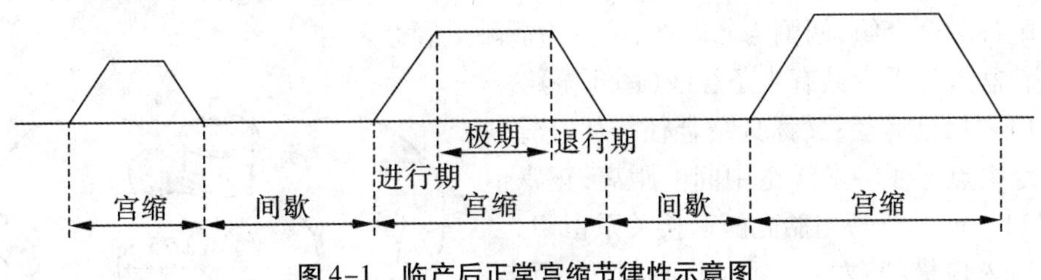

图4-1　临产后正常宫缩节律性示意图

宫缩时子宫肌壁血管及胎盘受压，致使子宫血流量减少及胎盘绒毛间隙的血流量减少，但宫缩间歇期又可恢复原来水平。因此，宫缩节律性对胎儿血流灌注有利。

(2)对称性和极性　正常宫缩起自两侧子宫角部，以微波形式，迅速向子宫底中线集中，左右对称，再以每秒2 cm的速度向子宫下段扩散，约在15 s内均匀协调地扩展至整个子宫，此为子宫收缩的对称性。子宫收缩力以宫底部最强、最持久，向下逐渐减弱，宫底部收缩力的强度几乎是子宫下段的2倍，此为宫缩的极性(图4-2)。

(3)缩复作用　每当宫缩时，子宫体部肌纤维缩短变粗，间歇期肌纤维虽然松弛，但不能恢复到原来的长度而较前略短，经反复收缩，肌纤维越来越短，这种现象称为缩复作用。随着产程进展，缩复作用使宫腔容积逐渐缩小，迫使胎先露不断下降，子宫下段被动拉长变薄，宫颈管逐渐缩短直至消失，宫颈口扩张。

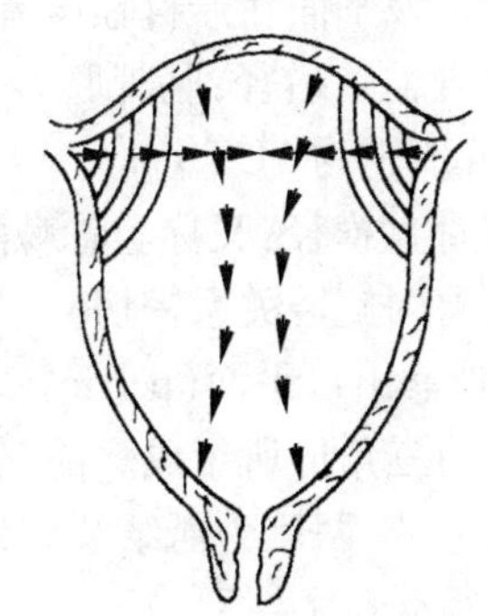

图4-2　子宫收缩的对称性和极性

2. 腹壁肌及膈肌收缩力　腹壁肌及膈肌收缩力是第二产程娩出胎儿的重要辅助力量。宫口开全后，每当宫缩时，前羊水囊或胎先露部压迫盆底组织和直肠，反射性引起排便动作，产妇主动屏气，喉头紧闭向下用力，腹壁肌及膈肌收缩使腹内压增高，促使胎儿娩出。腹压在第二产程末期配合宫缩时运用最有效。过早使用腹压易使产妇疲劳和造成宫颈水肿，导致产程延长。第三产程使用腹压还可迫使胎盘娩出。

3. 肛提肌收缩力　肛提肌收缩力可协助胎先露内旋转、胎头仰伸及胎儿胎盘娩出。

二、产道

产道是胎儿娩出的通道，包括骨产道与软产道。

笔记栏

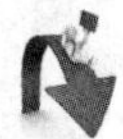

(一)骨产道

骨产道又称真骨盆,其大小、形态与分娩有密切关系。

1.骨盆各平面及其径线　为便于了解分娩时胎儿通过骨产道的过程将骨盆腔分为3个假想平面:

(1)骨盆入口平面(pelvic inlet plane)　即真假骨盆的分界面,呈横椭圆形,其前方为耻骨联合上缘,两侧为髂耻线,后方为骶岬上缘。

骨盆入口平面共有4条径线(图4-3)。

1)入口前后径:又称真结合径。从耻骨联合上缘中点至骶岬上缘正中间的距离,正常值平均11 cm,其长短与胎先露衔接关系密切。

2)入口横径:左右髂耻缘间的最大距离,正常值平均13 cm。

3)入口斜径:左右各一。左骶髂关节至右髂耻隆突间的距离为左斜径,右骶髂关节至左髂耻隆突间的距离为右斜径,正常值平均12.75 cm。

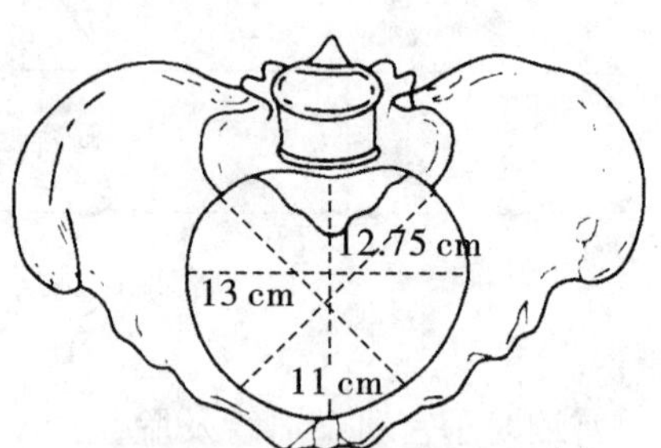

图4-3　骨盆入口平面各径线

1.前后径11 cm　2.横径13 cm　3.斜径12.75 cm

(2)中骨盆平面(pelvic midplane)　为骨盆最小平面,呈前后径长的纵椭圆形,其前方为耻骨联合下缘,两侧为坐骨棘,后方为骶骨下端。该平面在产科临床有重要意义,有2条径线(图4-4)。

1)中骨盆前后径:耻骨联合下缘中点通过两侧坐骨棘连线中点至骶骨下端间的距离,正常值平均11.5 cm。

2)中骨盆横径:又称坐骨棘间径,指两坐骨棘间的距离,正常值平均10 cm。其长短与胎先露内旋转关系密切。

(3)骨盆出口平面(pelvic outlet plane)　为骨盆腔下口,由两个在不同平面而有共同底边的三角形所组成。前三角的顶为耻骨联合下缘,两侧为耻骨降支;后三角的顶为骶尾关节,两侧为骶结节韧带。出口横径为两个三角形共同的底边。骨盆出口平面有4条径线(图4-5)。

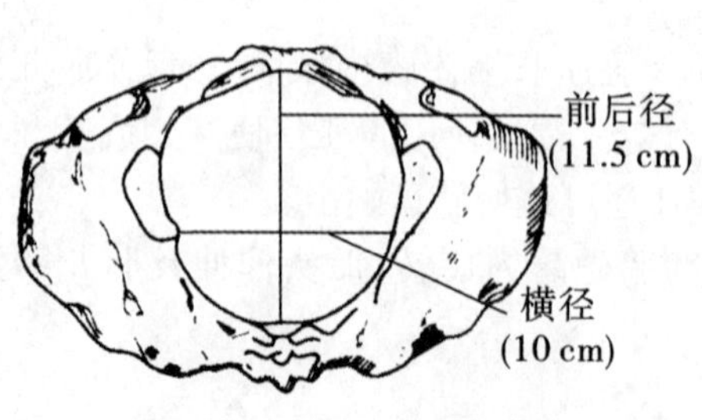

图4-4　中骨盆平面各径线

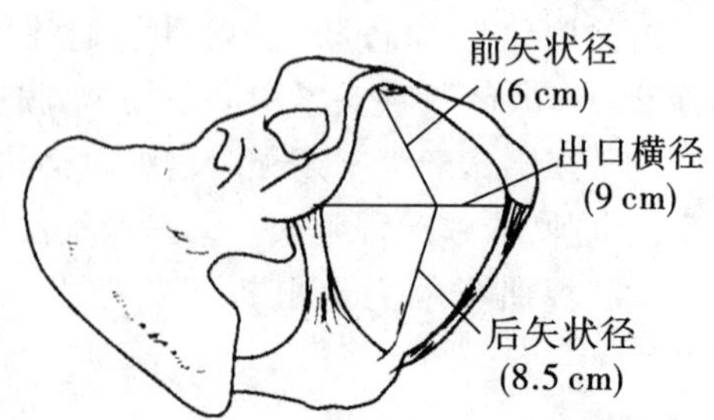

图4-5　骨盆出口平面各径线

1)出口前后径:耻骨联合下缘至骶尾关节间的距离,正常值平均11.5 cm。

2)出口横径:又称坐骨结节间径。指两坐骨结节内侧缘的距离,正常值平均

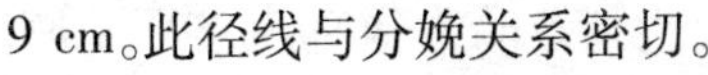

9 cm。此径线与分娩关系密切。

3）出口前矢状径：耻骨联合下缘中点至坐骨结节间径中点间的距离，正常值平均6 cm。

4）出口后矢状径：骶尾关节至坐骨结节间径中点间的距离，正常值平均8.5 cm。若出口横径稍短，而出口横径与出口后矢状径之和>15 cm时，正常大小胎儿可以通过后三角区经阴道娩出。

2.骨盆轴与骨盆倾斜度

（1）骨盆轴（pelvic axis） 连接骨盆各平面中点的假想曲线，称为骨盆轴。此轴上段向下、向后，中段向下，下段向下向前（图4-6）。分娩时，胎儿沿此轴娩出，助产时也应按骨盆轴方向协助胎儿娩出。

（2）骨盆倾斜度（inclination of pelvis） 指妇女站立时，骨盆入口平面与地平面所形成的角度，一般为60°（图4-7）。若骨盆倾斜度过大，影响胎头衔接和娩出。

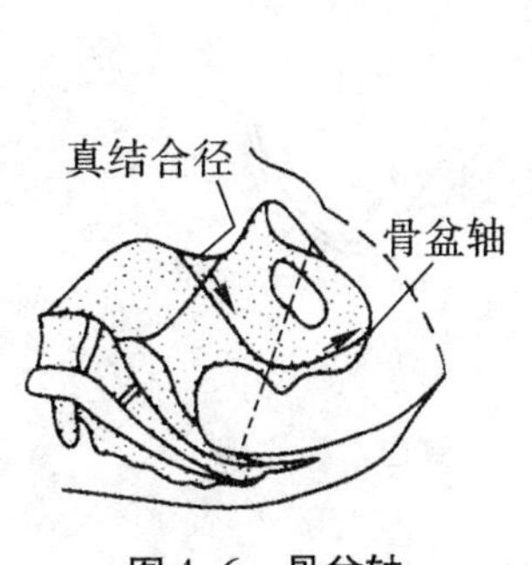

图4-6 骨盆轴

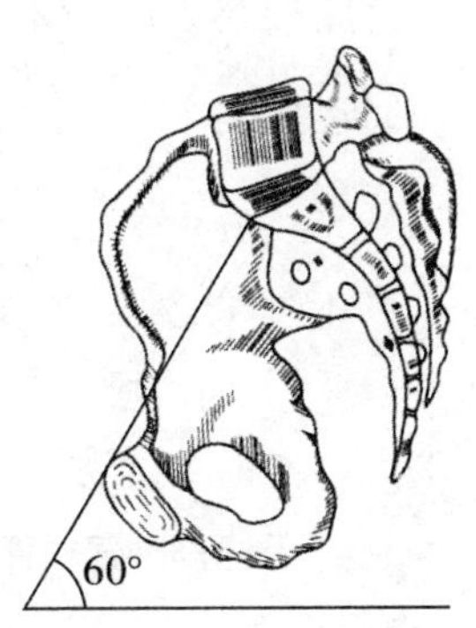

图4-7 骨盆倾斜度

（二）软产道

软产道是由子宫下段、宫颈、阴道、外阴及骨盆底组织构成的弯曲管道。

1.子宫下段的形成 由非孕时长约1 cm的子宫峡部伸展形成。妊娠12周后的子宫峡部逐渐扩展成宫腔的一部分，至妊娠末期被拉长形成子宫下段。临产后的规律宫缩进一步拉长子宫下段达7～10 cm，肌壁变薄成为软产道的一部分。由于子宫肌纤维的缩复作用，子宫上段肌壁越来越厚，子宫下段肌壁被牵拉越来越薄，导致子宫上段与下段的肌壁厚薄不同，在两者间的子宫内面形成一环状隆起，称生理缩复环（physiologic retraction ring）。正常情况下，此环不易自腹部见到。

2.宫颈的变化

（1）宫颈管消失（effacement of cervix） 临产前的宫颈管长2～3 cm，初产妇较经产妇稍长。临产后的规律宫缩牵拉宫颈内口的子宫肌纤维及周围韧带，加之胎先露部前羊水囊呈楔状，致使宫颈内口向上向外扩张，使宫颈管形成漏斗状，此时宫颈外口变化不大，随后宫颈管逐渐变短直至消失。初产妇多是宫颈管先消失，宫口后扩张；经产妇多是宫颈管缩短消失与宫口扩张同时进行（图4-8）。

（2）宫口扩张（dilatation of cevix） 临产前，初产妇的宫颈外口仅容一指尖，经产妇能容一指。临产后，宫口扩张主要是子宫收缩及缩复向上牵拉的结果。胎先露部衔接使前羊水于宫缩时不能回流，加之子宫下段的蜕膜发育不良，胎膜容易与该处蜕膜

笔记栏

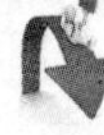

分离而向宫颈管突出，形成前羊水囊，协助扩张宫口。破膜后，胎先露部直接压迫宫颈，扩张宫口的作用更显著。产程不断进展，当宫口开全(10 cm)时，妊娠足月胎头方能通过。

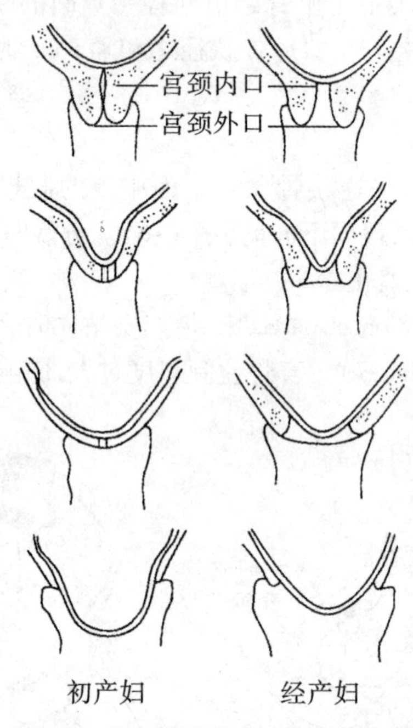

图 4-8　宫颈管消失与宫口扩张步骤

3. 骨盆底组织、阴道及会阴的变化　阴道及骨盆底的结缔组织和肌纤维于妊娠期增生肥大，血管变粗，血运丰富，组织变软，具有更好的伸展性。临产后，前羊水囊及胎先露先扩张阴道上部，破膜后胎先露部直接压迫骨盆底，使软产道下段形成一个向前弯的长筒，前壁短后壁长，阴道外口朝向前上方，阴道黏膜皱襞展平使腔道加宽。肛提肌向下及向两侧扩展，肌纤维拉长，使约 5 cm 厚的会阴体变成 2 ~ 4 mm，以利于胎儿通过。分娩时如保护不当，易造成会阴裂伤。

三、胎儿

胎儿能否顺利通过产道，除了产力和产道因素外，还取决于胎儿大小、胎位及有无畸形。

1. 胎儿大小　是决定分娩难易的重要因素之一。胎儿过大致胎头径线过大时，尽管骨盆大小正常，也可因相对性骨盆狭窄造成难产，这是因为胎头是胎体的最大部分，也是胎儿通过产道最困难的部分。

(1)胎头颅骨　由顶骨、额骨、颞骨各两块及枕骨一块构成。颅骨间的缝隙称颅缝，两顶骨之间为矢状缝，顶骨与额骨之间为冠状缝，枕骨与顶骨之间为人字缝，颞骨与顶骨之间为颞缝，两额骨之间为额缝。两颅缝交界空隙较大处称为囟门，位于胎头前方呈菱形的称前囟(大囟门)，位于胎头后方呈三角形的为后囟(小囟门)(图 4-9)。颅缝与囟门均有软组织覆盖，骨板有一定的活动余地，使胎头具有一定可塑性。在分

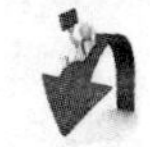

娩过程中,胎头通过产道时,颅骨轻度移位重叠使其变形,缩小头颅体积,有利于胎头娩出。若胎儿过熟致颅骨较硬,胎头不易变形,也可导致难产。

(2)胎头径线 ①双顶径(biparietal diameter,BPD):为两顶骨隆突间的距离,是胎头的最大横径,足月时平均约9.3 cm。②枕额径(occipito frontal diameter):鼻根上方至枕骨隆突间的距离,胎头以此径线衔接,足月时平均约11.3 cm。③枕下前囟径(suboccipitobregmatic diameter):又称小斜径,为前囟中央至枕骨隆突下方的距离,足月时平均约9.5 cm,胎头俯屈后以此径通过产道。④枕颏径(occipito mental diameter):又称大斜径,为颏骨下方中央至后囟门顶部间的距离,足月时平均约13.3 cm(图4-9)。

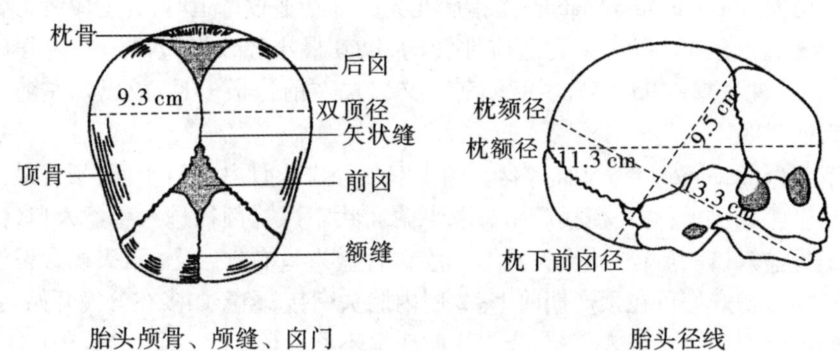

图4-9 胎头颅骨、颅缝、囟门及径线

2.胎位 产道为一纵形管道。纵产式时,胎体纵轴与骨盆轴相一致,容易通过产道。头先露时胎头先通过产道,经颅骨重叠,使胎头变形、周径变小,有利于胎头娩出,但需确定胎位,其中胎头的矢状缝及囟门是确定胎位的重要标志。臀先露时,胎臀先娩出,较胎头周径小且软,软产道扩张不充分,胎头娩出时又无变形机会,致使胎头娩出困难。肩先露时,胎体纵轴与骨盆轴垂直,妊娠足月活胎不能通过产道,对母儿威胁极大。

3.胎儿畸形 胎儿某一部位发育异常,如脑积水、联体儿等,使胎头或胎体过大,通过产道时发生困难。

四、精神心理因素

尽管分娩是正常的生理过程,但对产妇来说是持久而强烈的应激过程。分娩应激既可以产生生理上的应激,亦可以产生精神心理上的应激。很多初产妇从各种渠道了解有关分娩时负面体验的描述,害怕分娩引起的剧烈疼痛和分娩安全性的不确定,致使临产后情绪紧张,常常处于焦虑不安和恐惧的心理状态。医院陌生、嘈杂的环境,进入产房后的孤独,加之逐渐频繁和增强的阵痛,均能加重产妇的紧张和恐惧。

产妇的这种情绪改变会使机体产生一系列的变化,如心率加快、呼吸急促、肺内气体交换不足,致使子宫缺氧收缩乏力、宫口扩张缓慢、胎先露部下降受阻、产程延长、产妇体力消耗过多。同时也促使产妇神经内分泌发生变化,交感神经兴奋,释放儿茶酚胺,血压升高,导致胎儿缺血缺氧,出现胎儿窘迫。

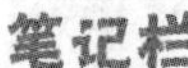
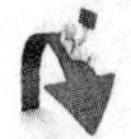

随着医学模式的转变,精神心理因素对分娩过程的影响逐渐被关注。产妇的精神心理状态与许多因素有关。产妇的性格特征、对分娩有无心理准备、家庭支持程度以及医务人员的态度等均会影响产妇的心理状态。研究表明,导乐(doula)陪伴分娩、家庭化的分娩室、家属陪产、分娩镇痛技术和产前健康指导有助于产妇保持较好的精神状态,顺利度过分娩期。

第二节　枕先露的分娩机制

分娩机制(mechanism of labor)是指胎儿先露部在通过产道时,为适应骨盆各平面的不同形态,被动地进行一系列适应性转动,以其最小径线通过产道的过程(图 4-10)。临床上枕先露占 95.55%～97.55%,又以枕左前位最多见,故以枕左前位的分娩机制为例说明。

1. 衔接(engagement)　又称入盆。胎头双顶径进入骨盆入口平面,颅骨最低点接近或达到坐骨棘水平,称为衔接。胎头取半俯屈状态以枕额径进入骨盆入口,由于枕额径大于骨盆入口前后径,胎头矢状缝坐落在骨盆入口右斜径上,胎头枕骨位于骨盆左前方。部分初产妇可在预产期前 1～2 周内胎头衔接,经产妇多在分娩开始后衔接。若初产妇已临产而胎头仍未衔接,应警惕有头盆不称。

2. 下降(descent)　胎头沿骨盆轴前进的动作称为下降。下降动作贯穿于分娩全过程,与其他动作相伴随。下降动作呈间歇性,宫缩时胎头下降,间歇时胎头又稍回缩。促使胎头下降的因素有:①宫缩时通过羊水传导,压力经胎轴传至胎头;②宫缩时宫底直接压迫胎臀;③宫缩时胎体伸直、伸长;④腹肌收缩使腹压增加。临床上观察胎头下降的程度,作为判断产程进展的重要标志。

3. 俯屈(flexion)　当胎头继续下降至骨盆底时,原来处于半俯屈状态的胎头遇肛提肌阻力,借杠杆作用进一步俯屈,使下颏接近胸部,由衔接时的枕额径(11.3 cm)变为枕下前囟径(9.5 cm),以适应产道的最小径线,有利于胎头继续下降。

4. 内旋转(internal rotation)　胎头围绕骨盆纵轴向前旋转,使矢状缝与中骨盆及骨盆出口前后径相一致的动作称为内旋转。枕先露时,胎头枕部位置最低,到达骨盆底,肛提肌收缩力将胎头枕部推向阻力小、部位宽的前方,枕左前位的胎头枕部向前旋转 45°,后囟门转至耻骨弓下,以适应中骨盆及骨盆出口前后径大于横径的特点,有利于胎头下降。一般在第一产程末完成内旋转动作。

5. 仰伸(extention)　宫缩和腹压继续迫使胎头下降,而肛提肌收缩力又将胎头向前推进,两者的合力作用使胎头沿骨盆轴下段向下、向前,胎头枕骨下部达耻骨联合下缘时,以耻骨弓为支点,使胎头逐渐仰伸,胎头的顶、额、鼻、口、颏相继娩出。当胎头仰伸时,胎儿双肩径沿左斜径进入骨盆入口。

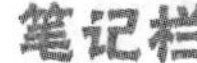
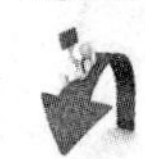

(1)胎头下降

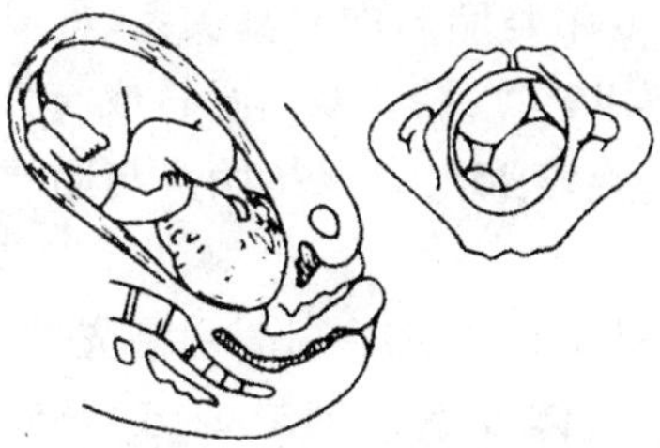

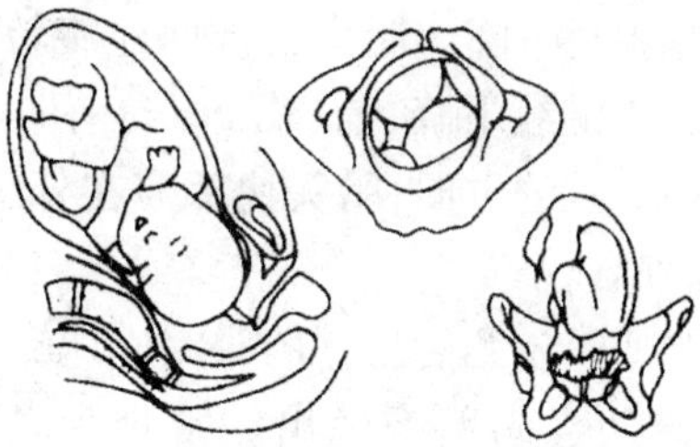

(2)胎头衔接

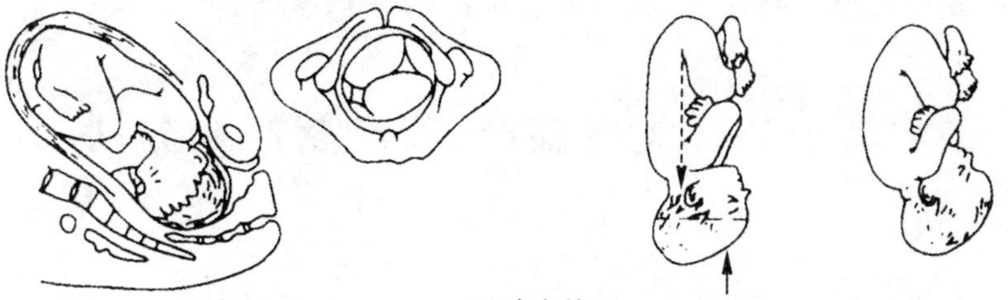

(3)胎头俯屈

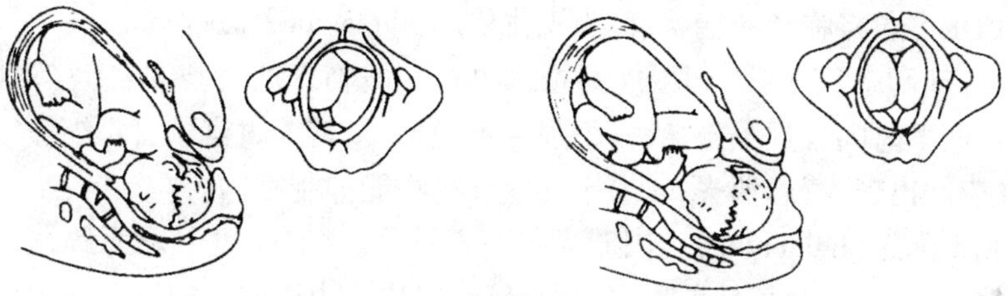

(4)胎头内旋转

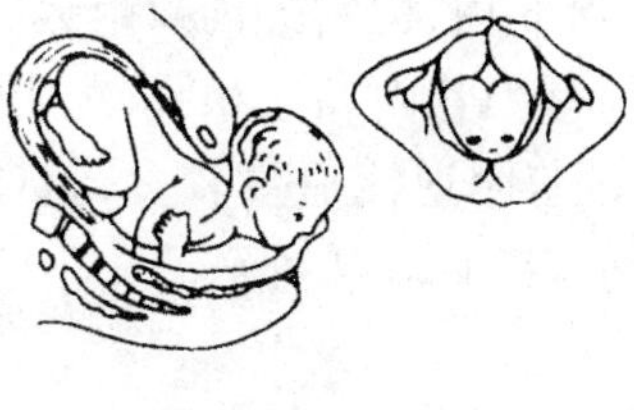

(5)胎头仰伸

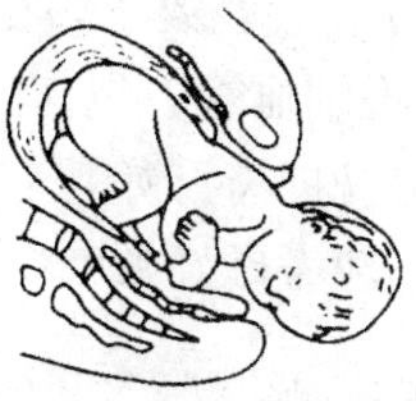

(6)胎头复位、外旋转

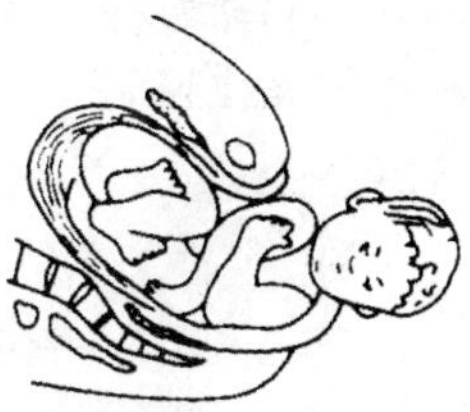

(7)前肩娩出

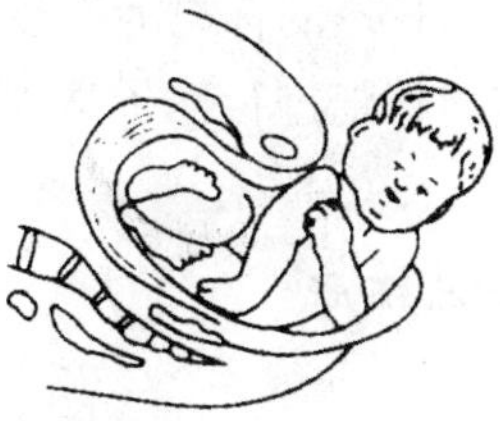

(8)后肩娩出

图 4-10　枕左前位分娩机制示意图

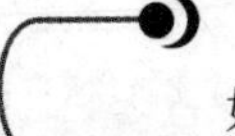

笔记栏

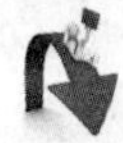

6. 复位及外旋转(restitution and external rotation)　胎头娩出后,胎儿双肩径沿骨盆入口左斜径下降。胎头枕部向左旋转45°,恢复了与胎肩的垂直关系,称复位。胎肩在盆腔内继续下降,前(右)肩向前向中线旋转45°时,胎儿双肩径转成与骨盆出口前后径相一致的方向,胎头枕部需在外继续向左旋转45°,以保持胎头与胎肩的垂直关系,称外旋转。

7. 胎肩及胎儿娩出　胎头完成外旋转后,胎儿前(右)肩在耻骨弓下先娩出,随即后(左)肩从会阴前缘娩出。胎儿双肩娩出后,胎体及下肢随之娩出,完成分娩全过程。

必须指出:分娩机制各动作虽分别介绍,但却是连续进行的。

第三节　先兆临产、临产及产程分期

一、先兆临产

出现预示不久将临产的症状,称为先兆临产(threatened labor)。

1. 假临产(false labor)　即不规则子宫收缩。假临产的特点是:①宫缩持续时间短(<30 s),间歇时间长且不规律,宫缩强度不增加;②宫缩时宫颈管不缩短,宫口不扩张;③常在夜间出现,清晨消失;④给予强镇静药物能抑制宫缩。

2. 胎儿下降感(lightening)　因胎先露进入骨盆,宫底位置下降而致,多数孕妇自觉上腹部较前舒适,进食量较前增多,呼吸较前轻快。由于胎先露入盆压迫膀胱,孕妇常出现尿频。

3. 见红(show)　大多数孕妇在临产前24～48 h内,因宫颈内口附近的胎膜与该处的子宫壁剥离,毛细血管破裂,有少量出血并与宫颈管内黏液相混,经阴道排出,称为见红。见红是分娩即将开始比较可靠的征象。若阴道流血量较多,超过平时月经量,不应视为见红,应考虑妊娠晚期出血,如前置胎盘、胎盘早剥等。

二、临产的诊断

临产(in labor)的标志为有规律且逐渐增强的子宫收缩,持续30 s或以上,间歇5～6 min,同时伴随进行性子宫颈管消失、宫颈口扩张和胎先露下降。

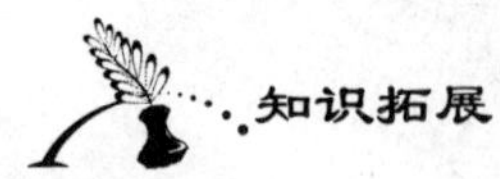

知识拓展

分娩动因

分娩的发动是非常复杂的过程。一般认为,妊娠晚期的炎症细胞因子、机械性刺激等多因素作用使子宫下段形成及宫颈成熟,诱发前列腺素及缩宫素释放,子宫肌细胞间隙连接形成和子宫肌细胞内钙离子浓度增加,使子宫由妊娠期的稳定状态转变为分娩时的兴奋状态,从而启动

笔记栏

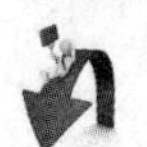

分娩。不管分娩动因如何，宫颈成熟是分娩发动的必备条件，缩宫素与前列腺素是促进宫缩的最直接原因。

关于分娩动因的理论有：

1. 炎症反应学说　研究表明，非感染性炎症反应可能是分娩发动的一个重要机制。

2. 内分泌控制理论　分娩发动是子宫平滑肌由非活跃状态向活跃状态的转化，这种转化受多种内分泌激素的调控。包括：①前列腺素(子宫平滑肌对前列腺素具有高度敏感性，前列腺素合成增加是分娩发动的重要因素)；②缩宫素与缩宫素受体；③内皮素；④雌激素与功能性孕酮撤退；⑤皮质醇激素等。

3. 机械性理论

4. 神经介质理论

三、产程分期

总产程(total stage of labor)即分娩全过程，指从开始出现规律宫缩至胎儿胎盘娩出为止。临床上分为3个产程。

1. 第一产程(first stage of labor)　又称宫颈扩张期。从规律宫缩开始至宫口开全。初产妇宫颈口扩张较慢，需11～12 h；经产妇宫颈口扩张较快，需6～8 h。

2. 第二产程(second stage of labor)　又称胎儿娩出期，从宫口开全至胎儿娩出。初产妇需1～2 h；经产妇一般数分钟即可完成，也有长达1 h者。

3. 第三产程(third stage of labor)　又称胎盘娩出期，从胎儿娩出后至胎盘胎膜娩出。需5～15 min，不应超过30 min。

第四节　分娩各期妇女的护理

一、第一产程妇女的护理

【临床表现】

1. 规律宫缩(regular uterine contraction)　产程开始时，出现伴有疼痛的子宫收缩。开始宫缩持续时间较短(30 s)且弱，间歇期较长(5～6 min)。随着产程进展，宫缩的持续时间渐长(50～60 s)且强度不断增加，间歇期渐短(2～3 min)。当宫口近开全时，宫缩持续时间可长达1 min或更长，间歇期仅1～2 min。

2. 宫口扩张(dilatation of cervix)　宫口扩张是临产后规律宫缩的结果。当宫缩渐频且不断增强时，由于子宫肌纤维的缩复作用，宫颈管变短直至消失，宫颈展平和逐渐扩张。当宫口开全(10 cm)时，子宫下段及阴道形成宽阔的筒腔，有利于胎儿通过。

3. 胎先露下降(descent of presentation)　伴随着宫缩和宫颈口扩张，胎儿先露部

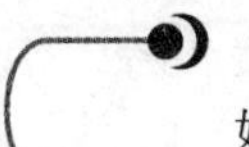

笔记栏
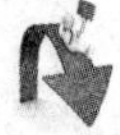

逐渐下降。胎头能否顺利下降,是决定能否经阴道分娩的重要观察项目。

4. 胎膜破裂(rupture of membranes) 简称破膜。胎儿先露部衔接后,将羊水阻断为前后两部,在胎先露部前面的羊水,称为前羊水,约 100 mL。宫缩时前羊水囊楔入宫颈管内,有助于扩张宫口。随着宫缩的增强,羊膜腔内的压力升高,当压力升高到一定程度时胎膜自然破裂。破膜多发生在宫口近开全时。

【护理评估】

1. 健康史 根据产前检查记录了解产妇的一般情况,重点了解年龄、身高、体重、营养状况等,询问预产期,本次妊娠经过,有无高危因素,有无阴道流血或液体流出等情况。了解婚育史,有无糖尿病、高血压、心脏病、肝炎等病史,对既往有不良孕产史者要了解原因。询问规律宫缩开始的时间、强度及频率。

2. 身体状况

(1)一般情况 观察生命体征,产妇的脉搏、呼吸可能稍有增加,体温变化不大。因宫宿时血压会升高 5 ~ 10 mmHg,故血压应在宫缩间歇期测量。评估皮肤张力情况,有无水肿。

(2)胎儿宫内情况 用胎心听诊器、多普勒仪或胎儿监护仪监测。首先通过四步触诊法确定胎心最响亮的部位,在宫缩间歇时用听诊器或多普勒仪听胎心音,每次测 1 min。正常胎心率为 110 ~ 160 次/min。此方法虽简便,但仅能获得每分钟的胎心率,不能分辨瞬间变化,不能识别胎心率的变异及其与宫缩、胎动的关系。有条件的可用胎儿监护仪连续监测胎心率,每次至少记录 20 min。观察胎心率的变异及其与宫缩、胎动的关系,了解胎儿在宫内的状态。

(3)子宫收缩 产程中必须连续定时观察并记录宫缩持续时间、间歇时间及强度,掌握其规律性。可通过触诊法或胎儿监护仪监测。最简单的方法是由助产人员将手掌放于产妇腹壁上,宫缩时宫体部隆起变硬,间歇期松弛变软。用胎儿监护仪描记宫缩曲线,可以看出每次宫缩持续时间、强度和频率,是较全面反映宫缩的客观指标。

(4)宫口扩张和胎先露下降 通过阴道检查或肛门检查可了解宫口扩张及胎先露下降情况。根据宫口扩张情况第一产程可分为潜伏期和活跃期。潜伏期(latent phase)是指从出现规律宫缩开始至宫口扩张 3 cm。潜伏期宫口扩张速度缓慢,平均每 2 ~3 h 扩张 1 cm,约需 8 h,最长时限为 16 h,超过 16 h 称潜伏期延长。活跃期(active phase)是指宫口扩张 3 cm 至宫口开全。活跃期宫口扩张速度明显加快,约需 4 h,最长时限为 8 h,超过 8 h 称活跃期延长。活跃期又划分 3 个时期:加速期是指宫口扩张 3 ~4 cm,约需 1.5 h;最大加速期是指宫口扩张 4 ~9 cm,约需 2 h;减速期是指宫口扩张 9 ~10 cm 止,约需 30 min。若观察发现宫口不能如期扩张,可能存在宫缩乏力、胎位异常、头盆不称等原因。

新产程标准及处理的专家共识(2014)

Friedman 产程标准(或产程图),在过去的几十年里确实发挥了指导作用,国内各种教科书凡是讲述正常分娩和异常分娩,也都引用

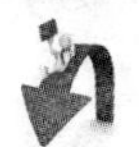

Friedman 产程标准。但任何事物不是一成不变的,随着大量临床实践经验的积累,循证医学的发展,人们的认识水平也不断提高。今天已经有能够更好指导临床的新产程标准产生并摆在我们面前,对此,我们应该在临床工作中采纳这个新标准,进一步在执行中观察并总结经验,使这个新产程标准能够起到减少不必要的产程干预、降低剖宫产率、保障孕产妇分娩安全的作用。同时,在产科临床科研中,只有根据国际新标准来处理正常分娩和异常分娩,我们的科研成果才能被国际同行所认可。新标准的 3 个主要变化如下:

1. 宫口还没有扩张至 6 cm,不能认为产妇已进入了活跃期。对产科医生和助产士来说,宫口扩张到何种程度算是进入活跃期非常重要,可减少不必要的产程干预,改善母胎结局。活跃期的起点:Friedman 产程标准为 4 cm,新产程标准为 6 cm。

2. 正常情况下,活跃期宫口扩张速度可低至 0.5 cm/h。对产科医生和助产士来说,了解产程不同阶段宫口扩张速度非常重要,可以更好地管理产程,准确诊断活跃期的延长或停滞,可减少不良分娩结局。活跃期宫口扩张速度:Friedman 产程标准可低至 1.2 cm/h,新产程标准可低至 0.5 cm/h。

3. 应用硬脊膜外阻滞的初产妇,第二产程可长达 4 h。第二产程时限:Friedman 产程标准为硬脊膜外阻滞下,初产妇不超过 3 h,经产妇不超过 2 h;新产程标准为硬脊膜外阻滞下,初产妇不超过 4 h,经产妇不超过 3 h。

胎头下降的程度以颅骨最低点与坐骨棘平面的关系为标志。胎头颅骨最低点平坐骨棘平面时,以“0”表示。在坐骨棘平面上 1 cm 时,以“-1”表示;在坐骨棘平面下 1 cm 时,以“+1"表示,余依此类推(图 4-11)。胎头于潜伏期下降不明显,活跃期下降加快,平均每小时下降 0.86 cm。一般宫口开大至 4 ~5 cm 时,胎头应达坐骨棘水平。

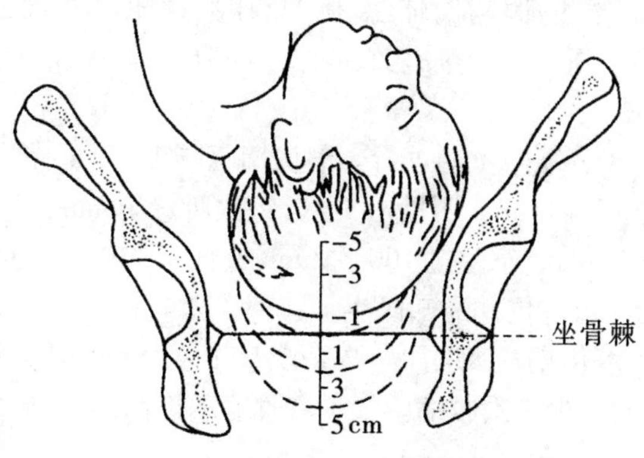

图 4-11 胎头高低的判断

阴道检查能了解宫颈软硬度、厚薄,宫口扩张程度,是否破膜,骨盆腔大小,确定胎

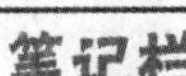

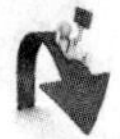

方位以及胎头下降程度。尤适用于肛查先露部不明、宫口扩张及胎头下降程度不清、疑有脐带先露或脐带脱垂、轻度头盆不称经试产4～6 h,产程进展缓慢者等情况。但应注意,阴道检查必须在严密消毒后进行。

肛门检查亦能了解宫颈软硬度、厚薄,宫口扩张程度,是否破膜,骨盆腔大小,确定胎方位以及胎头下降程度。因为肛查准确率低,且有潜在增加产道感染的机会,目前国内外提倡应以阴道检查替代肛门检查。

(5)胎膜破裂及羊水观察　了解胎膜是否破裂。如胎膜未破,肛查时触及有弹性的前羊水囊;如胎膜已破,则直接触及先露部,推动先露部时流出羊水。确定破膜时注意观察羊水的颜色、性状及量,并记录破膜时间。

3. 心理社会状况　评估产妇及家属对分娩的认知、信心,家庭关系是否融洽等。评估产妇是否由于环境的陌生、缺乏分娩知识及宫缩所致的疼痛而产生焦虑、紧张和急躁的情绪,能否按时进食和很好休息,精力和体力消耗的情况,这些都会影响宫缩及产程进展。详细询问产妇对疼痛的感受及其应对方法,对分娩疼痛有无心理准备;注意观察产妇的面部表情,了解目前疼痛的部位及程度。

4. 辅助检查　常用多普勒仪、胎儿监护仪监测胎儿宫内情况。

【护理诊断/问题】

1. 焦虑　与知识缺乏、担心分娩能否顺利进行有关。

2. 疼痛　与逐渐加强的宫缩有关。

3. 舒适度改变　与子宫收缩、环境嘈杂有关。

【护理目标】

1. 产妇焦虑程度减轻,情绪稳定。

2. 产妇能正确使用或配合分娩镇痛方法。

3. 产妇表示不适程度减轻。

【护理措施】

1. 入院护理　产妇入院时,协助办理住院手续,介绍待产室及产房的环境。结合产前检查记录,采集病史并完成护理病历书写。对初产妇或有难产史的经产妇,应再次行骨盆外测量。观察生命体征,体温、脉搏、呼吸每日2次,血压每隔4～6 h测量1次。若发现异常,应酌情增加测量次数,并给予相应处理。

2. 观察产程进展

(1)胎心监测　于宫缩间歇期进行。潜伏期每隔1～2 h听胎心1次。进入活跃期后,宫缩频时应每15～30 min听胎心1次,每次听诊1 min。若宫缩过后胎心率不能迅速恢复,节律不齐,胎心率超过160次/min或低于110次/min,提示胎儿窘迫,立即给产妇吸氧、改为左侧卧位并通知医生。

(2)子宫收缩　潜伏期应每隔1～2 h观察1次,活跃期应每15～30 min观察1次,一般需连续观察至少3次收缩。如子宫收缩不规律,间歇时间、持续时间和强度异常立即通知医生,并给予处理。

(3)宫颈扩张和胎头下降程度　根据宫缩情况和产妇的临床表现,适当增减阴道检查的次数。临产初期检查次数不应过多,一般隔4 h查1次,经产妇或宫缩频者间隔时间应缩短。宫口扩张及胎头下降是产程进展的重要标志,只有正确掌握宫口扩张

及胎头下降的规律性，才能避免在产程进展中进行不适当干预。

临床上为了细致观察产程，及时记录检查结果，发现异常能尽早处理，多绘制产程图(partogram)(图4-12)。产程图的横坐标为临产时间(h)，纵坐标左侧为宫口扩张程度(cm)，右侧为先露下降程度(cm)，画出宫口扩张曲线和胎头下降曲线。通过绘制的产程图，对产程进展可一目了然。

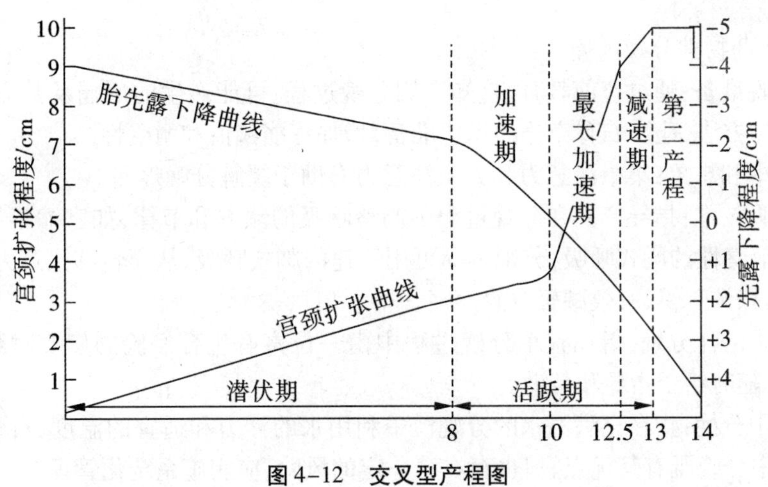

图4-12　交叉型产程图

(4)胎膜破裂及羊水观察　胎膜多在宫口近开全时自然破裂，前羊水流出。一旦胎膜破裂，应立即听胎心，观察羊水颜色、性状和流出量，并记录破膜时间。如羊水呈黄绿色，混有胎粪，应立即行阴道检查，注意有无脐带脱垂。破膜超过12 h者应遵医嘱给予抗生素预防感染。

3. 促进舒适

(1)提供良好的环境　产房保持安静无噪声。

(2)补充液体和热量　鼓励产妇在宫缩间歇期少量多次进食高热量、易消化、清淡食物，注意摄入足够的水分，必要时可静脉补液支持，以保证产程中充沛的体力。

(3)活动与休息　临产后，若胎头已入盆、宫缩不强且未破膜，鼓励产妇于宫缩间歇期在室内走动，有助于加速产程进展。若初产妇宫口近开全或经产妇宫口已扩张4 cm，应左侧卧位休息。

(4)排尿及排便　临产后，鼓励产妇每2～4 h排尿1次，以免膀胱充盈影响宫缩及胎先露下降。排尿困难者，予以诱导排尿，必要时导尿。

(5)减轻疼痛　鼓励产妇描述对疼痛的感受，产妇家属及助产人员陪伴并帮助其采取有效的措施来缓解疼痛，如指导产妇深呼吸等。若产妇腰骶部胀痛，用手拳压迫腰骶部，常能减轻不适感。宫缩间歇期指导产妇放松休息，恢复体力。也可通过音乐、谈话等方法转移产妇的注意力，减轻其疼痛的感觉。必要时遵医嘱配合应用镇静剂、麻醉药。

(6)清洁卫生　因频繁宫缩使产妇出汗较多，加之阴道分泌物、羊水外溢等，产妇常有不适感，应协助产妇擦汗、更衣、更换床单等，大小便后及时冲洗会阴，保持清洁卫生，增进舒适感。

4. 心理护理　助产人员应安慰产妇，耐心讲解分娩是正常的生理过程，增强产妇

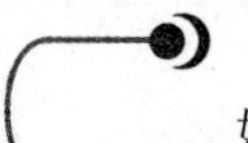

笔记栏

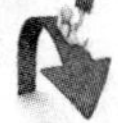

对自然分娩的信心;加强与产妇的沟通,建立一个良好的护患关系,及时提供产程中发生的相关信息,帮助其采取相应的应对措施,促使产妇在产程中密切配合助产人员,以便能顺利分娩。发挥家庭的支持系统作用,允许家属陪产,条件许可时提供家庭化分娩室和导乐陪伴分娩。

5. 缓解疼痛　包括非药物性分娩镇痛和药物性分娩镇痛。WHO 推荐非药物性分娩镇痛。

(1)非药物性分娩镇痛

1)分娩准备:通过产前教育,告知产妇分娩过程、可能产生的疼痛及其原因、减轻分娩疼痛的方法,让产妇有充分的思想准备,增加疼痛阈值和耐受性。

2)集中和想象:集中注意力和分散注意力有助于缓解分娩疼痛。

3)呼吸技术:指导产妇在分娩过程中调整呼吸的频率和节律,如宫缩早期可使用缓慢而有节奏性的胸式呼吸,分娩末期可用快速的胸式呼吸,从而转移注意力、放松肌肉、减少紧张和恐惧,有效减轻分娩疼痛。

4)导乐陪伴分娩:指在整个分娩过程中由一位富有生育经验的妇女时刻陪伴在产妇旁边,随时给予指导和帮助。

5)水中分娩:指在充满温水的分娩池中利用水的浮力和适宜的温度,自然分娩的过程。水中分娩既有其优点,但也存在着一定的风险,应实施系统化管理。

6)经皮神经电刺激疗法:是通过使用表皮层电极神经刺激器,持续刺激背部胸椎和骶椎的两侧,使局部皮肤和子宫的痛阈提高,并传递信息到神经中枢,激活体内抗痛物质和内源性镇痛物质的产生,从而达到镇痛目的。

此外,也可用芳香疗法、催眠术、穴位按摩、热敷等方法减轻疼痛。

(2)药物性分娩镇痛

1)原则:①对产妇及胎儿不良作用小。②药物起效快,作用可靠,给药方便。③对产程无影响或加速产程。④产妇清醒,可参与分娩过程。

2)方法:①吸入法,起效快,苏醒快,但应用时需防止产妇缺氧或过度通气。常用的药物有氧化亚氮、氟烷、安氟烷等。②硬膜外镇痛(连续硬膜外镇痛,自控硬膜外镇痛),镇痛效果较好,常用的药物为布比卡因、芬太尼。③腰麻-硬膜外联合阻滞,镇痛效果快,用药剂量少,运动阻滞较轻。④连续腰麻醉镇痛(连续蛛网膜下隙阻滞镇痛),镇痛效果比硬膜外阻滞或单次腰麻阻滞更具优势,但存在着对腰麻后头痛的顾虑。

3)注意事项:注意观察药物镇痛的不良反应和并发症,如恶心、呕吐,硬膜外感染、血肿,神经根损伤,下肢感觉异常等。一旦发现异常,应及时处理。

【护理评价】

1. 产妇在分娩过程中是否情绪稳定,能积极配合,适当休息、活动。

2. 产妇是否疼痛减轻,能忍受阵痛。

2. 产妇是否表示不适程度减轻,是否保持适当的摄入与排泄。

笔记栏

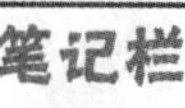

二、第二产程妇女的护理

【临床表现】

1. 子宫收缩增强　进入第二产程后,宫缩的频率和强度达到高峰。宫缩持续约 1 min 或以上,间歇期仅 1～2 min。

2. 胎儿下降及娩出　当胎头降至骨盆出口压迫骨盆底组织时,产妇有排便感,不自主地向下屏气。随着产程进展,会阴渐膨隆和变薄,肛门括约肌松弛。胎头于宫缩时露出于阴道口,露出部分不断增大,在宫缩间歇期,胎头又缩回阴道内,称胎头拨露(head visible on vulval gapping)。胎头双顶径越过骨盆出口,宫缩间歇时胎头也不再回缩,称胎头着冠(crowning of head)。此时会阴极度扩张变薄,应注意保护会阴。产程继续进展,胎头枕骨于耻骨弓下露出、出现仰伸动作,胎头娩出后,接着出现复位及外旋转,前肩和后肩相继娩出,胎体很快娩出,羊水随之涌出。

【护理评估】

1. 健康史　了解产程进展情况和胎儿宫内情况,同时了解第一产程的经过及其处理。

2. 身体状况　了解子宫收缩的持续时间、间歇时间、强度和胎心情况,询问产妇有无便意感,观察胎头拨露和着冠情况,评估会阴局部情况,结合估计的胎儿大小,判断是否需要行会阴切开术。

3. 心理社会状况　评估产妇目前的心理状态,有无焦虑、急躁、恐惧情绪,对自然分娩有无信心。

4. 辅助检查　胎儿监护仪监测宫缩及胎心变化,及时发现异常情况并及时处理。

【护理诊断/问题】

1. 疼痛　与宫缩及会阴部伤口有关。

2. 有受伤的危险　与会阴裂伤及新生儿产伤等有关。

3. 焦虑　与担心分娩是否顺利和胎儿安危有关。

【护理目标】

1. 产妇能忍受疼痛,情绪稳定。

2. 产妇能正确使用腹压,未发生可避免的会阴裂伤和新生儿产伤。

3. 产妇情绪稳定,配合产程处理。

【护理措施】

1. 心理支持　第二产程期间,助产士应陪伴在旁,及时提供产程进展信息,给予安慰、支持和鼓励,缓解其紧张和恐惧,同时协助其饮水、擦汗等生活护理。

2. 观察产程进展　此期宫缩频繁而强烈,需密切监测胎心,仔细观察胎儿有无急性缺氧情况,应勤听胎心,通常每 5～10 min 听 1 次,最好用胎儿监护仪监测胎心率及其基线变异。若发现胎心减慢,需尽快结束分娩。若发现第二产程延长,应及时查找原因,尽量采取措施结束分娩,避免胎头长时间受压。宫口开全后,胎膜多已自然破裂。若仍未破膜,常影响胎头下降,应行人工破膜。

3. 指导产妇屏气　宫口开全后,指导产妇正确运用腹压。方法是:产妇双足蹬在

笔记栏

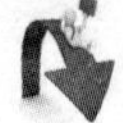

产床上，两手握住产床上的把手，宫缩时深吸气后屏住，然后如解大便样向下用力以增加腹压。宫缩间歇时，产妇全身肌肉放松休息。宫缩再现时，重复同样的屏气动作，以加速产程。

4. 接产准备　初产妇宫口开全、经产妇宫口扩张 4 cm 且宫缩规律有力时，应将产妇送进产房，做好接产准备工作。让产妇仰卧于产床（也有坐于特制产椅上行坐位分娩），两腿屈曲分开，露出外阴部，臀下放便盆或塑料布，用消毒纱布蘸肥皂水擦洗外阴部，顺序是大小阴唇、阴阜、大腿内上 1/3、会阴及肛门周围（图 4-13）。然后用温开水冲掉肥皂水，为防止冲洗液流入阴道，冲洗前宜用消毒干纱布球盖住阴道口。最后以聚维酮碘（碘伏）消毒，取下阴道口的纱布球和臀下的便盆或塑料布，铺消毒巾于臀下。接产者按无菌操作常规洗手、戴手套及穿手术衣，打开产包，铺好消毒巾，准备接产。

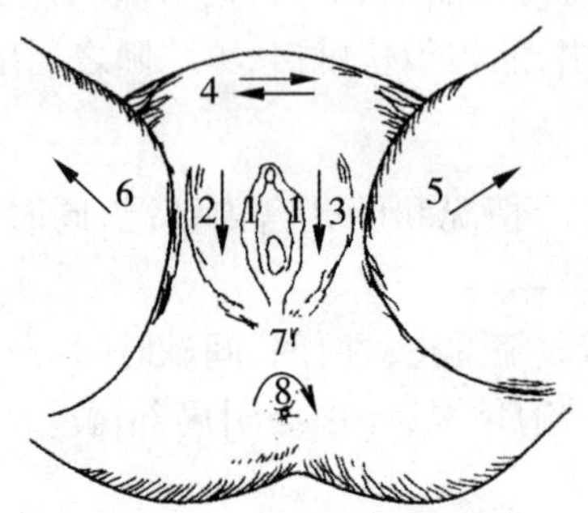

图 4-13　外阴部擦洗顺序

5. 接产

（1）评估会阴部发育情况　识别会阴撕裂的诱因，例如会阴水肿、会阴过紧缺乏弹力、耻骨弓过低、胎儿过大、胎儿娩出过快等，均易造成会阴撕裂，接产者在接产前应做出正确的判断，必要时行会阴切开术。

（2）接产要领　保护会阴的同时协助胎头俯屈，让胎头以最小径线在宫缩间歇时缓慢地通过阴道口，是预防会阴撕裂的关键，产妇与接产者密切配合才能做到。胎肩娩出时也要注意保护好会阴。

（3）接产步骤　接产者站在产妇右侧，当胎头拨露使阴唇后联合紧张时开始保护会阴。方法是：在会阴部铺消毒巾，接产者右肘支在产床上，右手拇指与其余四指分开，利用手掌大鱼际肌顶住会阴部。每当宫缩时向内上方托压，同时左手轻轻下压胎头枕部，协助胎头俯屈和使胎头缓慢下降（图 4-14）。宫缩间歇时，保护会阴的右手稍放松，以免压迫过久引起会阴水肿。当胎头枕部在耻骨弓下方露出时，左手应协助胎头仰伸（图 4-15）。此时若宫缩强，应嘱产妇张口哈气以解除腹压，让产妇在宫缩间歇时稍向下屏气用力，使胎头缓慢娩出。

笔记栏

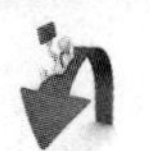

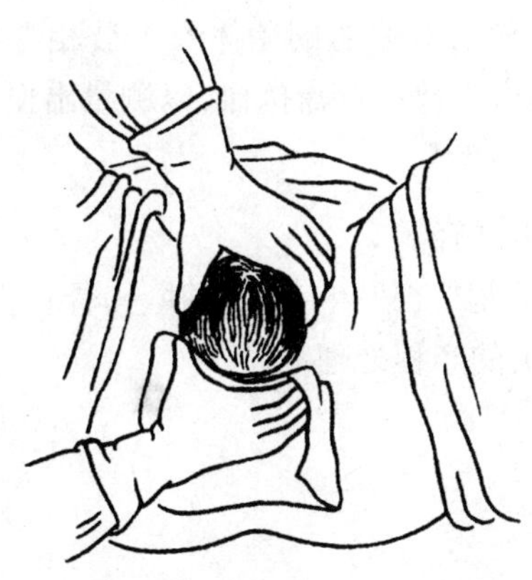

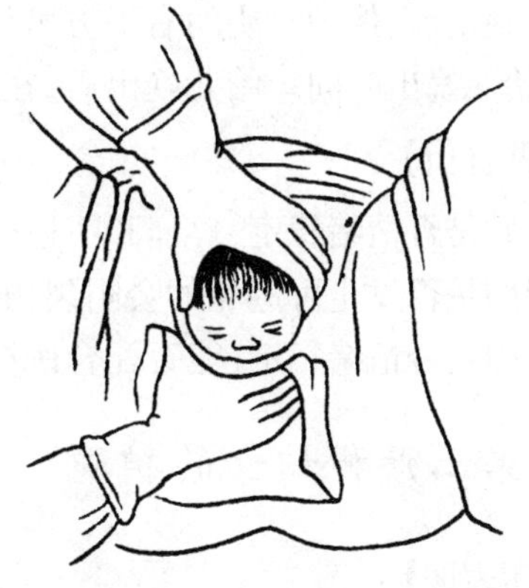

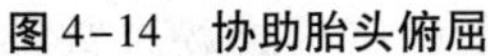

图 4-14　协助胎头俯屈　　图 4-15　协助胎头仰伸

若胎头娩出见有脐带绕颈一周且较松时，可用手将脐带顺胎肩推下或从胎头滑下。若脐带绕颈过紧或绕颈 2 周或以上，可用两把血管钳将其一段夹住从中间剪断脐带（图 4-16），注意勿伤及胎儿颈部。

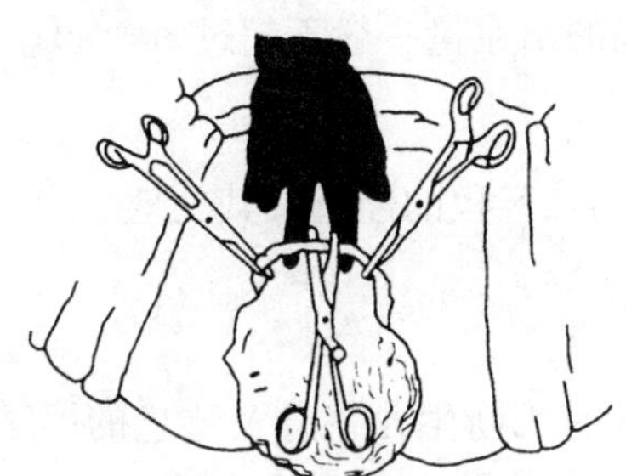

图 4-16　脐带绕颈的处理

胎头娩出后，右手仍应注意保护会阴，不要急于娩出胎肩，而应先以左手自鼻根向下颏挤压，挤出口鼻内的黏液和羊水。然后协助胎头复位及外旋转，使胎儿双肩径与骨盆出口前后径相一致。接产者左手向下轻压胎儿颈部，使前肩从耻骨弓下先娩出（图 4-17），再托胎颈向上，使后肩从会阴前缘缓慢娩出（图 4-18）。

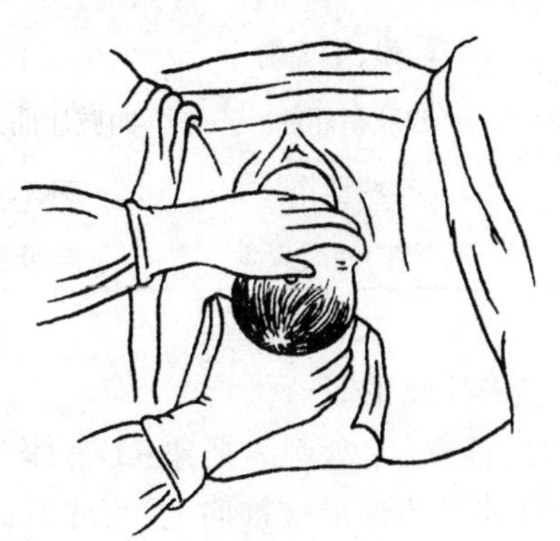

图 4-17　协助前肩娩出

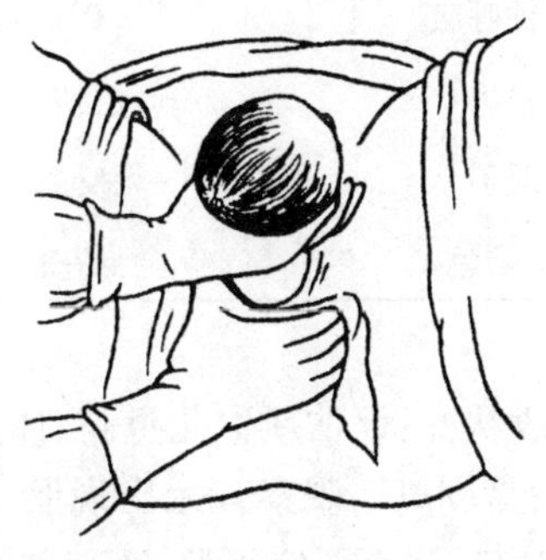

图 4-18　协助后肩娩出

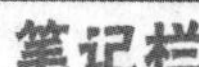
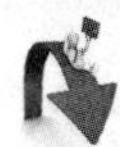

双肩娩出后,保护会阴的右手方可放松,然后双手协助胎体及下肢相继以侧位娩出,记录胎儿娩出时间。胎儿娩出后,在产妇臀下放一弯盘接血,以测量出血量。

【护理评价】

1. 产妇是否情绪稳定,疼痛和不适感是否减轻。

2. 产妇是否发生可避免的会阴裂伤,新生儿是否发生头颅血肿、锁骨骨折等产伤。

3. 产妇是否情绪稳定,能否配合医护人员的产程处理。

三、第三产程妇女的护理

【临床表现】

1. 子宫收缩　胎儿娩出后,宫底降至脐平,产妇感到轻松。宫缩暂停数分钟后再现。

2. 胎盘娩出　胎儿娩出后,由于宫腔容积突然明显缩小,胎盘不能相应缩小,胎盘附着面与子宫壁发生错位而剥离。剥离面出血形成胎盘后血肿,子宫继续收缩,增大剥离的面积,直至胎盘完全剥离而娩出。

3. 阴道流血　正常分娩的出血量一般不超过 300 mL。

【护理评估】

1. 健康史　了解第一、第二产程的经过及其处理。

2. 身体状况

(1)新生儿评估

1)Apgar 评分:用于判断有无新生儿窒息及窒息的严重程度。以出生后 1 min 内的心率、呼吸、肌张力、喉反射及皮肤颜色 5 项体征为依据,每项为 0 ~ 2 分(表 4-1),满分为 10 分。若评分为 8 ~ 10 分,属正常新生儿;4 ~ 7 分属轻度窒息,又称青紫窒息;0 ~ 3 分属重度窒息,又称苍白窒息。

表 4-1　新生儿 Apgar 评分法

体征	0 分	1 分	2 分
每分钟心率	0	<100 次	≥100 次
每分钟呼吸	0	浅、慢,不规则	佳
肌张力	松弛	四肢稍屈曲	四肢屈曲,活动好
喉反射	无反射	有些动作	咳嗽,恶心
皮肤颜色	全身苍白	躯干红,四肢青紫	全身粉红

2)一般状况:评估新生儿身高、体重,体表有无畸形。

(2)胎盘剥离　观察有无出现胎盘剥离的征象,胎盘剥离征象:①宫体变硬呈球形,胎盘剥离后降至子宫下段,下段被扩张,宫体呈狭长形被推向上,宫底升高达脐上(图 4-19)。②剥离的胎盘降至子宫下段,阴道口外露的一段脐带自行延长。③阴道少量流血。④用手掌尺侧在产妇耻骨联合上方轻压子宫下段时,宫体上升而外露的脐带不再回缩。

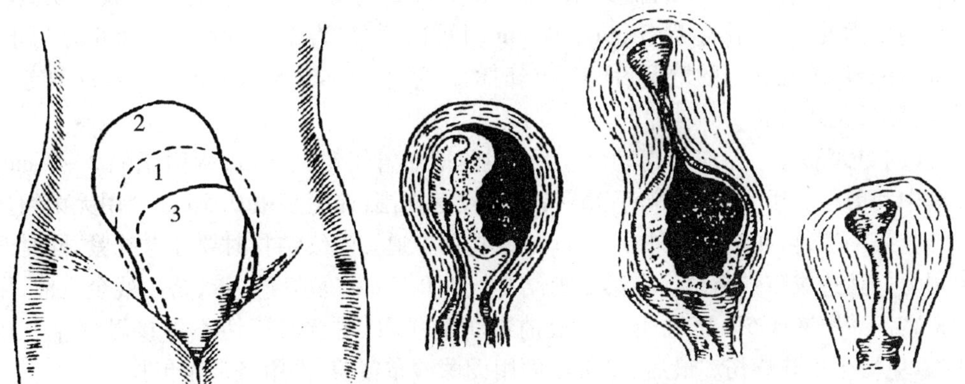

(1)胎盘剥离开始　(2)胎盘降至子宫下段　(3)胎盘娩出后

图 4-19　胎盘剥离时子宫的形状

胎盘剥离及娩出方式:①胎儿面娩出式,胎盘从中央开始向周围剥离,其特点是胎盘以胎儿面先娩出,随后见少量阴道流血,该方式多见;②母体面娩出式,胎盘从边缘开始剥离,血液沿剥离面流出,其特点是先有较多量阴道流血,而后胎盘以母体面娩出,该方式少见。

胎盘娩出后评估胎盘、胎膜是否完整,有无胎盘小叶或胎膜残留,胎盘周边有无断裂的血管残端以判断是否有副胎盘。

(3)子宫收缩及阴道流血　胎盘娩出前后,了解子宫收缩的强度、频率。胎盘娩出后,子宫迅速收缩,宫底下降平脐,经短暂间歇后,子宫再次收缩成球形,宫底上升。注意评估阴道流血的时间、颜色和量,常用的评估方法有称重法、容积法和面积法。

(4)会阴伤口　仔细检查软产道,注意宫颈、阴道、小阴唇内侧、尿道口周围及会阴有无裂伤。

3. 心理社会状况　评估产妇的情绪状态,对新生儿性别、健康及外形等是否满意,能否接受新生儿,有无进入母亲角色等。

4. 辅助检查　根据产妇、新生儿情况选择必要的检查。

【护理诊断/问题】

1. 潜在并发症　新生儿窒息、产后出血。

2. 有母子依恋关系改变的危险　与疲乏、会伤口疼痛或新生儿性别不理想有关。

【护理目标】

1. 新生儿窒息、产后出血能及时发现并及时处理。

2. 产妇接受新生儿并开始亲子间互动。

【护理措施】

1. 新生儿护理

(1)清理呼吸道　用新生儿吸痰管或导尿管轻轻吸除新生儿咽部及鼻腔黏液和羊水,以免发生吸入性肺炎。当确认呼吸道黏液和羊水已吸净而仍未啼哭时,可用手轻拍新生儿足底。新生儿大声啼哭表示呼吸道已通畅,即可处理脐带。

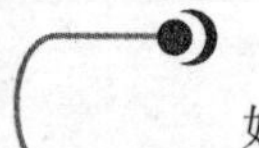

笔记栏

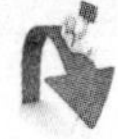

(2)Apgar 评分　新生儿 Apgar 评分 4 ~ 7 分，需清理呼吸道、人工呼吸、吸氧、用药等措施；0 ~ 3 分缺氧严重，需紧急抢救，行喉镜直视下气管内插管并给氧。缺氧较严重的新生儿，应在出生后 5 min、10 min 时再次评分，直至连续两次均≥8 分为止。1 min 评分反映在宫内的情况，是出生当时的情况；而 5 min 及以后评分则反映复苏效果，与预后关系密切。

(3)处理脐带　待脐带搏动停止后，用两把血管钳钳夹脐带，两钳相隔 2 ~ 3 cm，在其中间剪断。用 75% 乙醇消毒脐带根部及其周围，在距脐根 0.5 cm 处用无菌粗丝线结扎第一道，再在结扎线外 0.5 cm 处结扎第二道。丝线结扎时要注意扎紧，同时避免用力过猛造成脐带断裂。在第二道结扎线外 0.5 cm 处剪断脐带，挤出残余血液，用 20% 高锰酸钾液或 5% 聚维酮碘溶液消毒脐带断面，注意药液切不可接触新生儿皮肤，以免发生皮肤灼伤。最后，脐带断面用无菌纱布覆盖，再用脐带布包扎。

还可以用气门芯、脐带夹、血管钳等方法取代棉线双重结扎法。目前常用气门芯套扎法。将栓有丝线的气门芯消毒后，套入止血钳，用止血钳夹住距脐根部 0.5 cm 处的脐带，在其上端的 0.5 cm 处将脐带剪掉，拉丝线将气门芯拉长套住脐带，取下止血钳，挤出脐带残端血后包扎。处理脐带时，应注意新生儿保暖。

(4)一般护理　擦净新生儿足底胎脂，打足印及母亲拇指印于新生儿病历上，经仔细体格检查后，系以标明母亲姓名、床号、住院号、新生儿性别、体重和出生时间的手腕带。将新生儿抱至母亲怀中进行早接触、早吸吮。

2. 协助胎盘娩出　正确处理胎盘娩出，可减少产后出血的发生。当确认胎盘已完全剥离时，于宫缩时让产妇稍用腹压，接产者左手握住宫底(拇指置于子宫前壁，其余 4 指放于子宫后壁)并按压，同时右手轻拉脐带，协助胎盘娩出。当胎盘娩出至阴道口时，接产者双手接住胎盘，向一个方向旋转并缓慢向外牵拉，协助胎盘胎膜完整娩出。若在胎膜娩出过程中，发现胎膜有部分断裂，可用血管钳夹住断裂上端的胎膜，再继续向原方向旋转，直至胎膜完全娩出。胎盘胎膜娩出后，按摩子宫以刺激子宫收缩、减少出血，同时注意观察并测量出血量。切忌在胎盘尚未完全剥离时用手按揉子宫或牵拉脐带，以免引起胎盘部分剥离而出血或拉断脐带，甚至造成子宫内翻。

3. 检查胎盘和胎膜　将胎盘铺平，先检查胎盘母体面，用纱布把血块拭去，观察胎盘大小、有无凝血块、钙化、胎盘小叶有无缺损。然后将胎盘提起，检查胎膜是否完整、破裂口高低。脐带长短及其附着部位，再检查胎盘胎儿面边缘有无血管断端，及时发现副胎盘(副胎盘为一小胎盘，与正常胎盘分离，但两者间有血管相连)。测量胎盘直径、厚度。

若有副胎盘、部分胎盘残留或大部分胎膜残留，应在无菌操作下伸手入宫腔取出残留组织。若确认仅有少量胎膜残留，可给予子宫收缩剂待其自然排出。

4. 检查软产道　胎盘娩出后，应仔细检查会阴、小阴唇内侧、尿道口周围、阴道及宫颈有无裂伤。若有裂伤，应及时缝合。

5. 预防产后出血　正常分娩出血量多数不超过 300 mL。胎盘、胎膜娩出后应立即按摩子宫，刺激子宫收缩，减少产后出血。遇有产后出血史或易发生宫缩乏力的产妇，可在胎儿前肩娩出时静脉注射缩宫素(oxytocin)10 ~ 20 U，或肌内注射缩宫素 10 U。也可在胎儿娩出后立即经脐静脉快速注入生理盐水 20 mL 内加缩宫素 10 U，均能促使胎盘迅速剥离减少出血。如胎盘未完全剥离，出血较多，应行人工剥离胎盘术。

笔记栏
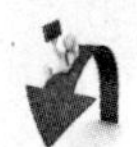

如胎儿娩出 30 min,胎盘仍未娩出,但出血不多,则应注意排空膀胱,再轻轻按压子宫,给予子宫收缩剂后仍不能排出胎盘时,再行人工剥离胎盘术。如胎盘娩出后出血多,可经下腹部直接注入子宫体肌壁内或肌内注射麦角新碱 0.2 ~ 0.4 mg,并将缩宫素 20 U 加入 5% 葡萄糖注射 500 mL 内静脉滴注。

6. 产后观察　产后应在产房观察 2 h,重点观察血压、脉搏、子宫收缩情况、宫底高度、阴道出血量,膀胱是否充盈,会阴及阴道有无血肿等,发现异常及时处理。据临床估计,约有 80% 的产后出血发生在产后 2 h 内,因此,临床上也有将胎盘娩出后的 2 h 时期称为第四产程,以重视预防产后出血。

7. 促进舒适　为产妇擦汗更衣,及时更换床单及会阴垫,给予易消化、营养丰富的食物,帮助产妇恢复体力。

8. 情感支持　帮助产妇接受新生儿,协助产妇和新生儿皮肤接触,在产后 30 min 内进行早吸吮,建立母子情感。

【护理评价】

1. 产妇和新生儿是否出现并发症。

2. 产妇是否接受新生儿并开始与新生儿进行目光交流、皮肤接触和早吸吮。

本章小结

影响分娩的因素包括产力、产道、胎儿、产妇的精神心理因素。如果这些因素正常并能够相互适应,则分娩可正常进行。妊娠晚期出现不规则子宫收缩、轻松感和见红现象称为先兆临产。当出现规律且逐渐增强的子宫收缩,持续 30 s 或以上,间歇 5 ~ 6 min,同时伴随进行性子宫颈管消失、宫颈口扩张和胎先露下降时,进入临产状态。总产程分 3 个产程。枕前位的分娩机制包括下降、衔接、俯屈、内旋转、仰伸、复位、外旋转。熟悉分娩机制有助于观察和处理产程。分娩时要根据每个产程的特点,及时评估产妇的身心状况、胎儿和新生儿的安危,严密观察产程进展,正确接生,预防产后出血,促进舒适和亲子互动,提供心理支持,缓解产痛,保证母婴安全。

(谢伟英)

思考题

1 列出各产程的分期及其所需时间。

2. 简述分娩各期的护理诊断、护理措施。

3. 如何缓解产妇焦虑和疼痛?

4. 简述阿普加评分的方法和意义。

5. 如何区别先兆临产及临产?

6. 解释枕左前位的分娩机制。

第五章

产褥期管理

第一节　产褥期妇女的身心健康与家庭调适

从胎盘娩出至产妇全身器官除乳腺外恢复或接近正常未孕状态所需的一段时期，称为产褥期(puerperium)，一般为6周。在正常产褥期，产妇的全身各系统尤其是生殖系统发生了很大变化，同时新生儿的出生，也使产妇和家庭经历着心理和社会适应过程。这是产妇生理和心理恢复的关键时期，了解这些变化和适应过程，对做好产褥期保健、保障母婴健康具有重要意义。

一、产褥期妇女的生理变化

(一)生殖系统

1.子宫　产褥期变化最大的是生殖系统，其中又以子宫的变化最大。妊娠期子宫自胎盘娩出后逐渐恢复到未孕状态的过程称为子宫复旧(involution of uterus)，主要表现为子宫体肌纤维缩复、子宫内膜再生、子宫颈及子宫下段恢复、子宫血管变化。

(1)子宫体肌纤维缩复　子宫体肌纤维缩复主要表现为肌细胞体积缩小和长度变短，肌细胞的数量无明显变化。肌细胞多余的细胞质变性自溶，在溶酶体酶系作用下，转化成氨基酸进入循环系统，由肾排出。随着肌纤维不断缩复，子宫体逐渐缩小，产后1周，子宫底在耻骨联合上方2~3横指，约为妊娠12周大小；产后10 d子宫降至骨盆腔内，腹部检查不能触及子宫底；产后6周子宫恢复至正常未孕大小。子宫重量也逐渐减轻，分娩结束时子宫约重1000 g，产后1周时约重500 g，产后2周约重300 g，产后6周子宫逐渐恢复到未孕时的50 g。

(2)子宫内膜再生　胎盘和胎膜从蜕膜海绵层分离娩出后，遗留的蜕膜分为两层，表层发生退行性变，坏死脱落，形成恶露的一部分；接近肌层的子宫内膜基底层逐渐再生新的功能层。产后第3周，胎盘附着部位以外的宫腔表面均由新生内膜覆盖，胎盘附着部位全部修复约需至产后6周。

(3)子宫下段和子宫颈的变化　子宫下段在产后的几周内肌纤维逐渐缩复，恢复为非孕时的子宫峡部。胎盘娩出后宫颈外口呈袖口状，产后2~3 d宫口可以容2指，

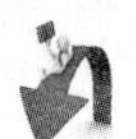

产后1周宫颈内口关闭,宫颈管复原。产后4周子宫颈恢复至孕前状态。

(4)子宫血管变化　胎盘娩出后,胎盘附着面立即缩小为原来的一半,开放的螺旋动脉和静脉窦压缩变窄,数小时后血管内形成血栓,出血逐渐减少至停止。如胎盘附着面在新生内膜修复期间,因复旧不良出现血栓脱落,可致晚期产后出血。

2. 阴道　分娩后阴道腔呈扩大状态,阴道壁肌张力低下,阴道黏膜皱襞因过度伸展而减少甚至消失。在产褥期阴道壁肌张力逐渐恢复,阴道腔缩小,阴道壁黏膜皱襞约在产后3周重新出现,但阴道在产褥期结束时仍不能完全恢复至未孕时的紧张度。

3. 外阴　分娩后外阴轻度水肿,产后2~3 d消退。会阴部若有轻度撕裂或会阴后-侧切开,缝合后均能在产后3~4 d内愈合。处女膜在分娩时撕裂,形成残缺痕迹,称为处女膜痕。

4. 盆底组织　由于分娩过程中胎先露长时间的压迫,盆底肌肉和筋膜过度伸展致弹性降低,且常伴有肌纤维部分断裂。若于产褥期坚持产后康复锻炼,盆底肌可能在产褥期内即恢复至接近未孕状态。若盆底肌及筋膜发生严重撕裂造成盆底松弛,加之产褥期过早参加重体力劳动,或者分娩次数多且间隔时间短,可导致阴道壁脱垂及子宫脱垂。

(二)乳房

乳房的主要变化是泌乳。妊娠期孕妇体内雌激素、孕激素、胎盘生乳素升高,促使乳腺发育和初乳形成。分娩后雌、孕激素水平急剧下降,抑制了催乳激素抑制因子的释放,在催乳激素的作用下,乳房腺细胞开始分泌乳汁。当婴儿吸吮乳头时,催乳激素呈脉冲式释放,促进乳汁分泌;吸吮刺激还可反射性引起神经垂体释放缩宫素,缩宫素使乳腺腺泡周围肌上皮收缩,使乳汁从腺泡和小导管进入输乳导管和乳窦而喷出,称为喷乳反射。因此吸吮是保持泌乳的关键。不断排空乳房,也是维持泌乳的重要条件。乳汁的产生还和产妇的睡眠、营养、情绪、健康状况等密切相关。

产后7 d内分泌的乳汁称为初乳(colostrum),因含较多β胡萝卜素而呈淡黄色。初乳中含有丰富的蛋白质,尤其是免疫球蛋白G(IgG)和分泌型免疫球蛋白A(IgA)。产后7~14 d分泌的乳汁为过渡乳,蛋白质含量逐渐减少,脂肪和乳糖含量逐渐增多。产后14 d以后分泌的乳汁为成熟乳。

母乳喂养对母儿均有好处。母乳中含有丰富的营养物质,特别是初乳和成熟乳均含有大量免疫抗体,有助于新生儿抵抗疾病的侵袭。但多数药物可经母血渗入乳汁中,产妇在哺乳期用药时需考虑药物对新生儿有无影响。哺乳有利于产妇生殖器官及有关器官组织更快恢复。

(三)循环系统及血液的变化

由于子宫胎盘血液循环终止且子宫缩复,大量血液进入体循环,加之妊娠期潴留的组织间液回吸收,在产后的最初3 d内,产妇体循环血容量增加15%~25%,心脏病产妇此时极易发生心力衰竭。循环血量于产后2~3周恢复至未孕状态。

产褥早期血液仍处于高凝状态,有利于胎盘剥离面形成血栓,减少产后出血量。血纤维蛋白原、凝血酶、凝血酶原于产后2~4周内降至正常。

产后血红蛋白水平于产后1周左右回升。白细胞总数较高,可达$(15\sim30)\times10^9$/L,中性粒细胞和血小板数增多,淋巴细胞稍减少,一般于产后1~2周恢复至正常水

笔记栏

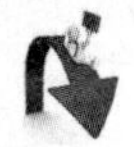

平。红细胞沉降率于产后 3 ~4 周降至正常。

(四)消化系统

妊娠期胃肠肌张力和蠕动均减弱,胃液中盐酸分泌量减少,产后 1 ~2 周逐渐恢复。产后 1 ~2 d 产妇常感口渴,喜进流食和半流食,与分娩时能量消耗和体液大量流失有关。产褥期产妇活动减少,腹肌和盆底肌松弛,加之肠蠕动减弱,容易便秘。

(五)泌尿系统

妊娠期体内潴留的大量水分主要由肾排出,故产后 1 周内尿量增多。由于分娩中膀胱受压,黏膜充血水肿对膀胱内压敏感性下降,加之外阴疼痛不愿用力排尿、不习惯床上排尿等原因,产妇易出现尿潴留,尤其在产后最初 12 h 内。充盈的膀胱可影响子宫有效收缩。妊娠期发生的肾盂和输尿管生理性扩张,于产后 2 ~8 周恢复正常。

(六)内分泌系统

产后雌、孕激素水平急剧下降,产后 1 周已降至未孕水平。胎盘生乳素于产后 6 h 已测不出。催乳激素水平因是否哺乳而异。哺乳产妇的催乳激素于产后下降,但仍高于非妊娠时水平,不哺乳者的催乳激素于产后 2 周降至非妊娠时水平。

月经复潮及排卵时间受哺乳影响。不哺乳产妇一般在产后 6 ~10 周月经复潮,产后 10 周左右恢复排卵。哺乳产妇月经复潮推迟,平均在产后 4 ~6 个月恢复排卵;月经复潮前多有排卵,故哺乳期妇女月经来潮前仍有受孕可能。

妊娠期甲状腺、肾上腺等内分泌改变在产褥期逐渐恢复至未孕状态。

(七)腹壁的变化

妊娠期出现的下腹正中色素沉着,在产褥期逐渐消退。初产妇腹壁紫红色妊娠纹变成银白色。腹壁皮肤部分弹力纤维断裂,腹直肌出现不同程度分离,产后腹壁明显松弛,腹壁紧张度需在产后 6 ~8 周恢复。

二、产褥期妇女的家庭调适

新生儿出生后产妇的家庭在结构和功能上发生了巨大变化。家庭在适应过程受多种因素的影响,如家庭支持系统、以前的经历等。产妇自己的心理调适也要经历一段时间。护理中需要将母儿看成一个整体,并将护理扩展至整个家庭。

(一)产妇的心理调适

产妇良好的心理调适有助于快速适应母亲角色,承担母亲责任,并有利于家庭成员角色调适,促进新家庭的运转。根据鲁宾(Rubin)的研究结果,产褥期妇女的心理调适过程一般经历 3 个时期:

1. 依赖期　产后前 3 d。产妇较多谈论自己的妊娠和分娩感受,喜欢用语言表达对孩子的关心,很多需求的满足需别人帮助。

2. 依赖-独立期　产后 3 ~14 d。产妇开始注意到周围的人际关系,主动参与学习护理新生儿,表现出较为独立的行为。这一时期容易出现压抑,可表现为哭泣,对周围漠不关心等,可能与分娩后感情脆弱、痛苦的分娩过程、产后激素水平改变有关。需要鼓励产妇表达自己的情绪并加倍关心产妇。

3. 独立期　产后 2 周至产后 1 个月。产妇确认自己的角色,与家人、新生儿形成

笔记栏

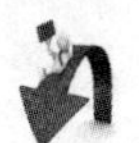

一个完整系统，适应新的生活形态。

（二）促进产褥期母亲角色转换

母亲角色转换是指分娩后，产妇逐渐掌握护理新生儿的技能，适应母亲角色的过程。母亲角色转换从胎儿娩出即开始，持续到产后3～10个月。

1. 母亲角色转换过程　分娩后，母亲通过肌肤接触和哺乳认同新生儿，新生儿得到母亲的抚摸，满足其生理上的需求，促进母子关系建立。

2. 影响母亲角色转换的因素　产妇的年龄、健康状况、心理特征、社会阅历等因素影响母亲角色的转换。年长、受过较高的教育、拥有较丰富生活经历的产妇，更能适应母亲的职责。产妇身体健康会使其有更多的精力照顾新生儿，促进亲子互动。产妇性格会影响母亲角色转换，如内向的母亲遇到安静的新生儿，新生儿性格表现与母亲一致，会增强母亲角色获得的信心。新生儿健康状况也是母亲角色转换的影响因素。

3. 促进母亲角色转换的措施

（1）协助产妇度过依赖期　产褥早期，产妇由于分娩时比较疲惫以及照顾新生儿技能缺乏，需要更多帮助。应满足产妇依赖需要，提供丰富的饮食，保证产妇身体清洁和舒适，促进其睡眠。

（2）鼓励产妇表达情感　鼓励产妇表达自己的心情，肯定产妇的分娩感受，提高产妇的自信心，使其逐渐将注意力集中在新生儿身上，接纳孩子，平稳度过产褥期。

（3）家庭支持　家庭成员给予产妇更多的理解和帮助，有助于产妇的心理适应，更能胜任新生儿的照顾工作。

（4）增进母子情感交流　鼓励产妇与新生儿肌肤和眼神接触，鼓励产妇对新生儿说话，促进母子互动。鼓励母亲表达对新生儿的看法，促进认同新生儿。协助产妇按需哺乳，早期参与护理新生儿。

（三）促进产褥期家庭成员调适

良好的家庭氛围有助于家庭各成员角色的获得，并建立多种亲情关系。提供以家庭为中心的护理，有助于家庭成员调适。

1. 促进父子关系建立　父亲在胎儿发育时期和妻子一起学习，了解新生儿生理和生长发育特点，熟悉新生儿护理，充分做好迎接新生儿的准备，有助于产后亲子关系的建立。胎儿娩出后，护士应鼓励父亲尽早接触新生儿并表达其情感。父亲在与新生儿接触过程中产生的喜悦感和责任感，有利于新生儿的养育和照顾。

2. 促进祖孙关系建立　产褥期祖父母协助照顾新生儿和料理家务，是三代人沟通情感，促进家庭和睦的有利时机。护士应鼓励年轻的父母帮助祖父母实现角色转变，支持他们探视、参与照顾新生儿，表达对新生儿的感情，促进祖孙关系的建立。

第二节　产褥期妇女的护理

【案例导入】

刘女士，29岁，G_1P_0，无妊娠并发症。孕39^{+2}周临产，行会阴左侧切开助娩一男活婴，体重3 800 g，Apgar评分1 min、5 min均10分。胎盘胎膜娩出完整。产时出血

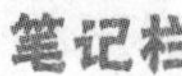
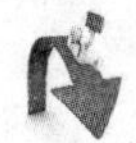

200 mL，会阴伤口已缝合。产妇情绪好。

问题：

1. 产后容易出现哪些问题？应如何护理？

2. 如何观察产后子宫复旧？

产褥期是产妇全身器官恢复到孕前的关键时期，产褥期的护理需要认真收集产妇的主客观资料，分析存在的护理问题，制订个体化的护理计划并实施，促进产妇的身心恢复。

一、产褥期临床表现

1. 生命体征　产后体温多在正常范围内。部分产妇产后 24 h 内体温稍升高，但不超过 38 ℃，可能与产程延长导致的过度疲劳有关。产后 3～4 d 出现乳房血管和淋巴管极度充盈，乳房胀大，伴 37.8～39 ℃发热，称为泌乳热（breast fever），一般持续 4～16 h，不属于病态，但需要排除其他原因引起的发热。产后脉搏略慢，为 60～70 次/min。呼吸 14～16 次/min，与产后腹压降低、膈肌下降，由妊娠期胸式呼吸变为胸腹式呼吸有关。产褥期血压维持在正常水平，变化不大。

2. 子宫复旧　胎盘娩出后，子宫圆而硬，宫底位于脐下 1 横指。产后第 1 日宫底上升至脐平，以后每日下降约 1 横指（1～2 cm），至产后 10 d 子宫降至骨盆腔内。

3. 产后宫缩痛　产褥早期因子宫收缩引起的下腹阵发性剧烈疼痛，称为产后宫缩痛（after pains），于产后 1～2 d 出现，持续 2～3 d 自然消失。经产妇较为明显，不需特殊用药。哺乳时反射性缩宫素分泌增多会使疼痛加重。

4. 恶露　产后随子宫蜕膜的脱落，含有血液及坏死蜕膜组织经阴道排出的液体，称为恶露（lochia）。恶露持续 4～6 周，总量 250～500 mL，有血腥味但无臭味。根据恶露的颜色、内容物及时间不同，将恶露分为三类：

（1）血性恶露（lochia rubra）　含有大量血液，坏死蜕膜组织和少量胎膜，颜色鲜红。血性恶露持续 3～4 d，出血逐渐减少，浆液增加，转变为浆液性恶露。

（2）浆液性恶露（lochia serosa）　含有较多坏死蜕膜组织、宫腔渗出液、宫颈黏液，少量红细胞及白细胞，且有细菌，颜色淡红。浆液性恶露持续 10 d 左右，浆液逐渐减少，白细胞增多，转变为白色恶露。

（3）白色恶露（lochia alba）　含有大量白细胞，质黏稠，色泽较白。白色恶露约持续 3 周干净。

5. 褥汗　产后 1 周内孕妇体内潴留的水分通过皮肤排泄，以夜间睡眠和初醒时更明显，不属于病态。

6. 体重　由于胎儿、胎盘、羊水的排出和产时失血，产后产妇体重立即减轻。产后汗液和尿液大量排出，体重继续下降。产后 6 周约可恢复至孕前体重。

二、产褥期常见问题

1. 排尿困难、便秘　分娩时产妇膀胱受压致黏膜充血水肿，肌张力下降，易致尿潴留。产妇产后活动少、肠蠕动减弱及分娩后会阴伤口疼痛等原因，易发生便秘。

笔记栏
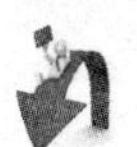

2. 乳房疼痛　引起乳房疼痛的常见原因有两种：乳房胀痛和乳头皲裂。产后如果不及时哺乳或排空乳房，产妇易发生乳房胀痛。产后最初几日容易出现乳头皲裂，表现为乳头红肿、糜烂、出血，多见于初产妇，与哺乳方法不正确等因素有关。

3. 会阴水肿、疼痛　分娩时因会阴撕裂或侧切缝合，产后 3 d 内易出现局部水肿、疼痛，会逐渐减轻恢复。切口缝合拆线在产后 3～5 d 进行。

4. 产后压抑　产妇在产后 2～3 d 内发生轻度或中度的情绪反应称为产后压抑。主要表现为情绪不稳定，容易哭泣或喜怒无常。可能与产后产妇的雌、孕激素水平急剧下降，疲劳，照顾新生儿的压力大等有关。

【护理评估】

1. 健康史　查看产妇妊娠前、妊娠期和分娩期的健康史，全面了解产妇的健康状况。妊娠前需注意产妇有无慢性疾病，妊娠期需了解有无妊娠合并症和并发症，分娩期需重点关注分娩过程、产后出血量、有无会阴撕裂、新生儿 Apgar 评分等内容以及异常的处理措施和效果。

2. 身体状况

(1)一般情况　监测生命体征，体温超过 38 ℃或持续低热超过 24 h，应考虑感染可能。脉搏过快，需考虑是否发热或产后出血引起的休克早期症状。血压较产前升高者，需注意妊娠期高血压疾病变化。还应了解产妇的睡眠、精神状态。

(2)生殖系统

1)子宫复旧：每日于同一时间评估产妇的子宫底高度和宫体软硬度。产妇排空膀胱后取仰卧位，双腿稍屈曲，腹部放松，解开会阴垫。按摩子宫促其收缩后测量耻上子宫高度并判断子宫质地。正常子宫圆而硬，位于腹部中央，子宫底每日下降 1～2 cm。如子宫体软，应考虑是否宫缩乏力；子宫体偏向一侧，需检查是否膀胱充盈。子宫不能如期复原，提示异常。

2)恶露：每日在按压子宫底时注意恶露的量、颜色和气味。血性恶露量多且持续时间长，需考虑子宫复旧不全或宫腔内有残留胎盘或胎膜组织。浆液性恶露或白色恶露后出现血性恶露，提示异常出血。恶露有臭味，提示感染。

3)会阴：评估有无会阴水肿、血肿，会阴伤口有无硬结、红肿、脓性分泌物等感染征象。

(3)乳房　观察乳房的类型，有无乳头平坦或内陷。了解乳汁的质和量，产后 3 d 每次哺乳可吸出初乳 2～20 mL。乳量充足表现为两次喂奶之间，婴儿满足、安静，婴儿尿布 24 h 湿 6 次以上，大便每日几次，体重增长理想等。

(4)排泄　评估产后 4 h 内是否排尿。第 1 次排尿后需评估尿量，如尿量少，应再次评估膀胱充盈情况，以防尿潴留。询问产妇是否有便秘症状，但产妇在产后 1～2 d 多不排便。

3. 心理社会状况　评估产妇对分娩经历的感受，对自我形象的看法，对母亲角色的适应状况，以及产妇的性格特征、文化背景、社会支持系统等因素。

4. 辅助检查　产后常规体检，必要时进行血、尿常规检查，药物敏感试验等。

【护理诊断/问题】

1. 尿潴留　与产后膀胱肌张力低下及外阴伤口疼痛有关。

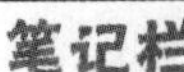
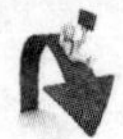

2. 疼痛　与会阴撕裂或切开、乳房胀痛、子宫收缩有关。

【预期目标】

1. 产后 24 h 内产妇没有发生尿潴留。

2. 产妇住院期间疼痛缓解。

【护理措施】

1. 一般护理

(1)生命体征　每日测量体温、脉搏、呼吸、血压,如体温超过 38 ℃,应加强观察并向医生汇报,查找原因。

(2)休养环境　为产妇提供一个空气清新、通风良好、安静舒适的病房环境,以利于产妇的休息和睡眠。保证床单位清洁、整齐。

(3)饮食　产后 1 h 可让产妇进流质或半流质饮食,以后可进普通饮食。哺乳者应多进蛋白质和汤汁类食物,同时适当补充维生素和铁剂,推荐补充铁剂 3 个月。

(4)活动　产后应尽早活动。经阴道分娩的产妇,产后 6 ~ 12 h 即可起床轻微活动,产后第 2 日可在室内随意走动,并可开始做产后健身操。行剖宫产的产妇,可适当推迟下床活动时间,鼓励产妇床上适当活动,预防下肢静脉血栓形成。

(5)排尿和排便　产后 4 h 内鼓励产妇及时排尿。如排尿困难,可通过听流水声、温水冲洗会阴等诱导方法,也可用针灸法促其排尿,必要时导尿。鼓励产妇早日下床活动,多食蔬菜和含纤维素食物,保持大便通畅。

2. 子宫复旧及恶露护理　产后 2 h 内密切观察宫缩,一般在产房观察 4 次,即胎盘娩出后即刻、30 min、1 h 及 2 h 各观察 1 次,每次均按压子宫底,了解子宫软硬度、子宫底高度和宫腔内积血情况。24 h 后每日同一时间观察宫缩和恶露。

3. 会阴护理　指导产妇取会阴伤口对侧卧位,平时尽量保持会阴部清洁和干燥。用 0.05% 聚维酮碘擦洗外阴,每日 2 ~ 3 次,擦洗时注意观察会阴伤口有无硬结、水肿、血肿。①会阴部有水肿者,可用 50% 硫酸镁湿热敷,一日 2 次;产后 24 h 后可用红外线照射外阴。②会阴部小血肿者,产后 24 h 后可湿热敷或红外线照射,大血肿配合医生做切开处理。③会阴伤口有硬结者用大黄、芒硝外敷或用 95% 乙醇湿热敷。④会阴切口疼痛剧烈或产妇有肛门坠胀感,需医生排除阴道壁和会阴部血肿。⑤会阴伤口感染者提前拆线引流,并定时换药。

4. 心理护理　帮助产妇减轻身体不适,并给予鼓励、安慰,使产妇保持心情愉快,精神放松。指导新生儿护理和母乳喂养的技巧,使其适应母亲角色,恢复自信。

5. 产后保健操　产后保健操(图 5-1)有助于产妇腹壁和盆底肌肉张力的恢复。根据产妇情况,运动循序渐进,可在产后第 2 日开始,每 1 ~ 2 d 增加一节,每节做 8 ~ 10 次,并继续到产后 6 周。做保健操前应排空大小便,衣着宽松舒适。饭前或饭后 30 min 后开始,早晚各一次,每次 15 min 左右。

第一节,深呼吸运动:仰卧,鼻子深慢吸气,收腹部,然后呼气。

第二节,缩肛运动:仰卧,双臂置于身体两旁,行缩肛与放松。

第三节,伸腿运动:仰卧,双臂置于身体两旁,双腿轮流上举和并举,与身体呈直角。

第四节,腹背运动:仰卧,髋与腿放松,脚底贴床,尽力抬高臀部和背部。

笔记栏

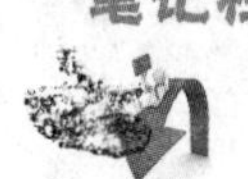

第五节,仰卧起坐运动:仰卧,双手置于腰部或交叉置于胸前,利用腰腹部肌肉力量坐起。

第六节,腰部运动:跪于床上,肩肘垂直,双膝与肩同宽,腰部进行左右旋转运动。

第七节,全身运动:跪卧于床上,前臂支撑于床上,双腿交替向后反复抬起。

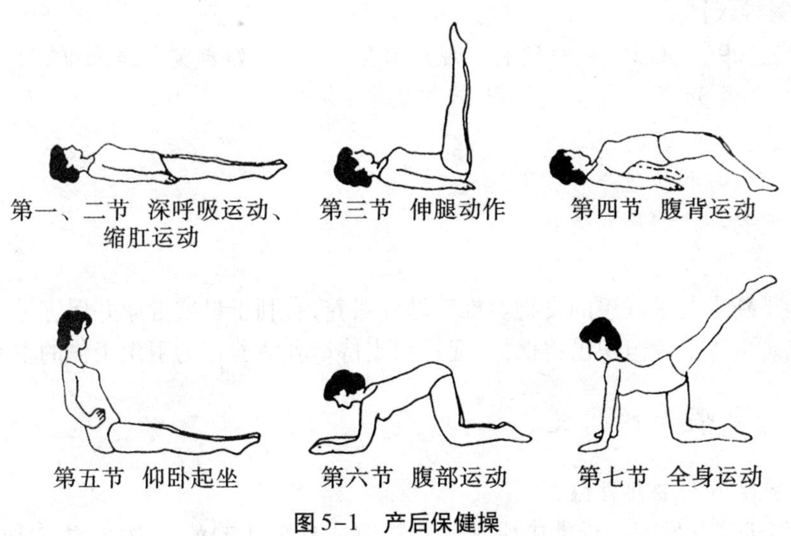

图5-1 产后保健操

6. 出院指导

(1)一般指导 ①环境:出院后保持室内温度适宜,通风良好,空气清新。②衣着与卫生:勤换衣服勤洗澡,洗澡采取淋浴方式,以减少阴道和尿道逆行感染的机会。保持会阴部清洁,每日用温开水清洗外阴,勤换会阴垫和内衣。便后用纸从前往后擦拭。③活动与休息:产妇应多休息。产后 3～4 周内除照顾新生儿外,可从事一般家务劳动。产后 42 d 内应避免重体力劳动。

(2)避孕指导 产后 42 d 内禁止性生活。恢复性生活后采取适当避孕措施,哺乳者选择工具避孕,不哺乳者可选用药物避孕。

(3)产后检查 ①产后访视:产妇出院后 3 d 内、产后 14 d、产后 28 d 由社区医疗保健人员做产后访视,了解产妇和新生儿状况。内容包括:产妇的饮食、睡眠、心理状况;子宫复旧及恶露;母乳喂养情况;会阴伤口或剖宫产腹部伤口的愈合,发现异常给予指导及护理。②产后复诊:产后 42 d 产妇和孩子到医院行常规检查。产妇检查主要了解血压、脉搏、血和尿常规、哺乳情况、盆腔生殖器是否已恢复未孕状态,婴儿做一次全面体检。

【护理评价】

1. 产妇产后是否及时排尿,有无发生尿潴留。

2. 产妇住院期间有无伤口感染,乳房有无胀痛,是否感到舒适。

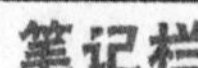

第三节　母乳喂养指导

【案例导入】

刘女士，29岁，G_1P_1，产程顺利。现产后第4天，产妇自觉乳房胀痛，触诊双乳充实有硬结，体温38 ℃。新生儿哭闹，产妇焦虑。

问题：

1. 如何预防和护理产后乳胀？

2. 如何指导产妇母乳喂养？

母乳是新生儿最理想的食物。推广母乳喂养，有利于母婴健康并促进母子之间的情感交流。世界卫生组织已将保护、促进和支持母乳喂养作为卫生工作的重要环节。

一、母乳喂养的意义

1. 母乳喂养对婴儿有益

(1)促进婴儿发育　母乳中所含营养物质适合婴儿的消化吸收，生物利用率高，其质和量随婴儿生长需要发生相应改变。

(2)提高婴儿免疫功能　母乳喂养能明显降低婴儿腹泻、呼吸道和皮肤感染率。母乳中含有丰富的免疫蛋白和免疫细胞，前者如分泌型免疫球蛋白、乳铁蛋白、纤维结合蛋白、溶菌酶等，后者如淋巴细胞、巨噬细胞等。

(3)利于婴儿心理发育　母乳喂养能促进婴儿与母亲皮肤频繁接触，加之母亲的声音、气味、心音等刺激，既利于亲子关系的建立，也利于婴儿的心理和大脑的发育。

2. 母乳喂养对母亲有益

(1)预防产后出血　婴儿的吸吮刺激能够促进缩宫素分泌，使子宫收缩。

(2)利于产后恢复　哺乳者的月经复潮较不哺乳者延后，母体内的铁、蛋白质等营养物质以产后闭经形式储存，利于产后恢复。

(3)降低患癌危险性　母乳喂养能够降低母亲患乳腺癌、卵巢癌的危险性。

(4)经济方便　母乳温度适宜、安全卫生，喂养方便。

二、母乳喂养的方法

1. 哺乳姿势　产妇保持心情愉快，可采取仰卧位、侧卧位、半卧位、坐位等不同舒适体位，使全身肌肉放松。母婴做到胸贴胸、腹贴腹，下颌贴乳房。新生儿嘴处于乳头相同水平位置，保持婴儿头和颈略伸展，防止新生儿鼻受压。

2. 哺乳方法　哺乳前轻轻按摩乳房，利于刺激泌乳反射。新生儿张口时将乳头和大部分乳晕送入新生儿口中，使新生儿嘴及下颌紧贴乳房。若新生儿出现两面颊外鼓动作，听到吞咽乳汁声音，说明含接正确。用一只手付托乳房，防止乳房堵住新生儿鼻孔。哺乳结束，轻压新生儿下颌，待其张口时退出乳头，避免因口腔负压下拉出乳头引起局部疼痛或皮损。

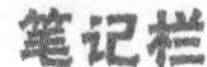

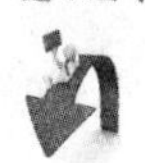

3. 哺乳时间与频率　协助母婴做到早接触、早吸吮。一般应在新生儿出生后 30 min 内开奶，利于乳汁分泌。哺乳的时间和频率取决于新生儿的需求和乳母感到奶涨的情况。世界卫生组织推荐纯母乳喂养 6 个月，6 个月以后添加辅食的同时继续母乳喂养。

4. 哺乳注意事项　①哺乳前洗手并用温开水清洁乳房及乳头，切忌用肥皂或酒精类，以免引起局部皮肤干燥或皲裂。②哺乳应吸空一侧后再吸吮另一侧，两侧乳房交替进行。③每次哺乳后将婴儿竖抱起轻拍背部，排出胃内空气，以防吐奶。④哺乳后佩戴大小适中的棉质乳罩。⑤乳汁确实不足时，及时补充奶品，首选配方乳。

三、母乳喂养的护理

【护理评估】

1. 身体状况

(1) 是否有影响母乳喂养的生理因素　①疾病，如严重的心脏病、肝炎急性期、子痫等；②营养不良；③会阴或腹部切口疼痛；④使用影响母乳喂养的药物。

(2) 乳房　双侧乳房的大小、对称性，有无乳头凹陷、扁平等问题，有无乳头皲裂、乳房红肿等状况。

2. 心理状况　评估有无影响母乳喂养的心理因素：①不良的分娩体验；②分娩后的疲惫感；③睡眠不佳；④缺乏母乳喂养的信心；⑤焦虑、压抑。

3. 社会因素　评估有无影响母乳喂养的社会因素：①没有丈夫与其他家庭成员的关心与支持；②工作负担大；③婚姻有问题如单身母亲；④母婴分离；⑤缺乏喂养知识。

【护理诊断/问题】

1. 母乳喂养无效　与喂养技能不熟练或母乳供给不足有关。

2. 母乳喂养困难　与产妇乳头疼痛、扁平等因素有关。

【预期目标】

1. 产妇住院期间掌握母乳喂养的技能及保持泌乳的知识。

2. 产妇住院期间母乳喂养成功。

【护理措施】

1. 一般护理　提供舒适的母婴同室休养环境。多关心、帮助产妇，避免其劳累。教产妇学会与婴儿同步休息，使生活规律，睡眠充足。

2. 合理膳食　乳母所需的能量和营养较未孕时高。乳母需通过摄入足够的蔬菜、水果、肉类和谷类来保证泌乳需要的大量能量及新生儿生长发育所需的营养物质。营养供给原则：①热量 2 000 ~ 2 300 kcal/d；②蛋白质，每日增加 20 g；③脂肪，控制摄入量，保持脂肪提供的热量不超过总热量的 25%；④无机盐类，足够的钙、铁、硒等摄入。

3. 心理护理　鼓励和肯定产妇为母乳喂养所做的努力，尽早指导哺乳方法和技巧，解答早期母乳喂养的常见问题，消除焦虑心理，提高母乳喂养的信心。

4. 乳房护理

(1) 平坦及凹陷乳头护理

1) 鼓励产妇树立信心，绝大部分产妇能够成功哺乳。

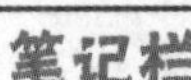
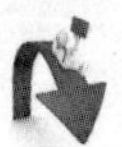

2)哺乳前热敷乳房3～5 min,并按摩乳房以刺激泌乳反射,挤出一些乳汁使乳晕变软,后捻转乳头引起立乳反射,以利于乳头和乳晕被婴儿含吮。

3)哺乳开始先吸吮乳头平坦侧,若吸吮未成功,尝试抽吸法使乳头突出并再次吸吮。

4)纠正措施:①乳头牵拉练习,将两拇指平行放在乳头左右两侧,慢慢向两侧外方拉开,牵拉乳晕皮肤和皮下组织,使乳头向外突出并重复多次。随后将两拇指分别放在乳头上下侧,重复前述动作。每日练习2次,每次练习5 min。②配置乳头罩,于妊娠7个月开始佩戴。通过乳头罩对乳头周围组织的恒定柔和压力作用,促使内陷乳头外翻,乳头持续突起,为以后哺乳做准备。

(2)乳房胀痛护理　产后3～4 d内,因淋巴管和血管充盈,乳腺管不畅,乳房胀痛。一般于产后1周乳腺管通畅后自然消失。预防或缓解的方法:①尽早哺乳,于产后30 min内开始哺乳。②频繁哺乳,排空乳房。③外敷乳房:哺乳前热敷乳房3～5 min,促进乳腺管通畅,两次哺乳间冷敷乳房,减少局部充血、肿胀。④配戴乳罩:选择具有良好承托性的乳罩,减轻乳房充盈时的沉重感。⑤遵医嘱服用维生素B_6或散结通乳的中药。

(3)乳腺炎护理　轻度乳腺炎时,在哺乳前热敷乳房,并按摩和轻轻抖动乳房,哺乳时先喂患侧,利于乳腺管疏通。增加喂哺次数,充分排空乳房。重度乳腺炎遵医嘱处理,抗感染治疗,切开引流。饮食要清淡,注意休息。

(4)乳头皲裂护理　哺乳前热敷后挤出少量乳汁让乳晕变软,利于新生儿含接住大部分乳晕。先哺乳皲裂轻的一侧,以减轻对另一侧的吸吮力。因乳汁有抑菌作用和丰富蛋白质,哺乳后挤出少量乳汁涂在乳头和乳晕上,短暂暴露使乳头干燥,可起到修复表皮的作用。

(5)催乳护理　乳汁分泌不足的产妇,鼓励建立信心,除按需哺乳、夜间哺乳外,还可调节饮食,多进食汤汁之类,如中药涌泉散加猪蹄炖烂食用。也可针刺合谷、外关、少泽、膻中等穴位。

(6)退乳护理　因病等各种因素确不能哺乳者,尽早退奶。停止哺乳,不排空乳房,少进汤汁类是最简单方法。但是有半数产妇会感到乳房胀痛,可口服镇痛药物。其他退奶方法有:①生麦芽60～90 g水煎服,每日1剂,连服3～5 d。②芒硝250 g分装于两个布袋,敷于两侧乳房并包扎固定,湿硬后及时更换。③维生素B_6 200 mg,每日3次口服,共5～7 d。

【护理评价】

1. 产妇是否能掌握母乳喂养的方法和注意事项。

2. 产妇有无发生乳房疼痛等问题,母乳喂养是否顺利。

第四节　正常新生儿的护理

足月新生儿是指孕龄满37周至不足42周,体重≥2 500 kg者。新生儿期是指胎儿出生后断脐到满28 d。

一、新生儿护理评估

评估前详细了解产妇的妊娠及分娩经过，阅读出生记录，了解新生儿出生时的情况及在产房的处理措施。评估时注意保暖，准许父母在场，并随时给予指导。

1. 生命体征

(1)体温　正常体温36～37.2 ℃。新生儿体温调节中枢不稳定，易受外界影响，故体温升高可能是环境温度过高或过度保暖所致，体温降低可能与环境温度低、保暖不足、早产、感染有关。

(2)心率　新生儿心率较快，睡眠时心率约120次/min，醒时可增至140～160次/min，与新生儿耗氧量大，易受啼哭、吸乳等因素影响有关。

(3)呼吸　新生儿出生后约10 s发生呼吸运动，以腹式呼吸为主，呼吸浅快，40～60次/min，2 d后降至20～40次/min，可有呼吸节律不齐。

2. 身体评估

(1)一般状况　①皮肤：有无瘀斑、产伤或感染灶，出生2～3 d有无皮肤、巩膜黄染。②身高：从头顶端到脚跟的距离，正常45～55 cm。③体重：测裸体体重，一般足月新生儿出生时体重2 500 g至不足4 000 g。≥4 000 g为巨大儿，常见于身材高大、过期妊娠、糖尿病产妇等。<2 500 g常见于早产儿或足月小样儿。④头围：绕枕部和眉弓一圈测量，足月新生儿为32～34 cm。⑤胸围：沿乳头绕胸一周，约32 cm。

(2)头面部　检查头颅大小和形状，有无产瘤、血肿，检查囟门大小及紧张度，巩膜有无黄染，口唇有无唇腭裂等。

(3)颈部　观察颈部对称性、位置、肌张力、活动范围。

(4)胸部　评估胸廓形态、对称性、有无畸形，听诊心肺判断有无异常。女婴出生后3～4 d可出现乳腺肿胀，2～3周后自然消失，与在子宫内受胎盘分泌的雌孕激素影响有关。

(5)腹部　出生时腹部平软，以后肠管充满气体，腹略膨出。视诊呼吸时胸腹协调性，触诊肝、脾大小，听诊肠鸣音。新生儿出生1 h脐带残端开始变白、干燥，出生后4～7 d脐带脱落。观察脐带残端有无渗血、红肿、分泌物等异常。

(6)脊柱与四肢　检查脊柱是否垂直、完整，四肢是否对称，有无骨折或关节脱位，肌张力是否正常。

(7)肛门与外生殖器　观察肛门外观有无闭锁；男婴睾丸是否降至阴囊，女婴大阴唇有无遮住小阴唇。女婴出生1周内，阴道可有少量分泌物或出血，持续1～2 d后自然消失。

(8)排泄　新生儿出生24 h内第一次大便称胎便，呈黑绿色黏稠状。若24 h后仍无胎便，应检查有无消化系统异常。新生儿出生不久后排尿，尿色清澈。

(9)反射　检查觅食反射，吸吮反射，拥抱、握持反射等是否存在，了解新生儿神经系统发育。

3. 亲子互动　观察母亲和孩子之间沟通的频率、方法、效果，评估母亲护理新生儿的行为，了解其母亲角色适应。

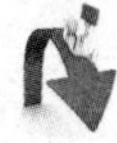

二、正常新生儿常用护理技术

(一)母婴同室护理

母婴同室是指新生儿出生后与母亲24 h在一起。母婴同室有利于新生儿生命体征稳定、产妇哺乳时间调整、亲子关系的建立。

1. 环境　新生儿居室宜向阳,阳光充足,空气流通,温度宜保持在22～24 ℃,早产儿保持在24～26 ℃。除室温适宜外,注意增减衣被,减少暴露,保持新生儿腋温在36～37 ℃。房间湿度以50%～60%为宜。

2. 安全措施　①新生儿出生后将其脚印及其母亲拇指印印在病历上。②新生儿手圈上写明母亲姓名、住院号、新生儿性别、出生时间、出生体重等信息。③新生儿床有床围,床上不放热水袋、锐角玩具、过多的衣被等物品。④新生儿以侧卧为宜,左右交替,避免呕吐物堵塞气道。抱起新生儿时须托住头部和臀部,保证安全。

3. 预防感染　①医护人员或探视者接触新生儿前消毒双手。②医护人员呼吸道、肠道、皮肤黏膜等患有传染性疾病者暂时调离新生儿室。③新生儿患有肺部感染、脓疱疮等感染性疾病时,采取相应的消毒隔离措施。

4. 喂养　新生儿喂养方法有母乳喂养、混合喂养、人工喂养。帮助新生儿父母掌握喂养知识和技能,选择合适的喂养方法。

(1)母乳喂养　详见本章第三节“母乳喂养指导”。

(2)人工喂养　适用于不宜母乳喂养者。奶品首选配方奶。教会母亲奶具的选择与消毒、配方奶配制方法和喂养技巧。①奶具选择与消毒:选择大小合适的奶瓶,奶嘴洞口适中。喂奶后将剩余奶倒掉,刷洗干净奶瓶和奶嘴,煮沸消毒5 min备用。②配制方法:配制前洗净双手,按照配方奶说明,先在奶瓶中放入温开水,再放入适量奶粉,摇匀后,温度适中即可哺喂。③喂养技巧:喂食时配方奶充满整个奶嘴,避免新生儿吞入过多空气。喂奶量和次数根据新生儿需要确定,一般3～4 h喂哺一次,夜间可适当延长喂哺间隔。室内温度高时,可在两次喂奶间加喂适量水。新生儿有腹泻或其他不适时,适当稀释奶浓度并减量。喂奶结束后,将婴儿竖起轻拍背部使其嗳气,避免溢乳。

(二)日常护理

1. 皮肤护理　新生儿皮肤黏膜娇嫩,须保持清洁、干燥。衣物勤洗勤换,并选用全棉织物。

2. 沐浴　沐浴可以清洁皮肤,利于新生儿皮肤的血液循环,增强对皮肤的刺激,促进感知觉发展。其方法主要有淋浴和盆浴。医院以淋浴为主,家庭以盆浴为主。①沐浴时间:喂奶前半小时。新生儿体温稳定前不宜沐浴。②温度:室温26～28 ℃,水温38～42 ℃,以手腕内侧测试较暖即可。③沐浴顺序:眼睛、面部、躯干、四肢,最后清洁臀部。清洗两只眼睛分别用不同毛巾从内向外擦拭。腋窝、肘弯、腹股沟、皮肤皱褶处注意清洁并拭干水分。④注意事项:每个婴儿使用一套沐浴用品,用后消毒,避免交叉感染;沐浴过程中手始终接触并保护新生儿。

3. 脐部护理　新生儿出生后2 h内观察脐部有无出血。以后每日用75%乙醇消毒脐带残端与脐轮。脐部有分泌物时,用乙醇消毒后再使用2.5%碘酊使其干燥。脐

笔记栏

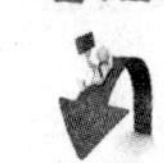

部感染严重者，须隔离防止交叉感染，并遵医嘱应用抗生素。脐带脱落处如有红色肉芽组织增生，可用乙醇擦拭，或用2.5%硝酸银烧灼局部，再用生理盐水擦洗。使用尿布时，勿使尿布超过脐部，以防尿粪污染脐部。

4. 臀部护理　新生儿臀部皮肤薄嫩，受尿、粪刺激易发生红臀，即“尿布性皮炎”。预防须及时更换尿布，每次换尿布时用温开水清洗臀部。尿布大小合适，选用质软、吸水性好的棉布，外面勿包裹塑料布。尿布清洗时禁用洗衣粉，以防洗衣粉残留刺激新生儿臀部皮肤引起臀红。如发生红臀，可用红外线照射，每次10～20 min，每日2～3次。发生皮肤溃烂可用植物油或鱼肝油纱布敷于患处。

（三）免疫接种

新生儿应常规接种乙肝疫苗和卡介苗。①乙肝疫苗：正常新生儿出生后24 h内、1个月、6个月各注射乙肝疫苗1次。②卡介苗：正常足月新生儿出生后12～24 h内接种卡介苗，将卡介苗0.1 mL注射于左臂三角肌下端外侧皮内。异常新生儿延缓接种时间。

（四）婴儿抚触

婴儿抚触是抚触者双手对婴儿身体各部位进行有次序、有手法技巧的按摩。

1. 婴儿抚触的益处　抚触对皮肤的温和刺激传入新生儿中枢神经系统，产生生理和心理效应，促进其生长发育。①满足新生儿情感需要。②减少新生儿哭闹，易于入睡且延长睡眠时间。③促进新生儿胃液分泌，加快食物消化吸收；促进血液循环及皮肤新陈代谢。④促进母子情感交流。

2. 抚触方法　新生儿出生第2天起就可进行抚触，早产儿适当延后。母亲是最理想的抚触者，也可由经过规范培训的护士进行。

（1）抚触时间及次数　选择在沐浴后或两次喂奶之间进行抚触。每次10～15 min，每日2～3次。

（2）抚触前准备　①环境：室内温度在28 ℃以上。新生儿床铺舒适，也可在可调温的操作台上进行，温度在36 ℃左右。可播放轻柔的音乐。②物品：新生儿毛巾、润肤油、衣服、尿布。

（3）抚触顺序　①先仰后俯法：前额—下颌—头部—胸部—腹部—上肢—下肢—背部。②先俯后仰法：前额—下颌—头部—背部—胸部—腹部—上肢—下肢。

（4）抚触手法

1）头面部：两拇指指腹从新生儿眉间向两侧外推；两拇指指腹从下颌中央向侧上方滑，使上下唇成微笑状；一只手托头，另一只手指腹从前额发际抚向脑后，并按压耳后乳突部。换手，同法抚触另一侧。

2）胸部：两手分别从新生儿胸部的肋下缘滑向对侧外上方至肩部，在胸部画一个大叉，避开新生儿乳腺。

3）腹部：指腹顺时针方向，从新生儿右下腹经中上腹滑向左上腹到下腹移动，避开脐部和膀胱。

4）四肢：按先上肢后下肢顺序抚触。从肢体近心端向远侧端滑行，边滑行边分段轻轻挤捏。可轻轻提捏各手指关节。新生儿足部可用拇指从脚后跟按摩至脚趾。

5）背部：新生儿俯卧，两手置于新生儿脊柱两侧，向相反方向滑动，从背部上端开

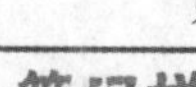

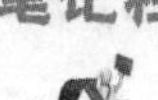

笔记栏

始下至臀部；再由头顶沿脊椎摸至骶部和臀部。

3. 抚触注意事项　①抚触者双手清洁、温暖、无长指甲，抚触时双手涂润肤油。②注意保暖，按抚触顺序逐渐脱去新生儿衣物，以免突然全裸引起不适。③抚触过程如有哭闹、肌张力增高、皮肤颜色变化等反应，暂停抚触。如持续 1 min 以上，完全停止抚触。④抚触过程与新生儿进行语言和情感交流。

（五）新生儿游泳

新生儿游泳是一项水中保健活动，原理是让新生儿在类似母体的羊水中自由运动，促进新生儿的健康成长。

1. 游泳的作用　①促进神经系统发育：新生儿的水中动作受神经系统支配和调节，肌肉和关节的活动又刺激神经系统发育，使新生儿大脑对动作反应更加敏捷。②提高身体协调性：游泳时的水温、浮力、水波冲击等因素加强了对新生儿各感官系统的刺激，促进身体各器官协调配合完成动作。③促进消化吸收和生长：新生儿在水中的伸屈腿、摆臂等运动促进了胃肠蠕动，利于食物消化吸收；促进血液循环，组织获得更多营养，加快新生儿生长速度，也能够提高其免疫力。

2. 游泳准备

（1）时间　喂奶后半小时到 1 h，新生儿情绪良好。

（2）环境　温度适宜，同时播放轻柔音乐。

（3）用物　①浴巾 1 条，小方巾 1 块，干毛巾 1 块；②75% 乙醇、消毒棉签若干；③婴儿洗发液、沐浴露、抚触油、爽身粉；④更换的衣物、纸尿裤；⑤水温计、充气 90% 的婴儿游泳圈。

（4）操作者　操作前洗手，指甲剪短且圆润，手上不戴饰物。

3. 注意事项

（1）水温　新生儿游泳温度应在 33～39 ℃。出生第 2～10 天内，水温应在 37～38 ℃；出生 10 d 后水温可以缓慢降低。

（2）游泳时间　不宜过长。第一次游泳 7 min 左右，以后结合新生儿状况可适当延长至 15～20 min，最长不宜超过 30 min。

（3）安全　操作者和新生儿的安全监护距离保持在一臂之内，也可握住新生儿手让其在水中移动。

（4）游泳后处理　用浴巾包裹好新生儿，擦干身体后涂婴儿护肤品，做抚触。休息片刻后再喂奶，同时观察新生儿的精神状态、吃奶及睡眠情况等，若有异常及时报告医生。

4. 新生儿游泳禁忌证　①胎龄<32 周或出生体重<2 000 g；②出生后 1 min 内 Apgar 评分<8 分；③有新生儿并发症或须特殊治疗；④预防接种 24 h 内；⑤皮肤破损或有感染。

本章小结

产褥期是指从胎盘娩出至产妇全身各器官除乳腺外恢复或接近正常未孕状态所需的一段时间，一般为 6 周。产褥期产妇全身各系统尤其生殖系统发生了较大生理变化。生殖系统变化主要表现为子宫复旧和恶露，产后 10 d 子宫降至盆腔内，恶露持续

笔记栏

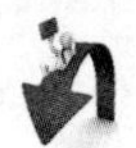

4~6周。此外,产妇家庭也要经历调适阶段,以适应新生儿出生。

产褥期产妇评估重点是子宫复旧、恶露量及性状、乳房泌乳。产后2 h内是产后并发症高发时期,须在产房留观。产褥期可能会遇到尿潴留、会阴伤口水肿、产后宫缩痛、产后压抑等问题,需要医护人员和家庭支持系统的共同支持。产后42 d母婴至分娩医院行产后检查。

母乳是新生儿的最理想食物,新生儿吸吮和不断排空乳房是保证泌乳的重要条件。需要协助产妇解决有效含接、乳房胀痛、乳头皲裂、乳头扁平或凹陷等问题,学习母乳喂养知识,提高产妇的自信心,胜任母亲角色。

评估新生儿的生理状况,母婴同室,教会产妇观察新生儿生命体征及精神状态、沐浴、抚触、游泳等护理技巧,促进新生儿发育,利于亲子情感交流。

(高金玲)

思考题

1. 简述产褥期妇女的生理变化特点。

2. 简述母乳喂养的注意事项。

3. 初产妇,妊娠期无并发症。孕38周行会阴左侧切开,助娩一女婴,体重4 000 g,新生儿Apgar评分1 min、5 min均为10分。胎盘胎膜娩出完整。会阴伤口已缝合,产时出血约250 mL。产程进展顺利,产后宫缩良好。

(1)产妇在产房观察2 h,需要重点观察哪些方面?

(2)产后第2日,护士在护理会阴时发现会阴略有红肿,可以采取哪些护理措施?

(3)产后第4日,产妇伤口愈合良好,乳汁充足,精神状态好,拟出院,如何做出院指导?

(4)产妇在住院期间,如何观察子宫复旧是否正常?

第六章 高危妊娠妇女的管理

【案例导入】

刘女士,36 岁,G_2P_1,孕 26 周,以"心悸、胸闷 2 天"为主诉来医院就诊,病人 2 d 前轻微活动后,自觉心悸、气促、胸闷。既往有"先天性心脏病"。体格检查:T 36.8 ℃、P 120 次/min、R 24 次/min、BP 95/60 mmHg,面色苍白,呼吸急促,双肺底部可闻及湿啰音。无腹痛,胎心率:110 次/min。

问题:

1. 门诊应如何处理?
2. 为明确诊断还应进行哪些辅助检查?

第一节　概述

高危妊娠(high risk pregnancy)是指妊娠期有个人或社会不良因素及有某种并发症等,可能危害孕妇、胎儿及新生儿或者导致难产者。孕妇患有各种急慢性疾病和妊娠并发症,以及不良的环境、社会因素等,均可导致较高的危险性,从而增加围生期的发病率和死亡率。

凡在妊娠前、妊娠期和分娩时具有某种并发症(病理因素)或致病因素可能危害孕妇、胎儿与新生儿或者可能导致难产等高危险的一类妊娠都属于高危妊娠范畴。具有高危妊娠因素的孕妇称高危孕妇。高危孕妇的胎儿及新生儿称高危儿。

(一)高危孕妇

1. 社会经济因素及个人条件　孕妇及其丈夫职业稳定性差、收入低、居住条件差、未婚或独居、营养低下、孕妇年龄<16 岁或者≥35 岁、妊娠前体重过轻或超重、身高<145 cm,孕妇受教育时间<6 年、家族中有明显的遗传性病史、未做或极晚做产前检查者。

2. 疾病因素

(1)异常分娩史　自然流产、异位妊娠、早产、死产、死胎、难产(包括剖宫产史及中位产钳)、新生儿死亡、新生儿溶血性黄疸、新生儿畸形或有先天性或遗传性疾病、巨大儿等。

笔记栏

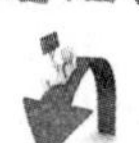

(2)各种妊娠并发症　如妊娠期高血压疾病、前置胎盘、胎盘早剥、羊水量异常等。

(3)各种妊娠合并症　如心脏病、糖尿病、高血压、肾脏病、肝炎、甲状腺功能亢进、血液病(贫血)、病毒感染(风疹、巨细胞病毒感染)及性病、恶性肿瘤、明显的生殖器发育异常、智力低下、明显的精神异常等。

(4)目前产科情况　如妊娠期高血压疾病、前置胎盘、胎盘早期剥离、羊水量异常、胎儿宫内发育迟缓、过期妊娠、母儿血型不合、胎位异常、多胎妊娠、骨盆异常、软产道异常、妊娠期接触大量放射线、化学性毒物或服用过对胎儿有影响的药物等。

(5)不良嗜好　如大量吸烟、饮酒、吸毒等。

(二)高危儿

具有下列高危因素的围生儿称高危儿:①胎龄<37 周或>42 周。②出生体重<2 500 g。③大于胎龄儿或小于孕龄儿。④出生过程中或出生后情况不良,出生 1 min Apgar 评分为 0 ~4 分。⑤胎儿的兄姐有严重新生儿病史,或新生儿期死亡者。⑥其他,如胎儿染色体异常、产时感染、高危产妇所生的新生儿、手术产儿。

第二节　高危妊娠母儿的监护

完整的高危妊娠监护包括:婚前、孕前的保健咨询工作,对不宜结婚或不宜生育者做好说服教育工作;孕前及早孕期的优生咨询及产前诊断工作,高危妊娠孕妇要专册登记,并在孕产妇健康手册上实行专案管理;于孕中期即开始筛查妊娠并发症或合并症,发现有高危因素,须在高危情况栏目填写高危孕周,详细记录;孕晚期监护及评估胎儿生长发育及安危情况,监测胎儿-胎盘功能及评估胎儿成熟度。凡高危孕妇应住院分娩,需要转诊、转院者应填写转诊单。具体的监护措施为:

(一)确定孕龄

根据末次月经、早孕反应的时间、胎动出现的时间等推算胎龄。

(二)宫底高度及腹围

测量孕妇的宫底高度、腹围,估计胎龄及胎儿大小,以了解胎儿宫内的发育情况。宫底高度是耻骨联合上缘中点到宫底的弧形长度,测量前嘱孕妇排空膀胱。腹围指以塑料软尺经脐绕腹周的数值,大约孕晚期每孕周腹围平均增长 0.8 cm,通常每次产前检查都要监测这两个指标。根据子宫底高度及腹围数值可估算胎儿大小,简单易记的估算方法为胎儿体重(g)= 宫底高度×腹围+200,其中宫高和腹围均是以厘米为单位测得的数值。

(三)高危妊娠评分

为了早期识别高危人群,可采用高危评分法对孕妇进行动态监护。在第一次产前检查时,就根据孕妇病史及体征按“高危妊娠评分指标”(修改后的 Nesbitt 评分指标)进行评分(表 6-1)评分指标的总分为 100 分,当减去各种危险因素的评分后低于 70 分者属高危妊娠范畴。属于高危妊娠的孕妇应给予高危监护。随着妊娠进展,可再重新评分。

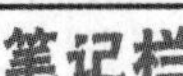
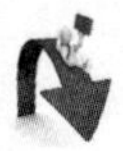

表 6-1　修改后的 Nesbitt 评分指标

项目	得分	项目	得分
1. 孕妇年龄		不育史:少于 2 年	-10
15～19 岁	-10	多于 2 年	-20
20～29 岁	0	子宫颈不正常或松弛	-20
30～34 岁	-5	子宫肌瘤:大于 5 cm	-20
35～39 岁	-10	黏膜下	-30
40 岁及以上	-20	卵巢肿瘤(>6 cm)	-20
2. 婚姻状况		子宫内膜异位症	-5
未婚或离婚	-5	6. 内科疾病与营养	
已婚	0	全身性疾病	
3. 产次		急性:中度	-5
0 产	-10	重度	-15
1～3 产	0	慢性:非消耗性	-5
4～7 产	-5	消耗性	-20
8 产以上	-10	尿路感染:急性	-5
4. 过去分娩史		慢性	-25
流产:1 次	-5	糖尿病	-30
3 次以上	-30	慢性高血压:中度	-15
早产:1 次	-10	重度	-30
2 次以上	-20	合并肾炎	-30
死胎:1 次	-10	心脏病:心功能 1～2 级	-10
2 次以上	-30	心功能 3～4 级	-30
先天性畸形:1 次	-10	心力衰竭	-30
2 次以上	-20	贫血:Hb10～11 g/L	-5
新生儿损伤:骨骼	-10	90～100 g/L	-10
神经	-20	<90 g/L	-20
骨盆狭小:临界	-10	血型不合:ABO	-20
狭小	-30	Rh	-30
先露异常史	-10	内分泌疾病:垂体、肾上腺、甲状腺疾病	-30
剖宫产史	-10	营养:不适当	-10
5. 妇科疾病		不良	-20
月经失调	-10	过度肥胖	-30

注:评分指标的总分为 100 分,当减去各种危险因素的评分后低于 70 分者属高危妊娠范畴。

有两种及以上高危因素时,总高危评分可由各项相加累计,但其高危级别则以单项中最高者记录。

例:2 次流产史(A 级 5 分),此次妊娠宫高<第 10 百分位(B 级 10 分),总评分为 5 分+10 分=15 分。

笔记栏

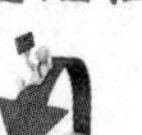

（四）胎动计数

监测此指标可判断胎儿在宫内的状态。具体方法见本章第二节。

（五）妊娠图

妊娠图是反映胎儿在宫内发育及孕妇健康情况的动态曲线图，将每次产前检查所得的血压、体重、宫底高度、腹围、水肿、尿蛋白、胎位、胎儿心率等数值记录于妊娠图上，绘制成标准曲线，观察动态变化。其中，宫底高度曲线是妊娠图中最主要的曲线。

通常在妊娠图中标出正常怀孕情况下人群的第 10 百分位线和第 90 百分位线的检查值。如果每次的检查结果连成的曲线在上述标准两线之间，提示基本正常。如果高于上线或者低于下线就会引起医务人员的重视，指导孕妇积极进行孕期保健和适当增加检查次数。有些图还会标出第 50 百分位线，如果测得孕妇的宫高小于第 10 百分位线，连续 2 次或者间断出现 3 次，提示胎儿可能存在宫内发育不良；超过第 90 百分位线，提示可能胎儿过度发育。腹围曲线因受到孕妇腹壁厚度、腹部外形、腹壁松紧度等的影响，所以其参考价值不如宫高曲线，但仍有参考意义。

（六）胎心监测

1. 胎心听诊　它是临床普遍使用的最简单方法。可用听诊器或多普勒胎心仪监测，判断胎儿是否存活，是否存在宫内缺氧。缺点是不能分辨瞬间变化。测胎心的同时应注意胎心的强弱及节律，有疑问时应延长听诊时间。

2. 胎心电子监护　它不仅可以连续记录胎心率的变化，而且可以同时观察胎动、宫缩对胎心率的影响。凡有胎动或胎心异常或高危妊娠于妊娠末期及临产后都应做胎心监护，以准确观察和记录胎心率的连续变化。使用胎心电子监护仪时一般采用胎心率与子宫收缩频率同步描记。胎心监护分产前监护和产时监护，包括内、外监护两种形式。外监护是将宫缩描绘探头和胎心探头直接放在孕妇的腹壁上，它操作方便，不发生感染，但外界干扰可影响结果。内监护是在宫口开大 1 cm 以上，将单极电极经宫口与胎头直接连接进行监测。此方法在破膜后操作有感染的机会，但记录较准确。

胎心电子监护有两种功能：监测胎心率及预测胎儿宫内储备能力。

（1）胎心率的监测　监护仪记录的胎心率（fetal heart rate, FHR）可有两种基本变化：基线胎心率（baseline heart rate, BHR）及周期性胎心率（periodic change of FHR, PFHR）。

BHR 是在无宫缩或宫缩间歇期记录的胎心率，必须持续观察 10 min 以上。正常足月胎儿的 FHR 呈小而快的有节律的周期性变化，主要在 110～160 次/min 波动，若 BHR<110 次/min 为心动过缓，>160 次/min 为心动过速。胎心率基线摆动（baseline oscillation）包括胎心率的摆动幅度和摆动频率，摆动幅度指胎心率上下摆动波的高度，振幅变动范围常为 10～25 次/min；摆动频率是指 1 min 内波动的次数，正常为≥6 次。正常变异的胎心率基线是胎儿本身交感与副交感神经间张力调节的变动所表现出的生理性变化。胎心基线变异的存在说明胎儿有一定的储备能力，是胎儿健康的表现。若基线变异<5 次/min，表示胎心基线率呈平坦型，即基线摆动消失、储备能力差；若基线变异>25 次/min 为变异度增加，基线呈跳跃型。

PFHR 是指与子宫收缩有关的胎心率变化。它有 3 种类型：

1）无变化：子宫收缩后 FHR 仍保持原基线率不变。

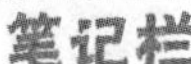
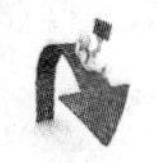

2)加速:即在子宫收缩时 FHR 基线逐渐上升,增加的范围为 15~20 次/min,很少超过 35~40 次/min,持续时间>15 s,是胎儿良好的表现。这可能是胎儿躯干局部或脐静脉暂时受压的缘故。

3)减速:可分为 3 种。①早期减速(图 6-1),特点是它的发生与子宫收缩几乎同时开始,即胎心率曲线下降与宫缩曲线上升同时发生,子宫收缩后即恢复正常,正常减速幅度<50 bpm,时间短,恢复快,一般认为是胎头受压,脑血流量一时性减少(一般无伤害性)的表现,不受孕妇体位或吸氧而改变。②变异减速(图 6-2):特点是宫缩开始后胎心率不一定减慢,胎心率减速与宫缩的关系并不是恒定的,但出现后下降幅度大(>70 bpm),持续时间长短不一,恢复也迅速,一般认为系因宫缩时脐带受压兴奋迷走神经所致。嘱孕妇左侧卧位可减轻症状。③晚期减速(图 6-3):特点是宫缩开始后一段时间(一般在高峰后,时间差不多在 30~60 s)出现胎心率减慢,但下降缓慢,下降幅度<50 bpm,持续时间长,恢复也缓慢。晚期减速一般认为是胎儿缺氧的表现,应予以高度注意(表 6-2)。

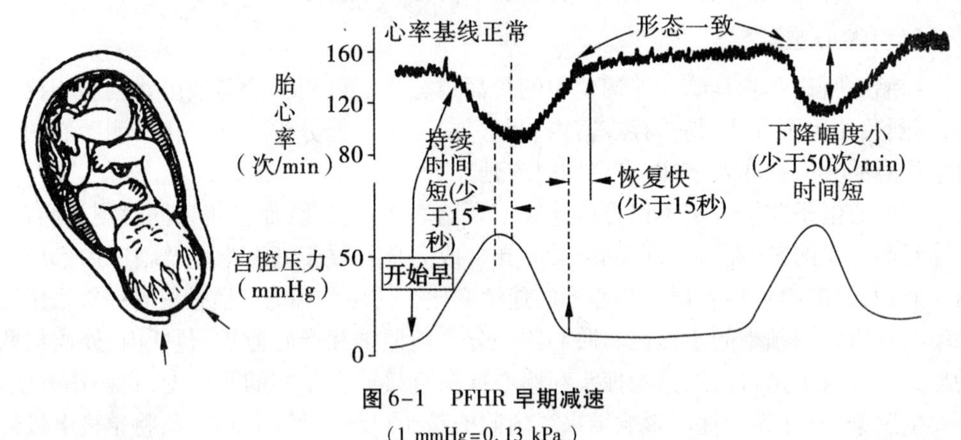

图 6-1 PFHR 早期减速

(1 mmHg=0.13 kPa)

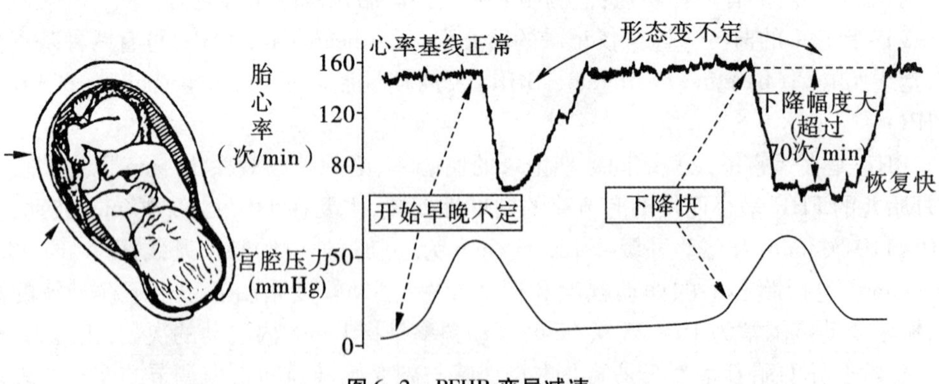

图 6-2 PFHR 变异减速

笔记栏

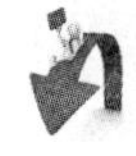

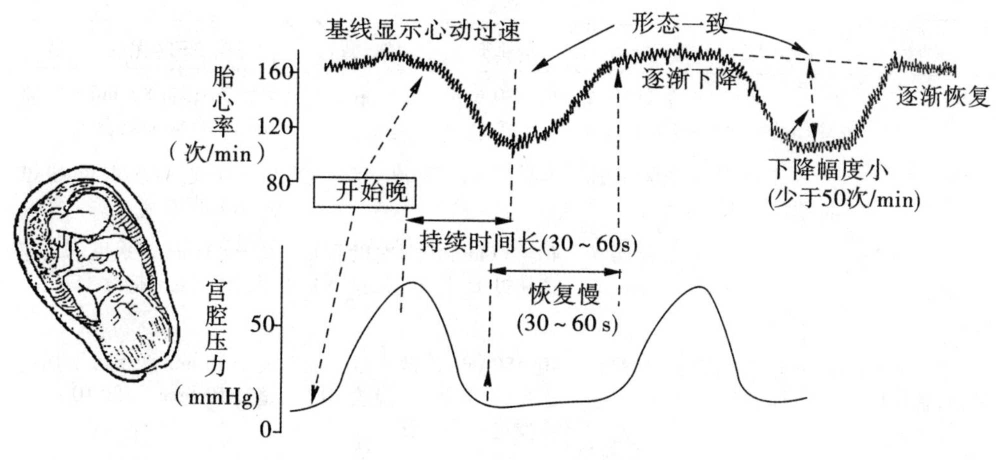

图 6-3　PFHR 晚期减速

表 6-2　三种减速情况比较

	开始时间	持续时间	减速幅度	原因
早期减速	与宫缩同时开始	持续时间短，宫缩后恢复正常	<50 次/min	胎头受压，脑血流量减少
变异减速	不定	不定	>70 次/min	脐带受压，迷走神经兴奋
晚期减速	宫缩开始后一段时间	长	<50 次/min	子宫胎盘功能不良，胎儿缺氧

（2）预测胎儿宫内储备能力　胎儿电子监护仪预测胎儿宫内储备能力包括以下两种：

1）无应激试验（non-stress test，NST）：主要观察在无宫缩、无外界负荷刺激情况下，胎心率基线的变异及胎动后胎心增速等情况。正常情况下，20 min 内至少有 3 次以上胎动伴胎心率加速>15 bpm，时间>15 s 称 NST 有反应。若胎动少于 3 次或胎动时没有胎心率加速或胎心率加速<15 bpm 称 NST 无反应，并被视为异常。正常胎心率存在变异是交感神经和副交感神经相互作用的结果，也表明胎儿大脑有充足的氧供应，脑缺氧时，这种变异消失。当 NST 无反应时，孕周>36 周者应行缩宫素激惹试验。NST 的评估与处理见表 6-3。

表 6-3　NST 的评估与处理

参数	正常 NST（有反应型）	不典型 NST（可疑型）	异常 NST（无反应型）
基线	110～160 bpm	100～110 bpm；>160 bpm，<30 min；基线上升	胎心过缓<100 bpm；胎心过速 > 160 bpm，超过 30 min；基线不确定

笔记栏

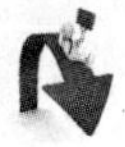

续表 6-3

参数	正常 NST(有反应型)	不典型 NST(可疑型)	异常 NST(无反应型)
变异	6~25 bpm(中等变异);≤5 bpm,小于 40 min	40~80 min 内≤5 bpm	≤5 bpm,≥80 min;≥25 bpm,>10 min;正弦型
减速	无减速或偶发变异减速持续短于 30 s	变异减速持续 30~60 s	变异减速持续时间超过 60 s;晚期减速
加速(≥32 周的胎儿)	40 min 内两次或者两次以上加速超过 15 bpm,持续 15 s	40~80 min 内两次以下加速超过 15 bpm,持续 15 s	大于 80 min 两次以下加速超过 15 bpm,持续 15 s
加速(<32 周的胎儿)	40 min 内两次或者两次以上加速超过 10 bpm,持续 10 s	40~80 min 内两次以下加速超过 10 bpm,持续 10 s 需要进一步评估	大于 80 min 两次以下加速超过 10 bpm,持续 10 s
处理	观察或者进一步评估	需要进一步评估	积极处理;全面评估胎儿状况;BPP 评分;及时终止妊娠

2)缩宫素激惹试验(oxytocin challenge test,OCT):是通过子宫收缩造成的胎盘一过性缺氧负荷试验及测定胎儿储备能力的试验。临产后连续描记胎心率 10 min 作为基数,若无宫缩则静脉滴注小剂量缩宫素使子宫出现规律性宫缩,每次收缩 30 s,再连续观察至少 3 次宫缩以判断结果。OCT 阳性:超过 50% 的宫缩有胎心率晚期减速,至少说明胎儿的氧合状态是不理想的。OCT 阴性:胎心率无明显晚期减速和明显的变异减速,胎动后胎心率加快,说明 1 周内无大的危险。OCT 的评估与处理见表 6-4。

表 6-4 OCT 的评估与处理

Ⅰ类	满足下列条件 胎心率基线 110~160 bpm 基线变异为中度变异 无晚期减速及变异减速 存在或者缺乏早期减速、加速
提示胎儿酸碱平衡正常,可常规监护,不需要采取特殊措施	
Ⅱ类	除了第Ⅰ类和第Ⅲ类电子胎儿监护外的其他情况均划为第Ⅱ类。此类电子胎儿监护结果尚不能说明存在胎儿酸碱平衡紊乱,但是应该综合考虑临床情况、持续胎儿监护、采取其他评估方法来判定胎儿有无缺氧,可能需要宫内复苏来改善胎儿状况
Ⅲ类	有两种情况 (1)胎心率基线无变异并且存在下面任何一种情况: 1)复发性晚期减速; 2)复发性变异减速; 3)胎心过缓(胎心率基线<110 次/min) (2)正弦波型

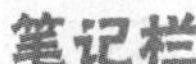

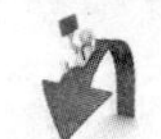

续表 6-4

提示胎儿存在酸碱平衡失调即胎儿缺氧,应该立即采取相应措施纠正胎儿缺氧,包括改变孕妇体位、吸氧、停止缩宫素使用、抑制宫缩、纠正孕妇低血压等措施,如果这些措施均无效,应紧急终止妊娠

(七)胎儿生物物理相评分

胎儿生物物理相 Manning 法见表 6-5。

表 6-5　胎儿生物物理相 Manning 评分法

指标	2 分(正常)	0 分(异常)
NST(20 min)	≥2 次胎动,FHR 加速,振幅≥15 bpm,持续≥15 s	<2 次胎动,FHR 加速,振幅<15 bpm,持续<15 s
胎儿呼吸运动(30 min)	≥1 次,持续≥30 s	无或持续<30 s
胎动(30 min)	≥3 次躯干和肢体活动(连续出现计一次)	≤2 次躯干和肢体活动
肌张力	≥1 次躯干伸展后恢复到屈曲,手指摊开合拢	无活动,肢体完全伸展,伸展缓慢,部分恢复到屈曲
羊水量	≥1 个羊水暗区,最大羊水池垂直直径≥2 cm	无或最大羊水池垂直直径<2 cm

(八)彩色多普勒超声血流监测

通过胎儿血流动力学监测,可以对子痫前期、胎儿生长受限等高危妊娠孕妇的胎儿宫内状况做出客观判断,为临床选择终止妊娠的适宜时机提供依据。常用指标包括脐动脉和胎儿大脑中动脉的血流,S/D 比值(收缩期与舒张期血流速度)、RI 值(阻力指数)、PI 值(搏动指数)等。应当重视舒张末期脐动脉无血流。

(九)羊膜镜检查

羊膜镜可在直视下观察胎膜内羊水性状及颜色。在消毒条件下,通过羊膜镜直接窥视羊膜腔内羊水性状,用以判断胎儿宫内情况有一定参考价值。正常羊水呈透明淡青或乳白色,有的含胎发、胎脂片等。若羊水混有胎粪则呈黄色、黄绿色甚至绿色,提示胎儿窘迫。胎死宫内时羊水呈棕色、紫色或红色混浊状。

(十)胎儿成熟度的测定

1. 胎龄及胎儿大小　胎龄<37 周为早产儿,37～42 周为足月儿,>42 周为过期儿。<2 500 g 为早产儿或足月小样儿,≥4000 g 为巨大儿。

2. 羊水分析

(1)肺成熟度　卵磷脂/鞘磷脂比值(L/S)表示肺成熟度。如比值≥2,表示胎儿肺成熟;<1.5,则表示胎儿肺尚未成熟,出生后可能发生新生儿呼吸窘迫综合征(RDS)。

(2)肾成熟度　羊水肌酐值表示肾成熟度。>2 mg/dL 表明肾成熟,<1.5 mg/dL

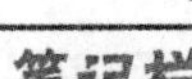

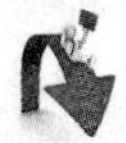

表明肾未成熟。

(3)肝成熟度　胆红素测定表示胎儿肝脏成熟度,0.02 以下表示胎儿肝成熟。

(4)体重大小　羊水中雌三醇含量与出生体重相关。体重<2 500 g 时,含量低于 0.6 mg/L;孕 37 周后,胎儿体重>2 500 g,E_3>1 mg/L;如体重>3 000 g,含量多在 2 mg/L 以上。

(5)皮肤成熟度　胎儿脂肪细胞计数表示皮肤成熟度,脂肪细胞>20% 为成熟。

(6)唾液腺成熟度羊水淀粉酶值≥450 U/L,提示胎儿唾液腺成熟。

(十一)胎盘功能测定

1. 孕妇尿雌三醇(E_3)测定　一般测 24 h 尿雌三醇含量,也可用孕妇随意尿测得雌三醇/肌酐(E/C)比值。E_3>15 mg/24 h 为正常,10~15 mg/24 h 为警戒值,<10 mg/24 h 为危险值。若妊娠晚期连续多次测得此值<10 mg/24 h,表示胎盘功能低下。或前次测定值在正常范围,此次测定值突然减少达 50% 以上,提示胎盘功能减退。

2. 孕妇血清游离雌三醇测定　用此值协助确定胎龄及胎儿胎盘单位功能。妊娠 31~35 周时,血清游离雌三醇常停止上升,而在 36 周突然上升。因此,连续 3 次确定血清游离雌三醇值可协助确定胎龄。足月妊娠时,该数值的下限为 40 nmol/L。若低于此值,表示胎儿胎盘单位功能低下。

3. 孕妇血清人胎盘催乳素(HPL)测定　采用放射免疫法。妊娠足月时,正常为 4~11 mg/L。若足月妊娠时该值<4 mg/L 或突然降低 50%,表示胎盘功能低下。HPL 水平能较好地反映胎盘的分泌功能,是目前国际上公认的测定胎盘功能方法。连续动态监测更有意义。

4. 孕妇血清缩宫素酶值测定　警戒值为 5 mg/(dL·h),<2.5 mg/(dL·h)为危险值。若数值急剧下降,提示胎盘有急性功能障碍。若持续低值,提示胎盘功能减退。

5. 阴道脱落细胞检查　舟状细胞成堆、无表层细胞、嗜酸性细胞指数(EI)<10%、致密核少者,提示胎盘功能良好;舟状细胞极少或消失、有外底层细胞、嗜酸性细胞指数>10%、致密核多者,提示胎盘功能减退。

6. B 超胎盘功能分级　从声像图反映胎盘的形象结构。根据绒毛膜板是否光滑、胎盘实质光点、基底板改变等特征,将胎盘分为 0~Ⅲ级。

(十二)胎儿先天畸形及遗传性疾病的宫内诊断

1. B 超　B 超检查不仅能显示胎儿数目、胎位、有无胎心搏动、胎盘位置及成熟度,而且能测量胎头的双顶径、胸径、腹径,估计孕龄及预产期、胎儿体重,还能进行无脑儿、脊柱裂、脑积水等畸形的筛查。

2. 胎儿遗传学检查　可在妊娠早期取绒毛,或妊娠 16~20 周抽取羊水,也可取孕妇外周血分离胎儿细胞做遗传学检查,检测染色体疾病。

3. 测定羊水中酶、蛋白　测羊水中酶,诊断代谢性缺陷病;测羊水中甲胎蛋白(AFP),诊断胎儿开放性神经管缺陷。

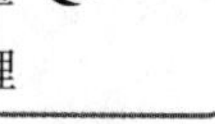

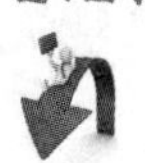

第三节　高危孕妇的护理

【处理原则】

预防和治疗引起高危妊娠的病因。

1. 一般处理

(1)增加营养　孕妇的健康及营养状态对胎儿的生长发育极为重要。严重贫血或营养不良往往导致新生儿出生体重过轻,伴有胎盘功能减退及胎儿宫内发育迟缓的孕妇,应给予高蛋白、高能量饮食,并补充足够的维生素和铁、钙、碘等矿物质和微量元素。

(2)卧床休息　可改善子宫胎盘血液循环,增加雌二醇的合成和排出量。一般建议孕妇取左侧卧位,应避免增大的子宫对腹部椎前大血管的压迫,改善肾及子宫胎盘血液循环。

2. 病因处理

(1)遗传性疾病　做到早发现、早预防、早处理。对有下列情况的孕妇,应做羊水穿刺遗传学诊断:孕妇年龄≥35 岁;曾经生育先天愚型患儿或有家族史;孕妇有先天性代谢障碍(酶系统缺陷)疾病或染色体异常的家族史;有神经管开放性畸形儿妊娠史等。一般在妊娠 16 周左右做羊水穿刺,有异常者要终止妊娠。

(2)妊娠并发症　如前置胎盘、胎盘早期剥离、妊娠期高血压疾病等。本类疾病易引起胎儿发育障碍或死胎,或者危及母儿生命等,应认真做好围生期保健,及时发现高危人群,预防并发症和不良妊娠结局的发生。

(3)妊娠合并肾病　此病主要危及孕妇,产生肾衰竭,胎儿可发生宫内发育迟缓。若妊娠早期就有肾衰的症状和体征,应终止妊娠。若妊娠晚期,估计胎儿已能存活,应及时终止妊娠,以免胎死宫内。孕期给予低蛋白饮食,积极控制血压,预防感染。

(4)妊娠合并心脏病　由于缺氧,常导致早产与胎儿生长迟缓,同时妊娠加重孕妇的心脏负担,并可对孕妇生命产生威胁。应加强孕期保健和产前检查,预防心力衰竭,防治感染。

(5)妊娠合并糖尿病　由于胎儿血糖波动与酸中毒,可发生胎儿在临产前突然死亡。应与内科共同监护,控制饮食,积极用药治疗,按医嘱正确使用胰岛素。

3. 产科处理

(1)提高胎儿对缺氧的耐受力,可使用 10% 葡萄糖注射液 500 mL 加维生素 C 2 g 缓慢静脉滴注,每日 1 次,5 ~7 d 为一个疗程,观察用药效果。

(2)间歇吸氧,吸氧可以改善胎儿的血氧饱和度,特别对胎盘功能减退的孕妇。可每日 3 次,每次 30 min。

(3)预防早产、指导孕妇避免猛烈的运动和活动,必要时遵医嘱使用药物,尽量延长怀孕时间。

(4)选择适当的时间引产,或剖宫产方式终止妊娠;对需终止妊娠而胎儿成熟度较差者,可于终止妊娠前,用肾上腺皮质激素促进肺表面活性物质的形成和释放,促进胎儿肺成熟,预防新生儿呼吸窘迫综合征。

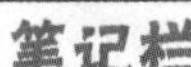
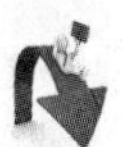

(5)产时严密观察胎心变化,给予吸氧。尽量少用麻醉镇静药物,避免加重胎儿缺氧。

(6)阴道分娩者应尽量缩短第二产程。若有胎儿窘迫的症状和体征,应尽早结束分娩,并做好新生儿的抢救准备。

(7)高危儿应加强产时和产后的监护。

【护理评估】

1. 健康史　了解孕产妇年龄、生育史、疾病史(合并内外科疾病),了解早期妊娠时是否用过对胎儿有害的药物或接受过放射线检查、是否有过病毒性感染等。

2. 身体状况

(1)了解孕妇身高、步态、体重:身高< 145 cm 者,容易头盆不称;步态异常者,应注意骨盆有无不对称;体重过轻或太重者的危险性也会增加。

(2)测量宫底高度和腹围,判断子宫大小是否与停经周数相符,大于或低于正常值3 cm 者为异常,过大者应排除羊水过多或双胎,过小者警惕胎儿宫内发育迟缓。若为足月,应估计胎儿大小,<2 500 g 或≥4 000 g 均应给予重视。

(3)了解胎位有无异常。

(4)测血压:如≥140/90 mmHg 或较基础血压升高 30/15 mmHg,为异常。

(5)评估有无心脏杂音及心功能。

(6)检查阴道出口是否过小、外阴部有无静脉曲张等。

(7)分娩时要评估有无胎膜早破、羊水量及性状。如头位,羊水中混有胎粪或羊水呈黄绿色,则提示有胎儿缺氧。

(8)正确估计孕龄,描绘妊娠图。

(9)数胎动:一般孕妇于 16 ~20 周即能自觉有胎动,但很弱,至孕 28 周胎动逐渐加强,次数也增多,至足月又稍减少。胎动计数>30 次/12 h 为正常,表示胎儿在宫内存活良好。若孕妇自觉胎动次数减少,12 h 内胎动次数≤10 次或低于自测胎动规律的 50%,在排除药物影响后,要考虑胎儿宫内缺氧。

3. 心理社会状况　高危孕妇在妊娠早期常担心流产及胎儿畸形,在妊娠 28 周以后则担心早产、出现胎儿异常或者胎死宫内、死产等,孕妇可因为前次妊娠的失败而对此次妊娠产生恐惧;由于需要休息而停止工作,产生烦躁不安;因为自己的健康与维持妊娠相矛盾而感到焦急、无助感;也可因为不可避免的流产、死产、死胎、胎儿畸形等而产生悲哀和失落。要认真评估高危孕妇的应对机制、心理承受能力及社会支持系统。

4. 辅助检查

(1)实验室检查　血、尿常规检查,肝、肾功能测定,血糖及糖耐量,凝血时间、血小板计数等。孕妇血清检查,如人胎盘催乳素(HPL)、游离雌三醇异常,说明胎盘功能下降。

(2)B 超检查　通常妊娠 22 周起,每周双顶径值增加 0. 22 cm,如双顶径达 8. 5 cm 以上,则 91% 的胎儿体重超过 2 500 g。通过 B 超,还可及时了解胎儿有无畸形及胎盘功能分级等。

(3)胎心监测　正常胎心率为 110 ~ 160 次/min,当胎心率< 110 次/min 或 >160 次/min,应监测胎心变化。因胎盘功能不良或子宫胎盘血流有障碍或胎儿脐带循环受阻时,可导致胎儿缺氧出现胎心异常。胎心电子监护:出现晚期减速表明胎儿

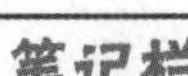
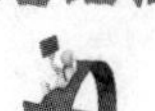

缺氧。

(4)其他　阴道脱落细胞检查、胎儿心电图、甲胎蛋白(AFP)测定、羊膜镜检查均可反映胎儿安危。

【护理诊断/问题】

1. 焦虑　与担心自身及胎儿健康等因素有关。

2. 个人应对无效　与自身及胎儿预后不测有关。

3. 自尊紊乱　与分娩的愿望及对孩子的期望得不到满足有关。

4. 知识缺乏　缺乏高危妊娠的相关知识。

5. 潜在并发症　胎儿发育迟缓、胎儿窘迫。

【护理目标】

1. 孕妇能掌握减轻恐惧的技巧,情绪逐渐稳定,并积极配合医护行为。

2. 孕妇及胎儿能安全度过妊娠期和分娩期,孕妇安全,胎儿健康。

3. 孕妇能正确认识自己及孩子的危险,孕妇维持良好的自尊。

4. 孕妇能陈述高危妊娠的相关知识。

5. 妊娠期及分娩期内,胎儿未出现发育迟缓、胎儿窘迫,或胎儿发育迟缓、胎儿窘迫得到及时发现和处理。

【护理措施】

1. 一般护理

(1)加强营养　与孕妇共同讨论食谱及烹饪方法,尊重其饮食嗜好。一般情况下给予高蛋白、高能量饮食,补充维生素、铁、钙及多种氨基酸。对胎盘功能减退、胎儿发育迟缓的孕妇更应注意加强营养,但对妊娠合并糖尿病者则要控制饮食。

(2)注意休息　保持室内空气新鲜,通风良好。休息时一般取左侧卧位 。

(3)适当锻炼　很多妊娠并发症的出现很大程度上是由于多数孕妇重视治疗、轻视预防。平时除了加强营养外,应该经常锻炼,保持愉快放松的心态,以助于预防各类并发症,将高危因素降低。

(4)外阴护理　指导病人养成健康的卫生习惯,每日清洁外阴 ,勤换衣裤,保持外阴部的清洁、干燥,必要时使用消毒会阴垫,防止逆行感染。

2. 心理护理　强调孕妇对高危妊娠应理智对待,要重视但无须过于忧虑和紧张。指导孕妇采用正确的应对方式,如鼓励诉说心里不悦,保持愉快的心境,转移孕妇的焦虑和恐惧情绪。鼓励和指导家人参与和支持,提供有利于孕妇倾诉和休息的环境。

3. 疾病护理

(1)病情观察　对高危孕妇做好观察记录。观察一般情况,如孕妇的心率、脉搏、血压、活动耐受力,有无阴道流血、高血压、水肿、心力衰竭、腹痛、胎儿缺氧等症状和体征,做到及时发现、及时报告、及时处理,并记录处理经过。产时严密观察胎心率及羊水的色、质、量,做好母儿监护及监护配合。

(2)产科处理　同处理原则。

(3)检查及治疗配合　认真执行医嘱并配合处理。为妊娠合并糖尿病孕妇做好尿糖测定,正确留置血、尿标本等;对妊娠合并心脏病者按医嘱正确给予洋地黄类药物,做好用药观察,间歇吸氧;前置胎盘病人做好输血、输液准备;如需人工破膜、阴道

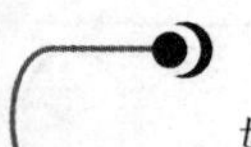

笔记栏

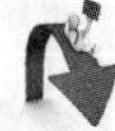

检查、剖宫产术,应做好用物准备及配合工作;同时,做好新生儿的抢救准备及配合。如为早产儿或极低体重儿,还需准备好暖箱,并将高危儿列为重点护理对象。

4. 健康指导

(1)早期筛查、重点监护　认真做好围生期保健,及时发现高危人群,对高危的孕产妇应进行有关高危妊娠有关知识的宣讲和教育,提高孕产妇自我保健意识和技能,给予针对性的健康指导,告知孕妇按时进行产前检查的意义,指导产妇自我监测技能:自我监测胎动、自我识别胎动异常,掌握产检时间,及早发现和处理遗传性疾病,做到早预防、早发现、早治疗,及时有效地控制高危因素的发展,防止可能导致胎儿及孕妇死亡的各种危险情况出现。

(2)适当锻炼　多数孕妇往往重视治疗、轻视预防。平时除了加强营养外,应该加强体能。坚持每周最少锻炼2次,保持愉快放松的心态,有助于预防各类并发症,降低各类高危因素。

【护理评价】

1. 产妇是否情绪逐渐稳定,并积极配合医护行为。
2. 产妇及胎儿是否安全度过妊娠期和分娩期,产妇安全,胎儿健康。
3. 产妇能否正确认识自己及孩子的危险,维持良好的自尊。
4. 出院时,产妇能否陈述高危妊娠的相关知识。
5. 妊娠期及分娩期内,胎儿是否出现发育迟缓、胎儿窘迫。

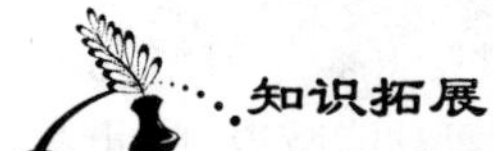

知识拓展

疾病不确定感是指缺乏确定疾病相关事件(如疾病过程、住院、治疗等)的意义的能力,无法评估事件的价值,不能准确预知结果。《中国卫生统计年鉴2010)》显示,1996年我国高危妊娠病人的比例为7.32%,而2009年这一比例达16.4%。国内多篇文献报道,高危妊娠的发生率均在20%以上。高危妊娠病人大多病程长、治疗检查相对复杂,又因为妊娠和疾病的特殊性及现在医患关系的紧张,造成医务人员不能完全承诺和做出有关妊娠进展和胎儿结局的预测,这些都可能会给病人带来疾病不确定感。

疾病不确定感的产生,会对病人造成不良影响,影响病人的心理健康、治疗进展与机体的康复进程。我国学者对糖尿病病人、癌症病人、透析病人等开展了疾病不确定感的研究,对高危妊娠这一对象的疾病不确定感的研究较少,在以后的研究中可以多加探索。

杨长捷,赵红. 高危妊娠病人疾病不确定感及其影响因素分析[J]. 生殖医学杂志, 2015,24(12):1 003-1 007.

笔记栏
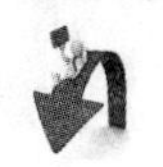

第四节 高危儿的护理

一、胎儿窘迫

胎儿窘迫(fetal distress)指胎儿在子宫内因急性或慢性缺氧导致危及其健康和生命的综合症状,发生率为2.7%～38.5%,分为急性和慢性两种。急性胎儿窘迫多发生在分娩期;慢性胎儿窘迫多发生在妊娠晚期,但临产后常表现为急性缺氧。

【病因】

母体血液含氧量不足、母胎间血氧运输或交换障碍及胎儿自身因素异常均可导致胎儿窘迫的发生。

1. 急性胎儿窘迫　由于母体与胎儿之间血氧运输及交换障碍或脐带血液循环障碍,可引发胎儿急性缺氧。常见原因有:①各种原因导致的休克:如前置胎盘、胎盘早剥,可使母体血液循环发生严重障碍;②缩宫素使用不当,引起宫缩过强或不协调,导致胎盘缺血缺氧;③脐带异常:如脐带绕颈、扭转、打结、脐带过长或过短等;④孕妇麻醉剂或镇静剂使用过量,抑制呼吸。

2. 慢性胎儿窘迫　常见因素有:①孕妇合并心肺疾病,心肺功能不全等导致母体血氧含量不足;②子宫胎盘血管硬化、梗死,从而导致胎盘灌注不足,如妊娠期高血压疾病、慢性肾炎、糖尿病等;③胎儿自身运输及利用氧的能力下降,如胎儿心血管疾病、胎儿畸形、宫内感染等。

【病理生理】

胎儿窘迫的基本病理生理改变是缺氧引起的。胎儿对宫内缺氧有一定代偿能力;轻度缺氧,交感神经兴奋,肾上腺儿茶酚胺分娩增加,血压升高、胎心率加快。重度缺氧,则迷走神经兴奋,胎心率减慢;无氧糖酵解增加,导致丙酮酸、乳酸等有机酸增加,出现代谢性酸中毒。缺氧可使胎儿的重要脏器功能受损,甚至胎死宫内,也可引起新生儿缺血缺氧性脑病,妊娠期慢性缺氧,使胎儿生长受限,肾血流减少,引起羊水减少。

【临床表现】

1. 急性胎儿窘迫　主要发生在分娩期。常因脐带脱垂、前置胎盘、胎盘早剥、休克、产程延长或宫缩过强及不协调等引起。

(1)产时胎心率异常　是急性胎儿窘迫的重要表现。早期可表现为胎心代偿性加快>160次/min,严重缺氧时胎心率<110次/min。胎儿电子监护可出现多发性晚期减速、重度变异减速,胎心率<100次/min,基线变异≤5次/min,伴频繁晚期减速提示胎儿严重缺氧,可随时死于宫内。

(2)胎动异常　初期胎动频繁,继而减弱、减少,甚至消失。

(3)羊水胎粪污染　不是胎儿窘迫的征象,需结合胎儿监护进行评估。出现羊水胎粪污染,如胎心监护正常,不需特殊处理;如胎心监护异常,存在宫内缺氧,会引起胎粪吸入综合征,造成胎儿不良结局。

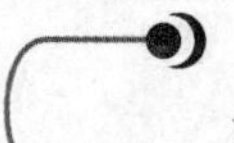

笔记栏

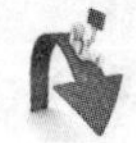

(4)酸中毒　采集胎儿头皮血进行血气分析，若 pH 值<7.20，PO_2<10 mmHg，PCO_2>60 mmHg，可诊断为酸中毒。

2. 慢性胎儿窘迫　多起病在妊娠晚期，常延续到临产并加重。多因妊娠期高血压疾病、慢性肾炎、糖尿病、严重贫血、妊娠期肝内胆汁淤积症及过期妊娠等所致胎盘功能低下。

(1)胎动减少或消失　胎动减少为胎儿缺氧的重要表现，应予警惕，临床常见胎动消失 24 h 后胎心消失。

(2)产前胎儿电子监护异常　胎心率异常提示有胎儿缺氧可能。

(3)胎儿生物物理评分低　≤4 分提示有急性伴慢性缺氧，6 ~ 4 分胎儿有急、慢性缺氧。8 ~ 6 分可能有急、慢性缺氧，10 ~ 8 分无急、慢性缺氧。

(4)脐动脉多普勒超声血流异常　宫内发育迟缓的胎儿出现进行性舒张期血流降低、脐血流指数升高提示有胎盘灌注不足。严重病例可出现舒张末期血流缺失或倒置，提示随时有可能胎死宫内。

【治疗要点】

1. 急性胎儿窘迫　积极纠正病因，改善缺氧，尽快终止妊娠。

2. 慢性胎儿窘迫　根据孕周、胎儿成熟度、缺氧程度及病因，拟定治疗方案。

【护理评估】

1. 健康史　了解孕妇是否有妊娠并发症或合并症；分娩过程是否有产程延长、缩宫素使用不当或使用麻醉剂、镇静剂等；胎儿是否有畸形、生长发育迟缓等。

2. 身体状况　评估胎心、胎动情况。机体在缺氧初期有一定代偿功能，胎心、胎动增加，继而减慢或消失；有助于判断胎儿窘迫程度。

3. 心理社会状况　出现胎儿窘迫，孕妇及家属担心胎儿安全而产生焦虑、恐惧，对提前手术分娩产生犹豫和无助感，同时对孩子出生后可能有神经系统后遗症感到担忧和紧张。

4. 辅助检查

(1)超声检查　监测胎心、胎动、胎儿呼吸运动、肌张力、羊水等。

(2)胎儿电子监护　可对胎儿进行生物物理评分。

(3)胎儿头皮血气分析　pH 值<7.1，碱剩余>12 mmol/L 提示胎儿代谢性酸中毒。

(4)羊膜镜检查　了解羊水污染程度，Ⅰ度为浅绿色，Ⅱ度为黄绿色并混浊，Ⅲ度为棕黄色、稠厚。

【护理诊断/合作性问题】

1. 焦虑　与担心胎儿的安危有关。

2. 有胎儿受伤的危险　与胎儿宫内缺氧有关。

【护理目标】

1. 孕妇焦虑减轻，情绪稳定。

2. 胎儿缺氧改善，胎心胎动正常。

【护理措施】

1. 急性胎儿窘迫的护理　嘱孕妇左侧卧位，停用缩宫素；给予面罩高流量吸氧

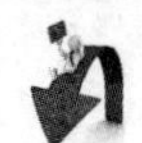

10 L/min，每次 30 min，间隔 5 min。同时密切观察胎心变化，给予持续胎心电子监护；遵医嘱准确用药，纠正酸中毒，水电解质紊乱。尽快做好阴道分娩及剖宫产的准备；备好新生儿抢救及复苏的用物。

2. 慢性胎儿窘迫的护理　①孕妇左侧卧位休息，定时吸氧，每日 2 ~ 3 次，每次 30 min。②观察胎心变化，每日至少监测 4 次，发现异常立即行胎心电子监护。③观察胎动变化，发现胎动减少时应立即给以吸氧，同时报告医生。④若孕周小，胎儿娩出后存活机会不大，应尽量延长孕周并促胎肺成熟，争取胎儿成熟后终止妊娠；妊娠近足月或胎儿已经成熟，胎动减少，胎盘功能进行性减退，胎心监护出现胎心基线率异常伴基线波动异常、OCT 出现频繁晚期减速或重度变异减速、胎儿生物物理评分<4 分者，均应行剖宫产终止妊娠。

3. 心理护理　与孕妇及家属多沟通，讲解胎儿窘迫的相关知识，取得他们的配合，减轻他们的焦虑和紧张。如果胎儿死亡，将产妇安排在单人房间，让家人陪伴在产妇身边，耐心地倾听，鼓励产妇说出自己内心的悲伤，协助其尽快度过哀伤期。

【护理评价】

1. 孕产妇情绪是否稳定，能否积极配合治疗。

2. 胎儿宫内缺氧是否得到改善，胎心胎动是否正常。

二、新生儿窒息

新生儿窒息是指胎儿娩出后 1 min，仅有心跳而无呼吸或未建立规律呼吸的缺氧状态。

【病因】

胎儿窘迫；胎儿吸入羊水、黏液致呼吸道阻塞，造成气体交换受阻；缺氧、滞产、产钳术使胎儿颅内出血及脑部长时间缺血、缺氧致呼吸中枢受到损害；产妇在分娩过程中接近胎儿娩出时使用麻醉剂、镇静剂，抑制了呼吸中枢；早产、肺发育不良、呼吸道畸形等都可引起新生儿窒息。

【病理生理】

主要为呼吸障碍，往往先有过度呼吸，随之迅速转入原发性呼吸暂停，后进入继发性呼吸暂停，如不予积极抢救则死亡。

血液循环代谢等方面，在窒息出现后心血输出量开始时正常，心率先有短暂增快，动脉压暂时升高，随着 $PaCO_2$ 上升，PaO_2 和 pH 值迅速下降，血液分布改变，肠、肾、肌肉、皮肤的血管收缩，而保持脑、心肌、肾上腺等生命器官的供血供氧，故皮色由青紫转成网状花纹而后苍白，体温下降。这也是引起肺出血、坏死性小肠炎、急性肾小管坏死的因素。当缺氧继续加重，心率转慢、心血输出量减少、血压下降、中心静脉压上升、心脏扩大、肺毛细血管收缩、阻力增加、肺血流量减少，动脉导管重新开放，恢复胎儿型循环，致使缺氧再次加重而心衰。在生命器官血氧供应不足时，脑损害加重，可留有后遗症或死亡。低出生体重儿由于血管发育较差，在 $PaCO_2$ 升高，脑淤血和血管通透性改变的情况下容易发生缺氧性颅内出血。在窒息早期由于儿茶酚胺释放可出现血糖增高，但因新生儿糖原储备量少，又可很快耗尽而出现低血糖。缺氧时血浆渗透压升高，细胞的钠泵和浓缩钾离子均受影响，血浆蛋白和水分外渗导致脑水肿。

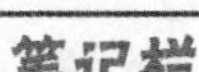
笔记栏
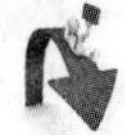

【临床表现】

1. 轻度窒息　Apgar 评分 4 ~ 7 分。新生儿面部与全身皮肤呈青紫色；呼吸表浅或不规律；心跳规则，强且有力，心率减慢（80 ~ 120 次/min）；对外界刺激有反应；喉反射存在；肌张力好；四肢稍屈。

2. 重度窒息　Apgar 评分 0 ~ 3 分。新生儿皮肤苍白，口唇暗紫；无呼吸或仅有喘息样微弱呼吸；心跳不规则，慢而弱，心率<80 次/min；对外界刺激无反应；喉反射消失；肌张力松弛。

出生后 5 min Apgar 评分对估计预后有重要意义，评分越低酸中毒与低氧血症越严重。若 5 min Apgar 评分<3 分，则新生儿死亡率及发生脑部后遗症的风险明显增加。

【处理要点】

以预防为主，一旦发生，立即抢救，按 ABCDE 步骤进行复苏。A：清理呼吸道；B：建立呼吸，增加通气；C：维持正常循环，保证心搏出量；D：药物治疗；E：评价和环境（保温）。其中 ABC 最为重要，A 是根本，B 是关键，评价和保暖贯穿于整个复苏过程。

复苏后监测体温、呼吸、心率、血压、尿量、肤色和窒息所导致的神经系统症状。

【护理评估】

1. 健康史　了解有无胎儿窘迫的诱因，如产妇患有妊娠期高血压疾病、肾脏病、重度贫血、急性失血、心脏病、产程过长、子宫过度膨胀、胎膜早破、前置胎盘、胎盘早剥、使用大量镇静剂，有无胎儿先天性心脏病、颅内出血、胎儿畸形、脐带脱垂、脐带过长或过短、胎儿窘迫；胎心监护是否有胎心晚期减速。

2. 身体状况　重点评估窒息的程度，对胎儿出生后 1 min、5 min 分别进行 Apgar 评分。

3. 心理社会状况　产妇可产生焦虑、悲伤心理，害怕失去自己的孩子，表现为分娩疼痛、切口疼痛暂时消失、急切询问新生儿情况，神情不安。

【护理诊断/问题】

1. 新生儿

(1)气体交换受损　与呼吸道内有羊水、黏液有关。

(2)有受伤的危险　与抢救操作及脑缺氧有关。

2. 母亲

(1)预感性悲哀　与预感失去孩子或可能留有后遗症有关。

(2)焦虑　与担心新生儿生命安危有关。

【护理目标】

1. 新生儿被抢救成功。

2. 新生儿并发症能降低至最小。

3. 母亲能接受现状，积极配合治疗。

4. 母亲情绪稳定。

【护理措施】

1. 配合医生行新生儿心肺复苏

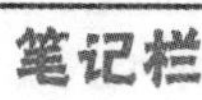

笔记栏

(1)清理呼吸道(airway)　胎头娩出后,用挤压法清理口鼻咽部黏液及羊水;胎儿娩出断脐后,继续用吸痰管或导尿管吸出新生儿咽部黏液和羊水,也可用气管插管吸取,动作轻柔,避免负压过大而损伤气道黏膜。

(2)建立自主呼吸、吸氧(breath)　确认呼吸道通畅后进行正压人工呼吸,通过气囊或面罩氧气吸入。

(3)改善循环(circulation)　心率<60 次/min 或心跳停止者,在保证通气的情况下,应立即行胸外心脏按压。心率≥80 次/min 时停止心脏按压。行体外胸廓按压,使新生儿仰卧,用中指有节奏地按压胸骨中段、每分钟按 90 次,按压深度约胸部前后径的 1/3。

(4)遵医嘱用药(drug)　如 1∶10 000 肾上腺素、5%碳酸氢钠、全血、生理盐水及白蛋白等静脉注射。

(5)评价(evaluation)　复苏过程中一般每 30 s 评价一次患儿情况,以确定进一步采取的抢救措施,继之观察皮肤颜色。出生后 5 min 再次 Apgar 评分。

2. 保暖　将新生儿放在 30～32 ℃的远红外线辐射台上进行抢救。胎儿出生后应立即擦干体表的羊水及血迹,减少散热。

3. 氧气吸入　呼吸道通畅后,人工呼吸同时给予吸氧。

(1)鼻导管给氧　氧流量<2 L/min,5～10 个气泡/s,避免发生气胸。

(2)气管插管加压给氧　维持新生儿呼吸 30 次/min,压力不可过大,开始瞬间压力 15～22 mmHg,逐渐减至 11～15 mmHg,待新生儿皮肤转红,建立自主呼吸后拔管,给予一般吸氧。

4. 复苏后护理　保持呼吸道通畅,严密观察面色、呼吸心率、体温及神经系统变化;遵医嘱给予药物预防感染和颅内出血;保持安静,暂不沐浴,延期哺乳,各种护理和治疗操作须轻柔。

5. 母亲护理　提供情感支持,刺激子宫收缩,预防产后出血。选择适当的时间告知新生儿情况,鼓励家属支持和陪伴。抢救时避免大声喧哗,以免加重思想负担。

【护理评价】

1. 新生儿出生后 5 min 的 Apgar 评分是否提高。
2. 新生儿有无受伤及感染的征象。
3. 母亲能否理解新生儿的抢救措施,积极接受治疗。
4. 母亲情绪是否平复。

本章小结

高危妊娠是指妊娠期有个人或社会不良因素及有某种并发症或合并症等,可能危害孕妇、胎儿及新生儿或者导致难产者。要加强对高危孕妇和高危儿的监护和管理。胎儿窘迫是指胎儿在子宫内因急性或慢性缺氧导致危及其健康和生命的综合状态。可分为急性和慢性两种。急性胎儿窘迫多发生在分娩期。表现为胎心率异常、胎动异常和羊水被胎粪污染,以及酸中毒。慢性胎儿窘迫多发生在妊娠晚期,主要表现为胎动和胎心异常,胎儿生物物理评分低、脐动脉多普勒超声检查血流异常。要积极纠正病因,改善缺氧,尽快终止妊娠。新生儿窒息,是指胎儿娩出生后 1 min 仅有心跳而无呼吸或未建立规律呼吸的缺氧状态。Apgar 评分 4～7 分为轻度窒息,0～3 分为重度

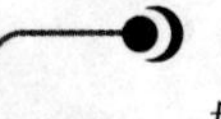

笔记栏

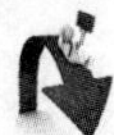

窒息。新生儿窒息按照 ABCDE 步骤进行复苏：A：清理呼吸道；B：建立呼吸，增加通气；C：维持正常循环，保证心搏出量；D：药物治疗；E：评价和环境（保温）。

（赵新爽）

思考题

1. 何谓高危妊娠，妊娠期孕妇的危险因素有哪些？
2. 简述胎心率一过性变化的减速分类。
3. 胎盘功能检查的方法主要有哪些？
4. 简述胎儿成熟度检查方法。
5. 请为 37 岁妊娠 12 周的孕妇做好早期筛选、重点监护的健康指导工作。

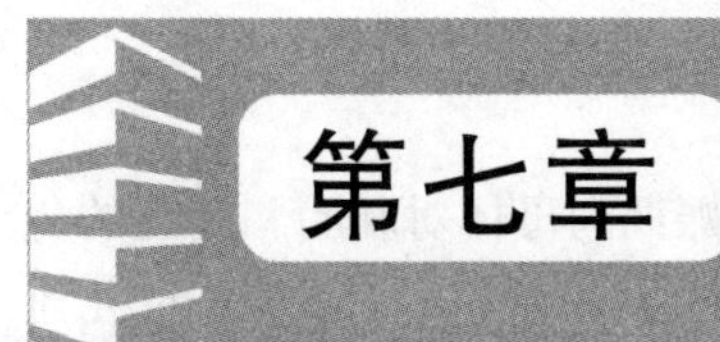

第七章 妊娠并发症病人的护理

第一节　流产

【案例导入】

董女士,26 岁,已婚,停经 62 d 后出现阴道流血伴下腹部疼痛,血量较多,有血块,自述有烂肉样组织掉出,组织物掉出后出血量减少,腹痛减轻。今晨又出现大量阴道流血,持续不止,下腹阵发坠痛、头晕、心慌,家属急送入院。

问题:

1. 病人腹痛的原因是什么?

2. 对该病人你认为应该做哪些救治措施?

妊娠不足 28 周,胎儿体重不足 1 000 g 而终止者称为流产(abortion)。按时间划分,妊娠 12 周以前终止者称为早期流产,妊娠 12 周至不足 28 周终止者称为晚期流产。流产分为自然流产与人工流产,本节只介绍自然流产,其发病率占全部妊娠的 10% ~15%,多数为早期流产,占 80% 以上。

【病因】

1. 胚胎因素　染色体异常是早期流产的主要原因。染色体异常包括:①染色体数目异常,如三体、X 单体等;②染色体结构异常,如染色体易位、嵌合体等。若发生流产,妊娠产物多为一空孕囊或已退化的胚胎。

2. 母体因素

(1)全身性疾病　病人全身性疾病导致严重感染或高热,可刺激子宫收缩导致流产;某些细菌毒素和病毒通过胎盘进入胎儿血液循环,使胎儿死亡可导致流产。此外,病人患心力衰竭、严重贫血或慢性肾炎、高血压等,可导致胎儿宫内缺氧或胎盘发生梗死而引起流产。

(2)生殖器官异常　子宫畸形(如子宫纵隔、双角子宫等)、子宫肌瘤(如黏膜下肌瘤等),均可影响胚胎着床发育而导致流产。宫颈内口松弛、宫颈重度裂伤可导致胎膜早破而发生流产。

(3)内分泌异常　黄体功能不足、甲状腺功能减退等均可导致流产。

笔记栏

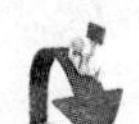

(4)不良习惯　病人吸烟、酗酒、吸毒等可导致流产。

(5)强烈应激　妊娠期严重精神创伤和躯体不良刺激(如过度紧张、手术、腹部撞击、性交过频等)均可导致流产。

3. 胎盘因素　滋养细胞发育或功能不全是胚胎早期死亡并流产的重要原因之一,胎盘早剥引起的胎盘血液循环障碍可导致晚期流产。

4. 免疫功能异常　妊娠类似同种异体移植,如果妊娠期间母体对胚胎和胎儿的免疫耐受降低,则可导致流产。与流产有关的危险因素有人白细胞抗原(HLA)、母儿血型不合、封闭抗体不足、抗磷脂抗体产生过多及存在抗精子抗体等。

5. 环境因素　放射性物质、噪声及高温等物理因素,或砷、铅、苯、甲醛、氯丁二烯、氧化乙烯等化学物质接触过多,均可能引起流产。

【病理】

自然流产发生的时间不同,病理过程有所不同。妊娠 8 周前,流产时多为胚胎先死亡,随后底蜕膜出血,胚胎绒毛与底蜕膜分离,已分离的胚胎组织如同异物,引起子宫收缩而被排出。由于此时胎盘绒毛发育不全,与子宫蜕膜联系不牢固,妊娠物多可完全排出,出血不多。妊娠 8～12 周时,胎盘绒毛发育茂盛,与底蜕膜联系较牢固,流产时妊娠产物往往不易完全排出,部分组织滞留在宫腔内,影响子宫收缩,出血量较多。妊娠 12 周后,胎盘已完全形成,流产过程与足月分娩相似,往往先出现腹痛,然后排出胎儿、胎盘。

【临床表现】

流产的主要临床症状为停经后阴道流血和腹痛。流产发展的各个阶段,其症状发生的时间、程度不同,相应的处理原则亦不同。

1. 先兆流产(threatened abortion)　表现为少量阴道流血,量少于月经量,常为暗红色或血性白带,继而出现阵发性下腹痛或腰背痛。妇科检查子宫大小与停经周数相符,宫颈口未开,胎膜未破。经休息及治疗,症状消失可继续妊娠。若阴道流血量增多或下腹痛加剧,可发展为难免流产。

2. 难免流产(inevitable abortion)　指流产不可避免,由先兆流产发展而来。表现为阴道流血量增多,阵发性下腹痛加剧,或因胎膜破裂出现阴道流液。妇科检查子宫大小与停经周数相符或略小,宫颈口已扩张,但组织物尚未排出,有时可见胚胎组织或胎囊堵塞于宫颈口内。

3. 不全流产(incomplete abortion)　难免流产继续发展,妊娠物部分排出体外,尚有部分残留于宫腔内或嵌顿于宫颈口处,影响子宫收缩,导致阴道流血不止,甚至发生失血性休克。妇科检查子宫小于停经周数,宫颈口扩张,持续有血液流出或有妊娠物堵塞。

4. 完全流产(complete abortion)　妊娠物已完全排出,阴道流血逐渐停止,腹痛逐渐消失。妇科检查子宫近正常大小或略大,宫颈口已关闭。

一般流产的发展过程如下,鉴别要点见表 7-1。

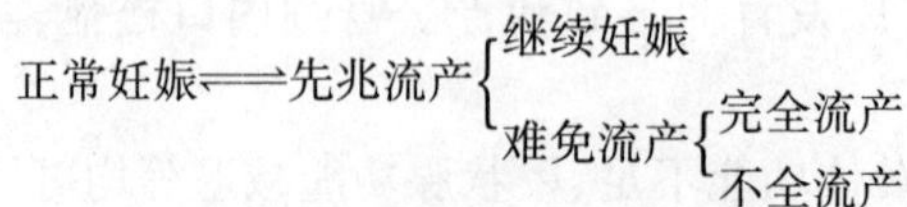

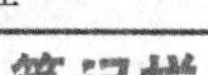

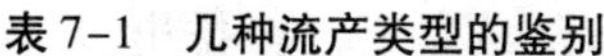

表 7-1　几种流产类型的鉴别

类型	出血量	下腹痛	宫口	子宫大小	B 超检查
先兆流产	少	无/轻	未开	与孕周相符	见胎心搏动
难免流产	中—多	阵发性加剧	已扩张	与孕周基本相符	未见胎心搏动
不全流产	持续不止	阵发性加剧	扩张/堵塞	小于孕周	见胚胎组织物残留
完全流产	渐止	随之消失	关闭	接近正常大小	未见胚胎组织物

5. 稽留流产(missed abortion)　指胚胎或胎儿已经死亡,滞留在宫腔内未能及时自然排出者,又称过期流产。表现为有先兆流产症状或无任何症状,随孕周增加,孕妇腹部不见增大,无胎动出现或胎动消失,未闻及胎心。妇科检查子宫小于停经周数,宫颈口闭。若时间过长,会导致凝血功能障碍,导致弥散性血管内凝血(disseminated intravascular coagulation,DIC)。

6. 复发性流产(recurrent spontaneous abortion,RSA)　指与同一性伴侣连续发生 3 次或 3 次以上的自然流产。每次流产多发生于同一妊娠月份,其临床经过与一般流产相同。早期复发性流产的病因为胚胎染色体异常、免疫功能异常、黄体功能不全、甲状腺功能低下,晚期复发性流产的病因为子宫解剖异常、自身免疫异常、血栓前状态等。

7. 流产合并感染(septic abortion)　流产过程中,若阴道流血时间长,有组织物残留于宫腔内,有可能引起宫腔感染,严重时感染可扩展到盆腔、腹腔甚至全身,并发盆腔炎、腹膜炎、败血症及感染性休克等。多见于不全流产合并感染。

【治疗要点】

确诊流产后,须根据自然流产的不同类型进行相应的处理。先兆流产以保胎治疗为主;难免流产确诊后应尽早清除宫腔内胚胎及胎盘组织;不全流产应及时行刮宫术或钳刮术,以清除宫腔内残留组织;完全流产若无感染征象,一般无须特殊处理;稽留流产一旦确诊,应尽早排空子宫腔,处理前应做血常规和凝血功能检查,做好输血准备,并应用雌激素提高子宫平滑肌对缩宫素的敏感性。复发性流产应针对病因处理,以预防为主;流产合并感染应积极控制感染,尽快清除宫腔内残留物。

【护理评估】

1. 健康史　详细询问病人末次月经时间。了解孕妇既往有无流产史,妊娠期间有无全身性疾病,有无用药及接触有毒、有害物质等,以识别发生流产的原因。

2. 身体状况　观察阴道流血与腹痛情况,全面评估孕妇的各项生命体征,判断流产类型,注意有无贫血及感染征象。

3. 心理社会状况　妊娠期突然阴道流血和腹痛,病人往往不知所措,担心能否继续妊娠,担心保胎药物对胎儿的影响,焦虑和恐惧为其主要心理特征。一旦流产不可避免,病人则会因本次妊娠的失败而感到悲伤,担心以后再次妊娠是否发生流产等。

4. 辅助检查

(1)B 超检查　B 超可显示宫腔内是否有妊娠囊、妊娠囊的形态、有无胎心搏动和

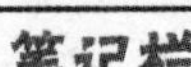
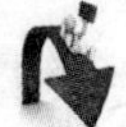

胎动等，确定胚胎、胎儿是否存活或是否已经排出，从而帮助诊断和鉴别流产及其类型，指导正确处理。

(2)妊娠试验　临床多选用尿早早孕诊断试纸条法判断是否妊娠，并用放射免疫法连续进行血 β-HCG 的定量测定，了解流产的预后。

(3)激素测定　主要通过测定血孕酮水平，协助判断先兆流产的预后。

(4)其他　复发性流产的夫妇可行双方染色体检查。

【护理诊断/问题】

1. 有感染的危险　与阴道流血时间过长、宫腔内容物残留及宫腔手术有关。

2. 焦虑　与担心胎儿健康有关。

3. 潜在并发症：出血性休克、感染、DIC。

【护理目标】

1. 孕妇体温正常，无感染征象。

2. 孕妇能接受流产事实、积极配合治疗和护理。

3. 孕妇并发症得到预防或及时处理。

【护理措施】

1. 病情观察　观察阴道流血及腹痛情况。大量阴道流血时，应立即测量血压和脉搏，正确估计出血量，发现异常，及时通知医生。同时，要监测体温，定期检查血常规，如果体温升高、白细胞总数及分类异常升高，则提示有感染的可能，应及时通知医生并遵医嘱给予抗感染处理。

2. 不同流产类型病人的护理

(1)先兆流产　指导病人绝对卧床休息，禁止性生活，减少刺激，必须进行阴道检查时注意动作轻柔，并协助完成日常生活护理。建议合理饮食，加强营养，防止发生贫血，增强机体抵抗力。保持外阴清洁，给予会阴擦洗，2 次/d，每次大便后及时清洗，以防感染。需保胎治疗者遵医嘱合理应用保胎药。对黄体功能不足者，可每日按医嘱给予黄体酮 20 mg 肌内注射，甲状腺功能低下者可给予小剂量甲状腺素片。治疗过程中协助密切观察病情，及时行超声检查，以了解胚胎发育情况，同时应重视心理疏导，必要时给予危害小的镇静剂。如腹痛加剧或阴道流血量多于月经量等，表明病情加重，不宜继续保胎，应协助及时终止妊娠。

(2)难免流产　不能继续妊娠需手术治疗时，应及时做好术前准备及术中、术后护理。其中难免流产、早期流产应及时行刮宫术，妊娠物送病理检查，晚期流产可用缩宫素促进子宫收缩，使胎儿、胎盘娩出，必要时刮宫以清除宫腔内残留的妊娠物，同时遵医嘱给予抗生素预防感染。

(3)不全流产　刮宫时，若大量出血应遵医嘱给予肌内注射缩宫素，促进子宫收缩，减少出血，同时尽快建立静脉通路，交叉配血，做好输血准备，给予抗生素预防感染。

(4)稽留流产　有凝血功能障碍者先予以纠正，并应用雌激素提高子宫平滑肌对缩宫素的敏感性，再行刮宫术或引产术，术中应小心操作，避免子宫穿孔，1 次刮不净者可于 5 ~7 d 后再次刮宫，子宫大于妊娠 12 周者，应静脉滴注缩宫素，促使胎儿、胎盘排出。

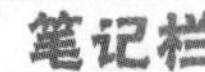

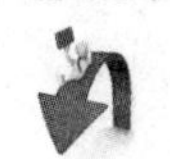

(5)复发性流产　孕前应指导进行卵巢功能检查、夫妇双方染色体检查与血型鉴定及其丈夫的精液检查,染色体异常的夫妇应于孕前进行遗传咨询,确定是否可以妊娠。指导女方进行生殖道检查,确定有无子宫畸形及病变、宫颈内口松弛等,以明确病因。原因不明者有妊娠征兆后可遵医嘱使用黄体酮或人绒毛膜促性腺激素治疗,确诊妊娠后继续给药至妊娠10周或超过以往发生流产的月份,同时注意休息,禁性生活,补充维生素E,给予必要的心理疏导稳定情绪。

(6)流产合并感染　阴道流血不多者,遵医嘱控制感染后再行刮宫。阴道流血多者,抗感染、输血的同时,协助用卵圆钳将宫腔内残留组织夹出后给予广谱抗生素,切不可用刮匙全面搔刮宫腔,以免造成感染扩散。待感染控制后再彻底刮宫。

3. 心理护理　主动关心病人,并介绍流产知识,与其建立良好的护患关系,鼓励病人进行开放性沟通,表达其内心感受,宣泄不良情绪,同时鼓励病人家属和朋友给予心理支持,减轻病人焦虑、悲观情绪,帮助先兆流产、复发性流产病人树立信心。

4. 健康教育　要注意阴道流血情况,保持外阴清洁,禁止盆浴2周,禁止性生活1个月,以防感染;增加营养、纠正贫血、增强机体抵抗力;采取避孕措施,避孕半年以上才能再次妊娠;使病人及家属对流产有正确认识,指导下一次妊娠。如早期妊娠应注意不要参加重体力劳动,避免性生活,防止流产发生;复发性流产原因为宫颈内口松弛者,应在未妊娠前做宫颈内口松弛修补术或在妊娠14~16周行子宫内口缝扎术等。

【护理评价】

1. 体温是否正常,白细胞数及血红蛋白值是否正常。

2. 孕妇能否接受流产事实,积极配合治疗和护理。

3. 孕妇并发症是否得到预防或及时处理。

第二节　早产

早产(premature delivery)是指妊娠满28周至不满37周间分娩者。早产娩出的新生儿为早产儿,其出生体重为1 000~2 499 g,各器官发育尚不成熟,围生儿死亡率较高。国内早产占分娩总数的5%~15%,约15%早产儿于新生儿期死亡。

【病因】

1. 胎膜早破、绒毛膜羊膜炎　最常见,30%~40%早产与之有关。

2. 下生殖道及泌尿道感染。

3. 子宫畸形,如双角子宫、纵隔子宫。

4. 宫颈内口松弛、子宫肌瘤。

5. 妊娠合并症或并发症,如妊娠期高血压疾病、前置胎盘、胎盘早剥、羊水过多或多胎妊娠,妊娠合并心脏病、慢性肾炎、病毒性肝炎等。

6. 胎盘功能不全。

7. 吸烟、吸毒、酗酒。

8. 其他,如劳累、情绪剧烈波动、腹部撞击、性交或手术刺激等。

笔记栏

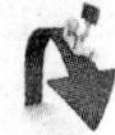

【临床表现】

早产的临床表现为子宫收缩，初始为不规则宫缩，常伴有少许阴道出血或血性分泌物，继之发展为规律宫缩。临床上分为以下两个阶段。

1. 先兆早产　妊娠满28周至不满37周，出现至少10 min 1次的子宫收缩，伴宫颈管缩短、少许阴道流血和血性分泌物，腰背部疼痛。

2. 早产临产　妊娠满28周至不满37周，出现规律性子宫收缩（≥4次/20 min，持续≥30 s），伴宫颈管缩短≥80%，宫颈口进行性扩张≥1 cm以上者。

【治疗要点】

先兆早产时，若胎儿存活，无畸形，无绒毛膜羊膜炎，无胎儿宫内窘迫，胎膜未破，无严重妊娠合并症或并发症，应抑制宫缩，尽量延长孕周，防止早产。若胎膜已破，早产不可避免，则应尽力提高早产儿的存活率。

【护理评估】

1. 健康史　评估有无妊娠期并发症或合并症，有无外伤、精神创伤等易导致早产的常见病因。询问孕妇末次月经时间、本次妊娠的经过及产前检查情况。

2. 身体状况　评估宫缩持续时间、间隔时间及强度；胎心、胎动；阴道流血的量；产科检查，了解胎先露、胎方位、宫颈管消退及宫口开大情况。

3. 心理社会状况　孕妇和家属常无思想准备，担心早产儿是否能够存活等而产生自责、紧张、焦虑心理。应重点评估孕产妇及家属对早产知识和早产儿护理知识的了解程度，及其对早产的情绪反应。

4. 辅助检查

(1)B超检查　可检查胎盘功能、羊水量，测量胎儿双顶径、股骨长，估计胎儿大小。

(2)早产的预测　阴道超声检查宫颈长度、宫颈内口情况，阴道后穹窿分泌物胎儿纤连蛋白检测对早产预测有一定价值。

(3)胎儿监护仪　连续监护胎心和宫缩的变化，可以动态观察胎儿宫内状况。

【护理诊断/问题】

1. 有受伤的危险　与早产儿发育不成熟、生活能力低下有关。

2. 焦虑　与担心早产儿预后有关。

【护理目标】

1. 新生儿无因护理不当而发生的并发症出现。

2. 孕妇能积极配合保胎措施，能叙述早产的相关知识。

【护理措施】

1. 妊娠期护理　嘱孕妇绝对卧床休息，取左侧卧位，以增加子宫血流量；保持大便通畅，避免使用腹压；对精神过度紧张者，适当遵医嘱给予镇静药。保胎过程中，每日行胎心监护，教会病人自数胎动，严密观察孕妇宫缩、胎心、阴道流血、胎膜破裂、血液化验等情况，有异常及时告知医生，同时保持外阴清洁，防止上行感染，有感染及时遵医嘱给予抗生素；遵医嘱给予抑制宫缩的药物防止早产，并观察抑制宫缩的效果，判断药物的不良反应。目前常用的抑制宫缩药物有：

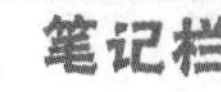
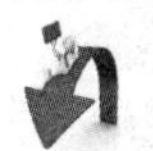

(1)$β_2$肾上腺素受体激动剂　首选利托君,一般使用150 mg加于5%葡萄糖注射液500 mL静脉滴注,初始剂量为0.05 mg/min,根据宫缩调节,每10 min增加0.05 mg/min,最大量至0.35 mg/min,宫缩抑制后再持续静脉滴注12 h,停止静脉滴注前30 min改为口服,每4~6 h 1次,每次10 mg,用药过程中嘱孕妇保持左侧卧位,减少低血压危险,同时密切注意孕妇心率、血压、宫缩变化及有无不适主诉,并限制输液量,防止肺水肿,长期用药者应监测血糖。

(2)硫酸镁　常用方法为25%硫酸镁16 mL加于5%葡萄糖注射液100 mL内静脉滴注,在30~60 min内静脉滴注完,后以每小时1~2 g的剂量维持。用药过程中应密切注意膝反射、呼吸和尿量,并备好拮抗剂10%葡萄糖酸钙注射液10 mL。

(3)钙拮抗剂　常用硝苯地平10 mg舌下含服,每6~8 h 1次,应密切注意孕妇的心率和血压,同时用硫酸镁者慎用,防止血压下降过快。

(4)前列腺素合成酶抑制剂　常用吲哚美辛,初始剂量50 mg,口服,1次/8 h,24 h后改为25 mg,每6 h 1次,因此类药物有导致胎儿肺动脉高压、肾功能损伤(使羊水量减少)的严重副作用,故用药过程中应严密监测羊水量及胎儿动脉导管血流。

估计早产难以避免时,应遵医嘱给予肾上腺糖皮质激素,如地塞米松5 mg肌内注射,3次/d,连用3 d以促胎儿肺成熟,预防早产儿出现呼吸窘迫综合征。同时应做好阴道助产或剖宫产准备,做好抢救新生儿的准备工作。

2. 分娩期护理　停用抑制宫缩的药物;严密观察宫缩、宫口扩张等产程进展情况;指导产妇取左侧卧位以增加胎盘灌注量,给产妇吸氧;勤听胎心或用胎心监护仪进行监护,及时发现胎儿宫内窘迫;第二产程行会阴切开,预防早产儿颅内出血;临产后慎用吗啡、哌替啶等药物,避免发生早产儿呼吸抑制;若胎位异常,在考虑早产儿存活利弊基础上,可以考虑剖宫产;早产儿娩出后做好其复苏和保暖等工作。

3. 产褥期护理　向孕妇及家属传授早产儿的喂养知识及其他护理知识,嘱继续保持外阴清洁,防止上行感染。

4. 心理护理　关心、体贴孕妇,为其提供心理支持;向孕妇讲解早产儿出生后治疗与护理的相关知识,解除孕妇及家属的思想顾虑。

5. 健康教育　重视可能引起早产的因素,指导孕妇定期进行产前检查,注意孕期卫生,孕晚期避免性生活;加强对高危妊娠的管理,积极治疗各种妊娠并发症、泌尿生殖道感染,预防胎膜早破;宫颈内口松弛者应于妊娠14~18周做宫颈内口环扎术;告知孕妇早产的征象,发现异常应及时就诊。指导产妇避孕,如再孕时应加强产前保健和监护,避免早产再次发生。

【护理评价】

1. 新生儿是否健康。

2. 早产孕妇是否配合保胎治疗,是否了解流产相关知识,心态稳定。

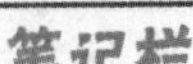

笔记栏

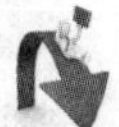

第三节　异位妊娠

【案例导入】

马女士,28 岁,已婚,停经 2 个月。4 d 前出现阴道流血,量不多,色暗红,今晨 5 时突感左下腹剧烈疼痛,迅速波及整个下腹,伴恶心呕吐,有肛门坠胀感,于 6 时急诊入院。查体:面色苍白,烦躁不安;体温 37.6 ℃,脉搏 115 次/min,呼吸 25 次/min,血压 70/30 mmHg;心肺无异常;腹肌紧张,下腹压痛,尤以左下腹明显,移动性浊音阳性。妇科检查:阴道少量出血,暗红色;后穹窿饱满、触痛;宫颈举痛和摇摆痛明显;左侧附件可触及包块,质软、不活动,有压痛。

问题:

1. 该病例最可能的护理诊断是什么?

2. 应采取哪些护理措施?

正常妊娠时,受精卵着床于子宫体腔内。如果受精卵在子宫体腔以外着床,称为异位妊娠(ectopic pregnancy),习称宫外孕(extrauterine pregnancy)。异位妊娠是妇产科常见的急腹症之一,发病率约 1%,是孕产妇死亡的主要原因之一。异位妊娠根据受精卵种植部位的不同分为输卵管妊娠、卵巢妊娠、腹腔妊娠、宫颈妊娠及阔韧带妊娠等(图 7-1),其中以输卵管妊娠最常见,占异位妊娠的 95% 左右。输卵管妊娠以发生部位不同又分为间质部、峡部、壶腹部和伞部妊娠。以壶腹部妊娠多见,约占 78%,其次为峡部妊娠,伞部和间质部妊娠较少见。本节重点叙述输卵管妊娠。

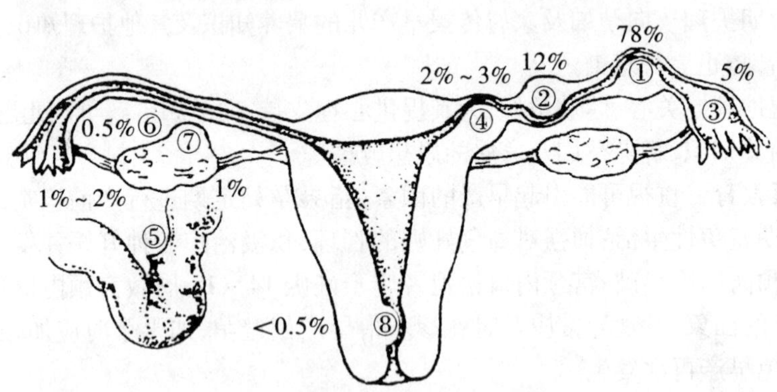

图 7-1　异位妊娠的发生部位

①输卵管壶腹部妊娠;②输卵管峡部妊娠;③输卵管伞部妊娠;④输卵管间质部妊娠;⑤腹腔妊娠;⑥阔韧带妊娠;⑦卵巢妊娠;⑧子宫颈妊娠

【病因】

1. 输卵管炎症　是异位妊娠的主要病因,可分为输卵管黏膜炎和输卵管周围炎。输卵管黏膜炎使输卵管管腔黏膜粘连,管腔变窄,纤毛功能受损,受精卵的运行受阻而于此处着床;输卵管周围炎常造成输卵管扭曲,管腔狭窄,输卵管蠕动功能减弱而影响

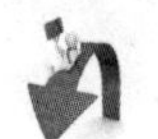

受精卵的运行。淋病奈瑟菌和沙眼衣原体感染所致的输卵管炎常累及黏膜，而流产和分娩后感染往往引起输卵管周围炎。

2. 输卵管手术史　有输卵管绝育史及手术史者，输卵管妊娠的发生率为10%～20%，尤其是腹腔镜下电凝输卵管及硅胶环套术绝育者。因不孕接受过输卵管粘连分离术、输卵管成形术者，再妊娠时输卵管妊娠的可能性也增加。

3. 输卵管发育不良或功能异常　输卵管过长、肌层发育差、黏膜纤毛缺乏等可造成输卵管妊娠。雌、孕激素分泌失常使输卵管肌层的蠕动、纤毛的摆动以及上皮细胞的分泌功能异常，影响受精卵的正常运行。

4. 辅助生殖技术　近年来辅助生育技术的应用使输卵管妊娠的发生率上升，特别是使少见的异位妊娠如卵巢妊娠、宫颈妊娠、腹腔妊娠有所增加。

5. 其他　宫内节育器(intrauterine device, IUD)避孕失败，子宫肌瘤或卵巢肿瘤压迫输卵管，子宫内膜异位症等，均可增加输卵管妊娠的可能性。

【病理】

输卵管管腔狭窄，管壁薄，缺乏黏膜下组织，肌层不如子宫肌壁厚，不利于胚胎的生长发育，常有以下结局。

1. 输卵管妊娠流产　多见于输卵管壶腹部妊娠，发病多在妊娠8～12周。受精卵种植在输卵管黏膜皱襞内，由于形成的蜕膜不完整，发育中的囊胚常向管腔突出，最终突破包膜而出血，囊胚与管壁分离(图7-2)。若整个囊胚剥离落入管腔，刺激输卵管逆蠕动，囊胚经伞端排出到腹腔，即形成输卵管妊娠完全流产，出血一般不多。若囊胚剥离不完整，妊娠产物部分排出到腹腔，部分仍然附着于输卵管壁，即为输卵管妊娠不全流产。此时，滋养细胞继续侵蚀输卵管壁，导致反复出血，血液不断流出并积聚在子宫直肠陷凹，形成盆腔积血，量多时甚至流入腹腔，导致腹膜刺激症状，同时引起休克。

2. 输卵管妊娠破裂　多见于输卵管峡部妊娠，发病多在妊娠6周左右。受精卵着床于输卵管黏膜皱襞间，囊胚生长发育时绒毛侵蚀管壁的肌层及浆膜层，最终穿破浆膜层，形成输卵管妊娠破裂(图7-3)。由于输卵管肌层血管丰富，一旦破裂，出血远较输卵管妊娠流产严重，短期内即可发生大量腹腔内出血，使病人出现休克；也可反复出血，在盆腔与腹腔内形成血肿。输卵管间质部妊娠虽少见，但由于间质部肌层较厚，破裂常发生于孕12～16周，其破裂如同子宫破裂，症状更为严重。

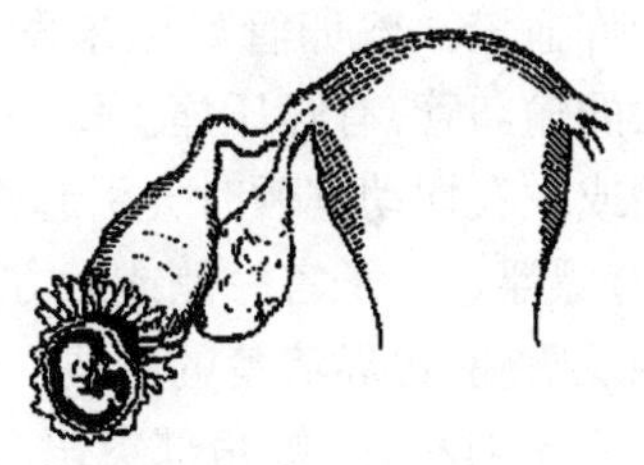

图7-2　输卵管妊娠流产

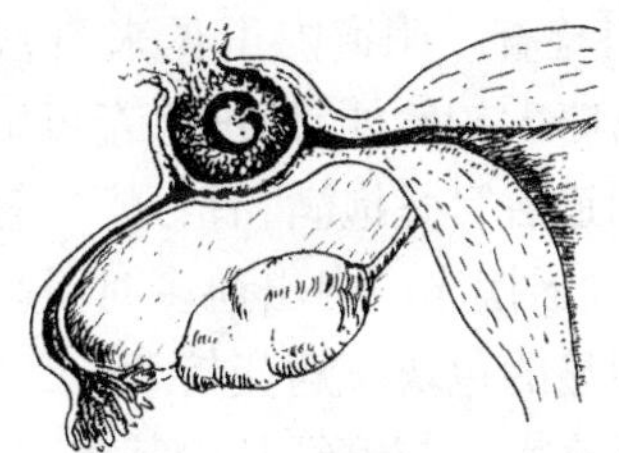

图7-3　输卵管妊娠破裂

3. 陈旧性宫外孕　输卵管妊娠流产或破裂未得到及时治疗，长期反复内出血形成的盆腔血肿不消散，血肿机化变硬并与周围组织粘连，临床上称为陈旧性宫外孕。

4. 继发性腹腔妊娠　输卵管妊娠流产或破裂，排到腹腔或阔韧带内的胚胎多数死

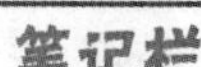

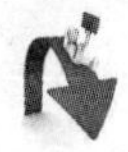

亡。偶有存活者，若其绒毛组织附着于原位或重新种植而获得营养，可继续生长发育，形成继发性腹腔或阔韧带妊娠。

输卵管妊娠和正常妊娠一样，合体滋养细胞产生的 HCG 维持黄体生长，使甾体激素分泌增加，导致月经停止来潮，子宫增大变软，子宫内膜出现蜕膜反应。若胚胎受损或死亡，滋养细胞活力消失，蜕膜自子宫壁剥离而发生阴道流血。若蜕膜完整剥离，可排出三角形蜕膜管型。但排出的组织中见不到绒毛，组织学检查无滋养细胞，此时血β-HCG 下降。

【临床表现】

输卵管妊娠的临床表现，与受精卵着床部位、有无流产或破裂、出血量多少及时间长短等有关。

1. 症状　典型的症状为停经后腹痛与阴道流血。

(1)停经　除输卵管间质部妊娠停经时间较长外，输卵管妊娠的停经时间多在 6～8 周。有 20%～30% 的病人无明显停经史，或将异位妊娠出现的不规则阴道流血误认为是月经。

(2)腹痛　是输卵管妊娠病人就诊的主要症状。输卵管妊娠发生流产或破裂前，常表现为一侧下腹部隐痛或酸胀感。当输卵管妊娠发生流产或破裂时，突感一侧下腹部撕裂样疼痛，常伴恶心、呕吐。血液由病变区流向全腹，疼痛亦由下腹部向全腹部扩散，甚至刺激膈肌，引起肩胛部放射性疼痛及胸部疼痛。血液若积聚于直肠子宫陷凹处，可出现肛门坠胀感。

(3)阴道流血　胚胎死亡后，常出现不规则阴道流血，色暗红或深褐，量少，呈点滴状，一般不超过月经量。可伴有蜕膜管型或蜕膜碎片排出，系子宫蜕膜剥离所致。阴道流血一般常在病灶去除后停止。

(4)晕厥与休克　急性大量腹腔内出血及剧烈腹痛可引起病人晕厥或休克。症状严重程度与腹腔内出血速度和出血量有关，与阴道流血量不成正比。

2. 体征　一般腹腔内出血多时，病人呈贫血貌，出现面色苍白、脉搏细速、血压下降等休克体征。体温一般正常，休克时略低，腹腔内出血吸收时可略高，但一般不超过 38 ℃。

(1)腹部检查　下腹有明显压痛、反跳痛，以患侧为著，腹肌紧张不明显。出血多时，叩诊有移动性浊音。有的异位妊娠病人下腹可触及包块。

(2)妇科检查　阴道内可见来自宫腔的少许血液。输卵管妊娠未发生流产或破裂者，除子宫略大较软外，仔细检查可触及胀大的输卵管，有轻压痛。输卵管妊娠流产或破裂者，阴道后穹窿饱满，有触痛。轻轻上抬或左右摆动宫颈时会引起剧烈疼痛，称为宫颈举痛或摇摆痛。内出血多时，检查子宫有漂浮感。子宫一侧或后方可触及边界不清、压痛明显的包块。病变持续较久时，可触及质硬、边界清楚的肿块。输卵管间质部妊娠时，子宫大小与停经月份基本符合，但子宫不对称，一侧角部突出，破裂所致的体征与子宫破裂相似。

笔记栏

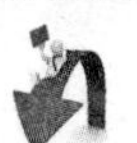

【治疗要点】

1. 药物治疗

(1)化学药物治疗　主要适用于早期输卵管妊娠,要求保存生育能力的年轻妇女。条件为:①无药物治疗的禁忌证;②输卵管妊娠未发生破裂或流产;③输卵管妊娠包块直径≤4 cm;④血 β-HCG<2 000 U/L;⑤无明显内出血。化疗一般采用全身用药,常用甲氨蝶呤(MTX)治疗。亦可采用局部用药,在B超引导下穿刺或在腹腔镜下将甲氨蝶呤直接注入输卵管的妊娠囊内。

(2)中药治疗　主要用于陈旧性宫外孕,根据中医辨证论治方法。

2. 手术治疗　主要适用于:①生命体征不稳定或有腹腔内出血征象者;②诊断不明确者;③异位妊娠有进展者(如血 β-HCG 处于高水平,附件区大包块等);④随诊不可靠者;⑤药物治疗禁忌证或无效者。手术治疗分为保守手术、根治手术。保守手术为保留患侧输卵管的手术,适用于有生育要求的年轻妇女,特别是对侧输卵管已经切除或有明显病变者;根治手术为切除患侧输卵管的手术,适用于无生育要求的输卵管妊娠内出血并发休克的急症者。腹腔镜手术是近年治疗异位妊娠的主要方法,多数输卵管妊娠可在腹腔镜直视下穿刺输卵管的妊娠囊,吸出部分囊液后注入药物或行输卵管切除术。

【护理评估】

1. 健康史　仔细询问末次月经时间,注意与不规则阴道流血的区别。认真询问有无发生异位妊娠的高危因素,如有无盆腔炎病史、输卵管手术史、宫外孕病史,有无放置宫内节育器等。

2. 身体状况

(1)一般情况　护士应全面评估病人腹痛的性质和程度、生命体征变化、阴道流血的性质和量。急性大量内出血病人可表现为面色苍白、四肢湿冷、脉搏细数、血压下降等休克表现;下腹部明显压痛、反跳痛,尤以患侧为重,叩诊有移动性浊音。

(2)妇科检查　阴道内有少量血迹,有宫颈举痛和摇摆痛,子宫稍大变软,可有漂浮感,在子宫一侧可触及边界不清楚、触痛明显的包块。

3. 心理社会状况　因为病人要忍受输卵管妊娠流产或破裂导致的剧烈腹痛等不适,并且面对必须终止妊娠失去胎儿的现实,以及对将来妊娠的影响,所以病人和家属会出现焦虑、不安,甚至恐惧、悲伤、抑郁等情绪反应。应认真评估病人及家属的心理感受和情绪反应,评估家庭成员等对待病人的态度及支持情况。

4. 辅助检查

(1)血 HCG 测定　是早期诊断异位妊娠的重要方法。由于异位妊娠病人体内 HCG 水平较宫内妊娠低,需采用灵敏度高的放射免疫法定量测定血 β-HCG 来评价保守治疗的效果。

(2)超声诊断　是诊断异位妊娠的主要方法之一。阴道B超检查较腹部B超检查准确性高。若宫腔内空虚,宫旁出现低回声区,其内探及胚芽及原始心管搏动,可确诊异位妊娠。有时宫内可见假妊娠囊(蜕膜管型与血液形成),应注意与宫内妊娠的区别。

(3)阴道后穹窿穿刺　是一种简单可靠的诊断方法,适用于疑有腹腔内出血的孕

笔记栏

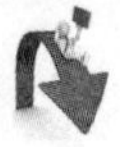

妇。如果抽出暗红色不凝血液,说明腹腔内出血。陈旧性宫外孕时,可抽出小血块或不凝固的陈旧血液。如果未能抽出不凝血,也不能否定输卵管妊娠的存在,可能是无内出血、内出血量很少、血肿位置较高或直肠子宫陷凹有粘连(图7-4)。

(4)腹腔镜检查　目前腹腔镜检查是诊断异位妊娠的金标准,可在确诊同时进行手术。适用于原因不明的急腹症鉴别及输卵管妊娠的早期。

(5)子宫内膜病理学检查　仅适用于阴道流血较多的病人,以排除宫内妊娠流产。将宫腔刮出物或排出物送病理检查。如果仅见蜕膜,未见绒毛,则有助于诊断异位妊娠。

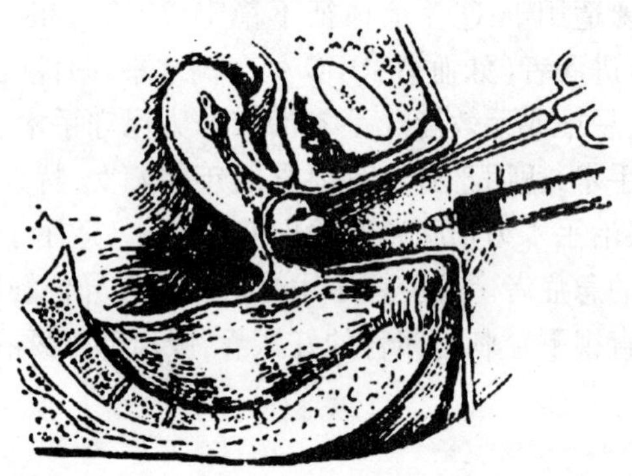

图7-4　阴道后穹窿穿刺术

【护理诊断/问题】

1.组织灌注量改变　与腹腔内出血过多有关。

2.疼痛　与输卵管妊娠流产或破裂有关。

3.恐惧　与担心生命安危有关。

【护理目标】

1.生命体征平稳,休克能及时得到纠正。

2.疼痛减轻或消失。

3.病人情绪稳定,积极配合治疗与护理。

【护理措施】

1.非手术病人护理　嘱病人绝对卧床休息,保持大、小便通畅,避免运用腹压,协助完成日常生活护理,减少活动,以免诱发活动性出血;给予高营养、富含维生素和铁剂的饮食,以提高病人的抵抗能力;保持外阴清洁,预防感染;有阴道排出物,必须送病理检查;遵医嘱给药治疗,并注意药物的毒副反应;经常巡视,了解病人需要,使病人有安全感;密切观察病人的生命体征和病情变化,如腹痛突然加重、脸色苍白、血压下降、脉搏加快等,如果发生应立即通知医生,做好抢救准备,并进行B超和血β-HCG监测。

2.手术病人护理　按急诊手术要求迅速做好术前准备、术后护理,并提供相应的生活护理;对于严重内出血休克的病人,护士应配合医生积极纠正休克,立即吸氧,建立静脉输液通道,补充血容量,交叉配血,做好输血输液的准备或自体血液回输的准

笔记栏

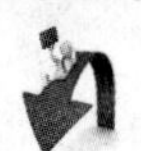

备,按医嘱准确及时给药。严密监测生命体征,每 10 ~ 15 min 测量 1 次血压、脉搏、呼吸并记录。注意病人尿量,以协助判断组织灌注量;注意复查血常规,观察血红蛋白量及红细胞计数,判断贫血有无改善。

3. 心理护理　向病人及家属介绍疾病相关知识、治疗及手术过程,给予心理安慰,帮助病人正视现实,以健康心态积极配合治疗,早日康复。

4. 健康教育　指导病人出院后增加营养,纠正贫血,增强机体抵抗力。注意休息,保持良好心态。输卵管妊娠的预后在于防止输卵管的损伤和感染,提醒病人保持良好的卫生习惯,防止发生盆腔感染,发生盆腔感染后须及时彻底治疗,以免延误病情。告知病人下次妊娠时要及时就医,不宜轻易终止妊娠。

【护理评价】

1. 生命体征是否平稳,休克能否及时得到纠正。

2. 疼痛有无减轻或消失。

3. 病人情绪是否稳定,是否能积极配合治疗与护理。

第四节　前置胎盘

【案例导入】

高女士,26 岁,已婚,孕$_2$产$_0$,孕 34 周,无诱因阴道出血 3h 入院。出血量比月经量少,不伴腹痛。检查:一般情况好,BP 120/80 mmHg,无宫缩,胎位枕左前,胎心率 142 次/min。

问题:

1. 该孕妇阴道出血的原因最可能是什么?

2. 为进一步确诊,应做哪项检查?

3. 应采取哪些护理措施?

正常胎盘附着于子宫体的前壁、后壁和侧壁。若妊娠 28 周后,胎盘附着于子宫下段,甚至胎盘下缘达到或覆盖宫颈内口,其位置低于胎先露部,称为前置胎盘(placenta previa)。前置胎盘是妊娠晚期的严重并发症,也是妊娠晚期阴道流血最常见的原因。国内报道其发病率为 0.24% ~1.57%,国外报道为 0.5%。

【病因】

目前病因不明确,可能与以下因素有关:

1. 子宫内膜病变与损伤　如多次刮宫、分娩、子宫手术史等引起子宫内膜炎或损伤子宫内膜,使再次受孕时子宫蜕膜血管形成不良,胎盘血供不足,刺激胎盘面积增大,延伸到子宫下段。

2. 胎盘异常　双胎妊娠胎盘较单胎妊娠胎盘面积大,前置胎盘的发生率较单胎妊娠高 1 倍。胎盘位置正常而副胎盘位于子宫下段接近宫颈内口,皆可导致前置胎盘。

3. 受精卵滋养层发育迟缓　受精卵到达宫腔后,如果滋养层尚未发育到可以着床的阶段,受精卵会继续向下游走,到达子宫下段,并在该处着床而发育成前置胎盘。

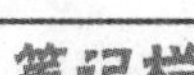
笔记栏
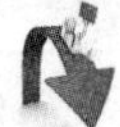

【分类】

根据胎盘下缘与宫颈内口的关系，将前置胎盘分为3类。

1. 完全性前置胎盘（complete placenta previa） 又称中央性前置胎盘，胎盘组织完全覆盖宫颈内口。

2. 部分性前置胎盘（partial placenta previa） 胎盘组织部分覆盖宫颈内口。

3. 边缘性前置胎盘（marginal placenta previa） 胎盘附着于子宫下段，边缘到达但未覆盖宫颈内口（图7-5）。

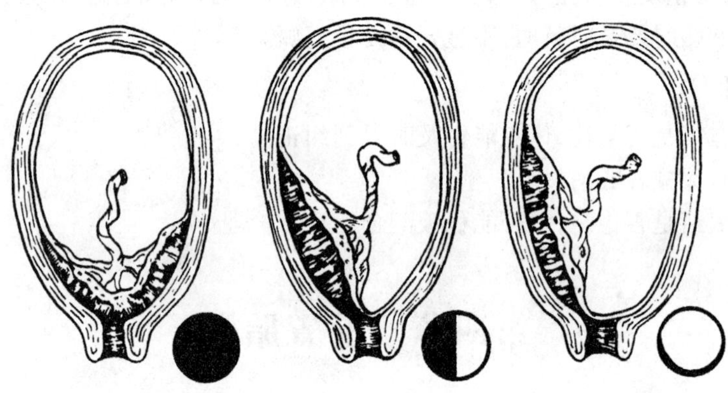

A.完全性前置胎盘　B.部分性前置胎盘　C.边缘性前置胎盘

图7-5　前置胎盘分类

【临床表现】

1. 无痛性阴道流血　前置胎盘的典型症状是妊娠晚期或临产时发生无诱因、无痛性、反复阴道流血。妊娠晚期子宫下段逐渐伸展，牵拉宫颈内口使宫颈管缩短；临产后，规律宫缩使宫颈管消失成为软产道的一部分，宫颈外口扩张，附着于子宫下段及宫颈内口的前置胎盘不能相应伸展而与其附着处错位、剥离，血窦破裂引起出血。前置胎盘初次出血量一般不多，剥离处血液凝固后，出血自然停止。由于子宫下段不断伸展，前置胎盘出血常反复发生，出血量也越来越多。

前置胎盘阴道流血发生的早晚、反复发生的次数及出血量的多少与前置胎盘类型有关。完全性前置胎盘初次出血时间早，多在妊娠28周左右，反复发生的次数多，出血量较大，甚至一次出血就能导致休克；边缘性前置胎盘出血发生时间较晚，多在妊娠晚期或临产后，量也较少；部分性前置胎盘的初次出血时间、出血量及反复出血次数介于两者之间。

2. 贫血、休克　病人一般情况与出血量有关，大量出血可导致贫血或休克。孕妇贫血或休克程度与出血量成正比。

3. 胎位异常　子宫软，无压痛，大小与妊娠周数相符，胎位清楚。由于胎盘位置低于胎儿先露部，影响胎先露的入盆，故先露高浮，易并发胎位异常。反复出血或一次出血量过多可导致胎儿宫内缺氧、胎心异常，严重者胎死宫内。如果前置胎盘附着于子宫下段前壁，可在耻骨联合上方闻及胎盘杂音。临产后子宫收缩基本正常。

4. 对母儿的影响　前置胎盘对母儿都产生不利的影响，容易出现产后出血、产褥

笔记栏
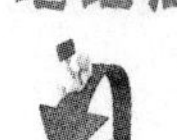

感染、植入性胎盘和早产，胎儿宫内窘迫、新生儿窒息及围产儿死亡率的增加。

【治疗要点】

抑制宫缩，制止出血，纠正贫血和预防感染。根据阴道流血量、有无休克、妊娠周数、产次、胎位、胎儿是否存活、是否临产以及前置胎盘的类型等综合考虑处理方案。

1. 期待疗法　妊娠<34 周、胎儿体重<2 000 g、胎儿存活、阴道流血量不多、一般情况良好者，应在保证孕妇安全的前提下采取期待疗法，尽可能延长孕周，以提高围生儿存活率。

2. 终止妊娠　终止妊娠的指征有：反复发生多量出血甚至休克者；胎龄达 36 周以上；胎儿成熟度检查提示胎儿肺成熟者；胎龄未达 36 周，出现胎儿窘迫征象或胎儿电子监护发现胎心异常者。应根据情况选择最佳方式终止妊娠。

(1)剖宫产　剖宫产可在短时间内娩出胎儿，迅速结束分娩，对母儿相对安全，是处理前置胎盘的主要手段。适用于完全性前置胎盘，持续大量阴道流血；部分性和边缘性前置胎盘出血量较多，先露高浮，短时间内不能结束分娩者及胎心异常者。术前应积极纠正贫血，预防感染，备血，做好处理产后出血和抢救新生儿的准备。

(2)阴道分娩　适用于边缘性前置胎盘、枕先露、阴道流血不多、估计在短时间内能结束分娩者。人工破膜后，胎头下降可压迫胎盘前置部位而止血，并促进子宫收缩加速产程进展。若破膜后胎先露部下降不理想、仍有出血或分娩进展不顺利，应立即改行剖宫产术。

【护理评估】

1. 健康史　注意询问有无引起子宫内膜损伤或子宫内膜炎症的病史，如既往有无多次人流、刮宫、多产、剖宫产和产褥期感染等病史。评估本次妊娠的经过和产前检查情况。

2. 身体状况　评估有无面色苍白、脉搏细速、血压下降等休克症状，阴道流血时间与流血量；评估有无宫缩，注意有无胎心异常。

3. 心理社会状况　突发阴道流血会让孕妇和家属感到焦虑或恐惧，因担心孕妇和胎儿的安危，常显得紧张、手足无措。应及时评估孕妇及家属的情绪反应。

4. 辅助检查

(1)B 超　可清楚看到子宫壁、胎先露、宫颈和胎盘位置，并能根据胎盘下缘与宫颈内口的关系，确定前置胎盘的类型。可反复检查，是目前最安全、有效的首选方法。

(2)产后检查胎盘及胎膜　如为前置胎盘，分娩后检查胎盘母体面可见陈旧性黑紫色或暗红色血块附着，胎膜破口距胎盘边缘在 7 cm 以内。

(3)实验室检查　血常规、出凝血时间等。

【护理诊断/问题】

1. 潜在并发症：出血性休克、胎儿窘迫。

2. 有感染的危险　与孕产妇反复阴道流血导致贫血，机体抵抗力下降及胎盘剥离面邻近宫颈外口有关。

3. 恐惧　与突发出血、担心胎儿安危有关。

【护理目标】

1. 母儿顺利度过分娩期，并发症得到有效防治。

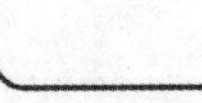
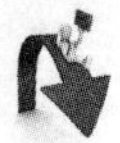

2. 产妇产后未发生产后出血及产后感染。

3. 病人恐惧减轻，情绪稳定。

【护理措施】

1. 期待疗法病人的护理

(1)要求绝对卧床休息，采取左侧卧位，由护士提供一切生活护理。指导孕妇加强营养，纠正贫血。加强会阴护理，保持会阴清洁、干燥。

(2)禁止性生活、禁止不必要的阴道检查及肛门检查。

(3)定时给予间断吸氧，3 次/d，每次 1 h，以增加胎儿血氧供应。

(4)严密观察孕妇生命体征及出血情况等，了解病情有无发展及有无感染和休克征象，并配血备用。

(5)遵医嘱用药，如补血药、宫缩抑制剂(硫酸镁、舒喘灵等)、镇静剂及抗生素等。

(6)加强胎儿宫内情况的监测，如：①指导孕妇自数胎动，3 次/d，每次 1 h。将 3 次胎动相加乘 4 为 12 h 胎动，不应少于 10 次。②监测胎心音，4 次/d，必要时进行胎心监护。

(7)协助运送孕妇做必要的辅助检查，如 B 超监测胎儿成熟度。

(8)若有大量出血，尽快使孕妇取头低足高位，保持静脉通畅，在短期内补足血容量，同时遵医嘱做好术前准备和抢救新生儿准备。

2. 终止妊娠

(1)若为阴道分娩，应在输血、输液抢救休克的情况下，协助人工破膜，腹带包扎腹部，同时静脉滴注缩宫素以加强宫缩。分娩过程中严密监测胎心音。阴道分娩后，仔细检查宫颈有无裂伤，有裂伤者及时缝合。

(2)若需剖宫产，应积极做好术前准备和抢救新生儿的准备。

3. 预防产后出血和感染

(1)产后严密观察产妇生命体征、阴道流血及子宫收缩情况，胎儿娩出后及早使用宫缩剂，以防止产后出血。

(2)指导产妇加强营养，补充铁剂，纠正贫血，必要时遵医嘱输血。

(3)加强会阴护理，观察恶露性状、气味，必要时遵医嘱使用抗生素，预防感染。

4. 心理护理　护理人员应向孕妇和家属解释本病的基本情况，提供心理安慰，给予情感支持。

5. 健康教育　指导妇女避免多次刮宫、引产，防止多产，减少子宫内膜损伤或子宫内膜炎的发生。加强孕妇管理及宣教，对妊娠期出血，做到及时诊断，正确处理。指导产妇出院后注意休息，加强营养，纠正贫血，增强抵抗力，保持外阴清洁、干燥，继续防止产后出血和感染。行期待疗法的孕妇出院后，嘱其注意休息，避免剧烈活动，保持大便通畅，学会自我监护。如有不适，随时就诊。

【护理评价】

1. 母儿能否顺利度过分娩期，并发症是否得到有效防治。

2. 产妇产后是否发生产后出血及产后感染。

3. 病人是否情绪稳定，恐惧减轻。

笔记栏

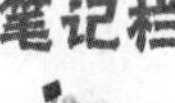

第五节 胎盘早剥

【案例导入】

滕女士，29岁，G_2P_0，妊娠35周，因重度子痫前期入院，给予解痉、镇静、降压等治疗24 h，病情无明显好转，3 h前出现持续性腹痛，阴道少量出血。体格检查：面色苍白，心肺听诊无异常，T 36.5 ℃，P 102 次/min，R 22 次/min，BP 130/100 mmHg。腹部检查：宫高38 cm，腹围102 cm，子宫硬如板状，压痛明显，胎位触不清，胎心听不清。

问题：

1. 该孕妇可能患了什么疾病？主要的治疗原则是什么？
2. 该孕妇可能存在哪些护理诊断？请制订相应的护理措施。

妊娠20周以后或分娩期，正常位置的胎盘在胎儿娩出前部分或全部从子宫壁剥离者称胎盘早剥(placental abruption)。胎盘早剥是妊娠晚期的严重并发症，具有起病急、发展快的特点，处理不及时可危及母儿生命。国内报道其发病率为0.46% ~2.1%。

【病因】

病因及发病机制不明确，可能与以下因素有关。

1. 血管病变　孕妇患严重妊娠期高血压疾病、慢性高血压、慢性肾疾病或全身血管病变时，由于底蜕膜螺旋小动脉痉挛或硬化，引起远端毛细血管变性坏死甚至破裂出血，血液流至底蜕膜与胎盘之间，形成胎盘后血肿，使胎盘早剥的发生率增高。

2. 机械性因素　孕妇腹部直接受到撞击或挤压，脐带过短或脐带绕颈、绕体相对过短，分娩过程中胎儿下降时过度牵拉脐带，羊膜腔穿刺时刺破前壁胎盘附着处，血管破裂出血等，均可引起胎盘剥离。

3. 宫腔内压力骤减　双胎妊娠分娩时第一个胎儿娩出过速，羊水过多人工破膜后羊水流出过快，均可使宫腔内压力骤减，子宫突然收缩，胎盘与子宫壁之间发生错位剥离。

4. 子宫静脉压突然升高　妊娠晚期或临产后，孕妇若长时间仰卧位，巨大的妊娠子宫会压迫下腔静脉，阻碍血液回流，使子宫静脉压升高，蜕膜静脉淤血或破裂，形成胎盘后血肿，胎盘部分或全部剥离。

5. 其他　一些高危因素，如孕妇吸烟、滥用可卡因，孕妇代谢异常，孕妇有血栓形成倾向，孕妇患子宫肌瘤等与胎盘早剥发生有关。此外，有胎盘早剥史者比无胎盘早剥史者发病率高10倍。

【病理及类型】

胎盘早剥主要病理变化是底蜕膜出血，形成胎盘后血肿，使胎盘从附着处剥离。胎盘早剥可分为显性、隐性及混合性3种类型(图7-6)。

1. 显性剥离　底蜕膜出血量少，出血很快停止，多无明显临床表现。若底蜕膜出血量增多，形成胎盘后血肿，胎盘剥离面逐渐扩大，血液冲开胎盘边缘，沿胎膜与子宫壁之间经宫颈管向外流出，称显性剥离或外出血。

2. 隐性剥离　出血量虽然增多，但由于胎盘边缘仍附着于子宫壁，或胎头固定于

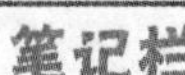

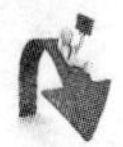

骨盆入口，使血液积聚在胎盘与子宫壁之间，不能冲破胎膜与子宫壁而外流，称隐性剥离或内出血。

3. 混合性出血　由于内出血时血液不能外流，胎盘后血肿逐渐增大，使宫底随之升高。当出血量达到一定程度时，血液冲开胎盘边缘及胎膜而外流，称为混合性出血。偶有出血穿破胎膜溢入羊水中成为血性羊水。

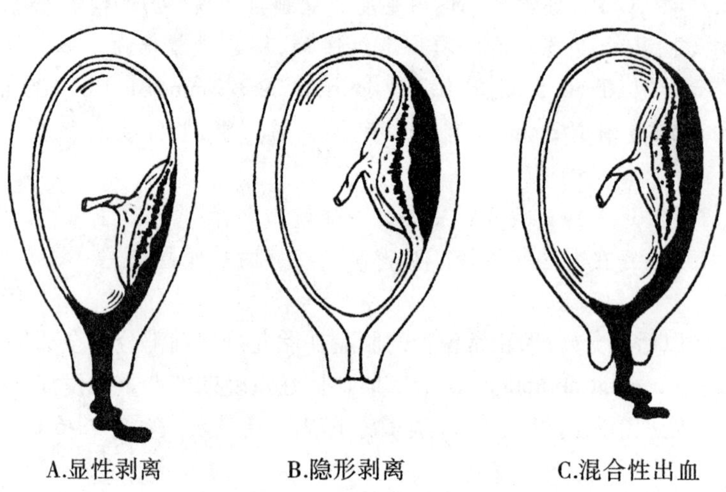

图 7-6　胎盘早期剥离病理类型

胎盘早剥内出血严重时，积聚于胎盘与子宫壁之间的血液随着压力的增加会浸入子宫肌层，使子宫肌纤维分离、断裂甚至变性；若血液浸润至子宫浆膜层，子宫表面将呈现紫蓝色瘀斑，以胎盘附着处明显，称为子宫胎盘卒中。子宫肌层由于血液浸润，收缩力减弱，容易造成产后出血。

严重的胎盘早剥，剥离处的胎盘和蜕膜中释放大量的组织凝血活酶进入母体血液循环中，能激活凝血系统，导致弥散性血管内凝血（DIC）。DIC 消耗了大量的凝血因子，导致凝血功能障碍。

【临床表现及分类】

胎盘早剥主要的临床特点是妊娠晚期或分娩期突然发生持续性腹痛和（或）出血。病情严重程度与剥离面积的大小及剥离类型有关，可分为 3 度。

Ⅰ度：以外出血为主，多见于分娩期，胎盘剥离面积小，常无腹痛或腹痛轻微，贫血体征不明显。腹部检查见子宫软，大小与妊娠周数相符，胎位清楚，胎心率正常，产后检查见胎盘母体面有凝血块及压迹即可诊断。

Ⅱ度：胎盘剥离面 1/3 左右，常有突然发生的持续性腹痛、腰酸或腰背痛，疼痛的程度与胎盘后积血多少成正比。无阴道流血或流血量不多，贫血程度与阴道流血量不相符。腹部检查见子宫大于妊娠周数，宫底随胎盘后血肿增大而升高。胎盘附着处压痛明显（胎盘位于后壁则不明显），宫缩有间歇，胎位可扪及，胎儿存活。

Ⅲ度：胎盘剥离面超过胎盘面积 1/2，临床表现较Ⅱ度加重。可出现恶心、呕吐、面色苍白、四肢湿冷、脉搏细数、血压下降等休克症状，且休克程度大多与母血丢失成比例。腹部检查见子宫硬如板状，宫缩间歇时不能松弛，胎位扪不清，胎心消失。如无凝血功能障碍属Ⅲa,有凝血功能障碍者属Ⅲb。

胎盘早剥常并发贫血、产后出血、急性肾功能衰竭、羊水栓塞等。也可引起胎儿宫内窘迫、新生儿窒息、早产,使围生儿死亡率增高。严重威胁母儿安全。

【治疗要点】

胎盘早剥的处理原则是纠正休克,及时终止妊娠。

1. 纠正休克　对已处于休克状态者,应立即开放静脉通道,补充血容量,改善血液循环,同时给予吸氧。输血最好输新鲜血。

2. 及时终止妊娠　一旦确诊为重度胎盘早剥,应及时终止妊娠。根据孕妇的病情轻重、胎儿宫内状况、胎次、宫口扩张程度和胎产式等决定终止妊娠的方式。

(1)阴道分娩　适用于Ⅰ度胎盘早剥,一般情况良好,宫口已扩张,估计短时间内能结束分娩者可人工破膜后经阴道分娩。

(2)剖宫产　适用于Ⅰ度胎盘早剥,破膜后产程无进展或有胎儿窘迫征象,须抢救胎儿者;Ⅱ度胎盘早剥,不能在短时间内结束分娩者;Ⅲ度胎盘早剥,产妇病情恶化,胎儿已死亡,不能立即分娩者;破膜后产程无进展者。

【护理评估】

1. 健康史　询问孕妇有无外伤史,有无妊娠期高血压疾病、慢性高血压、慢性肾脏病或血管性疾病史,有无吸烟等不良嗜好,有无发生过胎盘早剥等。

2. 身体状况　评估妊娠晚期或临产时有无突发持续性腹部剧痛,有无急性贫血,有无恶心、呕吐、面色苍白,脉搏细数、四肢湿冷、血压下降等休克征象;有无阴道流血,休克程度与阴道流血量是否成正比。评估胎盘早剥的类型和轻重程度。

3. 心理社会状况　胎盘早剥出现阴道流血或持续性腹痛等其他不适,孕妇和家属常感到紧张和恐惧。因此应及时评估孕妇及家属的心理状态,评估支持系统是否得力。

4. 辅助检查

(1)B 超检查　B 超可显示胎盘与子宫壁之间出现液性低回声区,边缘不清楚,并见胎盘增厚。重型胎盘早剥常伴胎动和胎心消失。

(2)实验室检查　包括全血细胞计数及凝血功能检查,以了解孕妇的贫血程度和凝血功能。

【护理诊断/问题】

1. 有效循环灌注量不足　与胎盘早剥所致的出血有关。

2. 恐惧　与胎盘早剥起病急、进展快,危及母儿生命有关。

3. 潜在并发症:凝血功能障碍、产后出血、急性肾功能衰竭、胎儿窘迫等。

【护理目标】

1. 病人出血得到有效控制、生命体征平稳。

2. 病人恐惧心理减轻、接受现实、配合医疗和护理。

3. 病人未发生凝血功能障碍、产后出血及急性肾功能衰竭等并发症。

【护理措施】

1. 病情观察　严密监测孕妇生命体征,并及时记录。观察孕妇阴道流血量、腹痛情况及伴随症状。重点注意其宫底高度、子宫压痛情况、子宫壁的紧张度及在宫缩间

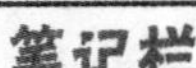
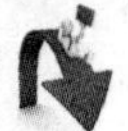

歇期能否松弛。监测胎儿的胎心、胎动情况，注意产程进展。观察皮下、黏膜或注射部位有无出血，若发现流出的血液不凝，应考虑发生 DIC 可能并及时通知医生。重症胎盘早剥应观察尿量，出现少尿或无尿症状时，应及时通知医生防治肾功能衰竭。

2. 对症护理　确诊为胎盘早剥，应尽快做好阴道分娩或即刻手术的准备。定时间断吸氧，以改善胎儿宫内供氧。出现休克征象应迅速建立静脉通路，积极补充血容量。为防止 DIC 发生，应遵医嘱及时输入足量新鲜血，纠正血容量同时补充凝血因子。考虑有肾功能衰竭的可能应遵医嘱用 20% 甘露醇 500 mL 快速静脉滴注或呋塞米 20 ~ 40 mg 静脉注射，必要时重复使用。分娩过程中和胎盘娩出后，应遵医嘱肌内注射宫缩剂加强宫缩，防止产后出血。胎死宫内或死产者应遵医嘱给予退乳。

3. 心理护理　给孕产妇和其家属介绍胎盘早剥相关知识，在护理过程中表现出关心和体贴，允许孕产妇及家属表达心理感受，以缓解孕产妇及家属的紧张情绪，减轻孕产妇及家属的恐惧心理。如果产妇因病情严重失去孩子或产妇因产后出血各种处理无效切除子宫，护士应多巡视、安慰，并鼓励家属多给予支持，解除产妇的心理障碍，促使其尽快接受现实。

4. 健康教育　指导产妇出院后继续注意休息，加强营养，纠正贫血，增强抵抗力。根据产妇身体情况和胎儿预后指导母乳喂养或退乳。鼓励家属多陪伴、关心体贴产妇，以缓解其焦虑或悲伤的情绪。

【护理评价】

1. 病人出血是否得到有效控制，生命体征是否平稳。

2. 病人是否恐惧减轻、接受现实、情绪稳定。

3. 病人并发症是否得到有效防治。

第六节　妊娠期高血压疾病

【案例导入】

王女士，35 岁，初孕妇，停经 8 个月，自觉胎动 3 个月，下肢水肿 1 个月，头晕、眼花 3 d。平时月经规律，停经 40 余天出现恶心及轻微呕吐，未经治疗，持续 20 余天自行好转，停经四个半月出现胎动。近 1 个月下肢水肿渐至大腿，近 3 d 出现头晕、眼花。既往无高血压及肾病史。检查：BP 170/110 mmHg，下肢水肿（++），心肺正常，先露未入盆，尿蛋白（++）。

问题：

1. 该病人最可能的护理诊断是什么？

2. 怎样处理及护理？

妊娠期高血压疾病（hypertensive disorder in pregnancy）是妊娠与血压升高并存的一组疾病。发病率 5% ~10%。该组疾病严重影响母婴健康，是孕产妇和围生儿病死率升高的主要原因。本组疾病包括妊娠期高血压（gestational hypertension）、子痫前期（preeclampsia）、子痫（eclampsia），以及慢性高血压合并妊娠（chronic hypertension complicating pregnancy）和慢性高血压并发子痫前期（chronic hypertension with superimposed preeclampsia)。前三种疾病与后两种在发病机制及临床处理上略有不同。本节重点阐述前三种疾病,特别是子痫前期。

【高危因素】

流行病学调查发现子痫前期的高危因素有:初产妇、多胎妊娠、孕妇年龄过小(<18岁)或高龄(≥40岁)、子痫前期病史及家族史、慢性高血压、慢性肾脏疾病、抗磷脂抗体综合征、血栓疾病史、体外受精胚胎移植受孕、糖尿病、肥胖、营养不良、社会经济状况低下。

确切病因不明,多数学者认为可能与异常滋养层细胞侵入子宫肌层、免疫机制、血管内皮细胞受损、遗传因素、营养缺乏和胰岛素抵抗等有关。

【病理生理】

1. 基本病理变化　本病的基本病理变化是全身小动脉痉挛,由此导致全身各系统各脏器血液灌注量减少,对母儿造成严重危害。

2. 主要脏器的病理变化　由于心、脑、肝、肾、胎盘各重要脏器小动脉痉挛,各器官组织因灌注量不足,缺血、缺氧而受到不同程度的损害,严重时可导致脑水肿、脑梗死、脑出血、心肾功能衰竭、肺水肿、肝细胞坏死及被膜下出血,胎盘绒毛退行性变、出血和梗死,胎盘早期剥离及凝血功能障碍而导致的DIC等。

【临床表现】

妊娠期高血压疾病的分类不同,临床表现不完全相同,见表7-2。

表7-2　妊娠期高血压疾病分类及临床表现

分类	临床表现
妊娠期高血压	妊娠20周以后出现收缩压≥140 mmHg,或舒张压≥90 mmHg(两次间隔至少4 h),并于产后12周恢复正常;尿蛋白(-)。产后方可确诊。
子痫前期	
无严重表现子痫前期(轻度)	妊娠20周以后出现BP≥140/90 mmHg;24 h尿蛋白≥0.3 g或随机尿蛋白/肌酐≥0.3或随机尿蛋白(+)。无子痫前期的严重表现
伴严重表现子痫前期(重度)	子痫前期出现以下任何一个表现: ①收缩压≥160 mmHg,或舒张压≥110 mmHg(卧床休息,两次间隔至少4 h);②血小板减少(血小板<100×10^9/L);③右上腹或上腹部疼痛;肝功能损害(血清转氨酶水平为正常值2倍以上);④肾功能损害(血肌酐升高大于97.2 μmol/L或为正常值2倍以上);⑤肺水肿;⑥新发生的脑功能或视觉障碍如:头痛、视力模糊、盲点、复视等;⑦胎儿生长受限(FGR)
子痫	子痫前期孕妇抽搐不能用其他原因解释。 子痫发生前可有不断加重的重度子痫前期,但子痫也可发生于血压升高不显著、无蛋白尿病例。通常产前子痫较多,子痫发生于产后48 h者约25%。子痫抽搐进展迅速,前驱症状短暂,表现为抽搐、面部充血、口吐白沫、深昏迷;随之深部肌肉僵硬,很快发展成典型的全身高张阵挛惊厥、有节律的肌肉收缩和紧张,持续约1～1.5 min,其间病人无呼吸动作;此后抽搐停止,呼吸恢复,但病人仍昏迷,最后意识恢复,但困惑、易激惹、烦躁

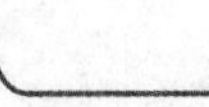

笔记栏

续表 7-2

分类	临床表现
慢性高血压并发子痫前期	高血压孕妇妊娠 20 周以前无尿蛋白,若出现 24 h 尿蛋白≥0.3 g;高血压孕妇妊娠 20 周后突然尿蛋白增加或血压进一步升高或血小板<100×10^9/L。
妊娠合并慢性高血压	妊娠前或妊娠 20 周前舒张压≥90 mmHg(除外滋养细胞疾病),妊娠期无明显加重;或妊娠 20 周后首次诊断高血压并持续到产后 12 周后

- 血压较基础血压升高 30/15 mmHg,但低于 140/90 mmHg 时,不作为诊断依据,须严密观察。
- 普遍认为<34 周发病者为早发型子痫前期。
- 尿蛋白多少与妊娠结局之间关系不大,大量尿蛋白不作为伴严重表现子痫前期的指标。

子痫是妊娠期高血压疾病最严重的阶段,是妊娠期高血压疾病致母儿死亡的主要原因。抽搐期间因神智丧失,易发生唇舌咬伤、摔伤甚至骨折等,昏迷时如果呕吐可造成窒息或者吸入性肺炎。

子痫发生在妊娠晚期和临产前者称产前子痫,发生在分娩过程中者称产时子痫,发生在产后 24 h 至 10 d 内者称产后子痫。以产前子痫为多。

【治疗要点】

1. 妊娠期高血压　一般可在门诊治疗。主张多休息,尽量取左侧卧位;饮食中保证充足的蛋白质、维生素、铁、钙的摄入,非全身水肿不限制盐的摄入;可间断吸氧,适当使用镇静药物;增加产前检查的次数,密切观察病情变化,必要时住院治疗。

2. 子痫前期　应住院治疗,防止子痫及并发症的发生。治疗原则为:休息、解痉、镇静、降压,合理扩容,必要时利尿,密切监测母胎状况,适时终止妊娠。

(1)休息　卧床休息,尽量取左侧卧位。保持病室安静,避免各种刺激。

(2)解痉　首选药物硫酸镁。

作用机制:镁离子能抑制运动神经末梢释放乙酰胆碱,阻断神经和肌肉之间的信息传导,使骨骼肌松弛;降低机体对血管紧张素Ⅱ的反应,缓解血管痉挛状态;阻断谷氨酸通道,阻止钙离子内流,减少血管内皮损伤;提高孕妇和胎儿血红蛋白的亲和力,改善氧代谢。

用药方法:可采用肌内注射或静脉给药。通常静脉给药,首次负荷剂量为 25% 硫酸镁 20 mL 加于 10% 葡萄糖注射液 20 mL,缓慢静脉注射(5 ~ 10 min),继而 25% 硫酸镁 60 mL 加于 5% 葡萄糖注射液 500 mL 内静脉滴注,控制滴速,以每小时 1 ~ 2 g 为宜,最快不得超过 2 g。肌内注射,25% 硫酸镁 20 mL 加于 2% 利多卡因 2 mL,臀肌深部注射,1 ~ 2 次/d;每日用药总量为 25 ~ 30 g。用药时限一般为 24 ~ 48 h。

毒性反应:硫酸镁过量会使呼吸及心肌收缩力受到抑制,危及生命。中毒现象依次表现为膝反射减弱或消失,全身肌张力减退、呼吸抑制、复视、语言不清,严重者出现心搏骤停。

(3)镇静　当应用硫酸镁无效或禁忌时可用镇静剂。常用镇静药物有地西泮,剂量一般为 2.5 ~ 5 mg,口服,3 次/d,也可 10 mL 地西泮肌内注射或缓慢静脉注射(>2 min);冬眠Ⅰ号合剂(哌替啶 100 mg,氯丙嗪 50 mg,异丙嗪 50 mg)加于 10% 葡萄糖注射液 500 mL 内静脉滴注。紧急情况下可取 1/3 量加于 25% 葡萄糖注射液 20 mL 内静脉缓

笔记栏

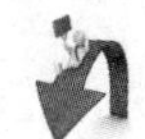

慢注射(>5 min),余2/3量加于10%葡萄糖注射液250 mL内静脉滴注。

(4)降压　降压药物适用于:①血压≥160/110 mmHg,或舒张压≥110 mmHg,或平均动脉压≥140 mmHg者;②原发性高血压、妊娠前高血压已用降压药者。用药原则为:对胎儿无毒副作用,不影响心搏出量、肾血流量和子宫胎盘灌注量,不引起血压急剧下降或下降过低。常用药物有肼屈嗪、拉贝洛尔、硝苯地平、尼莫地平、甲基多巴、硝普钠和肾上腺紧张素类药物等。

(5)扩容　一般不主张扩容治疗,仅用于严重的低蛋白血症、贫血孕妇。常用人血白蛋白、血浆、全血等。

(6)利尿　仅用于全身水肿、急性心力衰竭、肺水肿、脑水肿孕妇。常用药物有呋塞米、甘露醇等。

(7)适时终止妊娠的指征　子痫前期孕妇经积极治疗24~48 h无明显好转;子痫前期孕妇孕周已超过34周;子痫前期孕妇胎龄未满34周,但胎盘功能减退而胎儿成熟度检查提示胎儿成熟者或胎儿未成熟用地塞米松促胎儿肺成熟后;子痫控制后2 h。终止妊娠的方式可采用引产或剖宫产。

3. 子痫　治疗原则为控制抽搐,纠正缺氧和酸中毒,控制血压,密切观察病情变化,控制抽搐后终止妊娠。

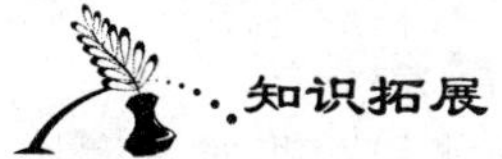

HELLP综合征

HELLP综合征(hemolysis, elevated liver enzymes, and low platelets syndrome, HELLP syndrome),以溶血、肝酶升高及血小板减少为特征,常危及母儿生命。

1. 本病的主要病理改变与妊娠期高血压疾病相同,但发展为HELLP综合征的启动机制尚不清楚。

2. 有研究表明,HELLP综合征的发生可能与自身免疫机制有关。

【护理评估】

1. 健康史　了解是否存在妊娠期高血压疾病的易患因素,如年龄过小或高龄、多胎妊娠、妊娠期高血压病史或家族史、慢性肾炎、糖尿病、严重营养不良等。重点询问既往有无高血压病史,有无头痛、视物模糊和上腹部不适等症状。妊娠后血压有无升高,是否伴有蛋白尿和水肿及抽搐等征象。

2. 身体状况　护理应重点评估病人血压、尿蛋白、水肿以及抽搐、昏迷等情况,同时注意宫底的高度、胎心、胎动,是否出现胎儿宫内生长受限。评估时应注意:

(1)每次产前检查必须测量血压,并与基础血压做比较,血压高者需休息1 h后再测。

(2)测尿蛋白,应留取中段尿或收集24 h尿,注意避免阴道分泌物或羊水污染尿液。

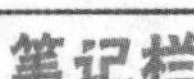

(3)孕妇出现头痛、眼花、胸闷、恶心、呕吐等自觉症状,提示病情进一步发展。一旦发生抽搐与昏迷,应观察发作状态、频率、持续时间、间隔时间、神志状态、有无唇舌咬伤。摔伤、窒息或吸入性肺炎等。

3. 心理社会状况　妊娠期高血压疾病孕妇的心理状态与病情的严重程度及孕妇对疾病的认识程度密切相关。疾病早期孕妇未感明显不适,自己和家属往往都不予重视。随着病情的发展,当血压明显升高,出现自觉症状时,孕妇和家属的紧张、焦虑、恐惧的心理会随之加重。

4. 辅助检查

(1)眼底检查　视网膜小动脉痉挛程度可反映全身小动脉痉挛程度,因此,眼底检查可反映本病的严重程度。妊娠高血压疾病子痫前期,孕妇视网膜小动脉痉挛,动脉与静脉的比例可由正常的2∶3变为1∶2,甚至1∶4,或出现视网膜水肿、渗出、出血,甚至视网膜剥离。

(2)尿液检查　应测定尿比重和尿蛋白。尿比重≥1.02表示尿液浓缩。根据尿蛋白定量判断病情严重程度,尿蛋白检查在重度子痫前期孕妇应每日1次。

(3)血液检查　应测定全血红细胞计数、血红蛋白含量、血细胞比容、血黏度及凝血功能等,了解有无凝血功能异常;测定血电解质、二氧化碳结合力,帮助了解有无电解质紊乱及酸中毒。

(4)肝肾功能测定　如测定谷丙转氨酶、血尿素氮、肌酐及尿酸等。

(5)其他检查　根据病情可做心电图、超声心动图、胎盘功能和胎儿成熟度检查等。

【护理诊断/问题】

1. 体液过多　与水钠潴留、低蛋白血症有关。

2. 焦虑　与担心妊娠高血压疾病对母儿影响有关。

3. 潜在并发症:胎盘早剥、胎儿窘迫、DIC等。

【护理目标】

1. 病人水肿减轻。

2. 病人情绪稳定,积极配合治疗和护理。

3. 病人住院期间不发生并发症及意外损伤。

【护理措施】

1. 一般护理

(1)环境要求　环境需安静、整洁,特别是子痫前期和子痫孕妇,应减少声、光刺激。

(2)注意休息　适当减轻工作,每天保证8~10 h的睡眠,休息时尽量取左侧卧位。必要时可给予镇静剂。

(3)调整饮食　需摄入足够的富含蛋白质、维生素、铁、钙及含锌等微量元素的食品。全身水肿者应限制食盐摄入量。

2. 产科护理

(1)妊娠期护理　妊娠期高血压孕妇应加强产前保健,增加门诊产前检查次数,加强孕妇和胎儿的监护,注意数胎动、听胎心,可用胎儿电子监护仪监测。必要时吸

氧,给予10%葡萄糖注射液加维生素C静脉滴注,增强胎儿对宫内缺氧的耐受力。此外,应密切注意病情变化,准备好抢救物品和急救药品,防止病情发展为重症。子痫前期孕妇须住院治疗,治疗期间应注意用药的护理和病情的观察,保证孕妇和胎儿的安全。

(2)分娩期护理　第一产程密切注意孕妇生命体征及子宫收缩情况,血压升高应及时与医生联系;勤听胎心,了解胎儿宫内的安危。第二产程避免产妇用力,宫口开全后行阴道手术助产。第三产程应预防产后出血和产后感染。

(3)产褥期护理　分娩后24 h至10 d内仍应注意防止发生产后子痫,尽可能安排安静的休息环境,每4 h测量1次血压,取得孕妇、家属的理解和合作,限制探视和陪护人员。注意观察宫缩及阴道流血情况,加强会阴护理,防止感染发生。

3. 用药护理　子痫前期、子痫孕妇用药治疗过程中应注意药物的不良反应,加强护理。

(1)硫酸镁　使用硫酸镁治疗前或治疗过程中需注意:膝反射是否存在;呼吸每分钟不少于16次;尿量每24 h不少于400 mL或每1 h不少于17 mL。使用硫酸镁治疗时应准备10%葡萄糖酸钙注射液,以便出现中毒反应时及时予以解毒。一般用10%葡萄糖酸钙10 mL静脉注射,24 h内不能超过8次。

(2)镇静剂　应用冬眠药物时,应嘱孕妇绝对卧床休息,以防因发生体位性低血压突然跌倒导致意外。

(3)降压药　应用降压药时须严密监测血压,以免引起脑出血或胎盘早剥。

(4)利尿剂　大量利尿可导致电解质丢失,血液更加浓缩,因此,必要时应做血电解质检查和心电图检查。

4. 病情观察　观察血压变化,尤其是舒张压的变化;定时检查眼底,评估全身小动脉的痉挛程度;每日或隔日测体重,每日记液体出入量,按医嘱查尿常规测尿蛋白,必要时做24 h尿蛋白定量测定及肝肾功能检查等;重视孕妇的自觉症状,随时观察孕妇有无头痛、眼花、胸闷、恶心及呕吐等症状,了解有无胎盘早剥、DIC、脑出血、肺水肿、急性肾功能衰竭等并发症的发生,以帮助判断病情的变化和疾病的严重程度。注意胎心、胎动的变化,了解胎儿宫内情况并观察有无产兆。

5. 心理护理　讲解妊娠期高血压疾病的相关知识,减轻和消除孕妇、家属的紧张、焦虑等情绪,同时便于病情发展时孕妇自己能及时发现,避免延误治疗时机;提高孕妇的自我保健意识,积极取得家属的支持和理解;帮助孕妇合理安排工作和生活,保证充足的睡眠时间,使孕妇精神放松、心情愉快,以助于抑制妊娠期高血压疾病的发展。

6. 子痫病人的护理

(1)减少刺激　子痫孕妇应安排单间,暗室布置,保持病室内空气新鲜,避免声、光刺激,所有治疗、护理操作应相对集中,尽量减少对孕妇的刺激。

(2)严密监护　专人护理,每2 h观察血压、脉搏和呼吸并记录,留置导尿管,记录24 h出入量。遵医嘱及时、正确地送检血、尿常规及各项特殊检查,以便及早发现与处理胎盘早剥、凝血功能障碍、脑出血、肺水肿、急性肾功能衰竭等并发症。

(3)备好抢救物品,防止受伤　床边应备好开口器、拉舌钳、压舌板、氧气、电动吸痰器等抢救物品,取出义齿,防止脱落、吞入导致窒息。病床应加用床栏,以防抽搐时坠床。在子痫发生后,首先应协助医生保持病人的呼吸道通畅,在病人昏迷或未完全

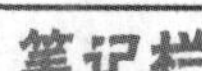
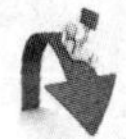

清醒时,禁止给病人饮食和口服药物,防止误入呼吸道导致吸入性肺炎。

(4)控制抽搐　抽搐发生时,应协助医生尽快控制抽搐,首选硫酸镁静脉注射或静脉滴注,同时加用镇静剂。注意临产的先兆,做好终止妊娠和抢救母儿的准备。

(5)及时终止妊娠　子痫病人在抽搐控制2 h考虑终止妊娠。因病人在产后24～48 h内仍可发生子痫,产后应继续用药并加强观察和护理。

7. 健康教育　孕早期即让孕妇和家属了解妊娠期高血压疾病的知识及其对母儿的危害,引起孕妇和家属的重视,促使孕妇加强孕期监护,定期产前检查,以便发现异常,及时治疗。妊娠期间应指导孕妇保持心情愉快,保证充分的休息和充足的睡眠,休息时多取左侧卧位;指导孕妇合理饮食,增加富含蛋白质、维生素、铁、钙、锌的食物,减少过量脂肪及钠盐的摄入。分娩后应指导产妇注意个人卫生,防止感染;对血压高者,应定期随访,坚持用药,防止病情发展。

【护理评价】

1. 病人水肿是否减轻。

2. 病人是否情绪稳定,积极配合治疗和护理。

3. 病人住院期间是否出现并发症及意外损伤。

第七节　多胎妊娠与巨大胎儿

一、多胎妊娠

一次妊娠宫腔内有两个或两个以上胎儿者称多胎妊娠(multiple pregnancy)。以双胎妊娠最为多见,容易引起妊娠期高血压疾病等妊娠并发症,属高危妊娠范畴。本节主要介绍双胎妊娠(twin pregnancy)。

【病因】

孕妇或其丈夫家族中有多胎妊娠史;胎次或年龄增加,多胎妊娠机会增加;近年来辅助生殖技术的广泛开展、促排卵药物的使用,使多胎妊娠的发生率明显增加。

【分类】

1. 双卵双胎　由两个卵子分别受精后形成,约占双胎妊娠的70%。其发生与促排卵药物的使用、多胚胎宫腔内移植和遗传等因素有关。两个卵子分别受精形成两个受精卵,植入后各自形成自己的胎盘、胎囊,血液循环互不相通。因两个胎儿的遗传基因不同,其性别、血型、容貌可相同或不同。

2. 单卵双胎　由一个卵子受精后分裂而成,约占双胎妊娠的30%。单卵双胎的发生原因不明,不受种族、遗传、年龄、胎次及促排卵药物的影响。因两个胎儿的遗传基因相同,其性别、血型、容貌等也相同。根据受精卵早期发育阶段分裂时间不同,分为4种类型,即双羊膜囊双绒毛膜单卵双胎(桑葚期分裂)、双羊膜囊单绒毛膜单卵双胎(受精后4～8 d分裂)、单羊膜囊单绒毛膜单卵双胎(受精后9～14 d的分裂)和联体双胎(受精后13 d后的分裂)。

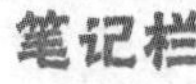

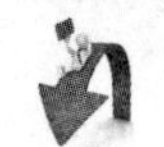

【临床表现及对母儿的影响】

1. 妊娠期　早孕反应较重；从妊娠 10 周开始子宫增大速度比同期正常单胎妊娠快；妊娠 24 周以后尤为明显；妊娠晚期因子宫过度增大易出现一些压迫症状，如呼吸困难、心悸、胃部饱满、行走不便、下肢水肿及静脉曲张等；孕中晚期体重增加过快，难以用水肿或肥胖进行解释。产科检查子宫大于停经周数，妊娠中、晚期腹部可触及多个小肢体；2 个胎头；胎头较小，与子宫大小不成比例；不同部位可听到两个胎心，其间有无音区，或同时听诊，1 min 两个胎心率相差 10 次以上。双胎妊娠宫腔压力大，容易发生胎膜早破、早产、妊娠期高血压疾病，羊水过多、贫血、前置胎盘发生率也增高。此外，两个胎儿在宫腔内生长，容易产生胎儿生长受限、双胎输血综合征、脐带异常和胎儿畸形等。

2. 分娩期　由于子宫过度膨胀，肌纤维过度伸展导致弹力下降，易发生宫缩乏力，使产程延长；因胎儿较小及胎位异常，破膜后易发生脐带脱垂；第一个胎儿娩出过快可导致第二个胎儿发生胎盘早剥；第一个胎儿娩出后，第二个胎儿的活动范围加大易转成横位；若第一个胎儿为臀位，第二个胎儿为头位，则可能发生胎头交锁；两个胎儿均为头先露时，入盆可发生嵌顿，导致梗阻性难产。

3. 产褥期　双胎分娩后腹压突然骤降，易引起休克；产后宫缩乏力以及胎盘剥离面较大，常导致产后出血；双胎妊娠并发症多，手术产概率增加，容易发生产褥感染。

【治疗要点】

妊娠期应加强产前检查，做好妊娠期保健，积极预防并发症，提前住院待产。分娩期应根据胎方位确定分娩方式。产褥期应加强营养，积极纠正贫血，预防产后出血和感染。

【护理评估】

1. 健康史　询问孕妇的年龄、胎产次，家族中有无多胎妊娠史；孕前是否使用促排卵药物，是否辅助生殖技术受孕等。

2. 身体状况　评估孕妇早孕反应情况，是否存在压迫症状等。评估孕妇体重增长情况，产科检查评估子宫大小、胎体、胎位和胎心情况。

3. 心理社会状况　双胎妊娠的孕妇既高兴又担心，特别是担心胎儿的生长发育是否正常，能否存活及顺利分娩，担心两个孩子以后的抚养、教育等问题。因此，应着重评估孕妇有无焦虑情绪、家庭支持系统是否有力。

4. 辅助检查　B 超检查是诊断和监护双胎妊娠的最佳方法，早孕时可见两个妊娠囊，两个胎心；中孕以后可见两个胎儿；同时可观察胎儿有无畸形，帮助确定胎方位。

【护理诊断/问题】

1. 舒适的改变　与双胎妊娠后压迫症状等有关。

2. 潜在并发症：妊娠期高血压疾病、早产、脐带脱垂、胎盘早剥、产后出血等。

3. 焦虑　与担心胎儿生长发育及安全有关。

【护理目标】

1. 孕妇自述舒适感增加。

2. 母儿并发症得到预防或及时处理。

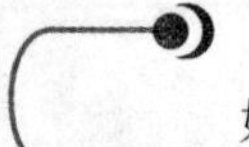

笔记栏

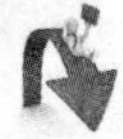

3. 孕妇焦虑减轻、情绪稳定。

【护理措施】

1. 妊娠期护理　孕30周后多注意休息,宜左侧卧位,避免过度劳累;加强营养,补充蛋白质、维生素、铁、钙、叶酸等,以满足母儿需要。增加产前检查的次数和项目,监测宫高、腹围、体重;及时发现贫血、妊娠期高血压疾病、羊水过多、前置胎盘等并发症,积极处理。妊娠晚期禁止性交,避免刺激,防止胎膜早破和早产。若羊水过多压迫症状明显、胎儿畸形、母亲有严重并发症或已到预产期胎盘功能减退而未临产,应及时协助做好终止妊娠和抢救新生儿的准备工作。

2. 分娩期护理　严密观察产程进展,勤听胎心。若出现宫缩乏力或产程异常,应酌情使用缩宫素加强宫缩,做好输血、输液及急救准备,及时发现脐带脱垂、胎盘早剥等并发症。第一个胎儿娩出时速度不可过快,以防第二个胎儿发生胎盘早剥;第一个胎儿娩出后应立即断脐夹紧胎盘侧脐带,防止第二个胎儿失血;同时在腹部固定第二个胎儿,使其保持纵产式,通常间隔20 min左右第二个胎儿娩出。若等待15 min仍无宫缩,可行人工破膜或遵医嘱静脉滴注缩宫素促进宫缩。第二个胎儿前肩娩出后立即注射或静脉滴注缩宫素10 U,同时腹部置沙袋,并以腹带紧裹,防止产妇腹压骤降引起休克。胎儿窘迫或严重并发症等须尽快终止妊娠者,应采取剖宫产术终止妊娠,同时积极做好新生儿抢救、护理工作。

3. 产褥期护理　加强营养,积极纠正贫血,预防产后出血及产褥感染。如为早产,应加强对早产儿的观察与护理。指导产妇正确母乳喂养。

4. 心理护理　帮助孕产妇保持心情舒畅,消除紧张、焦虑情绪,积极配合治疗与护理。帮助孕产妇顺利完成角色转变,接受成为两个孩子母亲的事实。

5. 健康教育　指导孕妇注意休息,加强营养,避免重体力劳动,孕期如出现阴道流血、流水或腹痛应及时就诊。指导产妇,注意观察阴道流血和子宫复旧情况,防止产后出血。指导产妇正确母乳喂养以保证两个孩子营养供给,同时选择有效的避孕措施。

【护理评价】

1. 孕妇不适症状是否减轻。

2. 并发症是否得到预防和控制。

3. 孕妇是否情绪稳定,焦虑减轻。

二、巨大胎儿

胎儿体重达到或超过4 000 g称为巨大胎儿(fetal macrosomia)。国内发生率约7%,男胎多于女胎,近年来巨大胎儿有逐渐增多趋势,手术产率和死亡率较正常胎儿明显增高。

【高危因素】

①孕妇患糖尿病;②孕妇营养过剩、肥胖;③孕妇及其丈夫身材高大;④过期妊娠胎盘功能正常;⑤经产妇;⑥高龄产妇;⑦有巨大儿分娩史;⑧种族因素。

【临床表现】

1. 症状　孕期体重迅速增加,孕晚期可出现呼吸困难及两肋部胀痛等症状。

笔记栏

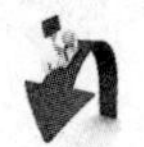

2. 体征　腹部明显膨隆，宫高>35 cm，触诊胎体大、先露部高浮，若为头先露，多数胎头跨耻征阳性。胎心清晰，听诊位置高。

【对母儿的影响】

巨大胎儿头盆不称发生率高，自然分娩容易出现肩难产，处理不当会引起产道撕裂。因子宫过大容易导致子宫收缩乏力、产程延长和产后出血。胎先露压迫产道过久会造成生殖道瘘。手术助产机会增多，胎儿产伤机会增多，严重者甚至死亡。

【治疗要点】

1. 妊娠期　加强孕期检查及营养指导，控制体重增长速度，如有糖尿病者积极治疗糖尿病，并于妊娠36周后根据胎儿成熟度、胎盘功能及糖尿病控制情况择期终止妊娠。

2. 分娩期　根据宫高、腹围、超声检查，尽可能准确推算胎儿体重。

(1)剖宫产　非糖尿病孕妇胎儿体重≥4 500 g，糖尿病孕妇胎儿体重≥4 000 g，建议剖宫产终止妊娠。

(2)经阴道分娩　估计胎体重在4 000～4 500 g，无糖尿病者可阴道试产，产时充分评估，必要时阴道助产，做好处理肩难产的准备工作。产后检查软产道有无裂伤、预防产后出血，新生儿低血糖和低钙血症。

【护理评估】

1. 健康史　评估孕妇或其丈夫是否身材高大，孕妇是否肥胖、患糖尿病，既往有无巨大胎儿分娩史。评估本次妊娠末次月经时间及妊娠经过，判断是否存在过期妊娠等。评估妊娠以来产前检查情况。

2. 身体状况　评估孕妇的自觉症状。腹部检查了解宫高、腹围、胎位、胎心情况。

3. 心理社会状况　巨大胎儿往往与母体有疾病、难产有关，应评估孕妇及家属有无担心、焦虑心理。

4. 辅助检查　B超检查提示羊水过多，胎体大，胎头双顶径>10 cm，若肩胸径大于头径，难产率将增加。血液、尿液检查判断是否存在糖尿病。

【护理诊断/问题】

1. 有受伤的危险(胎儿)　与胎儿过大分娩时容易造成产伤有关。

2. 焦虑　与担心胎儿产伤和安危有关。

3. 潜在并发症：阴道损伤、会阴裂伤、产后出血、生殖道瘘。

【护理目标】

1. 胎儿无产伤。

2. 孕妇焦虑减轻，情绪稳定。

3. 母儿顺利度过妊娠期及分娩期、无严重并发症发生。

【护理措施】

1. 病情观察　定期产前检查，测量宫高、腹围及体重，有巨大胎儿分娩史或糖尿病史的孕妇应定期检查血糖，以便及时发现问题，给予控制和指导；B超检查监测羊水量、胎儿双顶径、肩胸径等，了解胎儿宫内情况，必要时监测胎盘功能及胎儿储备功能；严密监测产程进展，以便发现异常及时处理。胎儿娩出后注意观察阴道流血量、宫缩

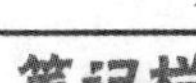

笔记栏

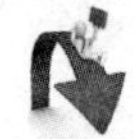

情况,防止产后出血。

2. 治疗配合

(1)控制体重　积极治疗并发症。

(2)终止妊娠的护理　①行剖宫产手术终止妊娠者,做好术前准备、术后护理。②经阴道分娩者应加强产程监护,警惕肩难产的发生,做好新生儿抢救准备。一旦发生肩难产,应及时协助医生正确处理,行吸入麻醉,导尿排空膀胱,扩大会阴切口,手法助产。

3. 新生儿护理　新生儿出生后 30 min 应监测血糖,预防新生儿低血糖的发生。并于出生后 1 ~2 h 开始喂糖水,及早开奶。

4. 心理护理　使孕妇了解巨大胎儿对母儿可能造成的不良影响,指导孕妇和家属正确配合治疗和自我保健。在了解孕妇和家属情绪的基础上给予合理引导,减轻其担心、焦虑心理。

5. 健康教育　嘱孕妇科学饮食,适当参加活动,保持孕期体重正常增长,妊娠期体重增长宜控制在 12.5 kg 以内。孕期加强产前检查,发现问题及时处理。因巨大胎儿子宫过大,产后应注意子宫收缩情况,防止产后出血,注意外阴卫生,防止感染。有糖尿病的孕产妇应注意各期血糖的控制,产后预防新生儿低血糖的发生。

【护理评价】

1. 胎儿有无产伤。

2. 孕妇是否焦虑减轻,情绪稳定。

3. 母儿是否度过妊娠及分娩期,并发症是否得到预防或及时处理。

第八节　羊水量异常

一、羊水过少

妊娠晚期羊水量少于 300 mL 者,称为羊水过少(oligohydramnios)。

【病因】

羊水过少主要与羊水产生减少或吸收、外漏增加有关。常见原因有:

1. 胎儿疾病　以胎儿泌尿系统畸形为主,如胎儿先天性肾缺如、肾发育不全、输尿管或尿道狭窄等导致胎儿少尿或无尿引起羊水减少。染色体异常、水囊状淋巴管瘤、小头畸形、法洛四联症、甲状腺功能减退、脐膨出等也可引起羊水过少。

2. 胎盘功能减退　如过期妊娠、妊娠期高血压疾病、妊娠合并心脏病等,造成胎盘功能减退、慢性胎儿宫内缺氧,引起胎儿血液循环重新分配,主要供应脑和心脏,而肾血流量减少,胎尿生成减少导致羊水过少。

3. 羊膜病变　部分原因不明的羊水过少可能与羊膜通透性改变、炎症等有关。胎膜早破常出现继发性羊水过少。

4. 母体因素　如母体脱水、血容量不足、血浆渗透压升高等,可使胎儿血浆渗透压增高,胎盘吸收羊水增加,胎儿肾小管重吸收水分增加,胎尿生成减少。母体应用某些

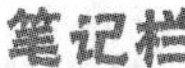

药物如吲哚美辛、利尿剂等也可导致羊水减少。

【临床表现】

羊水过少孕妇子宫的敏感性高，轻微刺激可引发宫缩，孕妇常感胎动时腹痛；宫高、腹围较同期正常妊娠者小；临产后宫缩不协调，宫口扩张缓慢，产程延长。阴道检查羊膜囊不明显，胎膜紧贴胎儿先露部。人工破膜时羊水量极少。

羊水过少若发生在妊娠早期，胎膜与胎体相连易造成胎儿畸形、肢体短缺；若发生在妊娠中、晚期，子宫周围压力直接作用于胎儿，易引起胎儿肌肉、骨骼畸形，如斜颈、手足畸形等。羊水过少者还可导致胎儿肺发育不全等，易发生胎儿宫内窘迫与新生儿窒息，围生儿发病率、死亡率均明显增高，孕妇手术产、引产机会也增加。

【治疗要点】

羊水过少是胎儿危险的重要信号，一旦发现应积极寻找原因，及时处理。若羊水过少合并胎儿畸形，或虽无明显胎儿畸形但妊娠已足月，应立即引产终止妊娠。胎儿宫内窘迫或人工破膜后羊水少、有严重胎粪污染，估计短时间内不能结束分娩，应尽快剖宫产。若妊娠未足月胎儿无明显畸形，可行经腹羊膜腔灌注液体增加羊水量期待治疗。

【护理评估】

1. 健康史　评估孕妇有无妊娠期高血压疾病、过期妊娠、妊娠合并心脏病、慢性肾炎等病史。询问有无出现胎膜早破、大量出血至血容量不足等病史。

2. 身体状况　评估孕妇胎动时有无不适感，孕期体重增加情况。腹部检查了解宫高、腹围和宫缩情况。

3. 心理社会状况　羊水过少往往母体有疾病，胎儿可能出现畸形，因此应评估孕妇有无负疚、焦虑心理及家属的态度。

4. 辅助检查

(1)B 超检查　用羊水指数(amniotic fluid index，AFI)法，若 5 cm<AFI≤8 cm 为可疑羊水过少，AFI≤5 cm 为羊水过少。测量单一最大羊水暗区垂直深度(amniotic fluid volume，AFV)，≤2 cm 可诊断羊水过少。同时判断胎儿有无畸形。

(2)电子胎心监护　若频繁出现晚期减速则提示胎儿宫内缺氧。

(3)直接测量羊水　破膜后直接测量羊水量少于 300 mL，可诊断为羊水过少。

【护理诊断/问题】

1. 有受伤的危险(胎儿)　与羊水过少造成胎儿发育不全有关。

2. 焦虑　与担心胎儿畸形、安危有关。

【护理目标】

1. 羊水过少孕妇能积极配合治疗，胎儿无受伤。

2. 孕妇情绪稳定，配合治疗。

【护理措施】

1. 病情观察　定期测量宫高、腹围及体重；勤听胎心，自数胎动，了解胎儿宫内情况；监测胎盘功能及胎儿储备功能；B 超检查监测羊水量，并注意观察有无胎儿畸形；严密监测产程进展，以便及早发现异常，及时处理。

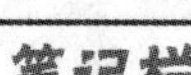

笔记栏

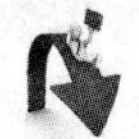

2. 治疗配合　因羊水过少者可导致胎儿肺发育不全，可进行羊膜腔内灌注液体增加羊水量期待治疗，有利于胎肺发育成熟。灌注时注意灌注速度和液体温度，密切监测孕妇血压、心率、呼吸变化，加强胎儿宫内监护。严格无菌操作，预防感染。积极配合选用宫缩抑制剂预防流产或早产，同时做好阴道分娩或剖宫产的准备，做好新生儿抢救准备；胎儿娩出后认真检查新生儿有无畸形。遵医嘱给予抗生素预防感染。

3. 心理护理　加强与孕妇的交流，提供疾病知识和情绪上的支持，帮助孕妇及家属积极参与治疗和自我保健。对于合并胎儿畸形者，应帮助孕妇及家属以正常心态接受，并多理解、关心和体贴产妇。

4. 健康教育　嘱孕妇注意休息，多取左侧卧位，以改善胎盘血液供应。适当增加饮水量，提高循环血量，相对增加羊水量。指导孕妇自数胎动，自我监测胎儿宫内情况。孕晚期避免重体力劳动，积极预防胎膜早破。再次妊娠应进行遗传咨询，加强产前检查，及时进行高危监测。

【护理评价】

1. 羊水过少孕妇能否积极配合治疗，胎儿有无受伤。

2. 孕妇是否情绪稳定，配合治疗。

二、羊水过多

凡妊娠任何时期羊水量超过 2 000 mL 称羊水过多（polyhydramnios）。据报道，羊水过多发生率为 0.5% ~1%。根据羊水增多的缓急不同分急性羊水过多和慢性羊水过多。

【病因】

有 1/3 羊水过多病因尚不清楚，称为特发性羊水过多。其余 2/3 羊水过多可能与下列因素有关：

1. 母体因素　孕妇患有糖尿病、ABO 或 Rh 血型不合、妊娠期高血压疾病、急性病毒性肝炎、严重贫血时可致羊水过多。

2. 胎儿疾病　羊水过多孕妇中约 18% ~40% 合并胎儿畸形，以中枢神经系统和消化系统畸形最为常见。中枢神经系统畸形多见于神经管缺陷，如无脑儿、脊柱裂等。消化道畸形以食管和十二指肠闭锁最为常见。胎儿染色体或基因异常、胎儿肿瘤、胎儿代谢疾病也可引起羊水过多。

3. 多胎妊娠　双胎妊娠时羊水过多的发生率为单胎妊娠的 10 倍，以单绒毛膜双胎居多。

4. 胎盘、脐带病变　如巨大胎盘、胎盘绒毛血管瘤、脐带帆状附着也能导致羊水过多。

【临床表现】

依不同分类，临床表现不同。

1. 急性羊水过多　较少见。多发生在妊娠 20 ~24 周。由于羊水急速增多，数日内子宫急剧增大，使横隔上抬，产生一系列压迫症状，如孕妇不能平卧、呼吸困难，甚至发绀。腹壁皮肤因张力过大感到胀痛，严重者皮肤变薄，皮下静脉清晰可见。过度增大的子宫压迫下腔静脉，影响静脉回流，易导致下肢及外阴部水肿及静脉曲张。子宫

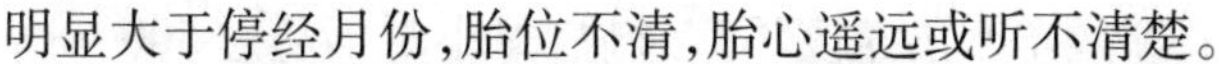

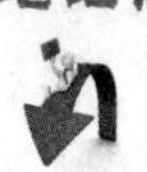

明显大于停经月份，胎位不清，胎心遥远或听不清楚。

2. 慢性羊水过多　较多见。多数发生在妊娠晚期，数周内羊水缓慢增多，孕妇多能适应。无明显自觉症状，仅感觉腹部隆起较快，测量宫高及腹围大于同期孕妇，腹壁皮肤发亮、变薄，触诊时感到子宫张力大，有液体震颤感，胎位不清，胎心遥远或听不清。

羊水过多易并发妊娠期高血压疾病、宫缩乏力、产程延长、产后出血和胎盘早剥、胎膜早破、早产的发生率也增加。常并发胎位异常，破膜后易引起脐带脱垂、胎儿窘迫及新生儿窒息，常合并胎儿畸形，使围生儿的死亡率明显增高。

【治疗要点】

治疗主要取决于胎儿有无畸形，孕周和孕妇压迫症状的严重程度。确诊胎儿畸形、染色体异常时，应及时终止妊娠。胎儿无畸形、症状较轻、妊娠未足月者应尽量延长孕周。若妊娠已足月或自然临产，可行人工破膜终止妊娠。

【护理评估】

1. 健康史　详细询问孕妇年龄、以往孕产经历，有无糖尿病、妊娠期高血压疾病、多胎妊娠、母儿血型不合、胎儿畸形等病史。认真评估本次妊娠经过及产前检查情况等。

2. 身体状况　评估孕妇有无因羊水过多引发的压迫症状。测量孕妇体重、宫高、腹围，评估子宫大小与孕周是否相符。评估胎心是否遥远，双下肢有无水肿等。

3. 心理社会状况　羊水过多往往与母体疾病有关，且常常合并胎儿畸形。因此，应评估孕妇是否有负疚感，是否因担心胎儿畸形而产生紧张、焦虑心理。是否因子宫过度增大带来身体不适而情绪低落等。

4. 辅助检查

(1)B 超检查　测量羊水最大暗区垂直深度(AFV)，≥8 cm 诊断羊水过多；用羊水指数法(AFI)，若≥25 cm 则可诊断羊水过多。

(2)胎儿疾病检查　可通过羊水细胞或胎儿脐带血细胞培养做染色体核型分析排除胎儿染色体异常。行羊膜腔穿刺，抽取羊水进行甲胎蛋白(AFP)测量，协助诊断胎儿神经管畸形或消化道畸形。同时可行 PCR 检查了解是否感染病毒、弓形虫、梅毒等。

(3)其他检查　必要时进行孕妇血糖检查、血型检查及胎儿染色体检查。

【护理诊断/问题】

1. 潜在并发症：早产、胎盘早剥、脐带脱垂、产后出血、产褥感染。

2. 焦虑　与担心胎儿可能畸形有关。

【护理目标】

1. 孕妇无早产、胎盘早剥、脐带脱垂、产后出血、产褥感染等并发症的出现。

2. 孕妇能积极配合治疗措施，情绪稳定。

【护理措施】

1. 保守治疗的护理　症状严重需延长孕周者，可适当进行经腹羊膜腔穿刺放羊水以缓解压迫症状。穿刺放羊水时应注意：①用 B 超定位穿刺点或在 B 超监测下进行

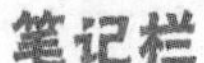
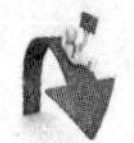

穿刺,以免造成胎盘及胎儿的损伤;②放羊水的速度不宜过快,每小时不超过 500 mL,1 次放羊水量不超过 1 500 mL,以免宫腔压力骤减导致胎盘早剥或早产;③密切监测孕妇血压、心率、呼吸变化,监测胎心;④严格消毒,预防感染。此外,应酌情给予镇静剂预防早产。必要时 3 ~4 周后再次放羊水,以降低宫腔压力。也可应用前列腺素合成酶抑制剂,如吲哚美辛,抑制胎儿排尿,减少羊水产生。

2. 终止妊娠的护理

(1)人工破膜的护理　①行高位破膜,使用高位破膜器在离宫口上 15 ~ 16 cm 处破膜,使羊水缓慢流出,避免宫腔压力骤降引起胎盘早剥;②放羊水后注意腹部加压沙袋,防止血压骤降引起休克;③严格无菌操作,放羊水过程中密切关注孕妇血压、心率的变化;④注意阴道流血和宫高变化,及时发现胎盘早剥;⑤破膜 12 h 仍未临产者应遵医嘱静脉滴注缩宫素诱发宫缩。

(2)分娩期护理　破膜后应立即听胎心,防止脐带脱垂,做好抢救新生儿窒息的准备。胎儿娩出后立即按摩子宫,尽快协助胎盘娩出,必要时遵医嘱给予缩宫素加强子宫收缩,腹部加压沙袋 6 ~12 h,以免腹压骤降引起休克。注意新生儿有无窒息或畸形,如有异常应及时抢救,予以记录,并告知家属。

(3)产褥期护理　注意阴道流血和宫缩情况,防止产后出血和感染。

3. 心理护理　加强与孕妇的交流,提供情绪上的支持,帮助其积极参与治疗和自我保健。指导家属多关心产妇,使其感受到家庭的温暖。

4. 健康教育　指导孕妇注意休息,多取左侧卧位,低盐饮食,防止便秘,减少增加腹压的活动,防止发生胎膜早破、脐带脱垂。抬高下肢,以增加下肢静脉回流,防止下肢静脉曲张。压迫症状较重者取半卧位,间断给氧。指导产妇如有遗传性疾病,下次妊娠应接受遗传咨询,做必要的检查,提高正常妊娠的机会。

【护理评价】

1. 孕妇是否有早产、胎盘早剥、脐带脱垂、产后出血、产褥感染等并发症的出现。

2. 孕妇能否积极配合治疗措施,情绪稳定。

第九节　过期妊娠

凡平时月经周期规律,妊娠达到或超过 42 周尚未临产者称过期妊娠(post-term pregnancy)。其发生率占妊娠总数的 3% ~15%。易造成胎儿窘迫、胎粪吸入综合征、新生儿窒息、巨大儿以及难产等,使围生儿死亡率增高,母体产伤及手术产率增加。

【病因】

目前不明确。可能与雌/孕激素比例失调、头盆不称、胎儿畸形、遗传因素等有关。

【病理】

1. 胎盘　过期妊娠胎盘病理有两种类型:①胎盘功能正常,表现为胎盘外观和镜检与正常足月胎盘相似,但重量可略增加;②胎盘功能减退,表现为胎盘的物质交换、排泄与转运能力下降。

2. 羊水　妊娠 42 周后羊水量逐渐减少,可减少至 300 mL 以下;羊水胎粪污染率明显增高。

3. 胎儿　过期妊娠根据胎盘功能的变化，胎儿可正常生长及巨大儿，也可能成熟障碍或生长受限。

【临床表现】

过期妊娠胎儿生长3种模式表现为：①正常生长及巨大儿，约25%过期妊娠的胎儿出生体重超过4 000 g，颅骨钙化明显，不易变形，导致经阴道分娩困难。②胎儿过熟综合征：由于胎盘功能下降，胎儿缺氧、营养缺乏，不再继续生长发育。典型表现为：胎儿过度成熟，胎脂消失，皮下脂肪减少，皮肤干燥松弛，指（趾）甲长，身体瘦长，形似“小老人”；由于胎儿缺氧，肛门括约肌松弛，胎粪排出，羊水、胎儿皮肤黄染，羊膜、脐带呈黄绿色，围生儿死亡率高；③胎儿生长受限小样儿，与过期妊娠并存，更增加胎儿的危险性。

【对母儿的影响】

1. 对围生儿的影响　胎儿窘迫、新生儿窒息、抽搐、胎粪吸入综合征、过熟儿综合征、低Apgar评分等发生率增高，巨大儿、阴道助产、剖宫产和肩难产的风险高。围生儿致病率和死产率增高。

2. 对母体的影响　产程异常、严重的会阴裂伤、感染、产后出血及手术产率增高。

【治疗要点】

在准确核实孕周，判断胎盘功能的基础上，结合胎盘功能、胎儿大小、宫颈成熟度等综合分析，选择适当的分娩方式。对确诊过期妊娠，有终止妊娠指征而无胎儿窘迫、明显头盆不称时，可考虑引产。引产前应常规进行宫颈Bishop评分，若宫颈Bishop评分>7分，胎头已衔接，可采用人工破膜，破膜后静脉滴注缩宫素进行引产。若宫颈Bishop评分≤7分，遵医嘱使用促宫颈成熟药物，然后引产。出现胎盘功能减退或胎儿宫内窘迫征象者，不论宫颈条件是否成熟，均应行剖宫产结束分娩。

【护理评估】

1. 健康史　评估孕妇本人及家族有无过期妊娠史，了解有无引起过期妊娠的因素。根据孕妇以往月经周期的规律、末次月经日期、早孕反应出现的时间、初感胎动的时间，B超检测胎儿双顶径、股骨长等资料综合判断、核实孕周和预产期。

2. 身体状况

（1）孕妇情况　采用Bishop评分法评估宫颈成熟度。

（2）胎儿宫内情况　评估胎儿大小、胎动、胎心，羊水量、颜色、性状等。了解胎先露是否衔接。

3. 心理社会状况　孕妇及家属因非常担心胎儿发育是否正常，能否顺利分娩，而产生不同程度的紧张、焦虑；部分孕妇和家属还存在“瓜熟蒂落”的传统观念，对立即终止妊娠有顾虑，应评估孕妇的情绪状态及家属的支持是否有力。

4. 辅助检查　通过胎儿宫内电子监护仪监测、测量孕妇尿雌三醇/肌酐比值、羊膜镜检查及B超检查等评估胎盘功能与成熟度。

【护理诊断/问题】

1. 有受伤的危险（胎儿）　与胎盘功能减退或产伤有关。

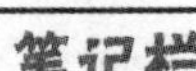

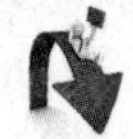
笔记栏

2. 知识缺乏　缺乏孕产知识。

【护理目标】

1. 胎儿无受伤。

2. 孕妇能积极配合治疗措施,并叙述过期妊娠的相关知识。

【护理措施】

1. 一般护理　嘱孕妇加强休息,左侧卧位,吸氧 2 次/d,改善胎儿缺氧。合理饮食,以防营养过剩造成巨大儿。指导未临产的孕妇适当活动,如散步、做孕妇保健操等。

2. 加强监护　指导孕妇每日坚持自数胎动,勤听胎心,必要时行胎心电子监护,发现异常及时告知医生,并配合治疗。监测胎盘功能,遵医嘱及时送检血、尿标本等。观察有无产兆。

3. 终止妊娠的护理　在严密观察胎动、胎心及产程进展的情况下积极做好引产的准备工作。进入产程后,根据宫缩情况随时调整缩宫素滴速,最好连续监测胎心,鼓励产妇继续左侧卧位,吸氧,静脉滴注葡萄糖溶液,避免使用对胎儿呼吸中枢有抑制的药物。注意羊水性状,及早发现胎儿窘迫,并及时处理。第二产程,必要时手术助产,注意防止软产道裂伤,如有裂伤及时缝合。不能经阴道分娩者应做好剖宫产手术准备和新生儿抢救、复苏准备。

4. 心理护理　进行相关知识宣教,减轻孕妇和家属的不安情绪,解释终止妊娠的必要性,争取得到孕妇及家属的理解和支持。指导孕妇加强自我监测,发现异常及时告知医护人员。

5. 健康教育　加强孕期宣教,宣传过期妊娠的危害性,指导孕妇定期产前检查;对于超过预产期 1 周尚未临产者,指导其每日自数胎动,每 3 d 做 1 次胎心监护,并及时到医院检查。

【护理评价】

1. 胎儿有无受伤。

2. 孕妇能否积极配合治疗措施,能否叙述过期妊娠的相关知识。

本章小结

流产和异位妊娠同属于妊娠早期出血性疾病,临床表现都有停经、阴道流血和腹痛。流产可分为先兆流产、难免流产、不全流产、完全流产、稽留流产,复发性流产和流产合并感染。不同的类型,阴道流血多少和腹痛严重程度不同,腹痛部位都在下腹正中。可通过妊娠试验、B 超协助诊断。应酌情采取保胎、清宫、预防和控制感染等治疗措施。异位妊娠的临床表现以腹痛为主,腹痛部位在下腹一侧,内出血多时可导致晕厥与休克。HCG 测定、B 超、阴道后穹窿穿刺是常用的辅助检查方法。主要治疗方法包括手术治疗及药物治疗。手术治疗者应做好术前、术后护理。非手术治疗病人应密切观察病情变化,避免刺激,配合药物治疗及预防感染。

早产是指妊娠满 28 周至不足 37 周间分娩。在保障母儿安全的前提下应尽量延长孕周至 34 周,早产不可避免时,应提高围生儿的存活率。

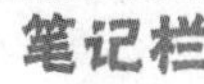

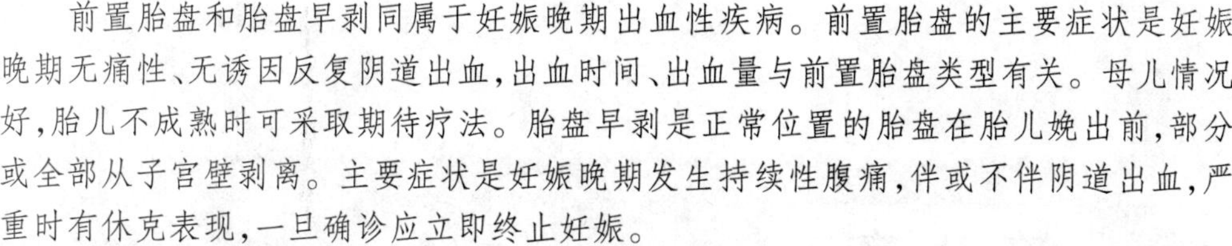

前置胎盘和胎盘早剥同属于妊娠晚期出血性疾病。前置胎盘的主要症状是妊娠晚期无痛性、无诱因反复阴道出血,出血时间、出血量与前置胎盘类型有关。母儿情况好,胎儿不成熟时可采取期待疗法。胎盘早剥是正常位置的胎盘在胎儿娩出前,部分或全部从子宫壁剥离。主要症状是妊娠晚期发生持续性腹痛,伴或不伴阴道出血,严重时有休克表现,一旦确诊应立即终止妊娠。

妊娠期高血压疾病对全身重要脏器都可造成危害,严重威胁母儿的生命。其基本病理变化是全身小血管痉挛,由此引起高血压、蛋白尿、水肿等临床表现。治疗原则是休息、镇静、解痉、降压、合理扩容与利尿、适时终止妊娠。治疗过程中要密切观察母儿病情变化,观察硫酸镁中毒反应,为子痫前期病人和子痫病人提供保证安全的护理。

多胎妊娠以双胎为多,一次妊娠有两个胎儿为双胎。双胎对母儿都有不利的影响。巨大胎儿是指胎儿体重达到或超过4 000 g。巨大胎儿容易造成难产,使手术产机会增加。

羊水过多是指妊娠期间羊水量超过2 000 mL,羊水过少是指妊娠晚期羊水量少于300 mL。B超是诊断羊水过多或过少的重要辅助方法。羊水异常可能合并胎儿畸形及胎儿窘迫,应注意观察及护理。

过期妊娠是指妊娠达到或超过42周尚未临产者。应结合胎盘功能、胎儿大小、宫颈成熟度考虑终止妊娠方法。

(董亚娜)

思考题

1. 试述各种妊娠并发症的概念、分类和主要临床表现。

2. 简述使用硫酸镁的监护和中毒抢救措施。

3. 试述各种妊娠并发症可能的护理诊断、主要的护理措施和健康教育内容。

4. 某孕妇,25岁,停经56 d,阴道少量出血,下腹轻微痛入院。妇科检查:宫颈口闭,子宫如孕8周大小,HCG阳性。孕妇独自就诊,神情紧张。请回答下列问题:

(1)该孕妇可能存在哪些护理诊断/问题(试列出2个)?请制订相应的护理措施。

(2)如何进行健康教育?

5. 某孕妇,33岁,妊娠39周。孕中期产前检查未见异常,孕38周时自觉头痛、眼花。入院后查血压160/115 mmHg,尿蛋白(++),宫缩不规律,胎心136次/min。孕妇和家属非常担心,多次询问有关疾病情况。请回答下列问题:

(1)该孕妇可能患什么疾病?主要的治疗原则是什么?

(2)该孕妇可能存在哪些护理诊断/问题(试列出2个)?请制订相应的护理措施。

第八章 妊娠合并症妇女的护理

孕妇在妊娠期间发生或在妊娠前已有各种内外科疾病,称为妊娠合并症。常见的内外科合并症有心脏病、糖尿病、病毒性肝炎、贫血、阑尾炎等。妊娠合并症若处理不当会危及母儿安全,影响妊娠结局。妊娠期间孕妇须定期产前检查,严密监测病情变化并适时干预,保障母儿健康。

第一节　心脏病

【案例导入】

张女士,28 岁,以“停经 9 月余,规律性下腹痛 3 h”为主诉入院。孕期规律产前检查,过程平顺。既往有先天性房间隔缺损病史。现病人心功能Ⅱ级,规律宫缩,宫口开大 7 cm,枕左前位,胎头 S=-2。

问题:

1. 目前病人主要的护理问题有哪些?
2. 目前病人最适宜的护理措施有哪些?
3. 该病人产褥期有哪些护理重点?

各国报道的妊娠合并心脏病发病率为 1% ~4% ,我国发病率约为 1% 。妊娠合并心脏病居我国孕产妇死因顺位第 2 位,居非直接产科死因首位。妊娠合并的心脏病中,先天性心脏病最常见,占 35% ~50% 。其余依次为风湿性心脏病、妊娠期高血压疾病性心脏病、围生期心肌病、贫血性心脏病和心肌炎等。妊娠、分娩和心脏病相互影响,应加强监护与保健,以期最大限度降低疾病对母、儿的影响。

【妊娠、分娩对心脏病的影响】

1. 妊娠期　妊娠期血容量、血流动力学等方面发生一系列变化,心脏负担加重。妊娠期血容量增加,在 32 ~34 周达到高峰,引起心排血量增加和心率加快,心脏负荷增大,导致心肌轻度肥大。妊娠晚期增大的子宫使膈肌上升,致心脏向上、向左前移位,大血管扭曲。以上因素均能增加心脏负担,易诱发心力衰竭。

2. 分娩期　心脏负担最重的时期。第一产程中,每次宫缩有 250 ~500 mL 血液被挤入体循环,回心血量增多,使心排血量增加约 24% ,子宫收缩亦使血压增高、脉压增

笔记栏

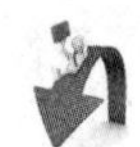

宽，中心静脉压升高。第二产程中，除子宫收缩外，腹肌和骨骼肌亦收缩，周围血液循环阻力增加；产妇屏气用力使肺循环和腹腔压力增加，回心血量进一步增多。胎儿娩出后，腹腔内压力骤然降低，大量血液向内脏灌注，回心血量锐减。第三产程中，胎盘娩出使胎盘循环停止，子宫血窦内约有 500 mL 血液随宫缩突然进入体循环，回心血量骤增。分娩期血流动力学的急剧变化加重了心脏负担，极易导致妊娠合并心脏病的产妇发生心力衰竭。

3. 产褥期　产后 3 d 内仍是心脏负担较重的时期。子宫复旧使体循环血容量增加，妊娠期组织间潴留的液体也开始回流至体循环；妊娠期的心血管系统发生的一系列变化尚不能迅速恢复至妊娠前状态；产妇分娩疲劳、休息不佳、伤口和宫缩疼痛、护理新生儿等均增加了心脏负担。因此，产褥期仍需警惕心力衰竭的发生。

【心脏病对妊娠、分娩的影响】

心脏病不影响病人受孕。心脏病较轻、心功能Ⅰ～Ⅱ级、无心力衰竭史、无其他并发症者可以妊娠。心脏病较重、心功能≥Ⅲ级、有心力衰竭病史、严重心律失常、肺动脉高压、右向左分流型先天性心脏病、围生期心肌病遗留有心脏扩大、风湿热活动期、急性心肌炎、心脏病并发细菌性心内膜炎等情况者不宜妊娠。年龄在 35 岁以上，心脏病病程较长者也不宜妊娠。

不宜妊娠者一旦妊娠或妊娠后心功能恶化者，围生儿死亡率为正常妊娠的 2～3 倍，流产、早产、死胎、胎儿生长受限、胎儿窘迫、新生儿窒息等异常发生率明显增加。某些治疗心脏病的药物如地高辛对胎儿存在潜在的毒性作用。

心脏病孕妇心功能良好者，胎儿相对安全，分娩时可根据产妇具体情况选择适宜的方式，但剖宫产率增加。

【治疗要点】

1. 妊娠期　定期产前检查，防治心力衰竭；严密监护胎儿，适时终止妊娠。不宜妊娠者，在妊娠 12 周内行人工流产术；妊娠超过 12 周后，不宜终止妊娠。顽固性心力衰竭孕妇行剖宫产术终止妊娠。

2. 分娩期　心功能Ⅰ～Ⅱ级、胎儿不大、胎位正常、宫颈条件良好的孕妇，可在严密监护下经阴道分娩，行阴道助产术缩短第二产程。心功能Ⅲ～Ⅳ级、胎儿偏大、宫颈条件差、合并有其他并发症者，均应择期剖宫产。不宜再妊娠者，可同时行输卵管结扎术。现主张对心脏病孕妇放宽剖宫产手术指征。

3. 产褥期　产后 3 d 内特别是产后 24 h 内仍需密切监护，以度过心力衰竭发生的危险时期。重点预防感染、产后出血和血栓栓塞等严重并发症，预防性使用抗生素 1 周，无感染征象时停药。心功能Ⅲ级及以上者，不宜哺乳。经阴道分娩而不宜再次妊娠者可在产后 1 周行绝育术。

【护理评估】

1. 健康史　全面收集病史资料，特别是心脏病病史及其相关疾病史、诊疗经过，心功能状态；既往不良孕产史；本次妊娠经过。评估有无增加心脏负荷的因素，如贫血、感染、便秘等。了解孕妇的遵医行为以及妊娠适应状况。

2. 身体状况

（1）一般状况　评估孕妇的心脏病相关症状与体征，如疲乏、活动受限、口唇发

笔记栏

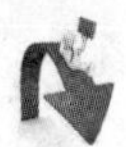

绀、水肿、心率呼吸增快、心脏增大征等,注意有无早期心力衰竭表现。早期心力衰竭征象:①轻微活动后即胸闷、心悸、气短。②休息时心率仍超过 110 次/min,呼吸超过 20 次/min。③夜间常因胸闷而坐起呼吸,或需到窗口呼吸新鲜空气。④肺底部出现少量持续性湿啰音,咳嗽后不消失。

(2)心功能评估　美国纽约心脏病协会(NYHA)根据病人日常体力活动耐受状况将其心功能分为Ⅳ级。

Ⅰ级:一般体力活动不受限制,与正常人几乎无区别。

Ⅱ级:一般体力活动略受限制,较重活动(如快走、上楼)觉心悸、轻度气短,休息后缓解。

Ⅲ级:一般体力活动明显受限制,休息时无不适,轻微日常活动(如洗澡、打扫室内卫生)即有不适、心悸、呼吸困难;或者过去有心力衰竭史。

Ⅳ级:不能行任何体力活动,休息时即有心悸、呼吸困难等心力衰竭症状。

1994 年美国心脏病协会(AHA)对 NYHA 的心功能分级方案进行修订后,采用并行的两种分级方案,即第一种为上述病人主观功能量,第二种依据客观检查结果(如心电图、X 射线、负荷试验、超声心动图等)评估心脏病严重程度,分为四级:

A 级:无心血管疾病客观证据。

B 级:客观检查结果提示轻度心血管疾病。

C 级:客观检查结果提示中度心血管疾病。

D 级:客观检查结果提示重度心血管疾病。

轻中重度的标准未做具体规定,由医生根据检查结果判断。两种方法可单独应用,亦可联合应用。用两种方法并列描述病人的心功能状态,如:心功能Ⅱ级 C。

(3)产科状况　妊娠期评估胎儿宫内发育状况,监测孕妇血压和体重。分娩期评估是否宫缩有力和产程进展顺利。产褥期评估生命体征,观察恶露的量、色及性状,及早判断是否有产后出血、感染等心力衰竭诱发因素。

3. 心理社会状况　了解孕产妇不同时期的心理负担及原因。妊娠期孕妇常担心自身健康状况能否危及胎儿,胎儿是否健康发育,能否安全分娩等;如有心力衰竭发生,孕妇及家属常感恐惧。分娩后如母子平安,则产妇兴奋喜悦;如果失去新生儿,常不能接受现实。评估家庭成员对孕产妇的支持程度。

4. 辅助检查　妊娠期评估心脏病的严重程度常使用心电图、超声心动图、血液生化检测等。评估胎儿宫内安危常使用电子胎心监护仪、无应激试验、B 超等。

【护理诊断/问题】

1. 活动无耐力　与心脏负担加重、心功能不佳有关。

2. 潜在并发症:心力衰竭、感染、胎儿窘迫。

【护理目标】

1. 孕妇具备部分或全部日常生活自理能力。

2. 孕产妇未发生心力衰竭与感染,新生儿健康。

【护理措施】

(一)妊娠期护理

对不宜妊娠者配合医生行流产术,并做好解释。可以继续妊娠者,加强孕期监护,

笔记栏

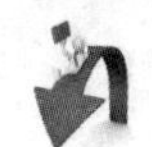

使之尽可能顺利度过妊娠期。

1. 定期产前检查　心脏病孕妇是否进行系统性产前检查,心力衰竭发生率和孕产妇死亡率可相差10倍,因此,指导孕妇定期行产前检查,根据病情调节检查间期非常必要。妊娠20周前,每2周检查1次;妊娠20周后尤其32周后每周检查1次,重点判断心功能和胎儿宫内情况。如有早期心力衰竭征象、心功能≥Ⅲ级,立即入院治疗。孕期经过顺利,心功能Ⅰ~Ⅱ级者,应于妊娠36~38周提前入院待产。产前检查项目常包括:①常规产科检查;②心功能评估;③辅助检查,如心肌酶学、血气分析、心电图、心脏超声等;④胎儿心脏病筛查和并发症监测等。

2. 预防心力衰竭发生

(1)充分休息　保证充足休息时间,每日至少10 h睡眠。中午休息1~2 h,每餐后至少休息半小时。休息时宜左侧卧位或半卧位。整个妊娠期应限制体力劳动,避免诱发心力衰竭。

(2)合理饮食　指导孕妇少食多餐,摄入高热量、高蛋白、高维生素、低脂、低盐并富含铁、钙、锌等多种微量元素的食物,多食蔬菜、水果,避免便秘。孕期体重增长以每月增加不超过0.5 kg,整个妊娠期不超过12 kg为宜。妊娠16周以后,每日食盐摄入量不超过4 g。

(3)防治心力衰竭诱发因素　常见诱发因素有感染尤其是上呼吸道感染、贫血、心律失常、妊娠期高血压疾病等。孕妇应尽量避免去公共场所,注意保暖。注意口腔清洁,避免炎症发生。保持外阴清洁,预防泌尿系统感染。遵医嘱用药防治贫血、心律失常等,静脉输液者注意控制滴注速度。定期监测血压。观察并记录下肢水肿及体重增加情况。协助卧床孕妇经常更换体位,防止血栓形成。

(4)心理支持　精神压力过大也能诱发心力衰竭。鼓励孕妇倾诉内心的感受和顾虑。提供有效信息,使孕妇和家属了解目前的身体状况、病情加重的征象,减轻无助与恐惧感。指导孕妇和家属掌握自我监护胎儿的方法,能应用心力衰竭诱发因素的预防、早期心力衰竭症状的识别等知识,提高家庭应对能力。

3. 急性心力衰竭的抢救配合

(1)体位　协助孕妇采取半卧位或坐位,双腿下垂以减少回心血量,减轻心脏负荷。

(2)吸氧　6~8 L/min高流量鼻导管给氧或面罩加压给氧,给氧时在氧气湿化瓶内加入50%~70%的乙醇,有助于提高氧疗效果。

(3)遵医嘱正确使用药物　常用药物有利尿剂、血管扩张剂、正性肌力药等,注意观察疗效和不良反应。

(4)病情观察　严密监测血压、心率、呼吸、血氧饱和度、心电图,观察孕妇的精神意识状态、皮肤颜色及温度、咳嗽、咳痰的变化等。遵医嘱抽血做血气分析、电解质等检查。严格记录出入量。

(5)心理护理　过度的焦虑和恐惧可使心脏负担加重,呼吸更加困难。护士表情镇静,操作娴熟可使孕妇产生信任与安全感,降低其恐惧程度。亦可留家属陪伴孕妇,提供情感支持。

(二)分娩期护理

1. 阴道分娩产妇的护理

(1)第一产程　专人守护,严密观察,给予产妇情感和生理上的支持。每30 min

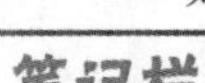
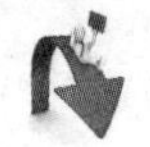

测胎心率1次。每15 min测血压、脉搏、呼吸和心率各1次。警惕心力衰竭早期征象，一旦发现心力衰竭征象，即遵医嘱给予氧气吸入和药物治疗。指导产妇非药物性镇痛方法，降低宫缩疼痛感；宫缩间歇期鼓励产妇放松休息，左侧卧位，避免仰卧位低血压综合征发生。遵医嘱使用地西泮、哌替啶等镇静剂，减轻产妇紧张。产程开始后即使用抗生素预防感染。

(2)第二产程　每10 min测血压、脉搏、呼吸、心率各1次，每5～10 min测胎心率1次，亦可使用监护仪连续监测前述指标。做好抢救新生儿的准备工作。避免产妇屏气使用腹压，采用阴道助产术尽量缩短第二产程，以免消耗大量体力。

(3)第三产程　胎儿娩出后，在腹部立即放置沙袋并保持24 h，以防腹压骤降诱发心力衰竭。肌内或静脉注射缩宫素10～20U加强宫缩，以预防产后出血。禁用麦角新碱，以防静脉压升高。出血多者，遵医嘱输血、补液，严格控制输液速度，防止急性肺水肿发生。

2. 剖宫产产妇的护理　给产妇解释手术的必要性以及手术过程，减轻其紧张和焦虑。遵医嘱做好各项术前准备工作。术中可采取左侧卧位15°、上半身抬高30°的体位，防止仰卧位低血压综合征的发生。术中严密观察各项生命体征，严格控制输液速度。术后仍需警惕心力衰竭发生，做好术前、术后的健康教育。

(三)产褥期护理

1. 活动与休息　保证产妇充足的睡眠和休息，休息时可取半卧位。心功能允许的情况下，鼓励产妇尽早下床活动，避免下肢静脉血栓形成。制订自我照顾计划，逐步恢复自理能力。

2. 病情观察　密切观察产妇的生命体征、心功能状况，使之顺利度过心力衰竭危险期。

3. 预防便秘　清淡饮食，富含蔬菜、水果，少食多餐，防止便秘，必要时用缓泻剂。

4. 预防感染　做好会阴和皮肤护理。遵医嘱应用抗生素1周或更长时间。

5. 指导新生儿喂养　心功能Ⅰ～Ⅱ级的产妇可以母乳喂养，但应避免劳累；心功能Ⅲ级或以上者不宜哺乳，应及时回乳，并指导产妇及家属人工喂养方法。

6. 心理护理　产妇往往担忧新生儿是否有心脏缺陷，或因自身心脏功能不好，不能亲自照顾新生儿而烦躁和愧疚。护士应告知新生儿的健康状况，鼓励产妇在心功能尚可的状态下适度参与到照顾新生儿的活动中，促进亲子互动。鼓励家属协助产妇提高自理能力，增强其康复信心。对于新生儿有缺陷或夭折的产妇，鼓励其表达悲伤情绪，指导家属多陪伴，预防产后抑郁症的发生。

7. 出院指导　指导制订家庭计划，确保母、儿得到良好照顾。根据病情及时复诊。未做绝育手术者要选择适宜方式严格避孕。

(四)健康教育

心脏病生育期妇女应行孕前咨询确定能否妊娠。不宜妊娠者，指导病人严格避孕。可以妊娠者妊娠后应定期由产科和内科医生检查，动态监测胎儿宫内生长发育和孕妇的心功能，预防和治疗心力衰竭诱因，尽可能使孕期顺利。可以再次妊娠者，最好避孕1年后视情况而定。

【护理评价】

1. 孕妇是否具备一定的自我护理能力,能否采取预防心力衰竭发生的自我护理措施。

2. 孕妇是否发生心力衰竭,是否顺利度过妊娠、分娩和产褥期。

第二节　糖尿病

【案例导入】

万女士,30 岁,G_1P_0,孕 28 周产前检查时行 OGTT 检查被诊断为 GDM。自妊娠以来,规律产前检查,体重增加 13 kg。平素体健,无糖尿病史。

问题:

1. 如何对她实施健康保健指导?

2. 如果病人妊娠足月临产,在分娩期和产褥期有哪些护理注意事项?

妊娠期间的糖尿病包括两种情况:一是糖尿病合并妊娠,孕妇在妊娠前已明确诊断或已患糖尿病;二是妊娠期糖尿病(gestational diabetes mellitus,GDM),是指妊娠前糖代谢正常,妊娠期才出现的糖尿病。糖尿病孕妇中 GDM 占到 90% 以上。GDM 诊断标准变更后,其发病率明显上升,达 15% 以上。糖尿病孕妇的临床经过复杂,对母儿均有较大危害,必须引起重视。

【妊娠、分娩对糖尿病的影响】

妊娠可使既往无糖尿病的孕妇发生 GDM,亦可使原有糖尿病的孕妇病情加重。

1. 妊娠期　妊娠早期,雌、孕激素增强机体对葡萄糖的利用,夜间葡萄糖不断转运到胎儿体内,肾糖阈下降使部分孕妇尿糖增加,导致孕妇空腹血糖降低;妊娠中晚期,孕妇体内如胎盘生乳素、肿瘤坏死因子等拮抗胰岛素样物质增加,降低机体对胰岛素的敏感性。使用胰岛素者须及时调整用量。

2. 分娩期　该期产妇进食少,体力消耗大,如不减少胰岛素用量,容易发生低血糖。

3. 产褥期　胎盘娩出后,胎盘分泌的抗胰岛素样物质迅速消失,胰岛素需求减少。随着全身内分泌变化逐渐恢复到孕前水平,须及时调整胰岛素用量,避免低血糖休克。

【糖尿病对妊娠、分娩的影响】

糖尿病对妊娠、分娩的影响程度取决于糖尿病病情和血糖控制水平。

1. 对妊娠的影响

(1)胎儿发育　高血糖可使胚胎发育异常或死亡,流产发生率为 15% ~30%;胎儿严重畸形发生率为正常妊娠的 7 ~10 倍。胎儿体内因高血糖形成的高胰岛素血症,使胎肺成熟延迟,巨大胎儿发生率达 25% ~42%。糖尿病合并微血管病变者,胎儿生长受限发生率为 21%。

(2)妊娠期并发症　①羊水过多:发生率比非糖尿病孕妇高 10 倍,致胎膜早破和早产的发生率也相应增加。②妊娠期高血压疾病:发生率为非糖尿病孕妇的 2 ~4 倍。

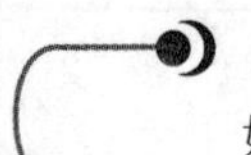

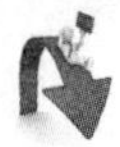

糖尿病合并肾脏病变时,妊娠期高血压疾病发生率高达50%以上,使病情控制困难。

(3)感染　常见有泌尿系统感染、生殖系统感染、乳腺炎等。

(4)糖尿病酮症酸中毒　发生在妊娠早期可致胎儿畸形,发生在妊娠中晚期易导致胎儿窘迫及胎死宫内。酮症酸中毒是糖尿病孕妇死亡的主要原因。

2. 对分娩的影响　巨大儿发生率高,增加了产道损伤、难产与剖宫产概率。糖原利用不足,能量不够,产妇易发生宫缩乏力,可致产程延长及产后出血。

3. 对新生儿的影响　新生儿出生后容易发生呼吸窘迫综合征、高胆红素血症、低血糖等,对其造成危害。

【治疗要点】

糖尿病孕妇的治疗原则是维持血糖在正常范围,减少母儿并发症,降低围生儿死亡率。

1. 糖尿病管理　妊娠期首先通过控制饮食、适度运动等生活方式干预措施控制血糖。如不能达满意标准,用药首选胰岛素,从小剂量开始,根据病情、孕周及血糖值逐渐调整至理想血糖标准。分娩期停用皮下注射胰岛素,改为静脉滴注,以利控制用量。产后根据空腹血糖值停用胰岛素或调整用量。

2. 产科处理　妊娠期加强母儿监护。根据有无母儿并发症、血糖控制水平等选择合适分娩时机和分娩方式,可阴道分娩或剖宫产。

【护理评估】

1. 健康史　详细询问糖尿病病史、病情控制及用药情况、本次妊娠经过,了解糖尿病家族史、异常孕产史。了解孕妇及家属对糖尿病的认知程度以及自我护理能力。

2. 身体状况

(1)一般状况　妊娠期评估孕妇是否肥胖,有无"三多一少"的症状,即多食、多饮、多尿和体重下降;有无妊娠期高血压疾病、感染、羊水过多等多种并发症的表现和体征。临产后了解产妇饮食状况,评估有无头晕、心慌、出冷汗等低血糖表现,有无恶心、呕吐、视力模糊、呼吸深快等酮症酸中毒症状。

(2)产科情况　通过腹部检查和相关辅助检查结果,评估有无羊水过多,了解胎儿宫内发育情况。临产后评估胎心率、宫缩及产程进展、母体生命体征等有无异常。

(3)妊娠合并糖尿病的分期　依据孕妇糖尿病发病年龄、病程长短以及是否存在血管并发症等进行分期(White 分类法),有助于判断病情的严重程度和预后。

A 级:妊娠期诊断的糖尿病,无血管合并症或其他。

A1 级:饮食控制后,空腹血糖<5.3 mmol/L,餐后 2 h 血糖<6.7 mmol/L。

A2 级:饮食控制后,空腹血糖≥5.3 mmol/L,餐后 2 h 血糖≥6.7 mmol/L。

B 级:显性糖尿病,20 岁以后发病,病程在 10 年以内。

C 级:发病年龄 10～19 岁,或病程长达 10～19 年。

D 级:10 岁前即发病,或病程≥20 年,或合并单纯性视网膜病。

F 级:糖尿病性肾病。

R 级:眼底有增生性视网膜病变或玻璃体积血。

H 级:冠状动脉粥样硬化性心脏病。

T 级:有肾移植史。

笔记栏

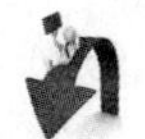

3. 心理社会状况　糖尿病合并妊娠孕妇如病情相对稳定，对糖尿病与妊娠的相互影响也有一定认识，虽担心妊娠结局，但心态多平和，能积极配合治疗和护理。GDM孕妇往往焦虑、担心。需评估孕妇及家人对疾病的认知程度和态度、压力应对方式、家庭支持系统完善与否等。

4. 辅助检查

(1)口服葡萄糖耐量试验(oral glucose tolerance test,OGTT)　妊娠24～28周及以后，未被诊断为糖尿病的孕妇，可行75 g OGTT。方法：OGTT试验前，连续3 d正常饮食(每日进食糖类不少于150 g)，正常体力活动；试验前1 d晚餐后禁食至少8 h至次日晨(最迟不超过上午9时)，5 min内口服完含75 g葡萄糖的液体300 mL，分别测服糖前和服糖后1 h、2 h血糖值(从开始饮用葡萄糖水计时)。检查期间静坐、禁烟。诊断标准：空腹5.1 mmol/L，1 h 10.0 mmol/L，2 h 8.5 mmol/L。任何一点血糖值达到或超过上述标准即可诊断为GDM。

(2)血糖测定　医疗资源缺乏的地区，妊娠24～28周可首先检查空腹血糖(FPG)，如果≥5.1 mmol/L，可直接诊断为GDM；如果4.4 mmol/L≤FPG<5.1 mmol/L，尽早行75 g OGTT；如果FPG<4.4 mmol/L，可暂不行75 g OGTT。血糖测定既是诊断依据，也是病情监测和治疗效果指标。

(3)其他　①糖化血红蛋白、肾功能、眼底检查，了解糖尿病病情。②B超检查，了解胎儿宫内发育、胎盘状况及羊水量。③胎心多普勒、电子胎心监护仪，了解胎儿宫内情况。

【护理诊断/问题】

1. 有感染的危险　与糖尿病病人血糖高、白细胞功能下降有关。

2. 焦虑　与担心能否顺利度过妊娠期有关。

【护理目标】

1. 孕产妇妊娠期、分娩期及产褥期没有出现感染。

2. 孕产妇心情平和，顺利度过妊娠期、分娩期和产褥期。

【护理措施】

(一)非孕期

指导糖尿病妇女在妊娠前行产前咨询，经内分泌科医生和产科医生的共同指导，确定能否妊娠。

(二)妊娠期

1. 妊娠期血糖控制标准　孕妇无明显饥饿感，空腹血糖在3.3～5.3 mmol/L，餐前30 min为3.3～5.3 mmol/L，餐后2 h为4.4～6.7 mmol/L，夜间为4.4～6.7 mmol/L。

2. 定期产前检查　糖尿病合并妊娠者需每周检查1次至第10周，妊娠中期每2周检查1次，32周以后每周检查1次。主要检查内容：①血糖监测，据此制订个体化生活方式干预措施和药物优化方案。②尿糖、尿酮体和尿蛋白检查。③糖化血红蛋白含量、肾功能和眼底检查，每1～2个月检查1次。④B超，筛查胎儿畸形，监测胎儿宫内发育状况。⑤无应激试验，妊娠32周开始，每周1次，36周后每周2次，了解胎儿宫内储备能力。⑥胎盘功能测定。

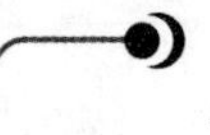

笔记栏

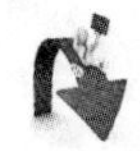

3. 饮食护理　饮食控制是治疗糖尿病的基础，所有糖尿病及 GDM 病人均需接受饮食控制，约 90% 的 GDM 仅需控制饮食即能维持血糖在正常水平。帮助孕妇制订合理的膳食计划，避免摄入过多，也不过分限制，以免导致孕妇饥饿性酮症及胎儿生长受限。每日总能量摄入量应根据妊娠前体质量和妊娠期体质量增长速度而定（表 8-1）。热量供给构成：糖类占 50% ~60%，蛋白质占 20% ~25%，脂肪占 25% ~30%，食物分配根据孕妇的生活习惯、血糖值和配合药物治疗合理安排，做到定时定量；可早餐摄入热量的 10% ~15%，午餐和晚餐各占 30%；3 次加餐各占 5% ~10%。糖类可多选血糖指数低的粗粮如玉米面、杂豆类、薯类等，蛋白摄入多选择鱼、肉、蛋、牛奶、豆制品等，脂类选择植物油做烹调油，少量核桃等坚果类加餐。食用含水分较多的茎叶类蔬菜瓜果。提倡低盐饮食。每日补充钙剂 1 ~1.2 g，叶酸 5 mg，铁剂 15 mg 及维生素等微量元素。

表 8-1　基于妊娠前体质指数推荐的孕妇每日能量摄入量和体质量增长标准

妊娠前 BMI /(kg/m^2)	能量系数 /[kcal/(kg·d)]	妊娠期体质量增长值/kg	妊娠中晚期每周体质量增长值(kg)	
			均数	范围
<18.5	35 ~40	12.5 ~18.0	0.51	0.44 ~0.58
18.5 ~24.9	30 ~35	11.5 ~16.0	0.42	0.35 ~0.50
>25.0	25 ~30	7.0 ~11.5	0.28	0.23 ~0.33

4. 运动指导　低至中等强度的有氧运动对母儿无不良影响。适度运动可降低妊娠期基础胰岛素抵抗，改善血糖和脂代谢紊乱，利于糖尿病病情控制和正常分娩。运动方式可选择散步、上臂运动、孕期瑜伽等；运动时间选择每餐 30 min 后进行，可自 10 min 开始，逐步延长至 30 min。运动场所选择场地安全、空气流通的地方，避免酷热或寒冷。

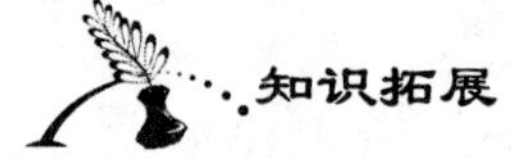

GDM 一日门诊

国内部分医院通过“GDM 一日门诊”形式指导 GDM 孕妇的饮食、运动，促进其自我管理技能提高。GDM 一日门诊为一种管理模式，孕妇一日 12 h 在医院，由医生、护士、营养师等人组成的专业团队全程陪伴。其间由医院安排固定能量标准餐、餐前和餐后血糖监测、运动、食物交换份学习等教育内容。通过理论讲解、实物操作、亲身体验等健康教育形式，使孕妇掌握个体饮食原则及膳食搭配，运动方法及注意事项，血糖自我监测等知识和技能，利于其妊娠期血糖的控制。

5. 用药护理　经生活方式干预，血糖控制不能达标准的 GDM 孕妇用药首选胰岛

笔记栏

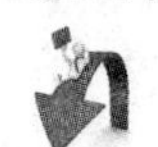

素。选择上臂三角肌、臀大肌、腹部和大腿前侧等部位皮下注射胰岛素,并经常更换注射部位。

6. 自我病情观察　教会孕妇利用血糖仪自我监测血糖,记录餐前、餐后、生活事件(运动、用餐、情绪变化等)和降糖药对血糖的影响,利于医护人员为其制定个体化生活方式和药物干预方案。教会孕妇识别低血糖的常见症状,如心悸、头晕、出汗、饥饿感、软弱无力等。一旦确定发生低血糖,尽快补充糖分,轻者可给予口服含糖饮料或饼干,重者应立即给予50%葡萄糖40～60 mL,或静脉滴注10%葡萄糖注射液。如果出现恶心、呕吐,视物模糊,呼吸有烂苹果味等酮症酸中毒症状,应立即就医。妊娠28周以后,教会孕妇自数胎动的方法。发现12 h胎动计数小于10次或逐日下降大于50%而不能恢复时及时就诊。

7. 心理护理　倾听孕妇的诉说,了解其担忧、焦虑产生的原因。及时告知孕妇和家属胎儿发育和疾病控制情况,指导孕妇配合治疗,教会自我护理措施,协助家庭成员调整角色任务,提高家庭的支持能力,从而增强孕妇的自信心,利于其顺利度过妊娠期。

(三)分娩期

1. 阴道分娩产妇的护理　临产后,宫缩痛、心理紧张、体力消耗大等会使血糖波动,胰岛素用量不易掌握。除继续采用糖尿病饮食外,停用皮下注射胰岛素,改用静脉输注法,遵医嘱将胰岛素加入生理盐水中静脉滴注,每1～2 h监测血糖1次,根据血糖值调整输液速度。血糖>5.6 mmol/L,静脉滴注胰岛素1.25 U/h;血糖7.8～10.0 mmol/L,滴注胰岛素1.5 U/h;血糖>10.0 mmol/L,静脉滴注胰岛素2 U/h。重视产妇的主诉,询问有无心悸、乏力、出冷汗等征象。观察产程进展,一般应在12 h内结束分娩,避免因产程过长增加产妇酮症酸中毒、胎儿缺氧和感染的危险性,胎儿娩出后即用缩宫素预防产后出血。产程中协助产妇维持身心舒适,减轻心理压力。

2. 剖宫产产妇的护理　做好术前的各项准备工作。术前1 d停用晚餐前精蛋白锌胰岛素,手术日停用皮下注射所有胰岛素,术日晨监测血糖和尿酮体,根据空腹血糖结果和每日胰岛素用量,遵医嘱改为小剂量胰岛素持续静脉滴注。按3～4 g葡萄糖加1U胰岛素比例配置葡萄糖注射液,按每小时输入2～3U胰岛素的速度持续静脉滴注。每1～2 h测血糖1次,尽量使术中血糖控制在6.67～10.0 mmol/L。术后每2～4 h测血糖1次,直至恢复饮食。了解产妇及家属的压力源,针对性做好心理疏导,缓解其紧张情绪。

(四)产褥期

1. 产妇的护理　产后仍应密切观察血糖变化,遵医嘱及时减少胰岛素用量,预防低血糖发生。指导产妇掌握母乳喂养的知识和技能,促进亲子关系的建立。避免或减少感染诱因,及时识别感染征象并处理。

2. 新生儿的护理　新生儿无论出生状况如何,均按高危儿处理。出生时留脐血测定血糖、钙、镁、磷等。观察新生儿有无低血糖、低血钙、新生儿肺透明膜病(hyaline membrane disease of newborn)等症状。出生后30 min内行末梢血糖检测,并严密监测血糖变化。尽早开奶的同时,定时滴服25%葡萄糖注射液。新生儿注意保暖,必要时吸氧。

笔记栏

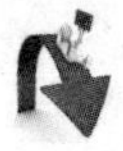

3. 出院指导　按时复诊，定时监测血糖，调整胰岛素用量。继续坚持合理膳食和适当运动，做好自我护理。主动护理新生儿，建立良好亲子关系和家庭关系。保持良好心境。糖尿病产妇应长期避孕，建议使用阴茎套，避免使用避孕药和宫内节育器。GDM 产妇应在产后 6～12 周行 OGTT 检查，如果仍异常，可能为产前漏诊的糖尿病病人。

（四）健康教育

糖尿病孕妇应在妊娠前确定疾病严重程度，未经治疗的 D、F、R 级病人妊娠时容易危及母儿安全，应严格避孕。器质性病变较轻、血糖控制良好者，可在严密监护下妊娠，确保妊娠前、妊娠期及分娩期血糖正常。

GDM 孕妇再次妊娠时复发率高达 33%～69%，应警惕。远期患糖尿病概率增加，17%～63% 将发展为 2 型糖尿病，故产后血糖正常的 GDM 产妇应至少每 3 年进行一次糖尿病筛查。

【护理评价】

1. 孕产妇是否出现感染症状。

2. 孕产妇能否保持心情平和，配合治疗与护理，使妊娠、分娩过程顺利。

第三节　病毒性肝炎

【案例导入】

张女士，28 岁，初孕妇，孕 22 周。以“食欲差伴恶心、乏力 2 周，皮肤瘙痒 3 天”为主诉收住院。孕期未规律产前检查。入院后行体格检查并实验室检查，诊断为妊娠合并乙型病毒性肝炎。

问题：

1. 如何对该孕妇做健康指导？

2. 住院期间可以采取哪些护理措施？

3. 分娩后新生儿如何做免疫治疗？

病毒性肝炎是由多种病毒引起的以肝病变为主的传染性疾病，目前已经确定的致病病毒有甲型（HAV）、乙型（HBV）、丙型（HCV）、丁型（HDV）及戊型（HEV）5 种肝炎病毒，以 HBV 感染最常见。妊娠合并病毒性肝炎的发病率为 0.8%～17.8%，严重危及母儿安全，尤其是妊娠合并重型肝炎，是我国孕产妇死亡的主要原因之一。

【妊娠、分娩对病毒性肝炎的影响】

妊娠本身不增加机体对肝炎病毒的易感性，但因妊娠期的生理变化及代谢特点，会加重肝负担，导致肝炎病情波动。主要原因有：①妊娠期母体基础代谢率增高，营养物质消耗增多，肝糖原储备降低。②妊娠早期食欲缺乏，体内营养物质相对不足，蛋白质缺乏，致肝抗病能力下降。③妊娠期产生的大量雌激素在肝内灭活，增加肝负担，并妨碍肝运转脂肪和排泄胆汁。④胎儿代谢产物经母体肝内解毒。⑤分娩时体力消耗、缺氧，产后失血，手术和麻醉等均可加重肝负担。⑥妊娠期内分泌系统的变化可导致

笔记栏

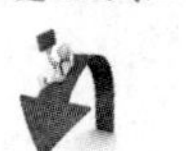

体内 HBV 再激活。⑦妊娠期细胞免疫功能增强，重症肝炎发生率较非妊娠期高。另外，妊娠并发症引起的呕吐、肝损害等症状易与病毒性肝炎的相应症状混淆，增加诊断难度。

【病毒性肝炎对妊娠、分娩的影响】

1. 对孕产妇的影响　病毒性肝炎可加重孕妇早孕反应；妊娠期高血压疾病发生率增高；肝功能受损致凝血因子合成减少，易发生产后出血。妊娠合并肝炎易发展为重症肝炎，妊娠合并重型肝炎病死率可高达 60%。

2. 对围生儿的影响　有报道肝功能异常的孕产妇，围生儿死亡率高达 46‰。妊娠早期患病毒性肝炎，胎儿畸形发生率可增高 2 倍。妊娠晚期合并肝炎，容易出现早产、胎儿窘迫、死胎，新生儿死亡率增高。

3. 母婴传播

(1)甲型病毒性肝炎(viral hepatitis A)　HAV 一般不能通过胎盘感染胎儿，分娩过程中可经接触母体血液或经粪口途径感染新生儿。

(2)乙型病毒性肝炎(viral hepatitis B)　母婴传播是其主要传播途径，引起的 HBV 感染在我国约占婴幼儿感染的 1/3，故强调对婴幼儿的预防。具体传播途径有：①宫内传播，可能与胎盘屏障受损或通透性增强引起母血渗漏有关。②产时传播，占母婴传播的 40% ~60%。胎儿通过产道时吞入含有 HBsAg 的母血、羊水、阴道分泌物，或产程中子宫收缩使胎盘绒毛血管断裂，母血进入胎儿血循环。③产后传播：通过接触母乳及母体唾液传播。

(3)丙型病毒性肝炎(viral hepatitis C)　国外文献报道 HCV 母婴垂直传播的发生率为 4% ~7%。妊娠晚期患丙型肝炎，母婴传播率增加。

(4)丁型病毒性肝炎(viral hepatitis D)　HDV 必需依赖 HBV 重叠感染引起肝炎，其传播途径与 HBV 相同。

(5)戊型病毒性肝炎(viral hepatitis E)　已有母婴间传播的报道，传播途径与甲型病毒性肝炎相似。

【治疗要点】

1. 肝炎治疗　妊娠期处理原则与非孕期相同。应用中西药进行护肝、对症、支持治疗。重型肝炎孕妇应积极防治肝性脑病、凝血功能障碍和肾功能衰竭。

2. 产科处理　非重型肝炎孕妇可在严密监护下继续妊娠。妊娠中、晚期尽量避免终止妊娠，避免手术、药物对肝脏的影响。分娩方式选择以产科指征为主；经阴道分娩者，做好输血准备，宫口开全后行阴道助产缩短第二产程，预防产后出血及感染。重型肝炎孕妇在积极控制 24 h 后尽快终止妊娠，以剖宫产方式为宜。

【护理评估】

1. 健康史　评估孕妇有无肝炎疾病家族史、肝炎病人接触史，半年内有无输血或使用血制品史。收集本次患病史、检查治疗经过。

2. 身体状况　评估孕妇的症状和体征。了解孕妇有无食欲减退、厌油腻、恶心、呕吐、腹胀、腹泻、腹痛等消化道症状及其严重程度，有无身体酸痛、乏力等全身不适，皮肤有无瘙痒。查体有无皮肤及巩膜黄染，有无肝掌及蜘蛛痣，皮肤、黏膜有无出血点，能否触及肝脾大。重型肝炎孕妇有无肾衰竭和肝性脑病、凝血功能障碍症状。

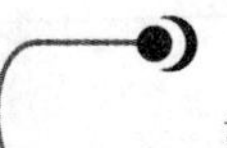

笔记栏

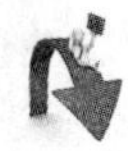

3. 心理社会状况　孕妇常有焦虑、自卑、自责心理，常担心疾病传染给胎儿。评估孕妇及家属对疾病的治疗、护理、预后等知识的了解程度，判断压力源。评估家属对孕妇妊娠的态度和支持情况。

4. 辅助检查

(1)肝功能检查　谷丙转氨酶(glutamic-pyruvic transaminase，GPT)是反映肝细胞受损程度最常用的敏感指标。胆红素上升而转氨酶下降，称为“胆酶分离”，提示重型肝炎的肝细胞坏死严重，预后不良。

(2)血清病原学检测　HAV-IgM 阳性表示近期感染 HAV。HCV 感染会出现抗体阳性。丁型病毒性肝炎需同时检测 HDV 抗体和“乙肝两对半”。戊型病毒性肝炎急性期可检测出 HEV-IgM 阳性。HBV 感染后血液中可出现一系列血清学标记物(表 8-2)。

表 8-2　乙型病毒性肝炎病毒血清学标记物检测阳性结果意义

项目	临床意义
HBsAg	HBV 感染的特异性标志，滴度高低与传染性相关
HBsAb	曾感染过 HBV，已产生免疫力；评价疫苗接种效果之一
HBeAg	HBV 复制活跃，传染性较强；存在超过 12 周即视为 HBV 慢性感染
HbeAb	血清中病毒颗粒减少或消失，传染性降低
IgM 型 HBcAb	病毒复制活跃，可确诊为急性乙肝
IgG 型 HBcAb	肝炎恢复期或慢性 HBV 感染
HBV-DNA	HBV 复制活跃，传染性很强

(3)B 超　观察肝脾大小，有无肝硬化、腹腔积液；胎儿宫内发育情况。

(4)凝血功能检查和胎盘功能检测　凝血酶原时间、血或尿雌三醇等。

【护理诊断/问题】

1. 营养失调：低于机体需要量　与厌食、恶心、呕吐、营养摄入不足有关。

2. 潜在并发症：肝性脑病、产后出血。

【护理目标】

1. 孕妇妊娠期体重增长理想，胎儿正常发育。

2. 孕妇未发生肝性脑病等并发症，分娩顺利，产后失血不多。

【护理措施】

1. 妊娠期

(1)休息与隔离　孕妇应避免体力劳动，保证每天 10 h 的睡眠。讲解肝炎的传播途径、消毒隔离的方法及意义，取得孕妇和家属的理解与配合。

(2)加强营养　保证足量糖类，食物富含维生素、优质蛋白并且低脂。重型肝炎孕妇严格限制蛋白质摄入<0.5 g/(kg·d)。保持大便通畅，减少氨的产生和吸收。

(3)加强母儿监护　定期产前检查，积极防治妊娠并发症。了解住院孕妇病情变

笔记栏

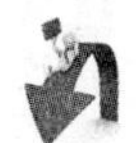

化，观察并记录生命体征，意识状态，皮肤、巩膜黄染与否，尿液颜色及尿量，出血等，及早发现肝性脑病等并发症征象。遵医嘱监测重型肝炎孕妇中心静脉压、24 h 出入水量等；完成肝功能、凝血功能、血常规、电解质等检测项目的标本采集。协助孕妇完成B超、胎心电子监护、实验室检查，以了解胎儿宫内情况、胎盘功能。指导孕妇掌握自数胎动方法。严格无菌操作，做好会阴擦洗等护理，预防感染。

(4)用药护理　遵医嘱使用护肝、对症、支持、防感染等药物，观察疗效和不良反应。

(5)心理护理　鼓励孕妇倾诉内心感受，讲解病毒性肝炎的病情发展、传播途径、对胎儿可能存在的影响以及应对措施，使孕妇能消除或减轻焦虑与自卑，正确对待疾病及妊娠，积极配合治疗与护理。

2. 分娩期

(1)第一产程　专人守护，严密观察产程进展。鼓励产妇在宫缩间歇期休息，及时进食和排尿。勤听胎心率。允许家属陪伴，减轻产妇的紧张、恐惧。分娩时将产妇置于隔离产房，注意消毒与隔离。

(2)第二产程　采取阴道助产术缩短第二产程。保护会阴，避免软产道损伤。注意保护新生儿以降低产时母婴传播概率。严格遵守操作规程，避免交叉感染。

(3)第三产程　胎儿娩出后即可给予缩宫素肌内注射以促进子宫收缩，减少失血。协助胎盘、胎膜娩出并检查是否完整，防止残留。仔细检查软产道，正确缝合会阴切口。准确评估阴道出血量。监测产妇的生命体征，发现异常及时处理。接触产妇的医疗用物用 2 000 mg/L 的含氯消毒液浸泡后按相关规定处理。

3. 产褥期　分娩过程中的疲劳、出血、麻醉等，往往会导致病情恶化，出现肝性脑病、肾功能衰竭，需加强监护，及时发现异常。

(1)产妇的护理　保证产妇足够的休息，协助生活自理。观察子宫收缩和恶露的性状，及时发现产后出血。注意皮肤黏膜有无出血点。做好会阴护理、口腔护理，预防感染。讲解新生儿喂养知识。《乙型肝炎病毒母婴传播预防临床指南（第 1 版）》认为，即使孕妇 HBeAg 阳性，母乳喂养并不增加感染风险，正规预防后，不管孕妇 HBeAg 阳性还是阴性，新生儿都可母乳喂养，无须检测乳汁中有无 HBV DNA。要退乳的产妇避免用雌激素退乳，以免加重肝脏负担；可炒麦芽煎水口服或芒硝外敷乳房。

(2)新生儿的护理　对 HBsAg 阳性产妇的新生儿，出生后 24 h 内（最好是 12 h 内），即采用主、被动联合免疫法，可显著提高母婴传播阻断率。①被动免疫：使用乙型肝炎免疫球蛋白（HBIG）皮下注射，剂量 100 ~ 200 IU。②主动免疫：注射 HBIG 同时，在不同部位接种 10 μg 重组酵母或 20 μg 中国仓鼠卵母细胞乙型肝炎疫苗第 1 针，出生后 1 个月、6 个月再分别接种乙型肝炎疫苗第 2 针和第 3 针。

(3)出院指导　遵医嘱继续治疗疾病，按时复诊。合理饮食，注意休息和个人的清洁卫生。指导产妇使用阴茎套避孕。鼓励继续母乳喂养，或指导人工喂养注意事项。按时进行新生儿预防接种。做好家庭隔离。

4. 健康教育　母婴传播是病毒性肝炎的重要传播途径，预防感染应从妊娠前开始。妊娠前常规检测病毒血清标记物，病毒抗体阴性者行预防接种。急性肝炎妇女至少在病情痊愈 6 个月后，最好是 2 年后再妊娠。病情严重者妊娠早期应终止妊娠，妊娠中、晚期尽量避免终止妊娠，定期监测肝功能和血清标记物。夫妇有一方患肝炎者，

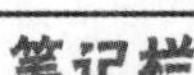
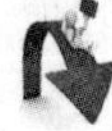

性生活时应使用阴茎套避免交叉感染。

【护理评价】

1. 孕妇能否根据肝炎疾病知识，合理搭配膳食，使体重增长理想。

2. 孕产妇是否妊娠、分娩过程顺利，没有发生并发症。

第四节 贫血

贫血是妊娠期最常见的合并症。世界卫生组织推荐，孕妇外周血血红蛋白(Hb)<110 g/L及血细胞比容<0.33为妊娠期贫血。根据Hb水平分为轻度贫血(100～109 g/L)、中度贫血(70～99 g/L)、重度贫血(40～69 g/L)和极重度贫血(<40 g/L)。妊娠期贫血以缺铁性贫血(iron deficiency anemia)最常见，占95%，与妊娠期血容量增加及胎儿生长发育对铁的需求量增加，孕妇铁摄入不足或吸收不良有关。本节主要介绍缺铁性贫血。

【贫血对妊娠、分娩的影响】

重度贫血可能导致贫血性心脏病、妊娠期高血压性心脏病。不同程度的贫血均会降低孕妇对分娩、出血、麻醉和手术的耐受力。严重贫血降低机体失血耐受性，易发生失血性休克。贫血使机体抵抗力低下，易发生产褥感染。贫血导致的疲倦感影响孕妇心理。

在孕妇骨髓与胎儿竞争摄取母体血清铁的过程中，胎儿占优势，因此一般情况下，胎儿缺铁不是很严重。但是，当孕妇严重贫血时，经胎盘供氧和营养物质不足，可导致胎儿生长发育受限、胎儿窘迫、死胎或早产等。

【治疗要点】

对症处理胃肠道功能紊乱和消化不良，去除导致贫血的原因。补充铁剂，以口服铁剂为主，如硫酸亚铁0.3 g或琥珀酸亚铁0.1 g，3次/d，同时服用维生素C 0.1～0.3 g以促进铁吸收。重度贫血或严重胃肠道反应不能口服者，可改用右旋糖酐铁或山梨醇铁深部肌内注射。重度贫血者可在预产期前或剖宫产前少量多次输入红细胞悬液，临产后做好输血准备。严密观察产程进展，避免产程延长。注意保护会阴，避免软产道损伤。产后积极预防产后出血和感染。

【护理评估】

1. 健康史　收集孕妇既往有无月经过多或消化道疾病引起的慢性失血病史，有无胃肠道功能紊乱或饮食习惯导致的营养不良病史；了解贫血检查治疗经过。询问本次妊娠经过。

2. 身体状况　评估孕妇贫血症状与体征。轻度贫血者可无明显症状。重者可有面色苍白、乏力、头晕、耳鸣、心悸、气短、水肿、食欲缺乏、腹胀、腹泻等表现。体检时有皮肤、口唇、睑结膜苍白，皮肤毛发干燥，指甲脆薄等体征。评估有无胎儿生长受限、胎儿窘迫等并发症的相应症状。

3. 心理社会状况　评估孕妇及家属对疾病的了解程度，家庭支持程度。孕妇有无因贫血引起的倦怠感，采取的应对方式等。

笔记栏

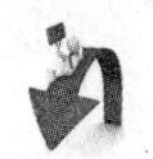

4. 辅助检查　①血常规：血红蛋白<110 g/L，血细胞比容<0.30，红细胞<3.5×10^{12}/L，白细胞和血小板计数在正常范围。②血清铁浓度：反映缺铁情况的灵敏指标，血清铁<6.5 μmol/L。③B 超：监测胎儿宫内生长发育情况。

【护理诊断/问题】

1. 营养失调，低于机体需要量　与铁的需要量增加、摄入不足有关。

2. 活动无耐力　与贫血引起的身体乏力有关。

【护理目标】

1. 孕妇贫血得到纠正。

2. 孕妇维持较好的体力。

【护理措施】

1. 妊娠期

(1)合理饮食　纠正孕妇的不良饮食习惯，鼓励孕妇多进食含铁丰富的食物，如动物肝脏、瘦肉、蛋类、芝麻酱、深色蔬菜等，注意饮食搭配。

(2)用药护理　遵医嘱用药。口服铁剂对胃黏膜有刺激作用，可引起恶心、胃部不适等症状，宜在饭中或饭后服用，同时服维生素 C 0.1～0.3 g 以促进铁的吸收。液体铁剂以吸管服用，避免牙齿染色。服用铁剂后铁与肠内硫化氢作用会形成黑色便，予以解释。医嘱需注射铁剂者，应行深部肌内注射，注射后多走动，以促进铁剂吸收，注意局部有无硬结形成。

(3)病情监测　询问孕妇头晕、疲乏、心悸、气短、耳鸣等自觉症状有无改善，观察皮肤、黏膜颜色和水肿情况改变。遵医嘱定期监测血红蛋白量。需输血者，注意观察心率和心律，输血速度宜慢，以免造成急性左心衰竭。勤听胎心，计数 12 h 胎动，遵医嘱做无应激实验了解胎儿宫内储备能力。积极预防各种感染。

(4)心理护理　提供有效信息使孕妇及家属了解贫血对母儿的影响，目前采用的治疗、护理和预后等，减轻其焦虑。鼓励家属和孕妇一起制订合理的饮食计划，满足孕妇家庭情感需要。

2. 分娩期　重度贫血者提前住院待产。中重度贫血产妇临产前遵医嘱给予维生素 C、维生素 K_1 和卡巴克洛(安络血)等药物，并配血备用。需要在临产前或剖宫产手术前输血者，遵循少量多次原则，增强失血耐受性。产程中陪伴产妇，鼓励产妇进食，防止产程延长。宫口开全后，酌情助产以缩短第二产程。胎儿前肩娩出后，遵医嘱给予缩宫素以加强宫缩，减少失血量。严格无菌操作，产时即遵医嘱应用广谱抗生素。

3. 产褥期　产妇待体力恢复后，适当下床活动；体位转换注意安全，防止晕厥跌倒。观察子宫复旧、恶露的颜色和量，注意生命体征变化。遵医嘱继续应用铁剂和抗生素。每日行会阴擦洗 2 次。指导新生儿喂养技巧，不能哺乳者提供回乳方法。

4. 健康教育　妊娠前应体检，发现有贫血时及时补充铁剂并去除导致贫血的原因，增加铁储备。妊娠期加强营养，多食富铁食物，避免饮用浓茶和咖啡。定期检测血常规，首次产前检查时查血常规，以后每 8～12 周重复检查。妊娠 16 周起可常规口服硫酸亚铁 0.3 g/d。

【护理评价】

1. 孕妇能否配合治疗与护理，改善膳食结构，纠正妊娠期贫血。

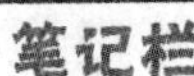

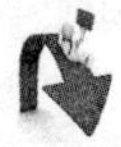

2. 孕妇能否保持良好体力，坚持适度运动，顺利度过妊娠、分娩期。

第五节　急性阑尾炎

急性阑尾炎(acute appendicitis)是妊娠期最常见的外科合并症之一，发病率为0.05% ~0.1%，多发生于妊娠早、中期。由于妊娠中期阑尾位置改变，阑尾炎体征往往不典型，增加诊断困难，误诊率高，加之炎症不易被包裹局限，并发腹膜炎时流产和早产率均升高。早期诊断和及时处理对母儿的预后至关重要。

【妊娠期阑尾炎特点】

妊娠并不诱发阑尾炎，但随着妊娠进展，盲肠位置上升，阑尾尾部随之向上、向外、向后移位，由此导致：

1. 早期诊断困难　妊娠期阑尾炎多无阑尾炎的典型症状与体征：恶心呕吐症状与早孕反应易混淆，腹痛症状与其他妊娠期腹痛疾病如早产、胎盘早剥等相似，腹痛部位不再局限于右下腹，妊娠期白细胞计数升高。

2. 炎症容易扩散　原因有：①妊娠期盆腔的血液及淋巴循环旺盛，毛细血管通透性增强。②大网膜被增大的子宫推移，不易包裹炎症；子宫还使腹壁与发炎阑尾分开，降低腹壁防卫能力。③炎症诱发宫缩，宫缩又促使炎症扩散。④早期确诊困难。

【治疗要点】

一经确诊，在积极抗感染治疗的同时，立即手术，尤其在妊娠中晚期。一时诊断困难但高度怀疑急性阑尾炎者，积极剖腹探查。术后选择对胎儿影响小的广谱抗生素，继续抗感染治疗。术后3 ~4 d内使用宫缩抑制剂及镇静剂等保胎治疗。

【护理评估】

1. 健康史　评估孕妇有无阑尾炎既往史；本次发病经过，腹痛发生的时间、性质、部位，有无其他伴随症状。

2. 身体状况

(1)妊娠早期　急性阑尾炎症状和体征与非妊娠期基本相同，即有腹痛、伴恶心、呕吐，右下腹麦氏点压痛、反跳痛伴腹肌紧张。疾病早期体温可正常或升高不明显(<38 ℃)，阑尾穿孔后，体温可升至39 ℃以上。

(2)妊娠中、晚期　临床表现不典型，常无明显的转移性右下腹痛，压痛、反跳痛、腹肌紧张常不明显。约80%的孕妇其压痛点在右下腹，但压痛点位置逐渐升高。阑尾尾部位于子宫背面时，疼痛可位于右侧腰部。注意评估胎心率和胎动。

3. 心理社会状况　一旦阑尾炎确诊，孕妇与家属会担心疾病、药物对胎儿的影响，担忧能否顺利妊娠至胎儿足月。评估孕妇及家属对疾病的认识、心理承受能力和应对方式。

4. 辅助检查　①血常规，白细胞计数$>15\times10^9$/L有诊断意义；中性粒细胞>0.80，或有核左移现象，伴恶心、腹肌紧张有助于妊娠期阑尾炎的诊断。②右下腹B超，如果发现不受压的阑尾直径>6 mm，肌壁厚度≥2 mm，或在阑尾区域出现复杂包块，可协助诊断阑尾炎穿孔合并腹腔积脓。

笔记栏

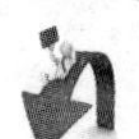

【护理诊断/问题】

1. 焦虑　与孕妇担心疾病是否会影响胎儿发育有关。

2. 胎儿受伤的可能　与炎症刺激诱发子宫收缩有关。

【护理目标】

1. 孕妇了解阑尾炎疾病对胎儿的影响,能够配合治疗与护理。

2. 手术前后未发生胎儿宫内窘迫、流产、早产等异常情况。

【护理措施】

1. 术前护理　强调手术的必要性,耐心做好孕妇和家属的解释安抚工作。遵医嘱完成术前各项准备如指导孕妇禁食、皮肤准备等。

2. 术中配合　孕妇术中取左侧卧位或右侧臀部垫高30°~45°,便于暴露阑尾,减少对子宫的刺激,防止仰卧位低血压综合征。注意胎儿监护,及时发现异常。

3. 术后护理

(1)卧位与活动　术后6 h血压平稳后由平卧改为半卧位,既利于引流,也可减小腹壁张力,减轻切口疼痛。如果没有产科异常征兆,鼓励孕妇早下床活动,避免肠粘连、血栓形成等并发症。留有引流管者活动时妥善固定。

(2)病情观察　产妇的观察:注意体温、切口、腹部体征,如有体温下降后又升高,切口红、肿、痛,腹痛、腹胀、腹肌紧张等任一症状,提示感染或脓肿,及时汇报给医生予以处理。胎儿监护:对术后继续妊娠的孕妇,注意有无宫缩和阴道流血,及早发现流产、早产征象。定时听诊胎心,指导孕妇自数胎动。每天常规吸氧2次,每次30 min,预防和纠正胎儿宫内缺氧。

(3)治疗配合　①保胎治疗:术后3~4 d内,对继续妊娠者遵医嘱给予宫缩抑制剂及镇静药,如口服沙丁胺醇、维生素E,肌内注射黄体酮注射液,肌内注射或静脉滴注硫酸镁等,以减少流产与早产的发生。②控制感染:遵医嘱继续使用广谱抗生素,如甲硝唑与头孢菌素类、青霉素类配伍使用。用药期间,注意用药安全并观察药物的不良反应。

4. 心理护理　疾病带来的疼痛不适、担忧胎儿安危会使孕妇烦躁焦虑。理解孕妇心理变化,术前介绍治疗方案,术后指导缓解疼痛的措施和自我监护胎儿的方法,帮助家属给予情感支持,使孕妇情绪稳定。

【护理评价】

1. 孕妇是否具备妊娠合并阑尾炎的相关知识,主动配合治疗与护理,情绪稳定。

2. 母儿一般情况是否良好。

本章小结

妊娠合并心脏病者常见合并先天性心脏病。孕产妇在妊娠32~34周、分娩期和产褥期最初3 d易发心力衰竭。不宜妊娠者应在妊娠12周前终止妊娠。可继续妊娠者应增加产前检查次数,判断心功能和胎儿情况,注意早期心力衰竭征象。指导孕妇保证休息,合理饮食,防治心力衰竭诱发因素。根据心功能等级和产科指征选择分娩方式,加强分娩期护理。心功能Ⅲ级及以上者不宜哺乳。注意不同时期孕产妇的心理

笔记栏

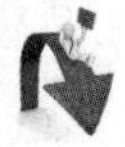

护理。

糖尿病孕妇中90%以上为GDM。糖尿病与妊娠相互影响，需严格控制血糖。确诊为GDM者首选饮食、运动等干预措施。药物治疗首选胰岛素，并在妊娠、分娩及产褥期及时调整。依据母儿状况选择分娩时机和方式，新生儿以高危儿处理，并防止低血糖。

妊娠合并病毒性肝炎以乙型肝炎最常见。治疗以护肝、对症、支持疗法为主。护士应加强母儿监护，指导孕妇注意休息和饮食。如无产科指征，可经阴道分娩，注意消毒隔离和产时母婴传播。重型肝炎孕妇病情稳定24 h选择剖宫产。HBsAg阳性产妇的新生儿采取主、被动联合免疫法提高母婴传播阻断率。

缺铁性贫血为妊娠期最常见贫血类型，孕妇外周血血红蛋白<110 g/L，血细胞比容<0.33。治疗以补充铁剂和去除病因为原则。指导孕妇正确服用药物，并摄入富铁和富维生素C的食物。分娩期备血，预防产伤，产褥期注意预防产后出血和感染。

妊娠合并急性阑尾炎一经确诊应立即手术。术中协助孕妇采取左侧卧位或右侧臀部垫高30°~45°。术后行抗感染和保胎治疗，加强胎儿监护。无产科异常者鼓励早下床活动。

（高金玲）

思考题

1. 李女士，30岁，自由职业。G_1P_0，孕34^{+3}周，自觉心慌、胸闷、不能平卧1 d入院。孕期未行规律产检。自幼患先天性房间隔缺损未治疗，妊娠前无明显不适，妊娠后渐进性出现劳累后心慌、气短，休息后能缓解，未处理。2 d前受凉后出现发热、咳嗽，1 d前出现心慌、胸闷，不能平卧。查体：T 38.2 ℃，P 116次/min，R 22次/min，BP 110/80 mmHg。病人半卧位，呼吸困难，口唇及甲床发绀。胎位：LOA。胎心：130次/min。无宫缩，胎膜未破。问题：

（1）如何判断病人的心功能？

（2）该病人目前主要的护理问题有哪些？应采取哪些护理措施？

（3）如果病人分娩，产褥期有哪些重要护理措施？

2. 王女士，28岁，公务员。G_1P_0，孕26周，产前检查时测空腹血糖7.3 mmol/L。该孕妇既往无糖尿病史。临床拟诊“妊娠期糖尿病”。问题：

（1）为明确病人存在的护理问题，护士还应收集哪些资料？

（2）为控制血糖，护士应如何指导孕妇改变生活方式？

该孕妇确诊为妊娠期糖尿病，现已临产。问题：

（3）阴道分娩过程有哪些注意事项？

（4）产褥期新生儿的护理有哪些注意事项？

3. 刘女士，21岁，农民。G_1P_0，孕26周，自觉头晕、乏力、心悸2周。实验室检查显示血红蛋白70 g/L。诊断为妊娠合并缺铁性贫血。问题：

（1）为确定病人存在的主要护理问题，还需收集哪些资料？

（2）如何指导病人口服铁剂？

4. 简述OGTT的具体检查方法和结果的临床意义。

5. 简述乙型病毒性肝炎病人分娩后新生儿的免疫措施。

6. 简述心脏病与妊娠分娩的相互影响。

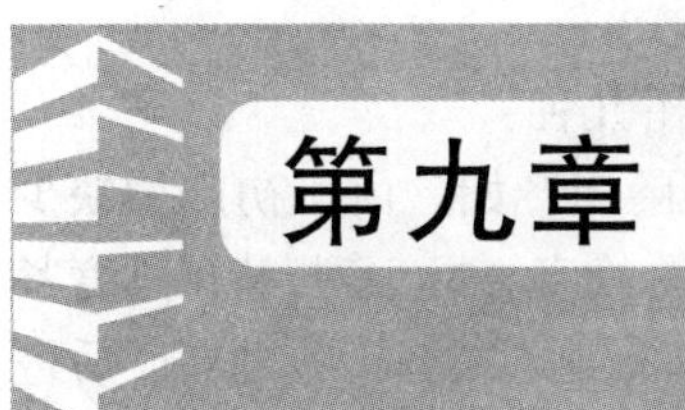

第九章 异常分娩妇女的护理

【案例导入】

王女士,初产妇,足月临产已 17 h,宫口扩张停止已达 3 h,宫缩持续时间 20 ~ 30 s,间歇时间 6 ~8 min,胎心率 136 次/min。阴道检查宫颈口扩张 7 cm,胎头矢状缝在右斜径上,小囟门位于 7 点处,胎先露 S=+1,骶骨平直,骶棘韧带宽度能容两横指。

问题:

1. 该产妇产程是否正常?
2. 其原因是什么?
3. 该如何处理?

产力、产道、胎儿及产妇的精神心理因素是影响分娩的四大因素,其中任何一个或一个以上的因素发生异常,或四个因素之间不能相互适应,而使分娩进展受阻,称为异常分娩(abnormal labor),俗称难产(dystocia)。分娩过程中,顺产与难产可以相互转化,若处理不当,可使顺产转变为难产;若处理得当,可使难产转为顺产。异常分娩包括产力异常、产道异常、胎儿异常及产妇精神心理异常。

第一节 产力异常

产力包括子宫收缩力、腹肌及膈肌收缩力和肛提肌收缩力,其中子宫收缩力贯穿于整个分娩过程,是主要产力。在分娩过程中,子宫收缩的节律性、对称性和极性不正常或强度、频率有改变,均称为子宫收缩力异常(abnormal uterine action),简称产力异常。产力异常包括子宫收缩乏力和子宫收缩过强两大类,每类又分为协调性和不协调性,具体分类详见图 9-1。

- 子宫收缩力异常
  - 子宫收缩乏力
    - 协调性(低张性)
      - 原发性
      - 继发性
    - 不协调性(高张性)
  - 子宫收缩过强
    - 协调性
      - 急产(产道无梗阻)
      - 病理性缩复环(产道有梗阻)
    - 不协调性
      - 强制性子宫收缩(全部子宫收缩)
      - 子宫痉挛性狭窄环(局部子宫肌收缩)

图 9-1 子宫收缩力异常的分类

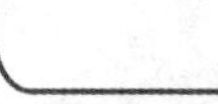
笔记栏
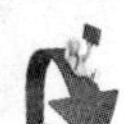

一、子宫收缩乏力

【病因】

引起子宫收缩乏力(uterine intertia)常见的原因有以下几种:

1. 精神因素　多见于初产妇,尤其是35岁以上的高龄初产妇。由于初产妇缺少产前健康教育和分娩经历,对分娩知识不甚了解,因此对分娩有恐惧心理,精神过度紧张,干扰了中枢神经系统正常功能,导致大脑皮质功能紊乱,睡眠减少,加之临产后进食不足及过多体力消耗,水、电解质紊乱,均可导致原发性子宫收缩乏力。

2. 产道与胎儿因素　临产后,当骨盆异常或胎位异常时,胎先露下降受阻,胎先露不能紧贴子宫下段及子宫颈内口,不能有效刺激子宫阴道神经丛引起有力的反射性子宫收缩,是导致继发性子宫收缩乏力的最常见原因。

3. 子宫因素　子宫壁过度膨胀(如双胎及多胎、羊水过多、巨大胎儿妊娠等),可使子宫肌纤维过度拉伸,失去正常的收缩能力;多次妊娠分娩及子宫的急慢性炎症均可使子宫肌纤维变性、结缔组织增生影响子宫收缩;子宫肌瘤、子宫发育不良、子宫畸形(如单角子宫、双角子宫、残角子宫等)均可影响子宫的收缩力。

4. 内分泌失调　临产后,产妇体内雌激素、缩宫素、前列腺素合成及释放减少,一方面使子宫平滑肌间隙连接蛋白数量减少,另一方面缩宫素受体量减少,综合以上因素均可直接导致子宫收缩乏力;临产后孕激素下降缓慢,使得子宫对乙酰胆碱的敏感性降低,从而影响子宫肌兴奋阈,也是导致子宫收缩乏力的原因之一。

5. 药物影响　临产后,不适当地使用大剂量镇静剂、镇痛剂及麻醉剂,均可不同程度地使子宫收缩受到抑制。

6. 其他　营养不良、贫血和一些慢性疾病所导致的体质虚弱者,临产后进食与睡眠不足、过多的体力消耗、水电解质紊乱、产妇过度疲劳、膀胱过度充盈、前置胎盘影响胎先露下降均可导致宫缩乏力。

【临床表现】

子宫收缩乏力根据发生时期分为原发性和继发性两种。原发性宫缩乏力是指产程开始就出现宫缩乏力,常表现为潜伏期延长。继发性宫缩乏力是指产程开始子宫收缩正常,只是在产程较晚阶段(多在活跃期或第二产程),子宫收缩转弱,产程进展缓慢甚至停滞。子宫收缩乏力分为协调性和不协调性两种类型,临床表现也不同。

1. 协调性宫缩乏力　又称低张性宫缩乏力,子宫收缩具有正常节律性、对称性和极性,但收缩力弱,宫腔内压力低,常低于15 mmHg,表现为宫缩持续时间短,间歇期长且不规律,宫缩频率低于2次/10 min。此种宫缩乏力,多属继发性宫缩乏力。子宫收缩达高峰时,子宫体不隆起、不变硬,用手指压宫底部肌壁仍可出现凹陷,出现产程延长或停滞。

2. 不协调性子宫收缩乏力(高张性宫缩乏力)　子宫收缩的极性倒置,宫缩的兴奋点不是起自宫角部两侧,而是来自子宫下段的一处或多处,子宫收缩波由下向上扩散,收缩波小而不规律,频率高,节律不协调;宫腔内压力虽高,但宫缩时宫底部收缩力不强,而是子宫下段收缩力强,宫缩间歇期子宫壁也不能完全松弛,表现为子宫收缩不协调。此种宫缩不能使宫口扩张及胎先露部下降,属无效宫缩。产妇自觉下腹部持续

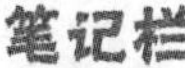

性疼痛，拒按，精神紧张，烦躁不安。

3. 产程曲线异常　常见以下产程进展异常情况，可单独存在，亦可合并存在。

（1）潜伏期延长　从临产规律性宫缩开始至宫口扩张 3 cm 称为潜伏期。初产妇潜伏期正常约需 8 h，最大时限为 16 h，>16 h 称为潜伏期延长[图 9-2（1）]。

（2）活跃期延长　从宫口扩张 3 cm 至宫口开全称为活跃期。初产妇活跃期正常约需 4 h，最大时限为 8 h，>8 h 称为活跃期延长[图 9-2（2）]。

（3）活跃期停滞　进入活跃期后，宫口不再扩张达>4 h 以上，称为活跃期停滞[图 9-2（3）]。

（4）第二产程延长　第二产程如初产妇超过 2 h，经产妇超过 1 h 尚未分娩，称第二产程延长[图 9-2（4）]。

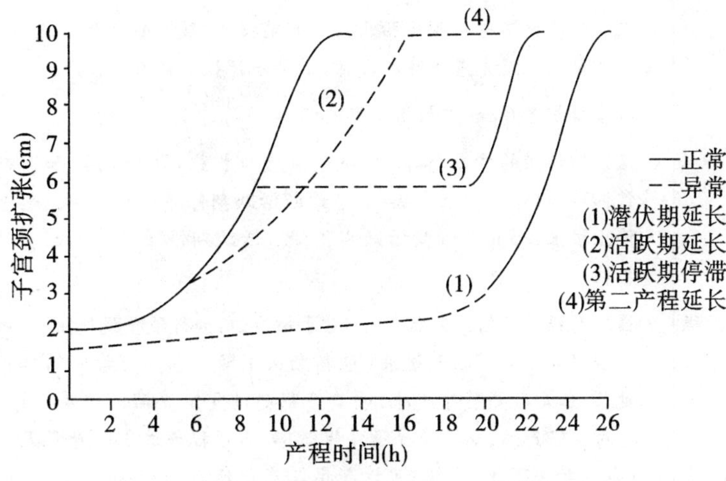

图 9-2　异常的宫颈扩张曲线

（5）胎头下降延缓　宫颈扩张减速期及第二产程，初产妇胎头下降速度<1 cm/h，经产妇<2 cm/h，称为胎头下降延缓。

（6）胎头下降停滞　减速期后胎头下降停止>1 h，称为胎头下降停滞。

（7）滞产　总产程超过 24 h 者称为滞产。

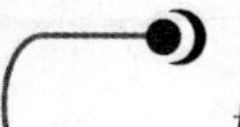

笔记栏

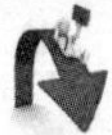

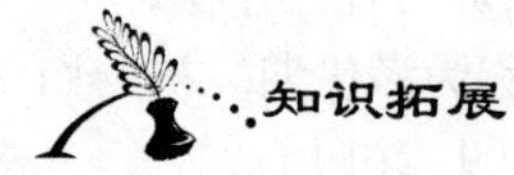

新产程标准及处理的修订

类别	诊断标准及处理
第一产程	
潜伏期	·潜伏期延长(初产妇>20 h,经产妇>14 h)不作为剖宫产指征 ·破膜后且至少给予缩宫素静脉滴注12~18 h,方可诊断引产失败 ·在除外头盆不称及可疑胎儿窘迫的前提下,缓慢但仍然有进展(包括宫口扩张及先露下降的评估)的第一产程不作为剖宫产指征
活跃期	·以宫口扩张6 cm作为活跃期的标志 ·活跃期停滞的诊断标准:当破膜且宫口扩张≥6 cm后,如宫缩正常,而宫口停止扩张在≥4 h可诊断活跃期停滞;如宫缩欠佳,宫口停止扩张≥6 h可诊断活跃期停滞。活跃期停滞可作为剖宫产的指征
第二产程	·第二产程延长的诊断标准:①对于初产妇,如行硬脊膜外阻滞,第二产程超过4 h,产程无进展(包括胎头下降、旋转)可诊断第二产程延长;如无硬脊膜外阻滞,第二产程超过3 h,产程无进展可诊断。②对于经产妇,如行硬脊膜外阻滞,第二产程超过3 h,产程无进展(包括胎头下降、旋转)可诊断第二产程延长;如无硬脊膜外阻滞,第二产程超过2 h,产程无进展则可以诊断 ·由经验丰富的医生和助产士进行的阴道助产是安全的,鼓励对阴道助产技术进行培训 ·当胎头下降异常时,在考虑阴道助产或剖宫产之前,应对胎方位进行评估,必要时进行手转胎头到合适的胎方位

引自时春艳,李博雅.新产程标准及处理的专家共识(2014)[J].中华妇产科杂志,2014,(7):486-486.

【对母儿的影响】

1. 对产妇的影响

(1)体力损耗　由于产程延长,产妇休息不好,进食少,体力消耗大,精神疲惫,可出现肠胀气、尿潴留等,加重宫缩乏力,严重时可引起脱水、酸中毒、低钾血症等,使产妇衰竭。

(2)产道损伤　由于第二产程延长,膀胱或尿道较长时间被压迫于胎先露(特别是胎头)与耻骨联合之间,可导致局部组织缺血、缺氧、水肿和坏死,形成膀胱阴道瘘或尿道阴道瘘。

笔记栏

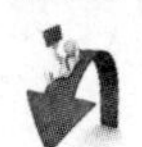

(3)产后出血　产后宫缩乏力,影响胎盘剥离、娩出和子宫壁血窦的关闭,易引起产后出血。

(4)产后感染　产程延长、滞产、体力消耗、肛查或阴道检查次数增加、胎膜早破、产后出血等均使感染机会增加。

2. 对胎儿、新生儿的影响

(1)胎儿宫内窘迫或死亡　产程延长,不协调性宫缩乏力不能使子宫壁完全放松,使胎儿-胎盘血液循环受阻,胎儿在宫内缺氧。若合并胎膜早破更易造成脐带受压或脱垂,导致胎儿宫内窘迫或死亡。

(2)新生儿窒息　胎儿宫内窘迫未及时处理导致新生儿窒息。

(3)新生儿产伤　协调性宫缩乏力容易造成胎头在盆腔内旋转异常,使产程延长,增加手术机会,胎儿产伤增多,引起新生儿颅内出血、头颅血肿、骨折及神经损伤等。

(4)新生儿感染　产程延长、胎膜早破及手术机会增加均易引起新生儿感染。

【治疗要点】

1. 协调性宫收缩乏力　不论是原发性还是继发性子宫收缩乏力首先应寻找原因,然后针对原因进行恰当处理。

2. 不协调性子宫收缩乏力　首先调节不协调性子宫收缩的节律性及极性,使之恢复协调性,再按协调性宫缩乏力处理。在子宫收缩恢复其协调性之前,严禁应用缩宫素。

【护理评估】

1. 健康史　评估产前检查的一般资料,了解产妇的身体发育情况、身高与骨盆测量值、胎儿大小与头盆关系等;注意产妇既往病史,尤其是既往生育史。评估临产后产妇的精神状态、休息、进食及排泄情况,重点评估宫缩的节律性、对称性、极性、强度与频率及宫口开大和先露下降情况,从而了解产程进展。收集产妇的社会支持系统资料。

2. 身体状况　测产妇生命体征,评估宫缩的节律性、强度和频率,识别协调性和不协调性宫缩乏力。

(1)协调性子宫收缩乏力　产程开始时,产妇无特殊不适,精神好,进食正常,休息好,表现为宫缩软弱无力,持续时间短,间歇时间长,先露下降及子宫颈扩张缓慢;也有的表现为临产开始宫缩正常,宫缩时宫体隆起变硬,有痛感。当产程进展到某一阶段时,产妇自觉子宫收缩转弱,产程进展缓慢。

(2)不协调性子宫收缩乏力　表现为持续性腹痛,烦躁不安,进食、休息均差,产妇疲乏无力。两次宫缩间歇期子宫壁不能完全放松,下腹部有压痛,胎位触不清,胎心率不规律,严重时可出现产程停滞。

3. 心理社会状况　由于产程延长,产妇焦虑不安,休息差,进食少,甚至出现肠胀气、排尿困难等,产妇及家属对阴道分娩方式失去信心,通常要求手术分娩。

4. 辅助检查

(1)监测宫缩　用胎儿电子监护仪监测宫缩的节律性、强度和频率的变化,了解胎心改变与宫缩的关系。

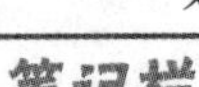
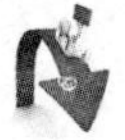

(2)实验室检查　尿液检查、血液生化检查等。

【护理诊断/问题】

1. 疼痛　与不协调性子宫收缩有关。

2. 有感染的危险　与产程延长、多次阴道检查等有关。

3. 疲乏　与宫缩乏力、产程延长、产妇体力消耗有关。

4. 潜在并发症:产后出血。

【护理目标】

1. 产妇能应用减轻疼痛的常用技巧。

2. 产妇的感染征象能得到预防和控制。

3. 产妇情绪稳定,体力部分恢复,能安全度过分娩期。

4. 产妇能平安分娩,无并发症发生。

【护理措施】

1. 一般护理

(1)休息　指导产妇安静休息,消除精神紧张,保存体力;鼓励产妇深呼吸,可背部按摩,使用产时按摩球,必要时遵医嘱缓慢静脉注射地西泮 10 mg 或肌内注射哌替啶 100 mg。

(2)饮食　鼓励产妇多进易消化、高热量食物,补充热量、水分、电解质,摄入量不足者应静脉补充液体和能量。伴酸中毒时,应根据二氧化碳结合力补充 5% 碳酸氢钠。

2. 心理护理　临产后允许家属陪伴,给予心理上的支持。多关心、安慰产妇,给予理解和鼓励,鼓励产妇及家属表达出他们的担心和不适,使其能理解并能配合医护工作,安全度过分娩期。

3. 病情监护　严密观察宫缩、胎心率、产妇的生命体征、宫口扩张及先露下降的情况,了解产程进展。及时发现异常宫缩,确定其类型并给予纠正。

4. 治疗护理　治疗原则为纠正异常宫缩,严密监测。

(1)协调性子宫收缩乏力　排除头盆不称、胎位异常、骨盆狭窄等,无胎儿窘迫,产妇无剖宫产史,能经阴道分娩者,可遵医嘱加强宫缩。

1)改善全身情况,缓解紧张:关心、安慰产妇,指导多休息,鼓励多进食,注意补充营养与水分,必要时静脉补充营养,补充电解质及注意纠正酸中毒。过度疲劳或烦躁不安者,缓慢静脉注射地西泮 10 mg,间隔 4 ~6 h 可重复使用,与缩宫素联合应用效果更好,地西泮还能起到松弛宫颈平滑肌,软化宫颈,促进宫颈口扩张的作用。

2)排空膀胱和直肠:自然排尿困难者,可先行给诱导法,无效时给予导尿,以使膀胱处于空虚状态,拓宽产道。

3)其他:①针刺合谷、三阴交、关元、太冲等穴位,用强刺激手法留针 30 min。②刺激乳头。

4)人工破膜:宫口扩张 3 cm 或 3 cm 以上、无头盆不称、胎头已衔接者,可行人工破膜,使胎先露部紧贴子宫下段及宫颈内口,反射性地加强子宫收缩。

5)前列腺素的应用:地诺前列酮有促进子宫收缩的作用,给药途径为静脉滴注及局部用药(放置于阴道后穹窿)。

笔记栏
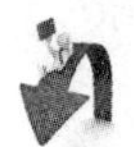

6)缩宫素静脉滴注:适用于宫口扩张3 cm、胎心良好、胎位正常且头盆相称者。使用方法:一般将缩宫素2.5 U加入生理盐水500 mL内,从4~5滴/min开始,根据宫缩强弱进行调整,调整间隔为15~30 min,每次增加4~5滴/min为宜,最大给药量通常不超过60滴/min,维持宫缩为间歇时间2~3 min,持续时间40~60 s。对于宫缩仍弱者,应考虑酌情增加缩宫素剂量。注意事项:使用缩宫素时,必须有专人守护,严密观察,注意观察产程进展,监测宫缩,听胎心率及测量血压。若出现10 min内宫缩超过5次,宫缩持续1 min以上,或胎心率有变化,应立即停止滴注。如有血压升高,应减慢滴速。胎儿前肩娩出前禁止肌内注射缩宫素。

经上述处理,若产程仍无进展或出现胎儿窘迫征象、产妇体力衰竭等,应做好剖宫产术的术前准备。

(2)不协调性宫缩乏力　处理原则是调节子宫收缩,恢复其极性。首先关心、安慰、鼓励产妇,指导其宫缩时深呼吸,或进行腹部按摩,稳定情绪,减轻疼痛。必要时,给予适当的镇静剂,如哌替啶100 mg或地西泮10 mg静脉注射,不协调性宫缩多能恢复为协调性宫缩。在宫缩恢复为协调性之前,严禁使用缩宫素。经上述处理,若不协调性宫缩未能纠正,或伴胎儿宫内窘迫,或头盆不称,均应行剖宫产术,并做好抢救新生儿的准备。若不协调性宫缩已被控制,但宫缩仍弱时,处理方法同协调性宫缩乏力。

5. 预防并发症

(1)防治产后出血　对有异常分娩史的产妇,临产前遵医嘱查血、备血,做好输血、输液准备,协助医生积极处理宫缩乏力,避免产程延长;胎儿娩出后及时注射宫缩剂;仔细检查胎盘胎膜是否完整、软产道有无损伤等;产后2~4 h密切观察宫缩、阴道流血、血压、脉搏等情况,督促产妇及时排尿,教会产妇及家属按摩子宫,协助新生儿吸吮乳头。

(2)预防胎儿窘迫　若胎心异常,停用缩宫素,产妇吸氧,左侧卧位,做好新生儿窒息抢救准备,尽快结束分娩。

(3)预防产褥感染　严格无菌操作,减少不必要的检查。产后保持外阴清洁,加强产后子宫复旧及恶露、会阴伤口、体温的观察,遵医嘱使用抗生素。

6. 健康指导　对孕妇进行产前健康教育,使其了解分娩的生理知识,认识到过多镇静剂的使用会影响子宫收缩。临产后,指导产妇休息、饮食、排尿及排便。产后嘱产妇注意观察宫缩、阴道流血等情况。加强营养,保持外阴部清洁,注意恶露的量、颜色及气味。指导母乳喂养。

【护理评价】

1. 产妇能否应用减轻疼痛的常用技巧。

2. 产妇有无发生感染或感染征象得到控制。

3. 产妇在待产和分娩过程中情绪是否稳定,体力恢复。

4. 母婴是否安全。

二、子宫收缩过强

【病因】

目前尚不十分明确,但与以下因素有关。

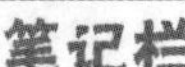
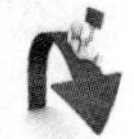

1. 急产　几乎都发生于经产妇，其主要原因是软产道阻力小，相对子宫收缩过强。

2. 缩宫素应用不当　如引产时剂量过大、误注子宫收缩剂或个体对缩宫素过于敏感，分娩发生梗阻或胎盘早剥血液浸润子宫肌层，均可导致强直性子宫收缩。

3. 待产妇的精神过度紧张、产程延长、极度疲劳、胎膜早破及多次粗暴的宫腔内操作　均可引起子宫壁某部肌肉呈痉挛性不协调性宫缩过强。

【临床表现】

子宫收缩过强分为协调性子宫收缩过强与不协调性子宫收缩过强两种。

1. 协调性子宫收缩过强　表现为子宫收缩有节律性、对称性和极性，仅子宫收缩力过强、过频，间歇时间短，10 min 内有 5 次或以上的宫缩，持续时间大于 60 s。宫腔内压力大于 50 mmHg。若产道无阻力，宫口迅速开全，分娩在短时间内结束。总产程不足 3 h，称为急产（precipitate delivery）。急产多见于经产妇，产妇往往有痛苦面容，不断喊叫。

2. 不协调性子宫收缩过强　有以下两种表现：①强直性子宫收缩。强直性子宫收缩是指宫颈内口以上部分的子宫肌层出现强直性痉挛性收缩，宫缩间歇期短或无明显间歇，并非子宫肌组织功能异常。产妇表现为烦躁不安，持续性腹痛，拒按。胎方位触不清，胎心听不清。有时可出现病理性缩复环、血尿等先兆子宫破裂征象。②子宫痉挛性狭窄环。子宫痉挛性狭窄环指子宫壁局部肌肉呈痉挛性、不协调性收缩所形成的环状狭窄，持续不放松。狭窄环多发生在子宫上下段交界处，也可在胎体某一狭窄部，以胎颈、胎腰处常见（图 9-3）。产妇出现持续性腹痛、烦躁不安，宫颈扩张缓慢，胎先露下降停滞，胎心律不规则，时快时慢。阴道检查时可触及较硬而无弹性的狭窄环，此环与病理性缩复环不同，特点是不随宫缩上升。

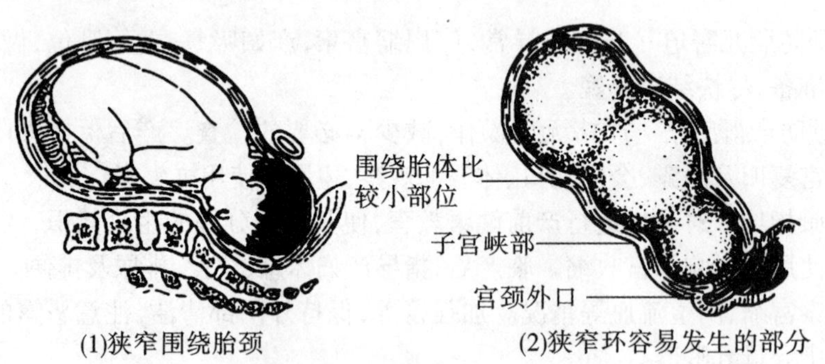

图 9-3　子宫痉挛性狭窄环

【对母儿的影响】

1. 对产妇的影响　协调性宫缩过强、过频，产程过快，造成急产，易致初产妇宫颈、阴道、会阴撕裂；接产时来不及消毒可导致产褥感染；若有梗阻，可发生子宫破裂；产程延长易致产妇衰竭，增加手术产的机会；胎儿娩出后子宫肌纤维缩复不良，易发生胎盘滞留或产后出血。

2. 对胎儿及新生儿的影响　宫缩过强、过频影响胎盘血液循环，胎儿在宫内缺氧，易发生胎儿窘迫、新生儿窒息甚至死亡；胎儿娩出过快，胎头在产道内受到的压力突然解除，可致新生儿颅内出血；接产时来不及消毒，新生儿易发生感染；若坠地易致骨折、

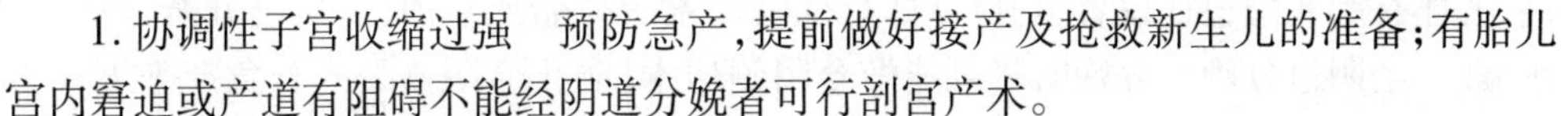

笔记栏

外伤等。

【治疗要点】

1. 协调性子宫收缩过强　预防急产，提前做好接产及抢救新生儿的准备；有胎儿宫内窘迫或产道有阻碍不能经阴道分娩者可行剖宫产术。

2. 不协调性子宫收缩过强　立即停止一切刺激，抑制宫缩；若产道有梗阻或出现胎儿窘迫应立即行剖宫产术。

【护理评估】

1. 健康史　认真阅读产前检查记录，包括骨盆测量值、胎儿情况及妊娠并发症等有关资料。经产妇需了解有无急产史。重点评估临产时间、宫缩频率、强度及胎心、胎动情况。

2. 身体状况　待产妇宫缩持续时间长、宫缩时宫内压很高，宫体硬，间歇时间短，触诊胎方位不清。产妇临产后突感腹部宫缩阵痛难忍，子宫收缩过强、过频。

3. 心理社会状况　由于产程进展很快，产妇毫无思想准备，尤其周围无医护人员及家属的情况下，产妇有恐惧和极度无助感，担心胎儿及自身的安危。

4. 辅助检查　胎儿电子监护仪监测宫缩及胎心变化。

【护理诊断/问题】

1. 疼痛　与过强、过频的子宫收缩有关。

2. 有母儿受伤的危险　与产程过快造成产妇软产道损伤、新生儿外伤有关。

3. 潜在并发症：子宫破裂、产后出血、产褥感染。

【护理目标】

1. 产妇能应用减轻疼痛的常用技巧。

2. 产妇能陈述子宫收缩过强对母儿的危害并能配合处理。

3. 产妇平安分娩，无并发症发生。

【护理措施】

1. 缓解疼痛　提供缓解疼痛的措施，如深呼吸、变换体位、腹部按摩，及时更换汗湿的衣服及床单，保持安静环境等。必要时遵医嘱给予镇静剂或宫缩抑制剂。

2. 心理护理　提供分娩陪伴，多给予产妇关心和指导，消除其紧张焦虑心理。及时向产妇和家属提供产妇的信息，说明产程中可能出现的问题及相应的措施，取得他们的理解和配合。

3. 促进母儿健康

(1)妊娠期　详细了解孕产史，凡有急产史的孕妇，嘱其在预产期前1～2周不宜外出，宜提前2周入院待产。临产后不应灌肠，提前做好接产及抢救新生儿窒息的准备工作。待产妇主诉有便意时，先判断宫口开大以及胎先露下降情况。

(2)分娩期　若产程进展过速，嘱产妇勿向下屏气，指导产妇于每次宫缩时张嘴哈气，减缓分娩速度，为消毒会阴、做好接生准备赢得时间。若确诊为强直性宫缩，应及时给予宫缩抑制剂，如25%硫酸镁20 mL加入25%葡萄糖注射液20毫升缓慢静脉注射(不少于5 min)。若仍不能缓解强直性宫缩或属梗阻性原因，均应行剖宫产术。若发生子宫痉挛性狭窄环，应认真寻找原因，及时纠正，停止一切刺激如禁止阴道内操

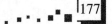

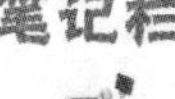

作、缩宫素静脉滴注等。若无胎儿窘迫征象,可给予镇静剂,也可给予宫缩抑制剂,多可消除异常宫缩。经上述处理,子宫痉挛性狭窄环不能缓解,宫口未开全,胎先露部高,或伴有胎儿窘迫征象者,均应立即行剖宫产术。若胎死宫内,宫口已开全,可行乙醚麻醉,经阴道分娩。分娩时尽可能做会阴侧切术,防止会阴撕裂。若急产来不及消毒及新生儿坠地者,新生儿应肌内注射维生素 K_1,预防颅内出血,并尽早肌内注射精制破伤风抗毒素 1 500 U。产后仔细检查软产道,若有撕裂应及时缝合。若属未消毒的接产,应给予抗生素预防感染。

(3)产褥期　观察子宫复旧、会阴伤口、阴道出血、生命体征等情况。

4. 预防并发症

(1)预防子宫破裂　宫缩乏力者静脉滴注缩宫素,注意小剂量、低浓度、滴速慢,勤观察,及时发现子宫破裂先兆征象,防止子宫破裂发生。严密观察宫缩,若有宫缩过强,立即停止一切刺激,如阴道内操作、缩宫素静脉滴注等,及时通知医生进行处理。

(2)预防产后出血　胎儿娩出后及时注射宫缩剂,仔细检查胎盘、胎膜是否完整,软产道有无损伤等。产后密切观察宫缩、阴道流血、血压、脉搏等情况,督促产妇及时排尿,教会产妇及家属按摩子宫,协助新生儿吸吮乳头。

(3)预防产褥感染　有急产史的产妇,应提前做好接产准备工作。产后常规外阴擦洗每天 2 次,保持会阴清洁,使用消毒会阴垫。

5. 健康指导　嘱产妇观察宫体复旧、会阴伤口、阴道出血、生命体征等情况。若新生儿发生意外,协助产妇及家属平稳度过悲伤期,为产妇提供出院后的避孕和今后的生育指导。

【护理评价】

1. 产妇病情是否得到控制,疼痛有无减轻或消失。

2. 母子是否出现产伤。

3. 产妇分娩经过是否顺利,并发症是否有效防治。

第二节　产道异常

产道是胎儿经阴道娩出时必经的通道,包括骨产道(骨盆腔)及软产道(子宫下段、宫颈、阴道、外阴)。产道异常包括骨产道异常和软产道异常,临床上以骨产道异常多见。

【骨产道异常及临床表现】

1. 骨盆入口平面狭窄　骨盆入口平面狭窄分为两种:单纯扁平骨盆(图 9-4)和佝偻病性扁平骨盆(图 9-5)。

(1)单纯性扁平骨盆　骨盆入口呈横扁圆形,骶骨向前下突出,骨盆入口前后径缩短,横径正常。

(2)佝偻病性扁平骨盆　佝偻病性扁平骨盆多为儿童期患佝偻病的结果。骶岬向前突入骨盆入口,使入口平面的前后径明显缩短,骶骨下段后移,失去骶骨正常弯度,变直而后翘,骨盆出口横径宽大。

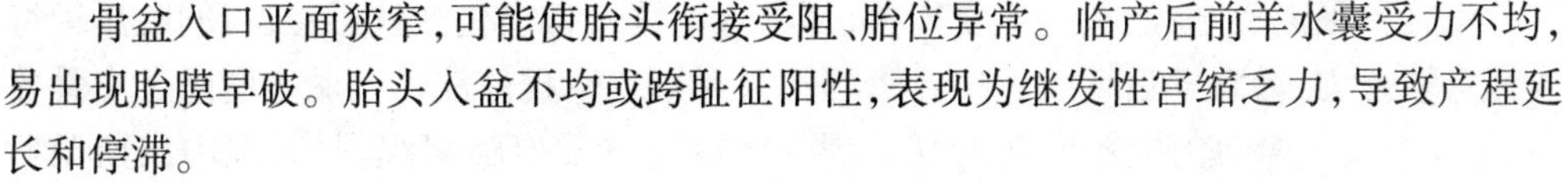
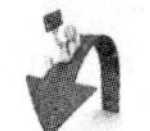

骨盆入口平面狭窄，可能使胎头衔接受阻、胎位异常。临产后前羊水囊受力不均，易出现胎膜早破。胎头入盆不均或跨耻征阳性，表现为继发性宫缩乏力，导致产程延长和停滞。

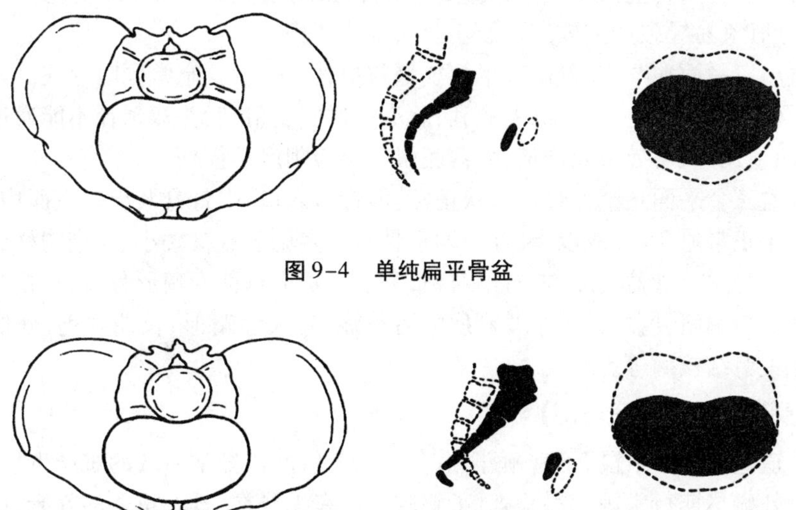

图 9-4　单纯扁平骨盆

图 9-5　佝偻病性扁平骨盆

2. 中骨盆及出口平面狭窄　中骨盆及出口平面狭窄常见有漏斗型骨盆和横径狭窄骨盆两种类型。

(1)漏斗型骨盆　骨盆入口平面各径线正常，骨盆壁向内倾斜，中骨盆和出口平面明显狭窄，坐骨棘间径小于 10 cm，坐骨结节间径小于 7.5 cm，耻骨弓角度小于 90°，坐骨结节间径与后矢状径之和小于 15 cm，骨盆呈漏斗状，常见于男性骨盆(图 9-6)。

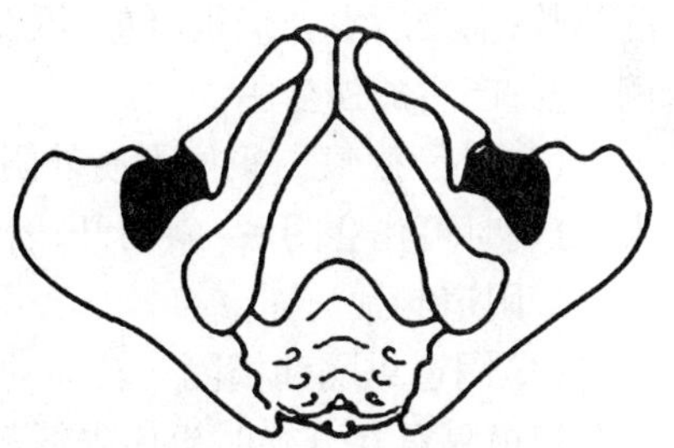

图 9-6　漏斗型骨盆

(2)横径狭窄骨盆　横径狭窄骨盆与类人猿型骨盆类似。骨盆入口、中骨盆及出口横径均缩短，前后径稍长，坐骨切迹宽。测量骶耻外径值正常，但髂棘间径及髂嵴间径均缩短(图 9-7)。

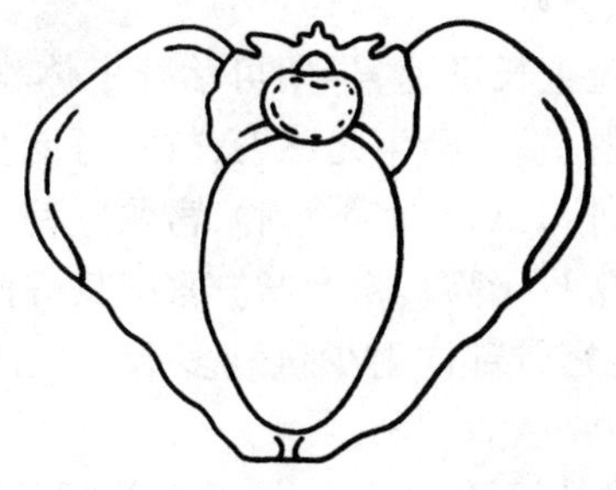
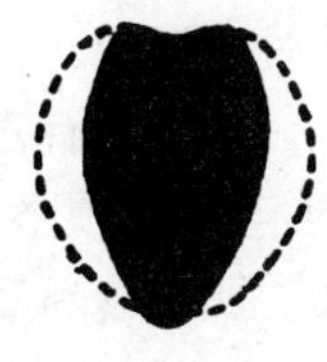

图 9-7　横径狭窄骨盆

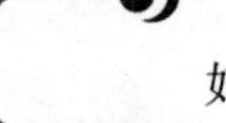

笔记栏

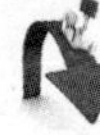

中骨盆平面狭窄：胎头能正常衔接，易导致持续性枕横位或枕后位，可同时出现继发性宫缩乏力，活跃期后期及第二产程延长甚至第二产程停滞。当胎头受阻于中骨盆时，胎头颅骨重叠，胎头受压，可形成产瘤。严重时可发生脑组织损伤、颅内出血及胎儿宫内窘迫。若中骨盆狭窄程度严重，宫缩较强，易发生先兆子宫破裂及子宫破裂。强行阴道助产，易导致严重软产道裂伤及新生儿产伤。

骨盆出口平面狭窄：骨盆出口平面狭窄与中骨盆平面狭窄常同时存在。若仅为骨盆出口平面狭窄，则第一产程进展顺利，胎头达盆底受阻，胎头双顶径不能通过出口横径，强行阴道助产，可导致软产道、骨盆底肌肉及会阴严重损伤。

3. 骨盆三个平面狭窄　骨盆形状正常，但骨盆入口、中骨盆及出口平面均狭窄，各径线均小于正常值 2 cm 或以上，称为均小骨盆。多见于身材矮小、体型匀称妇女。

4. 畸形骨盆　骨盆变形，左右不对称，失去正常形态称为畸形骨盆，包括罕见的骨软化症骨盆与偏斜骨盆，见于小儿麻痹症后遗症、先天性畸形、长期缺钙、外伤以及脊柱与骨盆关节结核病等。

【软产道异常及临床表现】

软产道包括子宫下段、子宫颈、阴道及外阴。软产道异常所致的难产少见，容易被忽视。于妊娠早期行常规妇科检查，了解软产道有无异常，具有重要的临床意义。

1. 外阴异常

(1)会阴坚韧　由于组织坚韧，缺乏弹性，伸展性差，使阴道口狭窄。多见于年龄较大初产妇。分娩时不易扩张，第二产程延长，可造成严重会阴撕裂，需行会阴切开术。

(2)外阴水肿　分娩时妨碍胎先露部下降，造成组织损伤。临产前用 50% 硫酸镁湿热敷；临产后水肿仍很严重，可在严格消毒后行多点穿刺放液；分娩时可做会阴后-侧切开；产后加强会阴护理。

(3)外阴瘢痕　瘢痕可使外阴及阴道口狭小，影响胎先露部下降。若瘢痕范围不大，分娩时可作会阴后-斜切开；若瘢痕过大，应行剖宫产术。

2. 阴道异常

(1)阴道纵隔和横隔　较薄的纵隔在分娩时可被撕裂，较厚的需手术切除。先天性阴道横隔可在分娩时包住先露部，中间小孔可被误认为扩张的宫颈口。横隔薄者，分娩时可渐被扩张或撕裂，较厚者不能扩张，须做“十”字切口，在分娩结束时切除剩余部分后缝合。过厚者有时须行剖宫产术。

(2)阴道狭窄　如位置低、狭窄轻，可作较大的会阴侧切后经阴道分娩。如位置高、狭窄重、范围广，应行剖宫产结束分娩。

(3)阴道尖锐湿疣　妊娠期湿疣生长迅速，早期可治疗。体积大、范围广的阴道尖锐湿疣可阻碍分娩，发生裂伤、血肿，造成新生儿感染，故宜行剖宫产术。

3. 宫颈异常　宫颈异常有宫颈外口黏合、宫颈水肿、宫颈坚韧、宫颈瘢痕、宫颈癌、宫颈肌瘤、子宫畸形等。宫颈坚韧，常见于高龄初产妇。宫缩良好而宫颈口不扩张，可能与精神紧张有关。明确诊断后，在宫颈部注射少量利多卡因，可使宫颈扩张。如无效，考虑剖宫产。

4. 盆腔肿瘤　子宫肌瘤或卵巢肿瘤可影响分娩。子宫壁间肌瘤或黏膜下肌瘤位于子宫下段及宫颈，如果占据盆腔或阻碍于骨盆入口，影响胎先露部进入骨盆入口，可

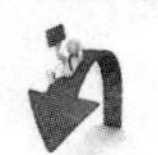

使分娩受阻或引起胎位异常。如引起分娩梗阻者,应剖宫产结束分娩,并酌情行肌瘤剜除或子宫切除术。如肌瘤在骨盆入口以上不阻碍产道,则可经阴道分娩,肌瘤等产后再行处理。卵巢囊肿在分娩时可能破裂或阻塞产道,应行剖宫产,并切除肿瘤;如不阻塞产道,亦可自阴道试产。

【对母儿的影响】

母体骨盆各平面的狭窄,影响胎先露的衔接、胎头内旋转,引起胎位异常,宫缩乏力,导致产程延长或停滞,甚至子宫破裂;膀胱等局部软组织因受压过久易形成生殖道瘘等;还易发生胎膜早破、脐带脱垂导致胎儿窘迫;因胎头受压过久或手术助产使胎儿、新生儿颅内出血、产伤及感染的概率增加。

【治疗要点】

明确狭窄骨盆的类型和程度,了解是否头盆相称及目前产程进展等情况后综合判断,并结合病人的情况选择合适的分娩方式。

【护理评估】

1. 健康史　评估询问有无影响骨盆变形的疾病,如佝偻病、结核病、脊髓灰质炎、骨软化病以及外伤史。若为经产妇,应了解有无难产史及其发生原因,新生儿有无产伤史等。

2. 身体状况　评估本次妊娠经过及身体反应,妊娠早、中、晚期的经过,是否有病理妊娠问题与妊娠并发症的发生。

(1)全身检查　测量身高,身高在145 cm以下者警惕均小骨盆;观察孕妇有无跛足、脊柱及髋关节畸形、米氏菱形窝不对称等。

(2)腹部检查

1)腹部检查:观察腹型,是否尖腹或悬垂腹(图9-8)。测量宫高、腹围,预测胎儿大小,明确胎方位。

2)胎位异常:骨盆入口狭窄往往因头盆不称,胎头不易入盆导致胎位异常如臀先露、肩先露。

3)估计头盆关系:正常情况下,部分初孕妇在预产期前2周,经产妇于临产后,胎头应入盆。如已临产,胎头仍未入盆,应充分估计头盆关系(图9-9)。检查方法:孕妇排空膀胱,仰卧,两腿伸直。检查者将手放在耻骨联合上方,将浮动的胎头向骨盆腔方向推压。若胎头低于耻骨联合前表面,表示胎头可以入盆,说明头盆相称,称为胎头跨耻征阴性;若胎头与耻骨联合前表面在同一平面,表示可疑头盆不称,称为胎头跨耻征可疑阳性;若胎头高于耻骨联合前表面,表示头盆明显不称,称为胎头跨耻征阳性。初产妇预产期前两周或经产妇临产后胎头尚未入盆时做此项检查有一定的临床意义。

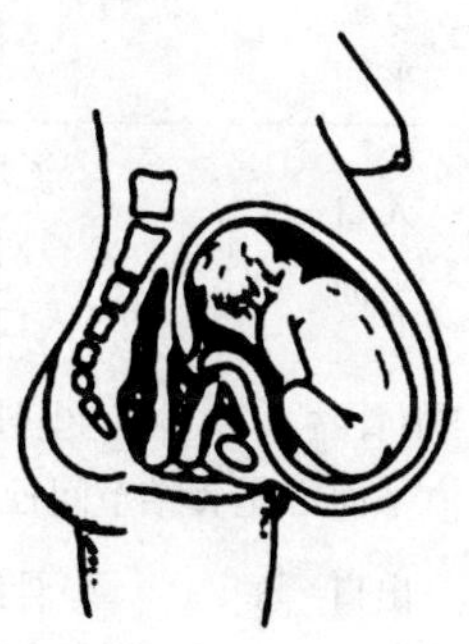

图9-8　悬垂腹

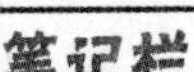

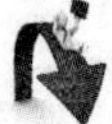

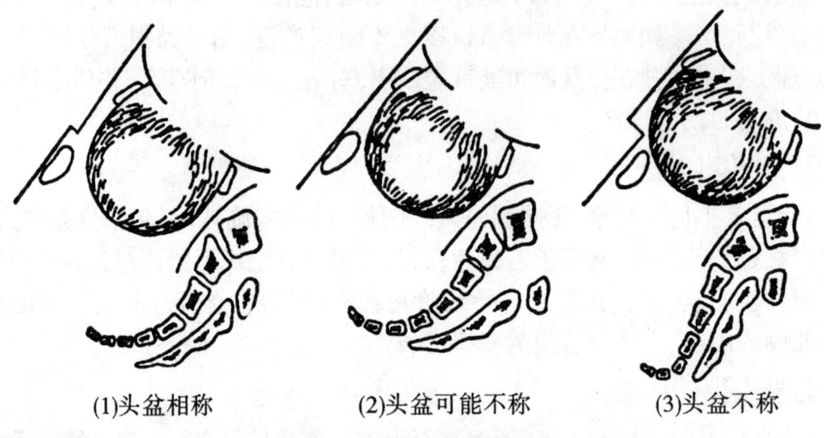

图 9-9　检查头盆相称程度

(3)骨盆测量　评估骨盆狭窄的类型及程度。

1)骨盆外测量:骶耻外径小于 18 cm 为扁平骨盆。坐骨结节间径小于 8 cm,耻骨弓角度小于 90°,为漏斗骨盆。骨盆外测量各径线小于正常值 2 cm 或以上为均小骨盆。骨盆两侧径(从一侧髂前上棘至对侧髂后上棘间的距离)及同侧(从髂前上棘至同侧髂后上棘间的距离)直径相差大于 1 cm 为偏斜骨盆。

2)骨盆内测量:骨盆外测量发现异常,应进行骨盆内测量。对角径小于 11.5 cm,骶岬突出为骨盆入口平面狭窄,属于扁平骨盆。中骨盆平面狭窄及骨盆出口平面狭窄往往同时存在,若坐骨棘间径小于 10 cm,坐骨切迹宽度小于 2 横指,为中骨盆平面狭窄。若坐骨结节间径小于 8 cm,应测量出口后矢状径及检查骶尾关节活动度,估计骨盆出口平面的狭窄程度。若坐骨结节间径与出口后矢状径之和小于 15 cm,为骨盆出口狭窄(表 9-1)。

表 9-1　骨盆狭窄的程度

骨盆平面	径线	Ⅰ级(临界性狭窄)	Ⅱ级(相对性狭窄)	Ⅲ级(绝对性狭窄)
入口平面	骶耻外径	18.0 cm	16.5～17.5 cm	≤16.0 cm
	对角径	11.5 cm	10.0～11.0 cm	≤9.5 cm
	入口前后径	10.0 cm	8.5～9.5 cm	≤8.0c m
中骨盆平面	坐骨棘间径	10.0 cm	8.5～9.5 cm	≤8.0 cm
	坐骨结节间径+中骨盆后矢状径	13.5 cm	12.0～13.0 cm	≤11.5 cm
出口平面	坐骨结节间径	7.5 cm	6.0～7.0 cm	≤5.5 cm
	坐骨结节间径+出口后矢状径	15.0 cm	12.0～14.0 cm	≤11.0 cm

3. 心理社会状况　产前检查确诊为产道明显异常,被告知需行剖宫产者,产妇多表现为对手术的恐惧和紧张。必须经试产才能确定的产道异常者,孕妇及家属常因不能预知分娩结果而焦虑不安。

4. 辅助检查　B 超可测量胎头双顶径及估计胎儿大小,判断胎儿能否通过骨产

笔记栏

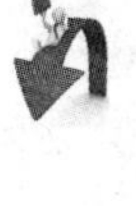

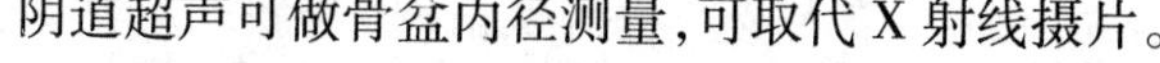

道。阴道超声可做骨盆内径测量,可取代X射线摄片。

【护理诊断/问题】

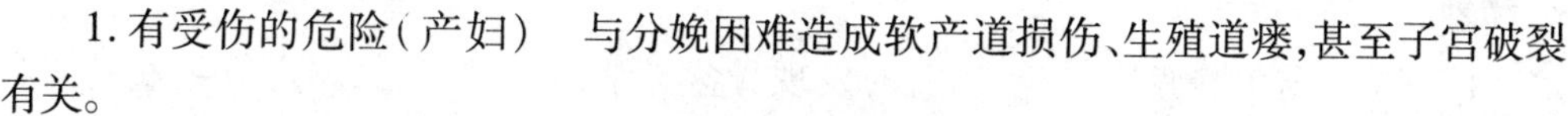

1. 有受伤的危险(产妇)　与分娩困难造成软产道损伤、生殖道瘘,甚至子宫破裂有关。

2. 有围生儿受伤的危险　与胎膜早破、脐带脱垂、新生儿产伤有关。

3. 有感染的危险　与胎膜早破、产程延长、手术操作有关。

4. 潜在并发症:子宫破裂、胎儿窘迫、新生儿窒息。

【护理目标】

1. 产妇产程顺利。

2. 新生儿出生状况良好。

3. 产妇的感染征象能得到预防和控制。

4. 产妇能平安分娩,无并发症发生。

【护理措施】

1. 一般护理　在分娩过程中,产妇应注意休息,保证营养及水分的摄入,必要时补液。

2. 心理护理　应安慰产妇,使其调整精神状态,向产妇及家属讲明产道异常对母儿的影响,及时反馈产程进展情况,增强信心,缓解其紧张焦虑的情绪。解除孕妇及家属的思想顾虑,使其积极配合治疗及护理。

3. 病情监护　应勤听胎心,监测宫缩强弱,检查胎先露下降及宫口扩张程度。发现产程进展缓慢或宫缩过强,及时报告医生并协助处理。

4. 治疗护理　明确狭窄骨盆类别和程度,了解胎位、胎儿大小、胎心、宫缩强弱、宫口扩张程度、破膜与否,结合年龄、产次、既往分娩史进行综合判断,决定分娩方式。

(1)骨盆入口平面狭窄　明显头盆不称、胎儿体重大于3 kg、胎位异常、高龄初产妇、妊娠期高血压疾病、子痫前期、珍贵胎儿、有难产史且无存活子女者,宜选择剖宫产。轻度头盆不称(相对性骨盆狭窄)、胎头跨耻征可疑阳性,足月活胎体重小于3 kg,胎心率和产力正常,可在严密监护下进行试产。

试产时,应密切观察宫缩、胎心音及胎头下降情况,并注意产妇的营养和休息。如宫口渐开大,胎头渐降入盆,即为试产成功,多能自产,必要时可用胎头吸引术或产钳助产。若宫缩良好,经2~4 h,胎头仍不下降、宫口扩张迟缓或停止扩张者,表明试产失败,应及时行剖宫产术结束分娩。若试产时出现子宫破裂先兆或胎心音有改变,应立即行剖宫产术。并发宫缩乏力、胎膜早破及持续性枕后位者,也以行剖宫产术为宜。

(2)中骨盆及骨盆出口平面狭窄　明显头盆不称(绝对性骨盆狭窄)者应剖宫产结束分娩。中骨盆狭窄者,若宫口已开全,胎头双顶径下降至坐骨棘水平以下时,可采用手法或胎头吸引器将胎头位置转正,再行胎头吸引术或产钳术助产;若胎头双顶径阻滞在坐骨棘水平以上,应行剖宫产术。出口是骨产道最低部位,出口狭窄多伴有中骨盆狭窄,应做好剖宫产准备。

(3)骨盆3个平面狭窄　若估计胎儿不大、头盆相称、宫缩好,可以试产。若胎儿较大,有明显头盆不称,胎儿不能通过产道,应尽早行剖宫产术。

(4)畸形骨盆　根据畸形骨盆种类、狭窄程度、胎儿大小、产力等情况具体分析。若畸形严重,明显头盆不称,应及时行剖宫产术。

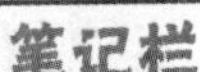
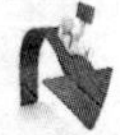

5. 预防并发症　严密观察宫缩、胎心、羊水及产程进展情况，若发现胎儿窘迫征象，及时给予吸氧，嘱左侧卧位，通知医生并配合处理。预防胎膜早破、脐带脱垂和子宫破裂。

6. 健康指导　定期产前检查，及时发现骨盆异常，向孕妇及家属进行骨盆异常对母儿的影响等相关知识宣教，提前入院待产。指导产妇喂养及护理术后新生儿，告知产后检查的必要性和时间。

【护理评价】

1. 产妇是否安全分娩。

2. 有无新生儿窒息，是否及时发现并处理。

3. 产妇有无感染征象。

4. 母儿是否平安，有无并发症发生。

第三节　胎位及胎儿发育异常

【胎位异常及临床表现】

胎位异常(abnormal fetal position)是造成难产的常见因素之一。枕前位为正常胎位，约占90%；其余均为异常胎位，约占10%。胎位异常包括胎头位置异常(持续性枕横位、枕后位、面先露、胎头高直位、前不均倾位等)、臀先露、肩先露、复合先露等。臀位及枕后位最常见。

1. 持续性枕后位或枕横位　在分娩过程中，胎头以枕后位或枕横位衔接，在下降过程中，胎头枕骨若仍然位于母体骨盆后方或侧方，使分娩发生困难者，称为持续性枕后位或枕横位(图9-10)。

临床表现：①产程进展缓慢，临产后胎头衔接较晚及俯屈不良，常导致协调性宫缩乏力及宫口扩张缓慢。②产妇过早使用腹压，因枕骨持续位于骨盆后方压迫直肠，产妇自觉肛门坠胀及排便感，致使宫口尚未开全时过早使用腹压，导致产妇疲劳，宫颈前唇水肿，胎头水肿，影响产程进展。③特点，持续性枕后位常导致活跃期晚期及第二产程延长。若在阴道口已见胎发，但历经多次宫缩时屏气却不见胎头继续下降，应考虑持续性枕后位。

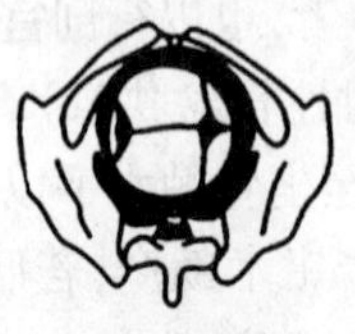
枕右横位

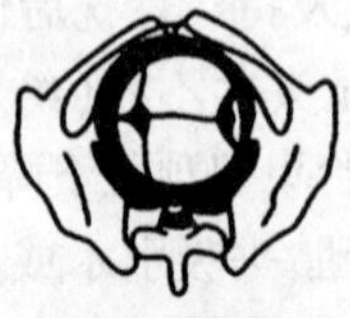
枕左横位

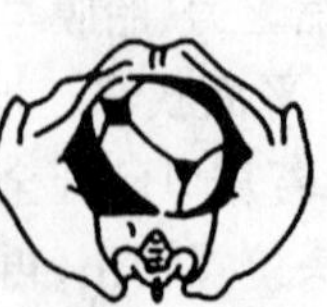
枕左后位

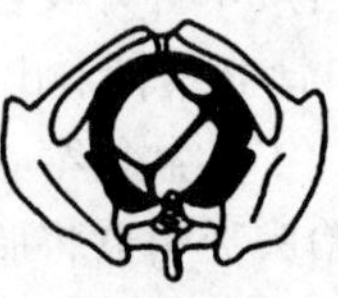
枕右后位

图9-10　持续性枕后位、枕横位

2. 臀先露(breech presentation)　是最常见的异常胎位，占妊娠足月分娩总数的3%～4%，多见于经产妇。分娩时后出胎头无明显变形，往往娩出困难，且脐带脱垂

笔记栏
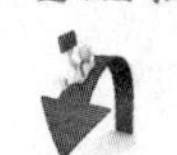

较多见,围生儿死亡率是枕先露的3~8倍。

临床表现:孕妇常感肋下有圆而硬的胎头。由于胎臀不能紧贴子宫下段和宫颈口,常导致宫缩乏力,宫口扩张缓慢,产程延长。腹部检查,子宫呈纵椭圆形,在宫底部可触到圆而硬,按压时有浮球感的胎头,在耻骨联合上方触到不规则、软而宽的胎臀;胎心在脐左(或右)上方听得最清楚。肛门检查及阴道检查,可触及软而不规则的胎臀或触到胎足、胎膝。

3. 肩先露　胎体纵轴与母体纵轴相垂直,胎体横卧于骨盆入口之上,先露部为肩,称为肩先露(shoulder presentation),又称横位,占妊娠足月分娩总数的0.25%,是一种对母儿最不利的胎位。当胎膜破裂后,羊水流出,胎体紧贴宫壁,宫缩转强,胎肩被挤入盆腔,胎臂可脱出于阴道口外,而胎头和胎体则被阻于骨盆入口之上,称为忽略性或嵌顿性肩先露。如不及时处理,容易造成子宫破裂,威胁母儿生命。妊娠期发现肩先露应给予矫正,矫正方法、时间同臀位。若胎位矫正无效,应提前住院,于临产前择期行剖宫产术结束分娩。若出现先兆子宫破裂或子宫破裂征象,无论胎儿死活,均应立即行剖宫产术。如宫腔感染严重,应同时切除子宫。如胎儿死亡,无先兆子宫破裂征象,且宫口近开全,在全麻下行断头术或碎胎术。

4. 面先露　多于临产后发现,因胎头极度仰伸,使胎儿枕部与胎背接触。经产妇多于初产妇,发生率约为2%。临床表现为颏前位时,胎儿颜面部不能紧贴子宫下段及宫颈,引起子宫收缩乏力,产程延长。由于颜面部骨质不易变形,容易发生会阴裂伤。颏后位可发生梗阻性难产,处理不及时,可导致子宫破裂。

5. 其他　①额先露,发生率约为6%,以前额为先露部位的指示点。常表现为产程延长、一般须剖宫产。②复合先露,发生率为0.8%~1.66%,常常是胎头或胎臀伴有肢体(上肢或下肢)同时进入骨盆入口,常见头与手的复合先露,表现为产程进展缓慢,产程延长。

【胎儿发育异常及临床表现】

1. 巨大胎儿　胎儿体重达到或超过4 kg者,称为巨大胎儿。近年来,因营养过度而致巨大胎儿的孕妇有增多的趋势。临床表现为子宫增大较快,妊娠后期可出现呼吸困难,孕妇自觉腹部沉重及两肋部胀痛。腹部明显膨隆,测宫高、腹围大于正常妊娠月份;胎体大,先露部高浮;胎心音位置较正常稍高。

2. 胎儿畸形

(1)脑积水(hydrocephalus)　胎儿颅内脑室潴留过量脑脊液(500~3 000 mL或更多),胎头体积增大,颅缝增宽,囟门增大,称为脑积水。分娩时胎头不能入盆,如不处理,可造成子宫破裂。一旦确诊,及早引产,胎儿多不能存活,也无成长可能。当宫口扩张2~3 cm时,若为头先露,可穿刺囟门或颅缝放出积水后自然娩出;若为臀先露,后出胎头也可穿颅放出积水后牵出。

(2)联体儿　联体儿极少见,由于单卵双胎在孕早期发育过程中未能分离,或分离不完全所致。多数性别相同,分为相等联体儿和不等联体儿。腹部检查不易与双胎妊娠相区别。B超诊断不困难。一旦确诊联体儿,应尽早终止妊娠。足月妊娠应行剖宫产术。

【对母儿的影响】

1. 对产妇的影响　胎位异常、胎儿发育异常均可导致继发性宫缩乏力,使产程延

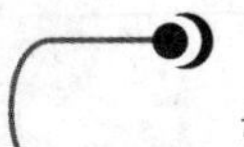

笔记栏

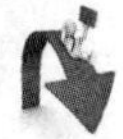

长,常需手术助产。手术助产容易发生软产道损伤,增加产后出血及感染机会。若胎头长时间压迫软产道,可发生缺血坏死,形成生殖道瘘。臀位行阴道助产分娩时,强行牵拉易造成宫颈裂伤,严重者甚至可发生子宫破裂。

2. 对胎儿的影响　胎位异常、胎儿发育异常可导致胎膜早破、脐带先露,从而使第二产程延长和手术助产机会增多,常出现胎儿窘迫和新生儿窒息,提高了围生儿死亡率。

【治疗要点】

1. 临产前

(1)胎位异常　定期产前检查,妊娠 30 周以前顺其自然;妊娠 30 周以后胎位仍不正常者,则根据不同情况予以矫治。若矫治失败,提前 1 周住院待产,以决定分娩方式。

(2)胎儿发育异常　定期产前检查,一旦发现巨大胎儿,应及时查明原因。如发现为糖尿病妊娠,应积极治疗,于 36 周以后根据胎儿成熟度、胎盘功能及血糖控制情况择期引产或行剖宫产。各种畸形儿一经确诊,及时终止妊娠。

2. 临产后　根据产妇及胎儿具体情况综合分析,以对产妇和胎儿造成最少损伤为原则,采用阴道助产或剖宫产术。

【护理评估】

1. 健康史　查看产妇产前检查资料,如身高、骨盆测量值、估计胎儿体重、胎方位、有无合并症和并发症等,了解既往妊娠与分娩史,有无分娩巨大儿、畸形儿、难产史;本次产程进展情况,临产时间、宫口开大、胎头下降及胎心情况。

2. 身体状况

(1)一般状况　胎位异常导致产妇疲劳、产程延长,注意评估产妇睡眠休息情况,饮食状况,有无脱水、酸中毒、电解质平衡紊乱情况,能否自主更换体位,有无肠胀气,能否自行排大小便。

(2)腹部检查　持续性枕后位、持续性枕横位因胎背偏向母体后方和侧方,在腹部前方易扪及胎儿肢体,胎心音在腹部侧外方听诊最清楚,感觉略遥远。臀位可在宫底部触及圆而硬的胎头,而耻骨联合上则为较软的胎臀或肢体,胎心在脐上方听诊最清楚。横位时可在腹部侧方触及胎头。对于腹部膨隆明显、宫高>35 cm、触诊胎体感觉饱满、胎头高浮,提示有巨大儿可能。

(3)阴道检查　持续性枕后位、持续性枕横位在宫口近开全时,胎头的矢状缝仍在母亲骨盆的斜径或横径上,若矢状缝不易辨认,可依胎儿耳轮所指的方向来辨别。臀位时可触及软而宽的胎臀、胎足或外生殖器,应与面先露相区别。胎儿横位时可触及胎肩或胎手,根据同名手相握原理可判断脱出是左手还是右手。如胎头较大、颅缝很宽、软,应怀疑有脑积水。

(4)B 超检查　可准确探清胎儿位置、胎儿畸形、胎儿大小,根据胎先露与骨盆的关系确诊胎方位。

3. 心理社会状况　产程进展中如发现胎位异常或胎儿发育异常,产妇常因担心胎儿是否安全、是否需要急诊手术而焦虑不安,要了解产妇及陪伴者担心的原因,正确评估产妇的焦虑程度,评价陪伴者是否有分娩经历,对产妇分娩是否起积极作用。

笔记栏

【护理诊断/合作性问题】

1. 焦虑　与担心胎儿安全有关。

2. 有新生儿窒息的危险　与胎位异常分娩困难有关。

【护理目标】

1. 产妇焦虑减轻，能正视分娩中出现的问题，配合医务人员的处理方案。

2. 新生儿未发生窒息，如发生窒息能及时处理。

【护理措施】

1. 妊娠期护理

(1)加强饮食指导　防止体重增加过快，指导适度活动，保持腹肌张力，有助于正常胎位的维持。定期产前检查，及时发现糖尿病等异常情况。

(2)异常胎位的护理　妊娠30周以前臀位多能自行转成头位，可不予处理。妊娠30周以后，应设法纠正臀位。方法：①膝胸卧位(图9-11)，产妇排空膀胱，解松腰带，臀部抬高，胸部尽可能接触床面，利用重力作用使胎先露移出盆腔发生转位，每次15 min，连做1周后复查。②激光照射或艾灸至阴穴，1次/d，15～30 min/次，5～7 d一个疗程。③外倒转术，如上述方法无效，孕妇腹壁较松、子宫肌壁不太敏感者，宜在妊娠32～34周后进行，将臀位转为头位。倒转时切勿用力过猛，亦不宜勉强进行，以免造成胎盘早剥。倒转前后均应仔细听胎心音，并观察有无腹痛、阴道流血等症状，监测产妇生命体征。

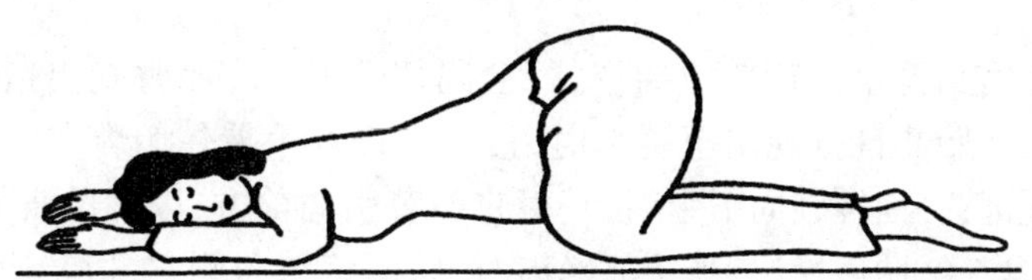

图9-11　膝胸卧位

2. 分娩期护理

(1)第一产程

1)持续性枕后位：试产过程中的观察和护理是护士的重点工作。①营养支持：鼓励产妇进食，保持良好的体力，以利正常宫缩，使胎头枕部转向前方而正常分娩。产妇不能正常进食或出现呕吐等可静脉补充液体。②鼓励活动：可让产妇取舒适体位，手膝俯卧位并摆动臀部、直立行走等动作可能促使胎儿与骨盆关系改变而完成内旋转(图9-12)。应最大可能让产妇自由活动，并指导产妇不要过早屏气用力，以免引起宫颈水肿和疲劳乏力。③产程观察：可在消毒下行阴道检查，明确宫口扩张情况及胎头位置，注意监测胎心。④手术准备：产程无明显进展、出现胎儿窘迫时，要做好剖宫产准备，如宫口开全可经阴道分娩，应做好助

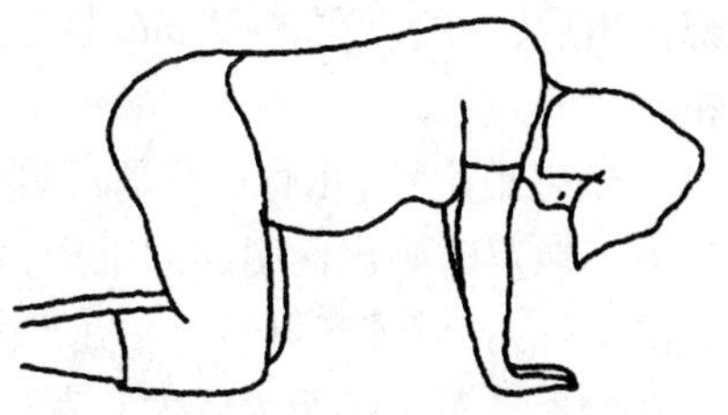

图9-12　手膝俯卧位

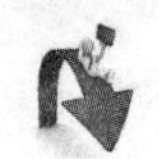
笔记栏

产准备。

2)臀位:①对确定阴道分娩的臀位产妇,待产时应耐心等待,作好产妇的思想工作,以解除顾虑,嘱产妇侧卧休息,不宜站立走动,补充足够的水分及营养,保持良好的体力。少作肛查或阴道检查,禁止灌肠,以免造成胎膜破裂、脐带脱垂。勤听胎心音,破膜时后应立即听胎心音,并检查有无脐带脱垂,若发现脐带脱垂需立即做好剖宫产手术准备。②堵臀位:胎膜破裂后,当宫口扩张约4 cm、胎足出现于阴道口时,接产者可用一消毒巾盖住,每次阵缩时用手掌堵住阴道口使之不能立即娩出,目的是使产道充分扩张,让胎臀下降,利于后出胎头的顺利娩出,称为堵臀位(图9-13)。堵臀位时应注意不要用全手掌着力,以免压迫胎儿外生殖器。"堵"时用力要适当,忌用暴力,直到胎臀显露于阴道口,或检查宫口确已开全为止。在堵臀位过程中,应每10~15 min听胎心一次,并注意宫口是否开全,做好抢救新生儿的准备。

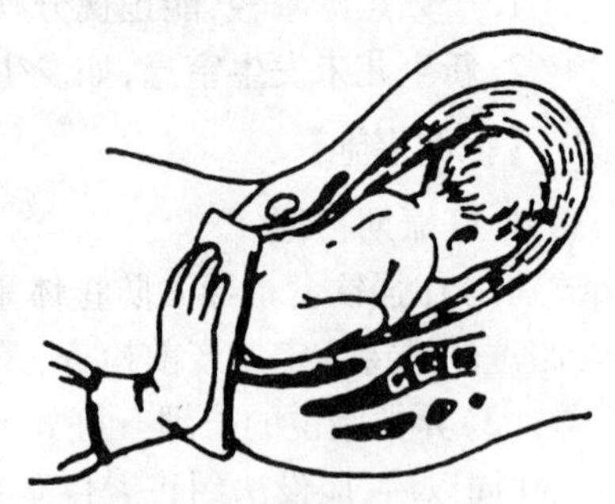
图9-13　堵臀帮助宫颈扩张

(2)第二产程

1)持续性枕后位:如胎头已转成枕前位,胎心正常,可等待自然分娩;宫口开全后,如仍未自然旋转成枕前位,可徒手协助旋转成枕前位而自然分娩;如胎头双顶径已达坐骨棘水平以下2 cm,可行阴道助产。若胎头高或有头盆不称应做好剖宫产术准备。

2)臀位:当宫口开全接产前应导尿,行会阴切开术。①胎臀娩出:首先协助胎儿双腿双足娩出,当胎儿自行娩出至臀部时,接产者以双手握住胎臀,拇指放在胎儿骶部,四指围绕髋部,一面轻轻向下牵引,一面将胎背引向前方,以助胎肩循骨盆入口的斜径或横径入盆。②胎肩娩出:当脐部娩出时,将胎背转向侧方,边转边向下牵引,使双肩峰间径与骨盆出口前后径一致。当前肩达耻骨联合下方时,可将胎身上举,使后臂及后肩先娩出,再放低胎身,娩出胎儿双肩。③胎头娩出:双肩娩出后,将胎背再向前方旋转,使胎儿跨伏于接产者前臂上,将示指伸入胎儿口内以保持儿头俯屈,术者以另一手示、中二指分置胎颈两旁,钩住胎肩向下(向地面方向)缓缓牵引,同时,助手应注意保护会阴以免娩头时造成会阴裂伤。当枕部出现于耻骨弓下方时,即将胎身上举,使胎头的颏、面、额及顶部相继自会阴部娩出。为了防止胎儿发生严重窒息,在脐部娩出后,一般应在2~3 min娩出胎头,最长不超过8 min,应避免因过于紧张而操作粗暴。

3)肩难产:胎儿肩难产是指胎头娩出后,胎肩嵌顿于骨盆入口或停滞于耻骨联合上方不能及时娩出而引起的难产,其中胎儿体重超过4 000 g者发生率为正常体重胎儿的10倍。肩难产可引起胎儿产伤及母亲损伤,胎儿死亡率明显升高,要注意预防和及时处理。对于怀疑为巨大儿者,应注意有肩难产的可能。如胎头拨露困难,产瘤较大,宫缩间歇胎头回缩至阴道内较高位置,应高度警惕有肩难产可能。肩难产常突然发生,要镇定并迅速处理。首先吸出胎儿呼吸道分泌物,预防胎儿缺氧窒息。迅速作会阴切开术或延长原有会阴切口以便助产。助产方法首选屈大腿法:2名助产者各扶持产妇一侧大腿,迅速向腹部极度屈曲贴近腹部,以抬高耻骨联合,减小骨盆倾斜度,

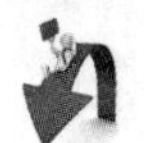

使腰骶段和脊柱弯曲度缩小，嵌顿在耻骨联合上的前肩自然松解入盆而娩出。可同时由一助产者在耻骨联合上方向一侧推压胎肩以利胎肩旋转至与骨盆斜径一致娩出。如不成功，可深入阴道内旋转胎头或牵出胎儿后肩等方法。

3. 第三产程护理　常规应用缩宫素 10U 肌内注射，预防产后子宫收缩乏力；及时修补软产道损伤；常规应用抗生素预防感染。对新生儿按高危儿护理，保持安静，少搬动，注意观察有无头皮血肿、产瘤、颅内出血、锁骨及胸锁乳突肌损伤等，常规注射维生素 K_1，预防出血。

【护理评价】

1. 产妇焦虑是否减轻，能否配合医务人员的处理方案。

2. 新生儿是否发生窒息或发生窒息后是否及时救治。

本章小结

异常分娩包括产力异常、产道异常、胎儿异常及产妇精神心理异常。产力异常分为宫缩乏力与宫缩过强。宫缩乏力（过强）又分为协调性与不协调性。协调性宫缩乏力表现为子宫收缩具有正常的节律性、对称性和极性，但收缩力弱，持续时间短，间歇时间长，加强宫缩可选用人工破膜、缩宫素静脉滴注、地西泮静脉注射、前列腺素等应用。不协调性宫缩乏力表现为宫缩节律不规则、极性倒置，属无效宫缩，禁用缩宫素，宫缩乏力可引起产程曲线异常，包括潜伏期延长、活跃期延长、活跃期停滞、第二产程延长、第二产程停滞、滞产。协调性宫缩过强可引起急产。不协调性宫缩过强可引起强直性子宫收缩和子宫痉挛性狭窄环，可导致子宫破裂。子宫收缩过强应防止子宫破裂、产后出血、产褥感染。产道异常包括骨产道及软产道异常。常见的骨产道异常包括入口平面狭窄、中骨盆和出口平面狭窄。胎儿异常包括胎位异常及胎儿发育异常。臀位是最常见的异常胎位，妊娠 30 周前，臀先露多能自行转为头先露，可不予处理。若妊娠 30 周后仍为臀先露者，应设法矫正。常用的矫正方法有以下几种：膝胸卧位、激光照射或艾灸至阴穴、外转胎位术。

（赵新爽）

思考题

1. 简述胎位异常时矫正胎位的时间及方法。

2. 简述临床产程异常的类型。

3. 初产妇，32 岁，G_1P_0，孕 39 周临产。查：先露未入盆，胎心正常，髂棘间径23 cm，髂嵴间径 2 cm，骶耻外径 16 cm，出口横径 7 cm，出口后矢状径 6.5 cm；胎位 LOA，宫缩持续 30 ~ 40 s，间歇 4 ~ 5 min，估计胎儿体重约 3 600 g。

（1）该产妇初步诊断是什么？

（2）护理诊断是什么？

（3）处理原则是什么？

4. 邓女士，初产妇，26 岁。停经 39 周，下腹阵痛 10 h、阴道流水 2 h 入院。无特殊疾病史。体格

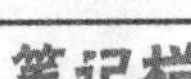
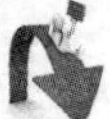

检查无异常发现。产科检查：宫高 32 cm，胎心 142 次/min，宫缩 30～40 s/3 min，骨盆外测量正常。肛门检查：先露头，无产瘤，平坐骨棘水平，胎膜已破，羊水清亮，胎头矢状缝位于骨盆左斜径上，宫口开大 5 cm，尾骨及坐骨棘突向内侧。4 h 后经阴道检查：先露头，达坐骨棘下 1 cm，枕部有 2 cm×3 cm 产瘤，耳郭朝向骨盆后方，前囟在 10 点，宫口开大 8 cm，宫颈前唇水肿明显，胎心 125 次/min。

(1)请完善该产妇护理评估资料。

(2)提出主要护理诊断。

(3)列出相应的护理措施。

第十章 分娩期并发症妇女的护理

第一节 胎膜早破

【案例导入】

某孕妇,27岁,G_1P_0,孕36^{+3}周。乘车上班途中汽车突然刹车,腹部撞击前排座位后,突然有一股液体自阴道流出,到医院检查时仍有阴道流液。液体pH值为7.1,阴道液干燥片检查有羊齿植物叶状结晶。因阴道流液,孕妇及丈夫非常紧张,孕妇因单位有许多工作没有安排而十分着急。

问题:

1. 该孕妇存在的护理诊断/问题有哪些?
2. 根据护理诊断/问题写出相应的护理措施。

胎膜早破(premature rupture of membranes,PROM)是指在临产前胎膜自然破裂,依据发生的孕周分为足月PROM和未足月PROM(preterm premature rupture of membranes, PPROM)。PROM是常见的分娩期并发症,其发生率在妊娠满37周为10%,妊娠不满37周为2.0%~3.5%。胎膜早破对妊娠和分娩均造成不利影响,可导致早产、胎盘早剥、羊水过少、脐带脱垂、胎儿窘迫和新生儿呼吸窘迫综合征,孕产妇及胎儿感染率和围生儿病死率显著升高。

【病因】

一般认为胎膜早破与以下因素有关:

1. 营养缺乏　维生素C、锌及铜缺乏,可使胎膜抗张能力下降而破裂。
2. 下生殖道感染　可由细菌、病毒等病原微生物上行性感染引起胎膜炎,使胎膜局部抗张能力下降而破裂。
3. 胎膜受力不均　头盆不对称、胎位异常可使胎膜受压不均,导致胎膜破裂。
4. 羊膜腔内压力升高　常见于多胎妊娠、羊水过多等。宫内压力增加,覆盖于宫颈内口处的胎膜自然成为薄弱环节而容易发生破裂。
5. 宫颈内口松弛　先天性或创伤使宫颈内口松弛、前羊水囊楔入、受力不均及胎膜发育不良而发生胎膜早破。

笔记栏

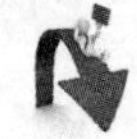

6. 其他　细胞因子 IL-1、IL-6、IL-8 和 TNF-α 升高，可激活溶酶体酶，破坏羊膜组织导致胎膜早破。机械性刺激创伤或妊娠后期性生活频繁也可导致胎膜早破。

【临床表现】

1. 症状　孕妇突感有较多液体自阴道流出，有时可混有胎脂及胎粪，继而少量间断性排出，无腹痛及其他先兆。当咳嗽、打喷嚏、负重等腹压增加时，羊水即流出。

2. 体征　行肛诊检查，上推胎儿先露部，见阴道流液量增多。阴道窥器检查，见液体自宫口流出或阴道后穹窿有较多混有胎脂和胎粪的液体。隐匿性羊膜腔感染时，常出现母胎心率增快，子宫压痛，阴道流液可有臭味。

【对母儿的影响】

1. 对母体的影响　胎膜早破易致羊膜腔感染、产后出血和胎盘早剥。

2. 对胎儿的影响　胎膜早破可导致脐带脱垂、胎儿窘迫，还可诱发早产、引起新生儿呼吸窘迫综合征、吸入性肺炎、感染，增加围生儿死亡率。

【治疗要点】

1. 足月胎膜早破的处理　一般在破膜 12 h 内临产，若 12 h 内未临产，可予药物引产。

2. 未足月胎膜早破的处理

(1)期待疗法　适于妊娠 28～35 周，胎肺发育不成熟，不伴有感染及胎儿窘迫等并发症者，羊水池深度≥3 cm 者。

(2)终止妊娠　适于妊娠 35 周后，胎肺已成熟或出现明显感染征象者。

PPROM 的处理流程

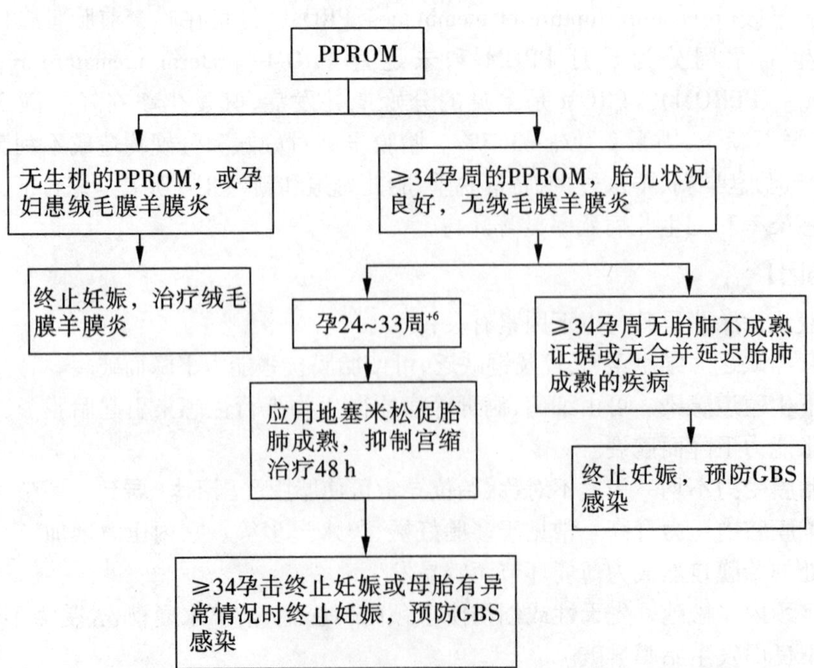

笔记栏

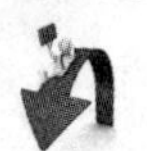

PPROM:未足月胎膜早破;GBS:B族溶血性链球菌

引自:中华医学会妇产科学分会产科学组.胎膜早破的诊断与处理指南(2015).中华妇产科杂志,2015,50(1):3-6.

【护理评估】

1.健康史　详细询问病史,了解诱发胎膜早破的原因,确定胎膜破裂的时间、妊娠周数,是否有宫缩及感染的征象。

2.身体状况　观察孕妇阴道流出液体的量、色、性状、气味,是否有咳嗽、打喷嚏、负重等增加腹压的动作后流出液体增多。评估孕妇有无体温升高、脉搏加快等感染征象。

3.心理社会状况　由于突然发生不可自控的阴道流液,孕妇可能惊慌失措,担心会影响胎儿及自身的健康,有些孕妇可能开始设想胎膜早破会带来的种种后果,甚至会产生恐惧心理。

4.辅助检查

(1)阴道液酸碱度检查　正常阴道液呈酸性,pH值为4.5~5.5;羊水的pH值为7.0~7.5;尿液的pH值为5.5~6.5。用pH试纸检查,若流出液pH值≥6.5,提示胎膜早破,准确率可达90%。血液、尿液、宫颈黏液、精液及细菌污染时可出现假阳性。

(2)阴道液涂片检查　阴道液干燥片检查有羊齿植物叶状结晶出现为羊水,准确率达95%。

(3)羊膜镜检查　可直视胎先露部,看不到前羊膜囊,即可确诊为胎膜早破。

(4)胎儿纤连蛋白(fetal fibronectin,fFN)测定　fFN是胎膜分泌的细胞外基质蛋白。当宫颈及阴道分泌物内fFN含量>0.05 mg/L时,胎膜抗张能力下降,易发生胎膜早破。

(5)羊膜腔感染测定　①羊水细菌培养;②羊水涂片革兰氏染色检查细菌;③羊水IL-6≥7.9 ng/mL,提示羊膜腔感染;④血C-反应蛋白>8 mg/L,提示羊膜腔感染。

(6)胰岛素样生长因子结合蛋白-1(IGFBP-1)测定　检测人羊水中IGFBP-1,特异性强,不受血液、尿液、宫颈黏液、精液的影响。

(7)B超检查　羊水量减少可协助诊断。

【护理诊断/问题】

1.有感染的危险　与胎膜破裂后,下生殖道内病原体上行感染有关。

2.有胎儿受伤的危险　与脐带脱垂和早产儿肺部不成熟有关。

【护理目标】

1.孕妇无感染发生。

2.胎儿无并发症发生或并发症得到及时、正确处理。

【护理措施】

1.脐带脱垂的预防及护理　胎膜未破时脐带位于胎先露部前方或一侧,称为脐带先露或隐性脐带脱垂。胎膜破裂,脐带脱出于宫颈口外,降至阴道内甚至露于外阴部,称为脐带脱垂(图10-1)。脐带脱垂若受压于胎先露部与骨盆之间,引起胎儿缺氧,甚

笔记栏
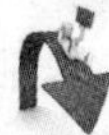

至胎心消失，脐带血液循环阻断超过 7～8 min，可胎死宫内。嘱胎膜早破胎先露未衔接的住院待产妇绝对卧床，采取左侧卧位，注意抬高臀部，防止脐带脱垂造成胎儿缺氧或宫内窘迫。护理时注意监测胎心变化，进行阴道检查确定有无隐性脐带脱垂，如有脐带先露或脐带脱垂，应在数分钟内结束分娩。

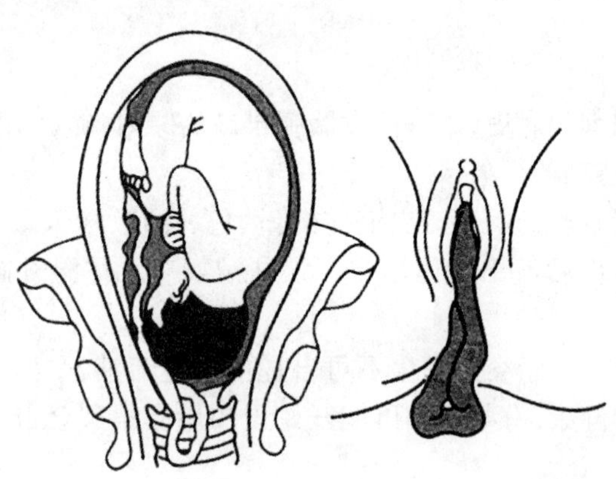

图 10-1　脐带脱垂

2. 严密观察胎儿情况　密切观察胎心率的变化，嘱孕妇自数胎动，给予电子胎儿监护。定时观察羊水性状、颜色、气味等。若羊水中混有胎粪，提示胎儿宫内缺氧，应及时给予吸氧等处理。对于<35 孕周的胎膜早破者，应遵医嘱给予地塞米松 10 mg 静脉滴注，以促胎肺成熟。若孕龄<37 周已临产，或孕龄达 37 周，破膜 12～18 h 后尚未临产，均可按医嘱采取措施，尽快结束分娩。

3. 积极预防感染　嘱孕妇保持外阴清洁，每日用1%苯扎溴铵(新洁尔灭)棉球擦洗会阴部两次；放置吸水性好的消毒会阴垫于外阴，勤换会阴垫，保持清洁干燥，防止上行性感染；严密观察产妇的生命体征，检查白细胞计数，了解是否存在感染；按医嘱一般于胎膜破裂后 12 h 给抗生素预防感染。

4. 健康教育　讲解胎膜早破的影响，使孕妇重视妊娠期卫生保健并积极参与产前保健指导活动；妊娠后期禁止性生活；避免负重及腹部受碰撞；宫颈内口松弛者，应卧床休息，并遵医嘱于妊娠 14～18 周行宫颈环扎术。补充足量的维生素及钙、锌、铜等元素。

【护理评价】

1. 孕妇是否发生感染。

2. 胎儿发生并发症，是否得到预防或控制。

第二节　产后出血

【案例导入】

某产妇，30 岁，G_1P_1，足月分娩。分娩过程中第二产程延长，检查胎头在 S=+3，胎位 LOA，行会阴侧切产钳助产娩出胎儿 4 000 g，胎儿娩出后 20 min 胎盘自然娩出，检

笔记栏

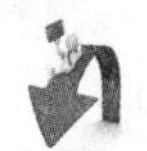

查胎盘、胎膜完整。产后观察：产妇阴道流出暗红色血伴血块约600 mL，产妇面色苍白、出冷汗，主诉口渴、心慌、头晕，脉搏100次/min，血压86/54 mmHg，触摸子宫轮廓不清，触不清宫底，按摩子宫后子宫收缩变硬，从阴道排出暗红色积血及血块250 mL。

问题：

1. 引起该产妇产后出血的原因是什么？

2. 该产妇存在的护理诊断/问题有哪些？

3. 应采取哪些护理措施？

胎儿娩出后24 h内失血量超过500 mL，剖宫产时超过1 000 mL者为产后出血（postpartum hemorrhage，PPH）。产后出血是分娩期的严重并发症，是产妇死亡的重要原因之一，在我国居产妇死亡原因的首位。其发生率占分娩总数的2%～3%，其中80%以上发生在产后2 h之内。产后出血的预后随失血量、失血速度及孕产妇的体质不同而异。短时间内大量失血可迅速发生失血性休克，严重者危及产妇生命，休克时间过长可引起脑垂体缺血坏死，继发严重的腺垂体功能减退——希恩综合征（Sheehan syndrome）。由于临床中精确地测量和收集分娩时失血量有一定困难，估计的失血量往往较实际出血量偏少，从而导致实际产后出血发病率比估计的要高，因此应特别重视产后出血的防治与护理工作，以降低产后出血的发生率及孕产妇的死亡率。

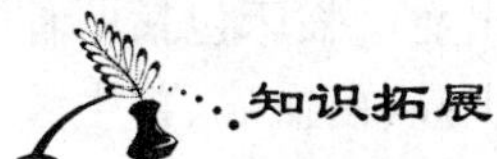

希恩综合征（Sheehan syndrome），是由于产后出血过多，休克时间过长，造成孕期增大的脑垂体供血不足而坏死，从而导致内分泌失调的后遗症。典型表现为：在产后大出血后长期衰弱乏力，最早为无乳汁分泌，然后继发闭经，即使月经恢复，也很稀少，继发不孕。性欲减退，阴道干燥，性交困难。阴毛、腋毛脱落，头发、眉毛稀疏，乳房、生殖器萎缩，精神淡漠、嗜睡、不喜活动、反应迟钝，畏寒、无汗，皮肤干燥粗糙，食欲缺乏、便秘，体温偏低，脉搏缓慢，血压降低，面色苍白，贫血。多数有水肿、体重下降，少数有恶病质。严重的病人可能需要终身药物替代治疗。症状轻微时不典型，也没有急性症状，常被认为是“月子病”。

【病因】

临床上引起产后出血的主要原因有子宫收缩乏力、胎盘因素、软产道裂伤及凝血功能障碍。产后出血可由单一因素所致，也可以相互影响、互为因果并存。

1. 子宫收缩乏力　是产后出血的最常见原因，占产后出血总数的70%～80%。子宫收缩乏力可由产妇的全身因素，也可由子宫局部因素所致。

（1）全身因素　产妇精神过度紧张，对分娩有恐惧心理；产程时间过长或难产，造成产妇体力衰竭；临产后过多使用镇静剂、麻醉剂或子宫收缩抑制剂；产妇合并有急慢性全身性疾病等。

（2）局部因素　①子宫过度膨胀，如多胎妊娠、巨大胎儿、羊水过多使子宫肌纤维

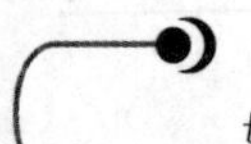

笔记栏

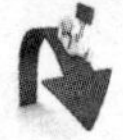

过度伸展失去弹性;②子宫肌水肿,如妊娠期高血压疾病或严重贫血;③子宫肌纤维发育不良,如妊娠合并子宫肌瘤或子宫畸形,影响子宫肌正常收缩;④子宫肌壁损伤(剖宫产史、子宫肌瘤剔除术后、产次过多、急产等均可造成子宫肌纤维损伤);⑤胎盘早剥导致子宫胎盘卒中以及前置胎盘等均可引起产后出血。

2. 胎盘因素　根据胎盘剥离情况,导致产后出血的胎盘因素有:

(1)胎盘滞留　膀胱充盈使已剥离胎盘滞留宫腔;使用宫缩剂不当,使剥离后的胎盘嵌顿于宫腔内;由于第三产程过早牵拉脐带或按压子宫影响胎盘正常剥离导致的胎盘剥离不全,剥离面血窦开放致出血。

(2)胎盘粘连或植入　完全性粘连与植入者,因胎盘未剥离而出血不多;部分胎盘粘连或植入者,因胎盘部分剥离导致子宫收缩不良,已剥离面血窦开放发生致命性出血。

(3)胎盘部分残留　当胎盘小叶、副胎盘或部分胎膜残留于宫腔时,影响子宫收缩而出血。

3. 软产道裂伤　常因急产、胎儿过大、阴道助产手术、未做会阴侧切或因会阴侧切口过小、外阴水肿、软产道组织弹性差而产力过强等致软产道撕裂,常见会阴、阴道、宫颈裂伤,严重者裂伤可达阴道穹窿、子宫下段甚至盆壁,形成腹膜后血肿、阔韧带内血肿而致大量出血。

4. 凝血功能障碍　任何原因的凝血功能异常均可引起产后出血。临床包括两种情况:其一为妊娠合并凝血功能障碍性疾病,如原发性血小板减少症、白血病、再生障碍性贫血、肝脏疾病等;其二为妊娠并发症导致凝血功能障碍,如重度子痫前期、重度胎盘早剥、羊水栓塞、死胎滞留过久等均可影响凝血功能,发生弥散性血管内凝血(DIC)。凝血功能障碍所致的产后出血常为难以控制的大量出血。

【临床表现】

产后出血的主要临床表现为胎儿娩出后阴道流血量过多及出现失血引起休克、严重贫血等相应症状和体征。

1. 症状　产后出血量多、出血速度快时,产妇面色苍白、出冷汗,主诉口渴、心慌、头晕,有血压下降,脉搏细速等休克表现;产妇出血严重时表现为怕冷,寒战,打哈欠,懒言或表情淡漠,呼吸急促,甚至烦躁不安,很快转入昏迷状态。软产道损伤造成阴道壁血肿的产妇会有尿频或肛门坠胀感,且有排尿疼痛。

2. 体征　因产后出血病因不同而异。

(1)子宫收缩乏力出血　胎盘娩出后阴道间歇性流血,色暗红,有凝血块。子宫轮廓不清,触不清宫底,按摩后子宫收缩变硬,停止按摩又变软,按摩子宫时有大量血液或血块自阴道流出。

(2)胎盘因素出血　胎儿娩出后数分钟出现阴道流血,色暗红,应考虑胎盘因素。胎盘、胎膜残留时,在胎盘娩出后阴道有较多血液流出。

(3)软产道裂伤出血　胎儿娩出后立即发生阴道流血,色鲜红,能自凝;当失血表现明显,伴阴道疼痛而阴道流血不多时,应考虑隐匿性软产道损伤。

(4)凝血功能障碍　胎儿娩出后阴道持续流血,且血液不凝,并伴有全身各部位出血,止血困难。

笔记栏

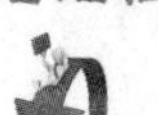

【治疗要点】

针对出血原因，迅速止血；补充血容量，纠正失血性休克；防治感染。

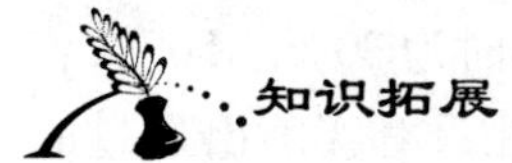

知识拓展

产后出血的防治流程

产后出血的处理可分为预警期、处理期和危重期，分别启动一级、二级和三级急救方案。产后 2 h 出血量达到 400 mL，且出血尚未控制者为预警线，应迅速启动一级急救处理，包括迅速建立两条畅通的静脉通道、吸氧、监测生命体征和尿量、向上级医护人员求助、交叉配血，同时积极寻找出血原因并进行处理；如果继续出血，应启动相应的二、三级急救措施。病因治疗是产后出血最重要的治疗，同时应抗休克治疗，并求助麻醉科、ICU、血液科医生等协助抢救。在抢救产后大出血时，团体协作十分重要。

如果缺乏严重产后出血的抢救条件，应尽早合理转诊。转诊条件包括：①产妇生命体征平稳，能够耐受转诊；②转诊前与接诊单位充分沟通、协调；③接诊单位具有相关的抢救条件。但是，对于已经发生严重产后出血且不宜转诊者，应当就地抢救，可请上级医院会诊。

引自：中华医学会妇产科学分会产科学组. 产后出血预防与处理指南(2014). 中华妇产科杂志，2014，49(9)：641-646.

【护理评估】

1. 健康史　除收集一般健康史外，尤其要注意收集与产后出血有关的健康史。如孕前患有出血性疾病、重症肝炎、子宫肌壁损伤史；多次人工流产史及产后出血史；妊娠期高血压疾病、前置胎盘、胎盘早剥、多胎妊娠、羊水过多；分娩期产妇精神过度紧张，过多地使用镇静剂、麻醉剂；产程过长，产妇衰竭或急产以及软产道裂伤等。

2. 身体状况　评估产后出血量，同时评估由于产后出血所导致症状和体征的严重程度。一般情况下，出血的开始阶段产妇有代偿功能，失血体征不明显，一旦出现失代偿状况则很快进入休克，同时易发生感染。当产妇全身状况较差或合并有内科疾病时，即使出血量不多，也可能发生休克。

3. 心理社会状况　一旦发生产后出血情况，产妇会表现出异常惊慌、恐惧、手足无措，担心自己的生命安危，把全部希望寄托于医护人员。但由于出血过多与精神过度紧张，有些产妇很快进入休克昏迷状态。

4. 辅助检查

(1)评估产后出血量　注意观察阴道出血是否凝固，同时估计出血量，估测失血量往往低于实际出血量。估测失血量有以下几种方法。①称重法：失血量(mL)=[胎儿娩出后接血敷料湿重(g) - 接血前敷料干重(g)]/1.05(血液比重，g/mL)。②容积

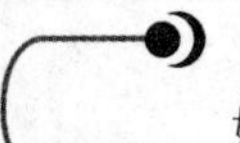

笔记栏

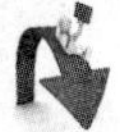

法:用产后接血容器收集血液后,放入量杯测量失血量。③面积法:将血液浸湿纱布的面积按10 cm×10 cm为10 mL计算粗略估计失血量。④休克指数法(shock index,SI):休克指数=脉率/收缩压(mmHg)。SI=0.5为正常;SI=1时则为轻度休克;SI在1.0~1.5时失血量为全身失血量的20%~30%,SI在1.5~2.0时为30%~50%;若SI在2.0以上则为50%以上,重度休克。另外,目测失血量往往只有实际出血量的一半。

(2)测量生命体征与中心静脉压　观察血压下降情况,若改变体位时收缩压下降>10 mmHg,脉率增加>20次/min,提示血容量丢失20%~25%。中心静脉压测定结果若低于2 cmH_2O,提示右心房充盈压力不足,即静脉回流不足,血容量不足。

(3)实验室检查　检查产妇的血常规,出、凝血时间,凝血酶原时间及纤维蛋白原测定等结果。

【护理诊断/问题】

1. 潜在并发症:失血性休克。

2. 有感染的危险　与失血后抵抗力降低及手术操作有关。

3. 恐惧　与产后出血;生命危重有关。

【护理目标】

1. 产妇的血容量能尽快得到恢复,血压、脉搏、尿量正常。

2. 产妇无感染症状,体温正常,恶露、伤口无异常,白细胞总数正常。

3. 产妇恐惧减轻和消失。

【护理措施】

1. 预防产后出血

(1)妊娠期　①加强孕期保健,定期接受产前检查,及时治疗高危妊娠或必要时及早终止妊娠。②对高危妊娠者,如妊娠期高血压疾病、肝炎、贫血、血液病、多胎妊娠、羊水过多等孕妇应提前入院。

(2)分娩期　①第一产程密切观察产程进展,防止产程延长,保证产妇基本需要,避免产妇衰竭状态,必要时给予镇静剂以保证产妇的休息。②第二产程严格执行无菌技术;指导产妇正确使用腹压;适时适度做会阴侧切;胎头、胎肩娩出要慢,一般相隔3 min左右;胎肩娩出后立即肌内注射或静脉滴注缩宫素,以加强子宫收缩,减少出血。③第三产程正确处理胎盘娩出和测量出血量。胎盘未剥离前,不可过早牵拉脐带或按摩、挤压子宫,待胎盘剥离征象出现后,及时协助胎盘娩出,并仔细检查胎盘、胎膜是否完整。

(3)产褥期　①产后2 h内,产妇仍需留在产房接受监护,因为80%的产后出血发生在这一时间。要密切观察产妇的子宫收缩、阴道出血及会阴伤口情况,定时测量产妇的血压、脉搏、体温、呼吸。②督促产妇及时排空膀胱,以免影响子宫收缩致产后出血。③早期哺乳,可刺激子宫收缩,减少阴道出血量。④对可能发生产后出血的高危产妇,注意保持静脉通道,充分做好输血和急救准备,并做好产妇的保暖。

2. 针对原因止血　纠正失血性休克,控制感染。

(1)产后子宫收缩乏力所致大出血　可以通过使用宫缩剂、按摩子宫、宫腔内填塞纱布条或结扎血管等方法达到止血的目的。

笔记栏

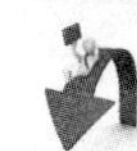

1)按摩子宫:①单手按摩子宫法,助产者用一手置于产妇腹部,触摸子宫底部,拇指在子宫前壁,其余4指放在子宫后壁,均匀而有节律地按摩子宫,促使子宫收缩,是最常用的方法(图10-2)。②双手腹壁按摩子宫法:一只手在产妇耻骨联合上缘按压下腹中部,将子宫向上托起,另一只手握住宫体,使其高出盆腔,在子宫底部进行有节律地按摩子宫,同时间断地用力挤压子宫,使积存在子宫腔内的血块及时排出(图10-3)。③腹壁-阴道双手按摩子宫法:一只手在子宫体部按摩子宫体后壁,另一只手握拳置于阴道前穹窿挤压子宫前壁,两手相对紧压子宫并做按摩,不仅可刺激子宫收缩,还可压迫子宫内血窦,减少出血(图10-4)。

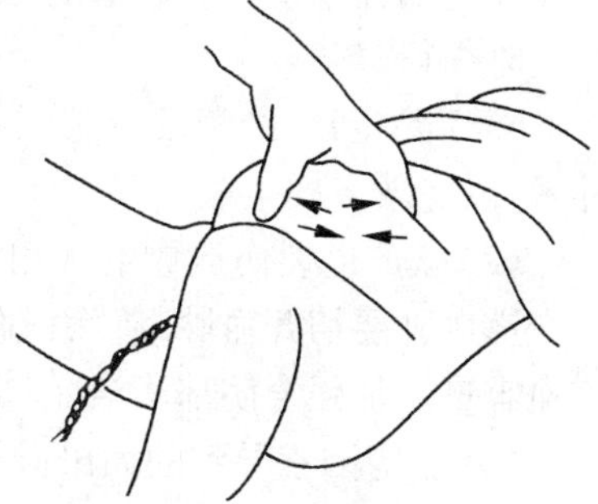

图10-2 单手按摩子宫法

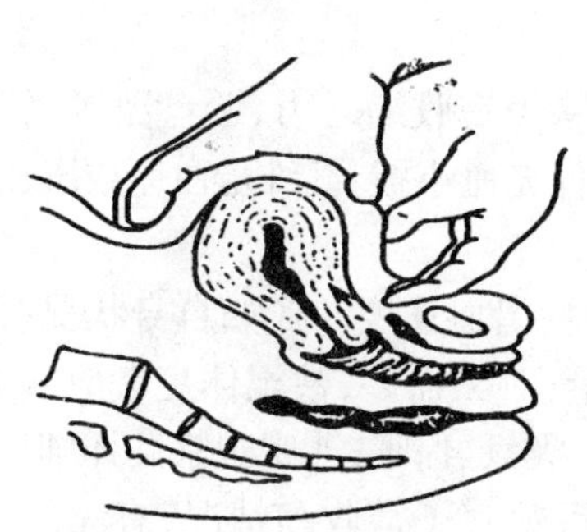

图10-3 双手按摩子宫法

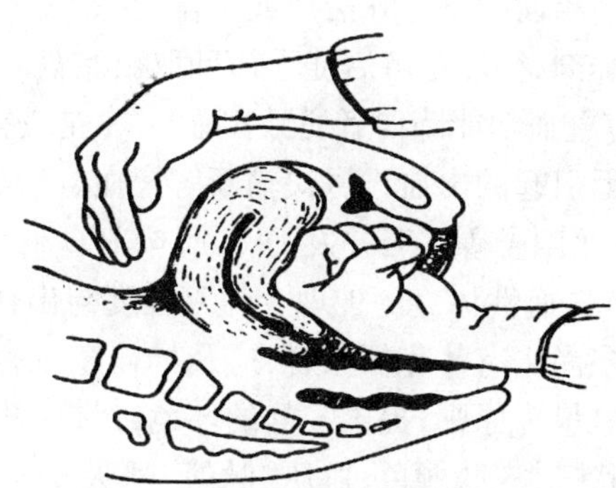

图10-4 腹部-阴道双手按摩子宫法

2)应用宫缩剂:根据产妇情况可采用肌内注射、静脉滴注、舌下含服、阴道上药等方法给药,达到促进子宫收缩而止血的目的。①缩宫素10 U加入0.9%生理盐水500 mL中静脉滴注,必要时根据医嘱缩宫素10 U直接宫体注射;②麦角新碱0.2~0.4 mg肌内注射或宫体直接注射或快速静脉滴注,或加入25%葡萄糖注射液20 mL中缓慢静脉注射,但心脏病、高血压病者慎用;③前列腺素类药物:缩宫素无效时,尽早使用前列腺素类药物,如米索前列醇200 μg舌下含化,或卡前列甲酯栓1 mg置于阴道后穹窿,或地诺前列酮0.5~1 mg经腹或直接行宫体注射等。

3)宫腔无菌纱布条填塞:方法为助手在腹部固定子宫,术者手持卵圆钳将无菌特制宽6~8 cm,长1.5~2 m,4~6层不脱脂棉纱布条送入宫腔,自宫底由内向外紧填于宫腔内,局部压迫止血。适用于子宫全部松弛无力,虽经按摩及宫缩剂等处理仍无效者。24 h后取出纱布条,取出前应先肌内注射宫缩剂,并给予抗生素预防感染。宫腔填塞纱布条后密切观察生命体征及宫底高度和大小,警惕因填塞不紧,宫腔内继续出血、积血而阴道不出血的止血假象。由于宫腔内填塞纱布条可增加感染的机会,故只有在缺乏输血条件、病情危急时考虑使用。也可采用宫腔放置球囊代替宫腔填塞止血。

4)结扎盆腔血管:经上述处理后出血仍不止,为抢救产妇生命,先经阴道结扎子宫动脉上行支;若无效,再经腹结扎子宫动脉或髂内动脉。

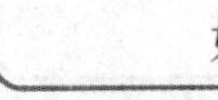

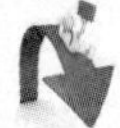

5)子宫动脉或髂内动脉栓塞:行股动脉穿刺插入导管至髂内动脉或子宫动脉,注入明胶海绵栓塞动脉。栓塞剂可于2~3周后吸收,血管复通。适用于产妇生命体征稳定时进行。

6)切除子宫:经积极抢救无效、危及产妇生命时,应行子宫次全切除或子宫全切除术,以挽救产妇生命。

(2)软产道裂伤造成的大出血　应按解剖层次逐层缝合裂伤处直至彻底止血。软产道血肿要切开血肿,清除积血,彻底止血缝合,必要时可放置引流条,同时注意补充血容量。加强会阴部清洁、消毒。

(3)胎盘因素导致的大出血　要及时将胎盘取出,检查胎盘、胎膜是否完整,必要时做好刮宫准备。胎盘已剥离尚未娩出者,可协助产妇排空膀胱,然后牵拉脐带,按压宫底协助胎盘娩出;胎盘粘连者,可徒手伸入宫腔剥离胎盘后取出胎盘;胎盘、胎膜有残留者,徒手不能取出时,可用大刮匙刮取残留组织;胎盘植入者,根据产妇出血情况及胎盘剥离面积行保守治疗或子宫切除术;若子宫狭窄环致胎盘嵌顿,要配合麻醉师使用麻醉剂,待环松解后徒手协助取出胎盘。

(4)凝血功能障碍者所致出血　首先应排除子宫收缩乏力、胎盘因素、软产道裂伤等原因引起的出血。尽快输新鲜全血、血浆,补充血小板、纤维蛋白原或凝血酶原复合物、凝血因子等。若并发DIC,应按DIC处理。

(5)失血性休克的护理　休克程度与出血量、出血速度及产妇自身状况有关。对失血过多尚未有休克征象者,应及早补充血容量;对失血多,甚至休克者应输血,以补充同等血量为原则;提供安静的环境,保持平卧、吸氧、保暖;严密观察并详细记录产妇的意识状态、皮肤颜色、血压、脉搏、呼吸及尿量;观察子宫收缩情况,有无压痛,恶露量、色、气味;观察会阴伤口情况及严格会阴护理;按医嘱给予抗生素防治感染。

3.心理护理　大量失血后,产妇抵抗力低下,体质虚弱,活动无耐力,生活自理有困难,应主动关爱产妇,使其增加安全感,教会其一些放松的方法,鼓励产妇说出内心的感受,根据具体情况,协助其逐步增加活动量,以促进身体的康复。

4.健康教育　出院时,指导产妇有关加强营养和适量活动的自我保健技巧,鼓励其进食营养丰富易消化饮食,多进富含铁、蛋白质、维生素的食物,如瘦肉、鸡蛋、牛奶、绿叶蔬菜、水果等,注意少量多餐。继续观察子宫复旧及恶露情况,明确产后复查的时间、目的和意义,使产妇能按时接受检查,以利调整产后指导方案。产褥期禁止盆浴和性生活。部分产妇分娩24 h后,于产褥期内发生子宫大量出血,称为晚期产后出血(见第十一章第二节),应予以高度警惕,以免导致严重后果。

【护理评价】

1.产妇全身状况是否改善,血压、脉搏、尿量、血红蛋白是否正常。

2.出院时产妇有无感染征象,体温、白细胞数、恶露、伤口是否正常。

第三节　子宫破裂

子宫破裂(rupture of uterus)指在妊娠晚期或分娩期子宫体部或子宫下段发生裂开,是直接危及产妇及胎儿生命的严重并发症。子宫破裂的发生率随着剖宫产率增加

笔记栏

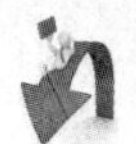

有上升趋势。

子宫破裂根据发生的时间、部位、程度分为妊娠期破裂和分娩期破裂；子宫体部破裂和子宫下段破裂；完全性破裂和不完全性破裂。完全性破裂指宫壁全层破裂，使宫腔与腹腔相通；不完全性破裂指子宫肌层全部或部分破裂，浆膜层尚未穿破，宫腔与腹腔未相通。

【病因】

根据子宫破裂原因分为自然破裂和损伤性破裂。自然破裂可发生在阻塞性难产致子宫下段过度延伸而破裂，也可发生在子宫手术后的切口瘢痕上；损伤性破裂是指难产手术操作不当所致。

1. 瘢痕子宫　是近年来引起子宫破裂的常见原因。子宫壁原有瘢痕（如剖宫产、子宫修补术、子宫肌瘤挖除术）在妊娠晚期或分娩期因子宫收缩牵拉及宫腔内压力升高而致瘢痕发生破裂。宫体部瘢痕常在妊娠晚期自发破裂，多为完全性破裂；子宫下段瘢痕破裂多发生于临产后，多为不完全性破裂。

2. 梗阻性难产　骨盆狭窄、头盆不称、胎位异常、胎儿异常、软产道阻塞（宫颈瘢痕、肿瘤或阴道横隔等）等，均可使胎先露部下降受阻。为克服阻力，子宫强烈收缩，使子宫下段拉长变薄超过最大限度，而引起子宫破裂。

3. 宫缩剂使用不当　胎儿娩出前缩宫素使用指征或剂量不当、前列腺素栓剂及其他子宫收缩药物使用不当或子宫对宫缩剂过于敏感，均可引起宫缩过强，加之瘢痕子宫或产道梗阻，可发生子宫破裂。

4. 手术创伤　多发生于不适当的阴道助产手术，如宫口未开全行产钳或臀牵引术等，常可发生宫颈裂伤，严重时可波及子宫下段，发生子宫下段破裂。穿颅术、内倒转术操作不慎，或植入胎盘强行剥离，也可造成子宫破裂。

5. 其他　子宫发育异常或多次宫腔操作，局部肌层菲薄也可导致子宫破裂。

【临床表现】

子宫破裂大多数发生在分娩期，部分发生在妊娠晚期。子宫破裂可分为先兆子宫破裂和子宫破裂两个阶段。子宫破裂的发生通常是渐进的，多数由先兆子宫破裂进展为子宫破裂。临床表现与破裂的时间、部位、范围、内出血的量、胎儿及胎盘娩出的情况以及子宫肌肉收缩的程度等有关。

1. 先兆子宫破裂　先兆子宫破裂的四大主要临床表现是子宫形成病理性缩复环、下腹部压痛、胎心率改变及血尿出现。

（1）症状　常见于产程长、有梗阻性难产因素的产妇。在临产过程中，当子宫收缩加强、胎儿下降受阻时，产妇烦躁不安、下腹剧痛难忍、表情极其痛苦、呼吸急促、脉搏加快。由于胎先露部紧压膀胱使之充血，出现排尿困难，甚至形成血尿。

（2）体征　先兆子宫破裂阶段，子宫呈强直性收缩，胎心率加快或减慢或听不清，胎动频繁。由于子宫收缩过频，胎儿供血受阻，表现为胎儿宫内窘迫。强有力的宫缩使子宫下段拉长变薄，而宫体更加增厚变短，两者间形成明显的环状凹陷，此凹陷逐渐上升达脐部或脐部以上，称为病理性缩复环（pathologic retraction ring）。子宫下段压痛明显，甚至出现血尿。这种情况若不及时排除，子宫将很快在病理性缩复环处及其下方发生破裂。

笔记栏
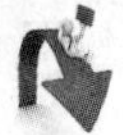

2. 子宫破裂

(1)症状　继先兆子宫破裂症状后,产妇突然感觉到下腹部发生一阵撕裂样的剧痛,之后子宫收缩骤然停止。腹部疼痛稍缓解后,由于羊水、血液流入腹腔,继而出现全腹持续性疼痛,伴有面色苍白、出冷汗、脉搏细数、呼吸急促、血压下降等低血容量休克的征象。

(2)体征　产妇出现全腹压痛、反跳痛等腹膜刺激症状;腹壁下可清楚扪及胎体,子宫缩小位于胎儿侧方,胎心、胎动消失。阴道可有鲜血流出,量可多可少,肛查发现曾扩张的宫口回缩,下降中的胎先露升高甚至消失(胎儿进入腹腔内)。

【治疗要点】

1. 先兆子宫破裂　立即采取有效措施抑制子宫收缩,如肌内注射哌替啶 100 mg 或静脉全身麻醉等。尽快行剖宫产术,迅速结束分娩。

2. 子宫破裂　在输液、输血、吸氧和抢救休克的同时,无论胎儿是否存活,均应尽快做好剖宫产术前准备。手术方式应根据产妇的全身情况、破裂的部位及程度、发生破裂时间以及有无严重感染而决定,术中、术后应给大剂量抗生素控制感染。

【护理评估】

1. 健康史　收集与子宫破裂相关的既往史与现病史,如是否有子宫手术瘢痕、剖宫产史,此次妊娠胎位是否不正、头盆不称,是否有滥用缩宫素史,是否有阴道助产手术操作史等。

2. 身体状况　评估产妇宫缩的强度、间歇时间的长短,腹部疼痛的程度、性质;产妇有无排尿困难;产妇有无出现病理性缩复环;监测胎心及胎动情况,了解有无胎儿宫内窘迫表现。

3. 心理社会状况　评估产妇的精神状态,有无烦躁不安、疼痛难忍、恐惧、焦虑等;产妇及家属是否担心母儿健康,焦虑、无助,盼望尽早结束分娩等。

4. 辅助检查

(1)腹部检查　发现子宫破裂不同阶段相应的临床症状和体征。

(2)实验室检查　血常规检查可见血红蛋白值下降,白细胞计数增加。尿常规检查可见有红细胞或肉眼血尿。

(3)其他　腹腔穿刺可证实腹腔内出血,行 B 超检查可协助发现子宫破裂的部位及胎儿与子宫关系。

【护理诊断/问题】

1. 急性疼痛　与强直性子宫收缩、病理性缩复环或子宫破裂血液刺激腹膜有关。

2. 组织灌注量不足　与子宫破裂后大量出血有关。

3. 悲伤　与切除子宫及胎儿死亡有关。

【护理目标】

1. 强直性子宫收缩得到抑制,产妇疼痛减轻。

2. 产妇低血容量得到纠正,不发生失血性休克。

3. 产妇情绪得到调整,悲伤程度减轻。

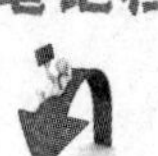

【护理措施】

1. 预防子宫破裂

(1)建立健全三级保健网,宣传孕妇保健知识,加强产前检查。

(2)有剖宫产史或有子宫手术史的孕妇,应提前住院待产。

(3)对于缩宫素、前列腺素等子宫收缩剂的使用指征和方法严格掌握,避免滥用。

2. 先兆子宫破裂病人的护理

(1)密切观察产程进展,及时发现导致难产的诱因,注意胎心率的变化。

(2)在待产时,出现宫缩过强及下腹部压痛或腹部出现病理性缩复环时,应立即报告医生并停止缩宫素引产和一切加速产程的操作,同时监测产妇的生命体征,按医嘱给予抑制宫缩、吸氧等措施,并做好剖宫产的术前准备。

(3)协助医生向家属交代病情,并获得家属同意,签署手术协议书。

3. 子宫破裂病人的护理

(1)迅速给予输液、输血,短时间内补足血容量;同时补充电解质及碱性药物,纠正酸中毒;积极进行抗休克处理。

(2)严密观察并记录生命体征、出入量;保暖、给氧;急查血红蛋白,评估失血量以指导治疗护理方案。

(3)迅速做好剖宫产术前准备及新生儿抢救准备。

(4)术中、术后按医嘱应用大剂量抗生素,预防感染。

4. 提供心理支持

(1)向产妇及家属解释子宫破裂的治疗计划及对再次妊娠的影响。

(2)对胎儿已死亡的产妇,要帮助其度过悲伤阶段,允许其表达悲伤情绪,甚至哭泣,耐心倾听产妇诉说内心的感受。

(3)为产妇及其家属提供舒适的环境,给予生活上的护理和更多的陪伴,鼓励其进食,以更好地恢复体力。

(4)为产妇提供产褥期的休养计划,帮助产妇尽快调整情绪,接受和适应现实生活。

【护理评价】

1. 产妇强直性子宫收缩是否得到抑制,疼痛是否减轻。

2. 产妇低血容量是否得到纠正,血压、血红蛋白是否正常。

3. 出院时产妇情绪是否稳定,悲伤程度是否减轻。

第四节　羊水栓塞

羊水栓塞(amniotic fluid embolism,AFE)是指在分娩过程中羊水突然进入母体血液循环引起的急性肺栓塞、过敏性休克、弥散性血管内凝血(DIC)、肾衰竭等一系列病理改变的严重分娩并发症。其发病急,病情凶险,是造成孕产妇死亡的主要原因之一。发生在足月分娩者,产妇死亡率可高达80%以上。也可发生在妊娠早、中期的流产、引产或钳刮术中,但情况较缓和,极少造成产妇死亡。近年研究认为,羊水栓塞主要是

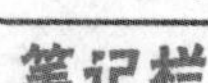

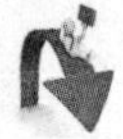

过敏反应,建议命名为“妊娠过敏反应综合征”。

【病因】

一般认为羊水栓塞是由羊水中的有形物质(胎儿毳毛、角化上皮、胎脂、胎粪)进入母体血液循环引起的。目前认为与下列因素有关:①羊膜腔内压力过高,临产后,尤其是第二产程子宫收缩时,羊膜腔压力升高可达 100~175 mmHg,羊水被挤入破损的微血管而进入母体血液循环。②血窦开放,分娩过程中,胎膜与宫颈壁分离或宫颈口扩张引起宫颈黏膜损伤时血窦开放,羊水进入母体血液循环。宫颈裂伤、子宫破裂、前置胎盘、胎盘早剥或剖宫产术中羊水通过病理性开放的子宫血窦进入母体血液循环。③胎膜破裂,大部分羊水栓塞发生于胎膜破裂之后,羊水可从子宫蜕膜或宫颈管破损的小血管进入母体血液循环;羊膜腔穿刺或钳刮术时子宫壁损伤处静脉窦亦可成为羊水进入母体通道。

高龄初产、经产妇、子宫收缩过强、急产、胎膜早破、前置胎盘、胎盘早剥、子宫破裂、剖宫产等是羊水栓塞的诱发因素。

【病理生理】

羊水进入母体血液循环后,可引起一系列病理生理变化。

1. 肺动脉高压　由于羊水进入母体血液循环后,其中有形成分如上皮细胞、胎脂、胎粪及毳毛等直接形成栓子,经肺动脉进入肺循环,阻塞小血管并刺激血管活性物质使肺小血管痉挛;同时羊水内含有大量激活凝血系统的物质,使肺毛细血管内形成广泛的血栓进一步阻塞肺小血管。肺小血管阻塞引起的肺动脉高压直接使右心负荷加重,导致急性右心扩张,并出现充血性右心衰竭。而左心房回心血量减少,左心排出量明显减少,导致周围血液循环衰竭,血压下降,出现休克,甚至死亡。

2. 过敏性休克　羊水中胎儿有形成分为致敏原,作用于母体引起Ⅰ型变态反应,导致过敏性休克。

3. 弥散性血管内凝血(DIC)　羊水中含大量促凝血物质,类似于组织凝血活酶,进入母血后易在血管内产生大量微血栓,消耗大量凝血因子及纤维蛋白原,致使 DIC 发生。DIC 时,由于大量凝血物质的消耗和纤溶系统的激活,产妇血液由高凝状态迅速转变为纤溶亢进,血液不凝固,极易发生严重产后出血及失血性休克。

4. 急性肾功能衰竭　休克和 DIC 的发生使得母体多脏器受累,常见为急性肾缺血导致肾功能障碍和衰竭。

【临床表现】

羊水栓塞起病急骤,临床表现复杂,多发生于分娩中,尤其是胎儿娩出前后的短时间内。

1. 典型羊水栓塞　是以骤然血压下降、组织缺氧和消耗性凝血病为特征的急性综合征。一般经过 3 个阶段:

(1)心肺功能衰竭和休克　在分娩过程中,尤其是刚破膜不久,产妇突感寒战,出现呛咳、烦躁不安、恶心、呕吐、气急等前驱症状,继而出现呼吸困难、发绀、抽搐、昏迷、脉搏细数、血压急剧下降、心率加快、肺底部听诊有湿啰音,短时间内进入休克状态。病情严重者,产妇仅惊叫一声或打一个哈欠或抽搐一下后,血压迅速下降,于数分钟内死亡。

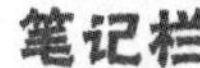

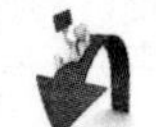

(2)出血　病人经历休克期幸存者,进入凝血功能障碍阶段,表现以子宫出血为主的全身出血倾向,如切口渗血、全身皮肤黏膜有出血、针眼渗血、血尿、消化道大出血等。

(3)急性肾衰竭　本病全身脏器均受损害,除心外,肾是常受损器官。存活的病人出现少尿(或无尿)和尿毒症等肾功能衰竭的表现。主要因循环功能衰竭引起的肾缺血及 DIC 前期形成的血栓堵塞肾内小血管,引起缺血、缺氧,导致肾器质性损害。

羊水栓塞临床表现的 3 个阶段通常按顺序出现,有时也可不完全出现。

2. 不典型羊水栓塞　有些病人病情发展缓慢,症状隐匿,缺乏急性呼吸循环系统症状或症状较轻;有些病人仅在羊膜破裂时突然一阵呛咳,之后缓解,未在意;也有些仅表现为分娩或剖宫产时的一次寒战,几小时后才出现大量阴道出血,无凝血块,伤口渗血,酱油色血尿等,并出现休克症状。

【治疗要点】

一旦怀疑羊水栓塞,立即抢救。主要原则是抗过敏,改善低氧血症及纠正呼吸循环功能衰竭,抗休克,防治 DIC 和肾功能衰竭,防止感染。

【护理评估】

1. 健康史　评估发生羊水栓塞的各种诱因,如是否有胎膜早破或人工破膜、前置胎盘或胎盘早剥、宫缩过强或强直性宫缩、中期妊娠引产或钳刮术及羊膜腔穿刺术等病史。

2. 身体状况　评估病人破膜后情况,有无突然出现烦躁不安、呛咳、气促、呼吸困难、发绀、面色苍白、四肢厥冷、吐泡沫痰、心率加快、循环衰竭、休克、昏迷等情况;病人有无阴道大出血及全身出血且不凝倾向,继而出现少尿、无尿等肾功能衰竭表现;病人有无窒息样惊叫一声或打一哈欠,即进入昏迷状态、血压下降或消失的情况。

3. 心理社会状况　如病人神志清醒,评估病人的精神状态,有无恐惧、焦虑等,病人是否担心母儿安危;当出现严重羊水栓塞症状时,家属对此毫无心理准备,无法接受,往往表现为恐惧、愤怒。

4. 辅助检查

(1)身体检查　可以发现全身皮肤、黏膜有出血点及瘀斑,切口渗血,心率增快,肺部可闻啰音等体征。

(2)实验室检查　下腔静脉取血涂片可查出羊水中的有形物质,DIC 各项检查指标呈阳性。

(3)床旁心电图或心脏彩色多普勒超声检查　提示右侧房室扩大,而左心室缩小,ST 段下降。

(4)X 射线床边摄片　约 90% 的病人可见肺部双侧弥漫性点状、片状浸润影,沿肺门周围分布,伴轻度肺不张及心脏扩大。

【护理诊断/问题】

1. 气体交换障碍　与肺动脉高压、肺水肿有关。

2. 有胎儿受伤的危险　与羊水栓塞导致母体循环受损有关。

3. 潜在并发症:休克、DIC、急性肾衰竭。

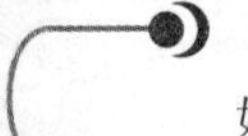

笔记栏

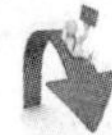

【护理目标】

1. 产妇胸闷、呼吸困难症状有所改善。

2. 胎儿或新生儿安全。

3. 产妇并发症得到有效防治。

【护理措施】

1. 羊水栓塞的预防　加强产前检查，注意诱发因素，及时发现前置胎盘、胎盘早剥等并发症并及时处理；严密观察产程进展，正确掌握缩宫素的使用方法，防止宫缩过强；严格掌握破膜时间，人工破膜宜在宫缩的间歇期，破口要小并注意控制羊水的流出速度；中期引产者，羊膜腔穿刺次数不应超过 3 次，钳刮时应先刺破胎膜，使羊水流出后再钳夹胎块。

2. 羊水栓塞病人的处理配合　一旦出现羊水栓塞的临床表现，应及时识别并立即给予紧急处理。

(1)最初阶段　首先是纠正缺氧，解除肺动脉高压，防止心力衰竭，抗过敏，抗休克。

1)吸氧：取半卧位，加压给氧，必要时行气管插管或气管切开，保证供氧，减轻肺水肿，改善脑缺氧。

2)抗过敏：按医嘱立即静脉推注地塞米松或氢化可的松静脉滴注。

3)解除肺动脉高压：应用解痉药物缓解肺动脉高压，改善肺血流低灌注，根本改善缺氧，预防右心衰竭所致呼吸循环衰竭。按医嘱使用阿托品、盐酸罂粟碱、氨茶碱等药，并观察治疗反应。

4)纠正心衰：常用毛花苷丙(西地兰)缓慢静脉注射，必要时 1 ~ 2 h 后可重复应用，一般于 6 h 后再重复 1 次以达到饱和量。

5)抗休克纠正酸中毒：用低分子右旋糖酐、新鲜血液补足血容量，若血压仍不回升，可用多巴胺 20 ~ 40 mg 加于 10% 葡萄糖注射液 250 mL 静脉滴注；5% 碳酸氢钠注射液 250 mL 静脉滴注，并及时纠正休克和电解质紊乱。

(2)防治 DIC　应早期抗凝，补充凝血因子，应用肝素；晚期抗纤溶同时也补充凝血因子，防止大出血。

(3)预防肾衰竭　密切关注尿量。若血容量补足后仍少尿，按医嘱给予呋塞米、甘露醇等利尿剂，预防肾衰竭。若无效则提示急性肾衰竭，应做好血液透析等急救处理的准备。

(4)预防感染　应选用肾毒性小的广谱抗生素预防感染。

3. 产科处理　原则上应在产妇呼吸循环功能得到明显改善，并已纠正凝血功能障碍后再处理分娩。

(1)临产者监测产程进展、宫缩强度与胎儿情况。在第一产程发病者应立即考虑行剖宫产结束分娩以去除病因；在第二产程发病者阴道助产结束分娩，并密切观察出血量、血凝情况，如子宫出血不止，应及时报告医生，做好子宫切除术的术前准备。

(2)中期妊娠钳刮术中或于羊膜腔穿刺时发生者应立即终止手术，及时进行抢救。

(3)发生羊水栓塞时，如正在静脉滴注缩宫素者应立即停止，同时严密监测病人

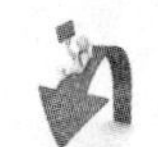

的生命体征变化，定时测量并记录，同时做好出入量记录。

4. 提供心理支持　如病人神志清醒，应给予安抚鼓励，使其增强信心并相信自己的病情会得到控制。对于家属的恐惧、愤怒情绪表示理解和安慰，适当的时候允许家属陪伴病人，向家属介绍病人病情的严重性，以取得配合。待病人病情稳定后与其共同制订康复计划，针对病人具体情况提供健康教育与出院指导。

【护理评价】

1. 实施处理方案后，病人胸闷、呼吸困难症状是否改善。

2. 胎儿或新生儿有无生命危险。

3. 病人血压及尿量是否正常，阴道出血量是否减少，全身皮肤、黏膜出血是否停止。

本章小结

胎膜早破是指在临产前胎膜自然破裂。胎膜早破时需预防感染和脐带脱垂，一般于胎膜破裂 12 h 后使用抗生素预防感染。胎膜早破胎先露未衔接者绝对卧床，采取左侧卧位，注意抬高臀部，防止脐带脱垂造成胎儿缺氧或宫内窘迫。

产后出血指胎儿娩出后 24 h 内出血量超过 500 mL，剖宫产时超过 1 000 mL，产后出血主要由子宫收缩乏力、胎盘因素、软产道裂伤及凝血功能障碍因素引起，其主要临床表现为胎儿娩出后阴道流血量过多及出现失血引起休克、严重贫血等相应症状和体征。产后出血的治疗要点是针对出血原因，迅速止血，补充血容量，纠正失血性休克，防治感染。

子宫破裂是指在妊娠晚期或分娩期子宫体部或子宫下段发生破裂。多数可分为先兆子宫破裂和子宫破裂两个阶段。先兆子宫破裂的四大主要临床表现是子宫形成病理性缩复环、下腹部压痛、胎心率改变及血尿出现。有先兆子宫破裂症状和体征时应立即采取措施抑制子宫收缩，迅速结束分娩。子宫破裂严重威胁母儿生命，注意预防和及时抢救。

羊水栓塞是指在分娩过程中羊水突然进入母体血液循环引起的急性肺栓塞、过敏性休克、弥散性血管内凝血、肾功能衰竭等一系列病理改变的严重分娩并发症。护士应及时识别羊水栓塞的症状，配合医生积极解除肺动脉高压、抗过敏、抗休克、补充血容量、改善和纠正 DIC、防止肾衰竭。

（徐润芳）

思考题

1. 分娩期常见并发症的临床表现有哪些？应该进行哪些辅助检查？其护理措施有哪些？
2. 胎膜早破病人如何防止脐带脱垂？
3. 简述产后出血的常见原因。
4. 先兆子宫破裂的主要临床表现有哪些？
5. 病例分析：某产妇，30 岁，G_1P_1，足月分娩。分娩情况如下：在宫口开全 1 h 后胎心率 100 次/

笔记栏

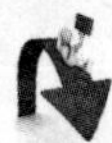

min,检查胎头在S=+2,胎位LOT,羊水Ⅲ度污染,行手转胎头,会阴侧切低位产钳助产娩出胎儿4 100 g。随即阴道有活动性新鲜血流出约200 mL,胎盘自然娩出,检查胎盘、胎膜完整,子宫轮廓清,但阴道出血仍多,出血约350 mL。

(1)引起该产妇产后出血的原因是什么?

(2)该产妇存在的护理诊断/问题有哪些?

(3)根据护理诊断/问题写出相应的护理措施。

第十一章 产褥期并发症妇女的护理

第一节 产褥感染

【案例导入】

赵女士,26 岁,以“产后 11 d,发热、下腹部疼痛 2 d”为主诉入院。11 d 前在医院产钳助娩一足月男婴,出院后在家中休息,2 d 前因发热、腹痛、血性恶露,前来就诊。既往身体健康,家庭关系和睦,孕期正常,无并发症。体格检查:T 38.9 ℃,BP 100/60 mmHg,P 107 次/min,R 25 次/min,双乳房无红肿及压痛,下腹部压痛、反跳痛。妇科检查:阴道黏膜充血,脓血性分泌物较多,有臭味。宫颈口闭合,子宫体压痛阳性,宫颈举痛,双附件触痛。

问题:

1. 该女士可能的诊断是什么?造成该疾病的主要原因是什么?
2. 该女士现存的护理问题是什么?
3. 针对护理问题采取什么护理措施?

产褥感染(puerperal infection)是指产褥期生殖道受病原体侵袭,引起局部和(或)全身的炎性感染,发病率约为 6%。产褥感染、产后出血、妊娠合并心脏病与妊娠期高血压疾病是产妇死亡的四大病因。产褥病率(puerperal morbidity)是指分娩 24 h 以后的 10 d 内,使用温度计每天测量口腔温度 4 次,间隔 4 h,有 2 次≥38 ℃。产褥病率常由产褥感染引起,但也包括产后生殖道以外的其他感染,如泌尿系感染、急性乳腺炎、上呼吸道感染、静脉炎等。

【病因】

1. 诱发因素　正常女性生殖道对细菌的入侵有一定的防御功能。任何降低全身和局部防御功能的因素均可能诱发产褥感染。产时过于疲劳、滞产、手术、胎膜早破、胎盘或胎膜残留、产道损伤、大量出血及营养不良、精神紧张等,均可导致身体抵抗力下降,为细菌感染创造有利条件。

2. 病原体　产褥感染可为单一的病原体感染,也可为多种病原体混合感染,且以混合感染较多见。最常见的致病菌为大肠杆菌、需氧性链球菌、厌氧性链球菌及肠链

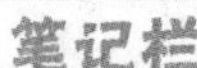
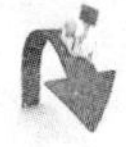

球菌等。溶血性链球菌及金黄色葡萄球菌、支原体、衣原体等亦较常见。其中需氧性链球菌是最常见的外源性产褥感染致病菌。

3. 感染途径　感染途径分内源性和外源性。正常孕产妇生殖道或其他部位寄生的病原体，多数并不致病，当机体抵抗力低下时，由非致病菌转化为致病菌而引起的感染为内源性感染；外源性感染指由外界的病原体入侵生殖道而引起的感染，常由被污染的衣物、手术器械及临产前的性行为等引起。

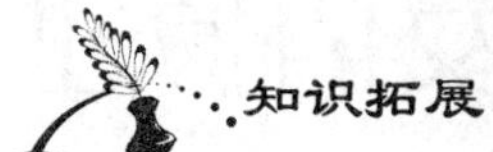

中医认为，产褥感染的发生是因为产妇耗伤气血，正气不足，邪毒乘虚而入。可分为邪毒侵袭、瘀热互结和热入营血3型。

(1)邪毒侵袭型：症见高热不退，或有寒战，下腹疼痛拒按，恶露量多色黄，质稠臭秽，头部胀痛，口干欲饮，纳呆眠差，小便黄赤，大便秘结。舌质红，苔黄厚或腻，脉滑数或洪数。

(2)瘀热互结型：产后高热不退，腹痛拒按，心烦口渴，喜冷饮，恶露量或多或少，秽臭，小便黄，大便干结。舌红苔薄黄，脉弦滑数。

(3)热入营血型：症见持续高热，心烦汗出，口干舌燥，斑疹隐隐，恶露或多或少，质稠臭秽，甚或神昏谵语，小便黄赤，大便燥结。舌质红绛，苔黄燥，脉细数。

【临床表现】

产褥感染常由于感染部位、程度、扩散范围不同，临床表现也不同。一般发热、疼痛、异常恶露为其三大主要症状。

1. 外阴伤口感染　外阴局部红肿、疼痛、硬结，可见缝线孔流出脓液，有时自行裂开，常伴低热，体温一般不超过38 ℃。产妇表现为会阴部疼痛，坐位困难。

2. 急性阴道炎、宫颈炎　多表现为局部黏膜充血、溃疡、分泌物增多并呈脓性，有臭味；阴道穹窿撕裂伤口感染后，炎症可向周围扩散，引起创伤性蜂窝织炎；宫颈裂伤感染可向深部蔓延，引起宫体炎及盆腔结缔组织炎。

3. 急性子宫内膜炎、子宫肌炎　当病原体侵入至子宫的蜕膜层称子宫内膜炎。子宫内膜炎常充血、水肿、坏死，有脓性渗出物，宫腔分泌物细菌培养阳性。侵及子宫肌层则称子宫肌炎，表现为肌层肥厚，白细胞浸润，轻者可有下腹疼痛及压痛、低热、恶露增多伴臭味，子宫复旧欠佳；重者有头痛、高热伴有寒战等全身症状。

4. 急性盆腔结缔组织炎、急性输卵管炎　病原体沿宫旁淋巴和血行扩散到宫旁组织而引起盆腔结缔组织炎，累及输卵管时可引起输卵管炎。产妇表现为持续高热、寒战、下腹痛伴肛门坠胀等。

5. 急性盆腔腹膜炎及弥漫性腹膜炎　由以上炎症扩散而来，首先累及盆腔腹膜，充血肿胀，有渗出物，大网膜肠管与盆腔器官之间发生粘连，可形成局限性肿块。渗出物可积聚于子宫直肠陷窝，形成脓肿。症状多较重，产妇可有全身中毒症状，如高热、恶心、呕吐、腹胀，检查可有明显的下腹部压痛、反跳痛。因为产妇腹壁松弛，腹肌紧张

笔记栏

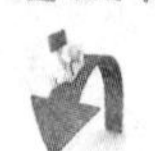

多不明显。如脓肿波及肠管及膀胱可有腹泻、里急后重及排尿困难等症状，治疗不彻底可发展成慢性盆腔炎。

6. 血栓性静脉炎　多发生于产后 1 ~ 2 周。多见于子宫内膜炎之后，由宫壁胎盘附着面的血栓感染向上蔓延引起盆腔血栓性静脉炎，常累及子宫、卵巢及腹下静脉丛，引起寒战、高热、心率加快、呼吸急促及下腹剧痛。盆腔检查可无异常，有时可扪及有触痛及有血栓形的静脉丛。下肢血栓性静脉炎累及股静脉、腘窝静脉及隐静脉，可导致下肢血液回流受阻，产妇出现下肢肿胀、苍白，伴有疼痛，俗称“股白肿”。

7. 脓毒血症及败血症　当感染血栓脱落进入血液循环引起脓毒血症，出现肺、脑、肾脓肿或肺栓塞。侵入血液循环的细菌大量繁殖引起败血症，全身症状更为严重，出现高热、恶寒、体温达到 40 ℃以上，常伴有神志不清、谵语及昏迷等症状。严重的革兰氏阴性杆菌（主要为大肠杆菌）感染常并发中毒性休克，抢救不及时可危及生命。

【辅助检查】

1. 影像学检查　B 超、彩色多普勒超声、CT 等对感染形成的炎性包块、脓肿及静脉血栓做定位及定性诊断。

2. 细菌培养、药敏试验　宫腔分泌物培养可帮助诊断子宫内膜炎；后穹窿穿刺适用于直肠子宫陷凹有脓肿形成时，如急性盆腔腹膜炎时可在后穹窿穿刺取脓液并做细菌培养和药敏试验。

3. 血、尿常规检查　血液检查外周血白细胞计数增高，血沉加快。

【治疗要点】

针对病因积极有效抗感染治疗并纠正全身状况。

1. 非手术治疗　纠正水、电解质紊乱，加强营养，提高免疫力，必要时输血或人血白蛋白。产妇取半卧位，有利于炎症局限于盆腔和恶露引流。积极抗感染治疗，在没有确定病原体前应依据临床表现及临床经验选用广谱抗生素治疗，再依据细菌培养及药敏试验结果调整抗生素的种类与剂量。血栓性静脉炎在应用抗生素的同时可加用肝素、尿激酶，同时还可口服双香豆素、阿司匹林等。

2. 手术治疗　在有效抗感染治疗的同时清除宫腔内胎盘、胎膜等残留物。会阴切口或腹部切口感染应及时行切开引流术，怀疑盆腔脓肿者可经腹或后穹窿切开引流。必要时行子宫切除术，清除感染源，抢救产妇生命。

【护理评估】

1. 健康史　采集健康史、孕产史，了解产妇有无孕期、分娩期及产后引起感染的原因和诱因，有无贫血、营养不良，有无泌尿生殖系统感染的病史。

2. 身体状况　倾听产妇的主诉，重点观察全身状况、子宫复旧、恶露及伤口愈合情况。注意其生命体征变化，特别注意热型变化，有无感染性休克表现等。评估会阴部切口的情况，有无红、肿、热、痛等改变，切口有无脓性分泌物渗出。检查阴道、宫颈等情况，有无黏膜充血、水肿，观察分泌物的性状。评估恶露的量、色、气味和性状是否正常。检查宫底的高度、硬度、压痛，双合诊检查宫颈抬举痛者，提示盆腔有炎性渗出。

3. 心理社会状况　评估产妇及家属有无焦虑、恐惧等心理问题。了解有无因母子分离而不安。产褥感染会影响母乳喂养和产后恢复，使产妇的母亲角色难以建立。另外，感染导致的腹痛等可能影响产妇休息，进一步加重产妇的不良情绪。

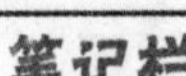
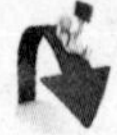

【护理诊断】

1. 体温过高　与炎症反应有关。

2. 疼痛　与感染和子宫收缩有关。

3. 焦虑　与担心疾病及母子分离有关。

【护理目标】

1. 产妇感染控制,体温降至正常。

2. 产妇疼痛减轻或消失,舒适感增加。

3. 产妇精神状态佳,心态良好,积极配合治疗。

【护理措施】

1. 病情观察与控制感染护理　严密观察产妇生命体征尤其是体温变化,发现异常立即通知医生,遵医嘱给予物理降温或药物降温及对症处理。观察恶露的量、颜色、性状、持续时间。会阴伤口遵医嘱每日用 1∶20 碘伏消毒液冲洗或擦洗会阴 2 次,热敷或使用红外线烤灯照射,促进伤口愈合。对伤口进行处理时,严格无菌操作,避免污染。

2. 手术及用药护理　协助医生做好会阴感染切口切开引流术、脓肿引流术、清宫术、后穹窿穿刺术或子宫切除术等术前准备及护理配合工作。病情严重者应备好抢救物品。产褥感染往往根据药敏试验选择高效抗生素,遵医嘱按时、准确使用抗生素,保证有效血药浓度,提高治疗效果。血栓性静脉炎的治疗可采用肝素、尿激酶等,注意药物不良反应。

3. 心理护理　让产妇及家属了解病情和治疗护理情况,增加治疗信心,以解除产妇及家属的疑虑。

4. 健康教育　妊娠期建立良好的个人卫生习惯,保持外阴清洁。临产前 3 个月禁止盆浴及性生活,以减少产褥感染。积极治疗妊娠期的阴道炎、外阴炎、贫血、感冒等。勤换内裤,保持会阴清洁;保证产妇有充足的睡眠和休息。鼓励多饮水,加强营养,给予高维生素、高蛋白、高热量、易消化饮食。指导产妇保持半卧位休息,利于炎症局限及分泌物引流。指导产妇做好乳房、会阴及全身皮肤的清洁。产褥期居住环境安静、清洁,每日通风至少 2 次,每次 30 min 以上,保持空气新鲜,但注意保暖。按时服药,定时复查。

【护理评价】

1. 产妇生命体征是否恢复正常,感染源是否消除或控制。

2. 产妇疼痛是否缓解或消失。

3. 产妇情绪是否稳定,是否积极参与自我及新生儿护理。

第二节　晚期产后出血

【案例导入】

张女士,32 岁,以"阴道分娩后 8 d,阴道大量出血 1 h"为主诉入院。病人 8 d 前在医院分娩一足月女婴,子宫收缩良好,出血量较多。一直为血性恶露,量时多时少,1

笔记栏
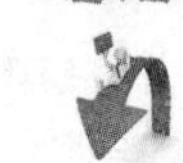

h 前劳累后突发大量阴道出血。体格检查:T 37.1 ℃,P 102 次/min,R 25 次/min,BP 80/50 mmHg,神志清,精神差,贫血貌。妇科检查:宫底高,子宫软,阴道活动性出血,有血块。

问题:

1. 最可能的临床诊断是什么?

2. 可能的护理诊断有哪些?

3. 根据护理诊断制订护理措施。

晚期产后出血(late puerperal hemorrhage)是指分娩 24 h 以后,在产褥期发生的阴道大量出血。产后 1 ~2 周内最为常见,亦有延至产后 6 周发病者。

【病因】

1. 子宫胎盘附着面感染或复旧不全　胎盘娩出后其附着面血管即有血栓形成,底蜕膜深层残留腺体和内膜重新生长,子宫内膜修复,此过程需 6 周左右。若胎盘附着面感染、复旧不全,可引起血栓脱落,血窦重新开放,导致子宫出血。多发生在产后 2 周左右。

2. 胎盘、胎膜残留　为晚期产后出血最常见原因。多发生于产后 10 d 左右,残留在宫腔内的胎盘、胎膜组织发生变性、坏死、机化,当坏死组织脱落时,暴露基底部血管,引起大量出血。

3. 蜕膜残留　蜕膜多在产后 1 周左右脱落,并随恶露排出。若蜕膜因剥离不全残留,影响子宫复旧,继发子宫内膜炎症,可引起晚期产后出血。

4. 感染　常见于子宫内膜炎症,常与上述因素互为因果。

5. 剖宫产术后子宫伤口裂开　多见于子宫下段剖宫产横切口两侧端。多发生于术后 2 ~3 周。

6. 其他　滋养细胞肿瘤及子宫黏膜下肌瘤等。

【临床表现】

主要表现为阴道流血、失血性休克、继发性贫血、血性恶露增多等。子宫复旧不全引起的出血常发生在产后 2 ~3 周,多为大量出血且持续不断。胎盘、胎膜残留引起的出血常在产后 10 d 左右,表现为多次反复阴道少量出血,或是阴道突然大量出血。剖宫产子宫切口裂开所致的阴道出血多在剖宫产术后 2 ~3 周,常为突然、大量出血,短时间内即进入休克状态。休克症状的轻重因失血量、速度及原来体质和贫血与否而不同。隐性或缓慢的出血,脉搏、血压及一般状况变化不明显,但当失血累积到一定程度时则出现休克;如产妇原已贫血或体质虚弱,即使出血不多,亦可发生休克,且不易纠正。伴感染者有腹痛、发热、恶露量多、有臭味等。子宫复旧不良,宫颈口松弛,伴有感染者子宫可有明显压痛。

【治疗要点】

1. 少量或中等量阴道流血,应给予广谱抗生素、子宫收缩剂及支持疗法。

2. 疑有胎盘、胎膜、蜕膜残留或胎盘附着部位复旧不全者,应在静脉输液、备血及准备手术的条件下刮宫,操作应轻柔、避免穿孔。刮出物送病理检查,以明确诊断。术后继续使用抗生素及子宫收缩剂。

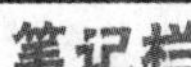

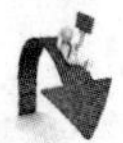

3. 仅有少量阴道流血,但疑剖宫产术后子宫切口裂开者应住院治疗,给予广谱抗生素及其他支持疗法,密切观察病情变化。

4. 肿瘤引起的阴道出血,应按肿瘤性质、部位做相应处理。疑剖宫产术后子宫切口裂开者,阴道流血量多者,可行剖腹探查术。根据切口坏死范围及炎症反应情况酌情行清创缝合、子宫动脉、髂内动脉结扎或栓塞术、子宫全切或次全切除术。

【护理评估】

1. 健康史　详细了解本次分娩过程,阴道出血情况,产褥期内子宫复旧、恶露情况。既往有无多次刮宫、多产、滋养细胞肿瘤、子宫肌瘤、贫血、营养不良等病史。

2. 身体状况　评估产妇全身及专科情况,测量产妇生命体征,观察是否有面色苍白、口渴、心慌、头晕、冒冷汗、表情淡漠、呼吸急促,甚至烦躁不安等贫血及休克表现,有无发热、腹痛、恶露有臭味等。观察阴道出血量、颜色、性质。评估宫底高度、软硬及有无压痛,腹部切口情况等。

3. 心理社会状况　一旦发生产后出血,产妇及家属会异常害怕、恐惧,担心产妇会有生命危险。尤其发生失血性休克时,家属更是惊恐不安,希望医护人员尽快救治,使产妇尽早脱离危险。

4. 辅助检查

(1)实验室检查　血常规、血型、凝血功能等检查,必要时做交叉配血试验。血HCG检测有助于排除胎盘残留以及绒毛膜癌等滋养细胞肿瘤。宫腔分泌物培养和药敏试验,有助于查找病原体,选择合适的抗生素。

(2)病理检查　排出组织或刮出组织送病理检查。

(3)超声检查　B超检查子宫大小,宫腔内有无残留物,剖宫产切口愈合情况等。

【护理诊断】

1. 有感染的危险　与反复出血、贫血等有关。

2. 潜在并发症:休克,与大出血有关。

3. 焦虑　与产后大出血导致生命垂危有关。

【护理目标】

1. 产妇感染得以控制,体温正常。

2. 产妇出血得以控制,生命体征平稳,贫血逐步改善。

3. 产妇主诉情绪稳定,焦虑减轻。

【护理措施】

1. 积极止血,严密观察,防止休克发生　建立静脉通路,遵医嘱输血、输液,及时补充血容量,纠正贫血,防止失血性休克的发生。密切监测生命体征、神志变化,观察皮肤、黏膜、四肢的颜色及温度,监测尿量,注意阴道流血情况。发现阴道出血量大或出现休克早期征兆时及时报告医生,并做好抢救准备。胎盘、胎膜残留者,做好清宫术前准备,尽快清除宫腔内残留物,并送病理检查。若确诊为切口裂开,则应配合做好剖腹探查准备。

2. 纠正贫血,防止感染　保持床单清洁干燥,勤换会阴垫,做好会阴及伤口的护理。每日用消毒液擦洗会阴,大、小便后冲洗会阴。监测体温的变化,定时检查子宫大小,有无压痛。密切观察恶露情况,有无增多、臭味等。伤口有无红、肿、热、痛等改变及炎性渗出物等感染迹象,遵医嘱给予缩宫素和广谱抗生素。加强营养,抗贫血治疗,检测血红蛋白含量。

3. 心理护理　教会产妇放松,如听音乐,与婴儿沟通等。治疗中适当告诉产妇有关病情,以增强其自信心。耐心听取产妇的倾诉,给予心理支持。向产妇及家属做好解释工作,允许家属陪伴,帮助照顾婴儿,指导婴儿喂哺,提高产妇战胜疾病的信心。

4. 健康教育　注意产褥期保健,产褥期注意休息,并适量活动,尽早哺乳,以利于子宫复旧、恶露排出。注意会阴部、腹部切口的护理,加强营养。若血性恶露时间长,超过1周,及时到医院检查。产褥期禁止盆浴与性生活。

【护理评价】

1. 产妇是否有感染迹象,生命体征是否正常。

2. 产妇出血是否停止,贫血是否明显改善。

3. 产妇情绪是否稳定,是否掌握产褥期保健知识。

第三节　产褥期抑郁症

【案例导入】

王女士,28岁,G_1P_1,以"产后3周,情绪低落1周"为主诉入院。妊娠期间因前置胎盘住院治疗,孕37周剖宫产分娩一女婴,产后2周出现情绪低落,食欲改变,体重显著下降,睡眠不佳,难以独自照顾婴儿,常无诱因与家人争吵,独自流泪,近1周加重。平时有婆婆协助照顾婴儿,丈夫长期外地工作。体格检查:生命体征平稳,精神差。妇科检查:子宫复旧好,恶露正常。

问题:

1. 该产妇最可能的诊断是什么?如何进一步明确诊断?

2. 根据其病情,护理诊断有哪些?

3. 根据护理诊断制订护理措施。

产褥期抑郁症(postpartum depression,PPD)又称产后抑郁症,是指产妇在产褥期内出现的抑郁症状,是产褥期精神综合征中最常见的一种类型。表现为易激惹、焦虑、沮丧和对自身及婴儿健康过度担忧等,以心境持续低落为基本特征,常失去生活自理及照料婴儿的能力,甚至出现自杀自残现象。常在产后2周发病。国内发病率为3.8%~16.7%,国外发病率为3.5%~33%。对母婴的身心健康危害极大。

【病因】

目前,关于产褥期抑郁症的病因尚不明确,可能与下列因素相关。其中心理社会因素与产褥期抑郁症的发生关系比较密切。

1. 分娩因素　产妇经过正常分娩或者剖宫产,造成机体疲惫,尤其是难产、滞产等给产妇带来紧张与恐惧,导致其情绪不稳定。

2. 内分泌因素　妊娠后期,孕妇体内雌激素、黄体酮增高,皮质激素、甲状腺素也不同程度增高,孕妇会产生幸福愉悦的感觉。但产后体内上述激素水平急剧下降,可

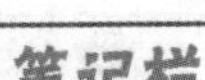

能导致产生抑郁症。

3. 心理因素　主要与产妇的人格特点有关，具有敏感（神经质）、个性强、内向、社交能力差等特点者易发生产后抑郁症。

4. 社会性因素　孕期发生婚姻家庭关系不和、妊娠结局不良、丧偶、下岗失业、缺乏经济来源和家庭的照顾等，可能导致产生抑郁症。

5. 遗传性因素　既往或家族史中有精神疾患，特别是有产褥期抑郁症家族史者，发病率更高。

【临床表现】

通常在产后2周出现症状，可持续数周甚至1年，少数病人可持续1年以上。主要表现：①情绪改变，表现为沮丧、焦虑、易哭、易怒、易激惹和对自身及婴儿健康过度担忧。②自我评价降低，自罪感、自暴自弃，与家人、丈夫关系不协调。③创造性思维受损，主动性降低。④厌倦生活，出现厌食，睡眠障碍，易疲倦，性欲减退，有时处于错乱或昏睡状态，严重者可能出现绝望、自杀或杀婴倾向。

临床诊断目前尚无统一的标准。1994年美国精神学会《精神疾病的诊断与统计手册》制定的标准为在产后2周内出现下列5条或5条以上的症状，必须具备①、②两条：①情绪抑郁；②对全部或多数活动明显缺乏兴趣或愉悦；③失眠或睡眠过度；④体重显著下降或增加；⑤精神运动性兴奋或阻滞；⑥遇事皆感毫无意义或自责感；⑦疲劳或乏力；⑧思维力减退或注意力涣散；⑨反复出现死亡想法。

【治疗要点】

产褥期抑郁症的治疗，原则上与一般抑郁症无显著差异。

1. 心理治疗　通过个体化心理咨询及心理治疗，查找原因，解除情绪困扰，增强自信，调整家庭及社会关系，提升自我效能。

2. 药物治疗　抗焦虑、抗抑郁药物，适于中重度抑郁症及心理治疗无效者。应在专科医生指导下用药，主要有三环类抗抑郁药、5-羟色胺再吸收抑制剂等。5-羟色胺再吸收抑制剂不进入乳汁，故为首选药物。

【护理评估】

1. 健康史　采集病人的家族史、个人史、孕产史，了解本次分娩及产褥期情况，了解可能诱因。

2. 身体状况　观察产妇的情绪变化、注意力及思维能力、食欲、睡眠、疲劳程度。观察产妇日常活动和行为，尤其是母婴之间的交流和接触情况。

3. 心理社会状况　生育过程中丈夫等家庭成员对产妇的态度差，会给产妇带来严重的精神压力，导致缺乏自信心，产生悲观情绪。注意评估人际交往、夫妻关系，甚至家庭成员关系等。

4. 辅助检查　多采用心理测量仪及心理量表进行筛查和辅助诊断。

（1）爱丁堡产后抑郁量表（Edinburgh potnatal deprssion scale，EPDS）　是目前较多采用的筛选工具，它包括10项内容，4级评分，总分≥13分者可疑产后抑郁症。

（2）产后抑郁筛查量表（postpartum deprssion screening scale，PDSS）　它包含7个因素，共35个条目，一般以总分≥60分作为筛查临界值。

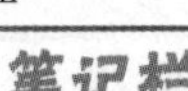

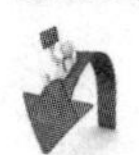

【护理诊断】

1. 个人应对无效　与产妇的抑郁行为有关。

2. 有暴力行为的危险　对自己或对婴儿，与产后严重心理障碍有关。

【护理目标】

1. 产妇在护理孩子时表现出喜悦、自信和满足。

2. 产妇无伤害自己及孩子行为，心理和生理的舒适感增加。

【护理措施】

1. 一般护理　建立良好的睡眠习惯，提供安静、舒适的休息环境，协助产妇换内衣裤，温水冲洗会阴，促进舒适。均衡营养，合理饮食，促进泌乳。避免不良刺激，加强产后体操锻炼，提高抗压能力。

2. 心理护理　鼓励产妇表达自己内心的感受，学会自我调适并与他人交流，同时医护人员对产妇应多关心、尊重，提高她们的自信心和自尊感。教会产妇情绪不好时采用自我放松、听音乐、聊天等方法调节情绪，必要时进行心理咨询。促进产妇适应母亲角色，在产妇获得充分休息的基础上，让产妇更多接触孩子，逐渐参与孩子的日常生活护理，培养母子亲情。

3. 防止暴力行为发生　注意安全保护，谨慎地安排生活起居环境，防止危险物品在情绪失控时造成的伤害。加强陪护，发现自杀、自伤征兆及时处理。

4. 用药护理　对根据诊断需要用药的产妇，指导其遵医嘱用药，注意不良反应。

5. 加强社会支持　产后焦虑和抑郁情绪是由生理-心理-社会因素所致，为减少不良社会因素产生的影响，应以社区为载体，以家庭为单位，以产妇为对象进行护理保健，医院及社区护士应建立孕、产妇档案，定期家庭访视，及时发现产妇的焦虑、抑郁情绪，帮助其分析原因，进行宣教和心理干预，鼓励和指导家属及亲友对产妇提供情感支持和心理疏导，帮助其解决实际问题，树立信心，促进产妇身心恢复。

6. 健康教育　提供新生儿护理知识及技能指导，如新生儿喂养、沐浴、常见问题的处理方法等。同时给予产妇自我护理指导，如饮食、休息、活动的指导，常见问题如褥汗、乳房胀痛、宫缩痛等的处理方法，以减少产妇的困惑及无助感，提高自我效能感。产褥期抑郁症不仅影响产妇的精神心理和身体健康，更重要的是可能影响婴儿的认知能力、情感、行为及社会能力等发育。只要能认真对待和及时治疗，预后良好。约70%的产褥期抑郁症病人于1年内治愈，仅极少数病人持续1年以上。

【护理评价】

1. 产妇是否掌握护理孩子技能，并在护理孩子时表现平静和自信。

2. 产妇是否情绪低落，出现暴力行为。

本章小结

产褥感染是指分娩期及产褥期，产妇因生殖道受病原体侵袭引起局部或全身感染。是引起产褥病率的主要原因。感染可波及外阴、阴道、宫颈、子宫及盆腔结缔组织。主要表现为发热、疼痛、异常恶露，严重者可形成腹膜炎、血栓性静脉炎、脓毒血症及败血症等。应积极进行抗感染治疗和对症支持治疗。护理要点是观察生命体征、恶

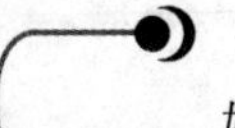

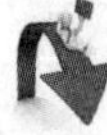

露及伤口情况,配合治疗,做好会阴护理。

晚期产生出血是指分娩 24 h 后,在产褥期发生的阴道大量出血。产后 1~2 周内最常见。病因包括子宫胎盘附着面感染或复旧不全;胎盘、胎膜、蜕膜残留、感染、剖宫产术后伤口裂开等。阴道流血、失血性休克、继发贫血、血性恶露增多为其主要表现。应加强产褥期管理,观察子宫复旧情况,纠正贫血、预防感染和休克,需手术者做好术前准备及术后护理。

产褥期抑郁症是指产妇在产褥期间出现抑郁症状,是产褥期精神综合征中最常见的类型。以情感持续低落为基本特征,可伴有思维和行动改变及躯体症状。治疗以心理支持疗法为主,必要时遵医嘱应用抗抑郁药物,重在预防。

(孙妞妞)

思考题

1. 简述产褥感染的临床表现及护理措施。
2. 简述晚期产后出血的定义及原因。
3. 简述产后抑郁症的预防及护理措施。

第十二章 护理计划的制订及病历书写

第一节 护理计划的制订

护理计划的制订要以人为本，以整体护理的基本程序为框架。首先进行护理评估，及时准确地发现孕产妇及病人现存和潜在的护理问题，有针对性地制订护理目标和计划，并在实施的过程中进行评价，不断改进和调整。

一、护理评估

护理评估是指收集有关护理对象的全面资料，并加以整理、综合、判断，以了解病人目前的健康状况，并评价其过去和现在的应对形态。护理评估是护理程序的基础，可以通过观察、会谈、身体检查、心理测试、阅读检查报告等方法获得护理对象生理、心理、社会、精神和文化等各方面的资料。护理评估的准确性有赖于收集资料的可靠性和准确性。由于女性生殖系统疾病常常涉及病人的隐私和与性生活有关的内容，收集资料时会使病人感到害羞和不适，甚至不愿说出实情，所以在评估时，要做到态度和蔼、语言亲切，关心体贴和尊重病人，耐心细致地询问和进行体格检查，给病人以责任感、安全感，并给予保守秘密的承诺，在可能的情况下要避免第三者在场，这样才能收集到真实的健康史、生理、心理和社会资料。

（一）健康史采集内容

1. 一般项目　包括病人的姓名、年龄、婚姻、籍贯、职业、民族、教育程度、宗教信仰、家庭住址等，入院日期，入院方式，病史陈述者、陈述者与病人的关系、可靠程度。

2. 主诉　指促使病人就诊的主要症状（或体征）及持续时间。产科病人常见的主诉有停经、停经后阴道流血和（或）下腹疼痛不适、妊娠期呕吐、见红、临产前突然阴道排液、产后发热伴下腹痛等。妇科常见的症状有外阴瘙痒、阴道流血、白带异常、闭经、下腹痛、下腹部包块及不孕等。也有本人无任何自觉不适，妇科普查发现问题的病人。主诉应简明扼要，通常不超过20字。如“停经45 d后，阴道流血伴腹痛3 d”；或者“普查发现子宫肌瘤2 d”。

3. 现病史　是病史的主要部分，可按照时间顺序进行询问，应围绕主诉了解发病

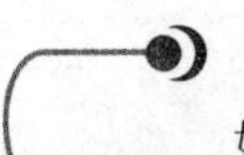

笔记栏

时间、发病原因及可能的诱因、病情发展经过、就医经过、采取的护理措施及效果。还需了解病人有无伴随症状及其出现的时间、特点和演变过程,特别是与主要症状的关系。此外,详细询问病人相应的心理反应,询问食欲、大小便、体重变化、活动能力、睡眠、自我感觉、角色关系、应激能力的变化。

4. 月经史　包括初潮年龄、月经周期、经期持续时间(如 11 岁初潮,月经周期 28 ~ 30 d,持续 5 d,可简写为 $11\,\frac{5}{28\sim30}$)。了解经量多少,经前期有无痛经、乳房胀痛、水肿、精神抑郁或易激动等,常规询问末次月经时间及其经量和持续时间。若其流血情况不同于以往正常月经,还应再问前次月经日期。绝经者应询问绝经年龄,绝经后有无不适,有无阴道出血、分泌物增多或其他不适。

5. 婚育史　包括婚次、每次结婚年龄、男方健康情况、是否近亲结婚、同居情况、双方性功能、性病史。生育情况包括足月产、早产、流产次数以及现存子女数,以 4 个阿拉伯数字顺序表示,可简写为"足-早-流-存",如足月产 1 次,无早产,流产 2 次,现存子女 1 人,可记录为 1-0-2-1。或用孕 3 产 1(G_3P_1)表示。同时询问分娩方式、新生儿出生情况,有无难产史、产后大量出血或产褥感染史,末次分娩或流产的时间和情况,以及采用的计划生育措施及效果。

6. 既往史　以往健康状况和疾病情况,特别是妇科疾病、心血管疾病、结核、肝炎及手术外伤史、输血史、预防接种史、药物过敏史等。如患过某种疾病,应询问疾病的治疗和转归。为防止遗漏,可按全身各系统依次询问。

7. 个人史　询问病人的生活和居住情况、出生地和曾居住地区、个人自理程度、生活方式、睡眠、饮食、营养、卫生习惯等。了解与他人、家人的关系,对待职业、工作、退休的满意度,有无毒品使用史及烟酒嗜好。

8. 家族史　了解病人的家庭成员包括父母、兄弟、姊妹及子女的健康状况,询问家族成员有无遗传性疾病(如血友病、白化病)、可能与遗传有关的疾病(如糖尿病、高血压)以及传染病(如结核)等疾病病史。

(二)身体评估内容及方法

身体评估应在采集健康史后进行,主要包括全身检查、腹部检查和盆腔检查。

1. 全身检查　测量体温、脉搏、呼吸、血压、身高、体重;观察精神状态、全身发育、毛发分布、皮肤、淋巴结(尤其是左锁骨上淋巴结和腹股沟淋巴结)、头部器官、颈、乳房(检查其发育情况及有无皮肤凹陷、包块或分泌物),心、肺、脊柱及四肢。

2. 腹部检查　是妇产科体格检查的重要组成部分,应在盆腔检查前进行。视诊观察腹部形状和大小,有无隆起或呈蛙腹状,腹壁有无瘢痕、静脉曲张、妊娠纹、腹壁疝、腹直肌分离等。扪诊腹壁厚度,肝、脾、肾有无增大及压痛,腹部其他部位有无压痛、反跳痛及肌紧张,腹部能否扪到肿块,如有包块,应描述包块的部位、大小(以 cm 为单位表示或相当于妊娠月份表示,如包块相当于妊娠 3 个月大)、形状、质地、活动度、表面光滑(或高低不平、隆起)以及有无压痛。叩诊时注意鼓音和浊音分布区,有无移动性浊音存在。必要时听诊了解肠鸣音情况。如为孕妇,应进行产科检查(见第三章)。

3. 盆腔检查　为妇科特有的检查,又称为妇科检查,包括外阴、阴道、宫颈、宫体及双侧附件。检查用物包括无菌手套、阴道窥器、鼠齿钳、长镊、子宫探针、宫颈刮板、玻片、棉拭子、消毒液、液状石蜡或肥皂水、生理盐水等。

笔记栏

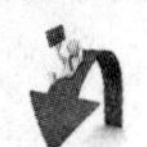

(1)基本要求

1)检查者关心体贴被检查者,做到态度严肃,语言亲切,检查前向病人做好解释工作,检查时仔细认真,动作轻柔。

2)除尿失禁病人外,检查前嘱咐病人排空膀胱,必要时先导尿。大便充盈者应在排便或灌肠后进行。

3)为避免感染或交叉感染,置于臀部下面的垫单、检查器械和无菌手套应一人一换,一次性使用。

4)除尿瘘病人有时须取膝胸位外,一般妇科检查取膀胱截石位,头部略抬高,两手平放于身旁,使腹肌松弛,病人臀部置于检查台缘。检查者一般面向病人,立在病人两腿间。不宜搬动的危重病人不能上检查台,可在病床上检查。

5)应避免于月经期做盆腔检查。如为阴道异常出血必须检查时应先消毒外阴,并使用无菌手套及器械,以免感染。

6)无性生活病人禁做阴道窥器检查、双合诊和三合诊检查,一般仅限于直肠-腹部诊。如确有检查必要,应先征得病人及其家属同意后,方可进行检查。

7)怀疑有盆腔内病变而腹壁肥厚、高度紧张、不合作或无性生活史病人,如妇科检查不满意,可行B超检查,必要时可在麻醉下进行盆腔检查协助诊断。

8)男性医护人员对病人进行妇科检查时,应有女性医护人员在场,以减轻病人紧张心理,并可避免发生不必要的误会。

(2)检查方法　一般按下列步骤进行。

1)外阴部检查:观察外阴发育、阴毛多少和分布情况(女性型或男性型),有无畸形、水肿、炎症、溃疡、赘生物或肿块,注意皮肤和黏膜色泽或色素减退及质地变化,有无增生、变薄或萎缩。然后分开小阴唇,暴露阴道前庭及尿道口和阴道口,观察尿道口周围黏膜色泽及有无赘生物。无性生活的病人处女膜一般完整未破,其阴道口勉强可容示指;有性生活的病人阴道口能容两指通过;经产妇的处女膜仅余残痕或可见会阴后侧切瘢痕。检查时还应让病人用力向下屏气,观察有无阴道前壁或后壁膨出、子宫脱垂或尿失禁等情况。

2)阴道窥器检查:临床常见的阴道窥器为鸭嘴形,可以固定,便于阴道内诊疗操作。阴道窥器有大小之分,根据病人阴道大小和阴道壁松弛情况,选用相应型号的阴道窥器。

放置和取出:当放置窥器时,将阴道窥器两叶合拢,表面涂润滑剂(生理盐水或肥皂液)润滑两叶前端,以利插入阴道,避免阴道损伤。冬天气温较低时,可将窥器前端置于40~45 ℃肥皂液中预先加温,防止因窥器的温度过低影响对病人的检查效果。拟做宫颈细胞学检查或取阴道分泌物做涂片时,可改用生理盐水润滑,以免润滑剂影响涂片质量和检查结果。放置窥器时,检查者左手拇指和示指将两侧小阴唇分开,暴露阴道口,右手持阴道窥器避开敏感的尿道周围区,斜行沿阴道侧后壁缓慢插入阴道内,边推进边旋转,将窥器两叶转正并逐渐张开两叶,直至完全暴露宫颈、阴道壁及穹窿部(图12-1),然后旋转窥器,充分暴露阴道壁。取出窥器时应将两叶合拢后退出,以免小阴唇和阴道壁黏膜被夹入两叶侧壁间而引起病人剧痛或不适。

窥器检查内容:包括宫颈、阴道的视诊。首先观察阴道前后壁和侧壁及穹窿黏膜颜色、皱襞多少,是否有阴道隔或双阴道等先天畸形,有无溃疡、赘生物或囊肿等,并注

笔记栏

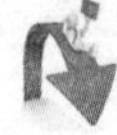

意阴道分泌物的量、性状、色泽,有无臭味。阴道分泌物异常者应进行滴虫、假丝酵母菌、淋菌及线索细胞等检查。其次暴露宫颈,观察宫颈大小、颜色、外口形状,有无出血、柱状上皮异位、撕裂、外翻、腺囊肿、损伤、息肉、赘生物、畸形,宫颈管内有无出血或分泌物,并可采集宫颈外口鳞-柱交接部或宫颈分泌物标本做宫颈细胞学检查。

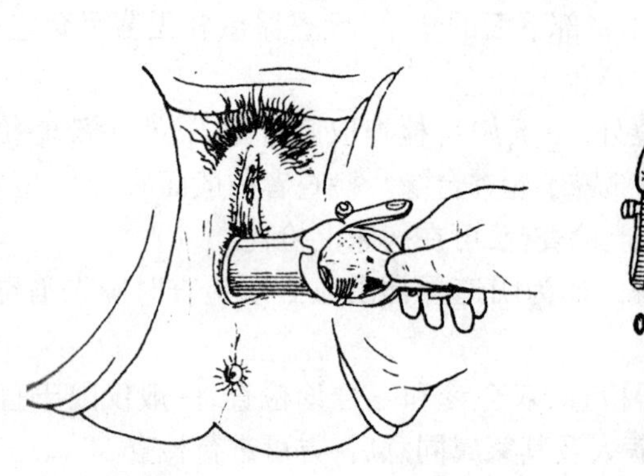

沿阴道侧后壁放入阴道窥器

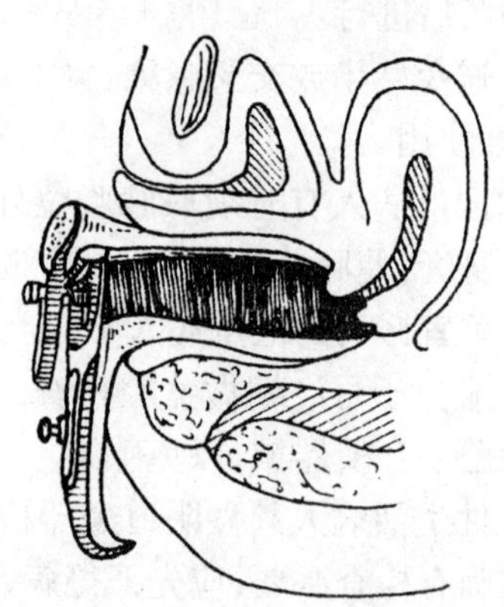

暴露宫颈

图 12-1　阴道窥器检查

放置阴道窥器后显示的正面及侧面观(暴露子宫颈及阴道侧壁)

3)双合诊:是盆腔检查中最重要的项目。检查者一只手示指和中指伸入阴道内,另一只手放在腹部配合检查,称为双合诊检查。目的在于检查阴道、宫颈、宫体、输卵管、卵巢及宫旁结缔组织和韧带,以及盆腔内壁情况。检查方法:检查者戴无菌手套,右手(或左手)示指和中指蘸润滑剂,顺阴道后壁轻轻插入,检查阴道通畅度、深度、弹性,有无先天畸形、瘢痕、结节、肿块及阴道穹窿情况。触诊宫颈的大小、形状、硬度及宫颈外口情况,有无接触性出血和宫颈举痛。当扪及宫颈外口方向朝后时,宫体为前倾;宫颈外口方向朝前时,宫体为后倾。宫颈外口朝前且阴道内手指伸达后穹窿顶部可触及子宫体时,子宫为后屈。随后将阴道内两指放在宫颈后方,另一只手掌心朝下手指平放在病人腹部平脐处,当阴道内手指向上、向前方抬举宫颈时,腹部手指向下向后按压腹壁,并逐渐向耻骨联合部位移动,通过内、外手指抬举和按压,相互协调,扪诊子宫体位置、大小、形状、软硬度、活动度以及有无压痛(图 12-2)。正常子宫位置一般是前倾略前屈,位于盆腔中央。扪清子宫后,将阴道内两指由宫颈后方移至一侧穹窿部,尽可能往上向盆腔深部扪触;与此同时,另一手从同侧下腹壁髂嵴水平开始,由上往下按压腹壁,与阴道内手指相互对合,以触摸该侧子宫附件区有无肿块、增厚或压痛。若扪及肿块,应查清其位置、大小、形状、软硬度、活动度、与子宫的关系以及有无压痛等。正常卵巢偶可扪及,触后稍有酸胀感。正常输卵管不能扪及。

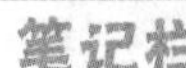
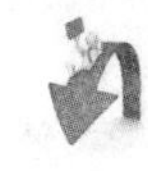

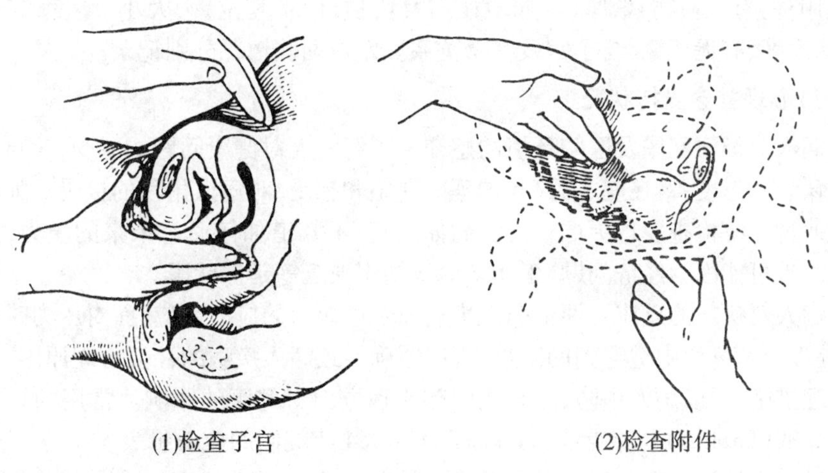
(1)检查子宫　　(2)检查附件

图 12-2　双合诊

4)三合诊:经直肠、阴道、腹部联合检查,称为三合诊。方法:除一手示指放入阴道,中指插入直肠以替代双合诊时的两指外,其余检查步骤与双合诊相同(图 12-3)。通过三合诊能扪清后倾或后屈子宫的大小,发现子宫后壁、宫颈旁、直肠子宫凹陷、子宫骶韧带及双侧盆腔后壁的病变,估计盆腔内病变范围,及其与子宫或直肠的关系,特别是癌肿与盆壁间的关系,以及扪诊阴道直肠隔、骶骨前方或直肠内有无病变,所以三合诊在生殖器官肿瘤、结核、内膜异位症、炎症检查时尤为重要。

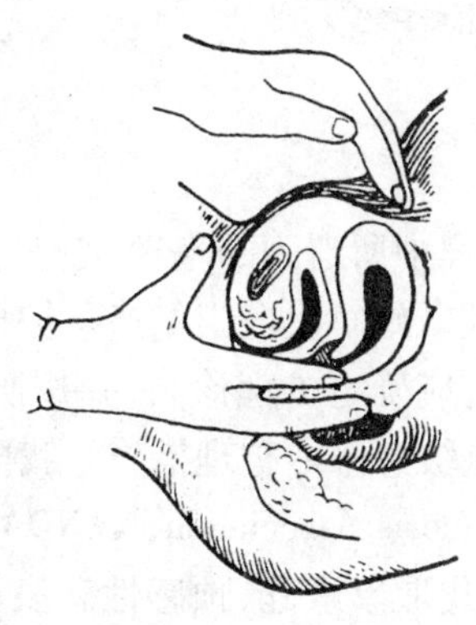
图 12-3　三合诊

5)直肠-腹部诊:检查者一手示指伸入直肠,另一只手在腹部配合检查,称为直肠-腹部诊。一般适用于无性生活史、阴道闭锁、经期不宜做双合诊检查者或有其他原因不宜行双合诊检查的病人。

(3)记录　盆腔检查结束后,应按照解剖部位的先后顺序记录检查结果。

1)外阴:发育情况、阴毛分布形态、婚产类型。有异常发现时,应详加描述。

2)阴道:是否通畅,黏膜情况,分泌物量、色、性状及有无臭味。

3)子宫颈:大小、硬度,有无柱状上皮异位、撕裂、息肉、腺囊肿,有无接触性出血、举痛及摇摆痛等。

4)宫体:位置、大小、硬度、活动度、有无压痛等。

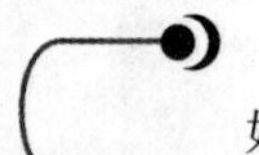

笔记栏

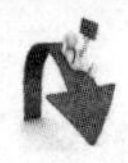

5)附件:有无块物、增厚、压痛。如扪及块物,记录其位置、大小、硬度、表面光滑与否、活动度、有无压痛,与子宫及盆壁关系。左右两侧情况分别记录。

(三)心理社会支持状况

1. 病人对健康问题及医院环境的感知　了解病人对健康问题的感受,对自己所患疾病的认识和态度,对住院、治疗和护理的期望和感受,对病人角色的接受。如有的病人担心通过住院检查发现更严重的疾病如癌症,不知道如何面对未来的压力,所以不愿就医。也可能因为经济问题、工作忙碌或知识缺乏等延误就医。

2. 病人对疾病的反应　评估病人患病前及患病后的应激反应,面对压力时的解决方式,处理问题过程中遭遇到的困难,可以明确导致病人疾病的社会心理原因,以采取心理护理措施,帮助病人预防、减轻或消除心理方面对健康的影响。常用的评估量表为拉斯如斯(Lazarus)与弗克曼(Folkman)于1984年编制的应对量表。

3. 病人的精神心理状态　发病后病人的定向力、意识水平、注意力、仪表、举止、情绪、沟通交流能力、思维、记忆和判断能力有无改变。患病后病人有无焦虑、恐惧、否认、自责、沮丧、愤怒、悲哀、绝望等情绪变化。如妇科检查中的暴露常常使病人感到害羞、困扰,或将检查与性联想起来产生罪恶感;也可能因为以往不愉快的经历使病人对护理评估产生畏惧,拖延或拒绝接受妇科检查。

4. 社会支持度　如婚姻状况、经济状况、社会关系等。

(四)辅助检查

辅助检查包括血、尿、便三大常规检查,相关的实验室检查及相应的物理学诊断,如超声检查、X射线检查、内镜检查等。

二、护理诊断/问题

护理诊断是对病人生命历程中所遇到的生理、心理、精神、社会和文化等方面问题的阐述,这些问题可以通过护理措施解决。当妇产科护士全面收集了有关护理对象的资料,并加以综合整理、分析后,应确定护理诊断,并按照其重要性和紧迫性排列先后顺序,使护士能够根据病情轻重缓急采取护理措施。我国目前多使用北美护理诊断协会(North American Nursing Diagnosis Association,NANDA)认可的护理诊断。妇科病人的护理诊断常有焦虑、恐惧、自我形象紊乱、预感性悲哀、知识缺乏、疼痛、皮肤完整性受损、尿潴留、舒适的改变、活动无耐力等。

三、护理目标

护理目标是护士期望通过护理干预,使病人达到的健康状态或在行为上的改变,也是评价护理效果的标准。护理目标包括长期目标和短期目标。护理目标的确定有利于护理措施的制定和实施。目标的陈述包括主语、谓语、行为标准及状语。目标应是具体的,可被测量或观察到的,应避免不明确或含糊之词。目标应在病人能力范围之内,应鼓励病人及家属参与讨论,共同制定护理目标。常见的护理目标,如病人能叙述子宫切除的必要性并积极配合手术前准备;病人在手术前焦虑程度减轻或缓解等。

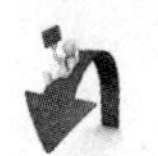
笔记栏

四、护理措施

护理措施是护士为病人提供的具体护理活动，为协助病人达到预期目标所制定的具体工作内容。护理措施包括执行医嘱、缓解症状、促进舒适的护理措施；预防、减轻、消除病变反应的护理措施；心理疏导，用药指导和健康教育等。护理措施包括依赖性、协作性、独立性3种类型。护理措施应针对护理目标而制订，要保证病人的安全，明确内容和时间，便于执行和检查，不能和医疗措施相冲突。要让病人理解护理措施，参与护理措施的实施。

五、护理评价

护理评价可以判断执行护理措施后病人的反应，是评价预期目标是否实现的过程，是对整个护理效果的鉴定。现实与目标之间可能会存在目标完全实现、目标部分实现和目标未实现等几种结果。若目标未能完全实现，应寻找原因，并重新收集资料，调整护理诊断和护理计划。一般有停止、修订、排除和增加4种情况。在评价过程中应注意总结经验教训，不断改进和提高护理质量，以争取病人早日康复。

第二节　妇产科护理病历书写

妇产科护理病历是护士在护理活动中形成的文字、符号、图表等资料的总和，是护士对病人进行病情观察和实施护理措施的原始文字记载，是妇产科护理工作的重要组成部分。其记录内容应当及时、准确、客观、真实、完整，书写要求记录详细、突出重点、主次分明、符合逻辑、文字清晰及正确应用医学术语。

一、产科护理病历

产科护理病历包括产前评估、待产及分娩记录、产后护理记录三部分。记录内容重点体现产程观察及护理，尤其是高危妊娠母儿的护理过程应详细记录。

1. 产前评估　产前评估主要内容包括孕妇一般资料、生命体征、孕周、胎位、胎儿入盆情况、胎心、胎动、宫缩情况及胎膜是否破裂、见红等先兆临产表现等。护士可采用产科护理入院评估表对住院分娩的孕妇进行产前评估（表12-1）。

表12-1　产科护理入院评估表

病房______　床号______　姓名______　年龄______　民族______　住院号______

入院日期：________年________月____日____时____分
入院诊断：______________________________________
入院方式：□门诊　□急诊　□步行　□轮椅　□平车
职业：________________婚姻：□已婚　□未婚　□离异____________________
费用支付：□新农合　□公费　□自费　□医保　□保险
生命体征：　T ________ P ________ R ________ BP ________ mmHg 体重________ kg

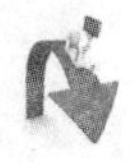
笔记栏

续表 12-1

意识精神：	□清醒 □嗜睡 □朦胧 □躁动 □昏迷 □平静 □烦躁 □焦虑 □恐惧 □其他______
循环：	□脉律齐 □脉不齐 □脉过速 □其他______
呼吸：	□正常 □呼吸困难 □端坐呼吸 □气切插管 □吸氧 □呼吸机辅助 □其他______
疼痛：	□无 □有 □疼痛评分(ZY-JL) □其他______
口腔黏膜：	□正常 □出血点 □溃疡 □糜烂 □发绀
皮肤情况：	□正常 □潮红 □苍白 □黄疸 □发绀 □皮疹 其他 □完整 □破损 □压疮 □部位 ______面积 ______ cm^2
压疮分期：	□Ⅰ期 □Ⅱ期 □Ⅲ期 □Ⅳ期 □压疮高危评分____分(ZY-JL)；皮损/外伤、部位______面积 ______ cm^2
水肿：	□无 □有 部位：______
饮食：	食欲：□正常 □减低 □增加 □其他______ 食物禁忌：□无 □有
过敏史：	食物：□无 □有 药物：□无 □有______ □其他______
营养状况：	□良好 □中等 □肥胖 □消瘦 □恶病质
活动：	自理能力：□完全自理 □部分自理 □完全不自理
休息：	睡眠/休息型态：□正常 □入睡困难 □易醒
生活习惯：	吸烟：□无 □有 每日 支
嗜酒：	□无 □有 每日 两 □其他______
排泄：	小便：□正常 □失禁 □尿频 □尿潴留 □尿少 □留置尿管 □其他______
大便：	□正常 □失禁 □腹泻 □便秘 □肠造口
其他：	□呕吐 □引流 □其他______
情绪：	□正常 □兴奋 □易激动 □悲哀 □焦虑 □孤独 □恐惧 □绝望 □抑郁 □其他______
专科评估：	孕产史：孕______ 产______ 既往分娩方式：□顺产 □剖宫产 孕产期：______年____月____日 胎心______次/min 胎位______ 宫缩：□无 □规律 □不规律 破膜：□无 □已破 时间______ 羊水：□清 □混浊 □Ⅰ度 □Ⅱ度 □Ⅲ度 阴道流血：□无 □有 ______mL 乳头发育：□凸 □平 □凹 母乳喂养知识：□掌握 □了解 □未知
既往史：	□无 □有 (诊断、年)______ □住院经历：□无 □有 原因______ 地点：□本院 □外院
家族史：	□无 □高血压 □心脏病 □糖尿病 □肿瘤 □精神病 □其他______
入院护理指导：	□自我介绍 □环境介绍 □住院需知/科室规定介绍 □呼叫器使用 □床单位使用 □护理计划、措施 □作息、订餐制度 □贵重物品保管 □探视陪伴制度 □医生查房时间 □健康教育 □预防跌倒、坠床
此次入院原因：	______
资料来源：	□病人 □丈夫 □父母 □病历 □其他______
护士签名：______	日期/时间______

2. 待产及分娩记录　待产及分娩记录是在产房内完成的，体现产程及分娩的动态过程，由助产士或产科护士及医生填写，其内容主要包括产程记录(预产期、孕周、孕/产

笔记栏
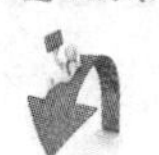

次、血压、胎位、胎心、宫缩、宫口开大及先露下降程度、破水后胎心的情况及羊水的量、色、胎儿大小及孕妇有无并发症)、分娩记录(表12-2)及新生儿产时记录(表12-3)。

表12-2　分娩记录单

姓名：　　　　病室：　　　　床号：　　　　住院号：

阵缩开始　　年　月　日　时　分	异常产分娩或术后记录
胎膜破裂　　年　月　日　时　分	
子宫口开全　　年　月　日　时　分	
胎儿娩出　　年　月　日　时　分	
自然　　手术	
产式	
胎盘娩出　　年　月　日　时　分	
自然　　手术　　机转　　母面 子面	
子宫底：　二程后　　三程后	
会阴：　破裂　　度	
阴道破裂　　宫颈破裂	
麻醉方式：	
产程：　一程　　二程	
三程　　总产程：	
出血量：　mL	
婴儿：　单　双　性别	
体重	
新生儿　Apgar评分(1 min　5 min)	
抢救　分　死胎　死产　新生儿死亡	
脐带绕　　处理法　　眼处理	
儿头变形：	
婴儿并发症或畸形：	诊断：
胎盘：　完全　　不完全	
胎膜：　完全　　不完全	
脐带：　长　　cm　　附着　　异常	
羊水：　量　　mL　　性质	
产后观察　　小时	
产程中用药：	处理：
离开产房时一般情况	
脉搏　　血压　　出血总量	
记录签名：　　年　月　日	接生者：　　年　月　日

笔记栏

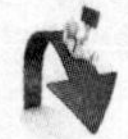

表 12-3　新生儿产时记录

母住院号：　　　　　　　婴儿室床号：　　　　　　　婴儿住院号：

母　姓名________　民族________　服务机关________　职业________　地址________

母现患疾病

预产期：　年　月　日　出生日期：　出生时间：　胎次　产次　性别

产别：　早产（妊娠　周）　足月产　过期产（妊娠　周）

生产方式：　顺产、臀产、胎头吸引、剖宫产、产钳　　脐带：打结、脱垂、绕颈　周

合并症：　前置胎盘、胎盘早剥、先兆子痫（血压　　）、子痫（血压　　）

其他

呼吸：　正常　人工　　窒息：　轻　　中　　重

Apgar 评分

产后　　分钟皮肤接触

接触　　分钟

生后情况	生后 1 min	生后 5 min		入病室后
心跳				
呼吸				
肌张力				
反射				
皮肤色				

抢救经过：　1. 吸出黏液　　mL　　2. 气管插管　　3. 人工呼吸法
　　4. 给氧时间　　5. 用药

抢救效果：　1.　　分有第一次呼吸　　2.　　时　　分有反应
　　3.　　分有规则呼吸　　4.　　时　　分开始哭

查体：体重　　身长　　头变形（产瘤）：　轻　　重　　无
　　皮肤：　　血液循环：正常　　发紫　苍白　　脐带：
　　生殖器：　　肛门：　　四肢：　　畸形：
　　胎脂：　　多　　少　　颜色　　羊水：清　　混　胎粪
　　胎盘：

新生儿左脚印　　　　　　母右手拇指印

接生者　　　护理者

3. 产后护理记录　产后护理记录的内容主要包括产妇生命体征、阴道流血、子宫

收缩及大小便情况，乳房及会阴伤口情况，产褥期饮食、活动及个人卫生情况，母乳喂养及新生儿情况（体重、哭声、呼吸、肌张力、皮肤颜色、喂养情况、脐带、大小便、血糖及四肢活动情况）。剖宫产分娩妇女的护理记录除上述内容外，还须记录病人术前及术后的病情观察内容、护理措施及效果。

二、妇科护理病历

1. 入院护理评估记录表　是护士在收集资料的基础上，对病人的健康状况经过主客观的分析、整理之后所做的一种总结性记录。它是护士确认护理诊断的依据，因此也是制订护理计划的关键。入院评估记录（表12-4）包括病人的一般情况、病史资料、身体评估资料、诊断检查结果、社会心理评估资料等。

表12-4　妇科病人入院评估表

姓名_______床号_______住院号_______入院时间_______年____月____日____时____分
年龄_______民族_______职业_______文化程度_______婚姻状态_______
入院诊断：______________________________________
入院方式：□步行　□扶行　□轮椅　□平车推送　□其他________________
病人来自：□门诊　□急诊　□其他__________________________
过敏史：□无　□有_______
既往史：□无　□有_______
一、生理方面
T____℃　P____次/min　R____次/min　BP____mmHg　身高____cm　体重____kg
意识状态：□清醒　□模糊　□嗜睡　□谵妄　□昏迷
卫生状态：□清洁　□不清洁
皮肤：□正常　□苍白　□发绀　□黄染　□潮红　□皮下出血　□水肿　□破损　□其他
饮食：□正常　□增加　□下降　□厌食　□特殊饮食
睡眠：□正常　□入睡困难　□易醒　□多梦　□失眠　□需用药入睡　□睡眠_______h/d
排泄：□正常　□异常　　小便　□正常　□异常
嗜好：□无　□有（□烟　□酒　□其他____________________）
自理能力：□正常　□障碍（□进食　□洗漱　□排泄　□其他_______）
辅助工具：□无　□有（□眼镜　□隐形眼镜　□助听器　□义齿）
二、专科方面
月经史：
生育史：□无　□有　末次人流时间_______末次生产时间_______
阴道排液：□无　□有（□脓性　□血性）　白带：□正常　□异常_______
外阴：□正常　□异常_______　阴道：□正常　□异常_______
宫颈：□正常　□异常_______　子宫：□正常　□异常_______
附件：□正常　□异常_______

笔记栏

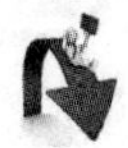

续表 12-4

三、心理社会方面
语种:□汉语 □其他________________
情绪:□镇静 □悲伤 □易激动 □焦虑 □恐惧 □孤独无助 □敌意
住院顾虑:□无 □有(□经济方面 □ 照顾方面 □家庭方面 □其他________)
家庭同住人口构成:□父母 □配偶 □子女 □独居 □其他________
家庭对病人的健康需要:□能满足 □不能满足 □忽视 □过于关心
对疾病的认识:□完全明白 □部分了解 □完全不知
四、入院介绍:□未作 □已作(□床单位 □床升降 □信号灯 □饮食 □探视制度 □厕所 □贵重物品保管)
五、存在的护理问题
1. ________________
2. ________________
3. ________________
(收集资料来源:□病人 □丈夫 □父母 □病历 □其他________)
护士签名________ 日期/时间________

2. 住院病人记录　评估是护理程序的第一步,同时贯穿于护理程序始终。除入院评估以外,护士必须对病人进行连续不断的评估,以掌握病情,才能达到系统化的整体护理。对每个病人进行评估和记录的时间可视病情决定。危重病人必须每天或者每班进行评估。住院评估表的内容和表格可根据医院、科别、病种、病情的轻重不同及人力、水平等分别设计,如某医院妇科病人住院评估表(表 12-5)。

表 12-5　妇科病人住院评估表

姓名　　科室　　床号　　住院号　　诊断

日期	班次	神志	情绪	异常生命体征	饮食	睡眠	伤口	宫缩情况	腹部管道	阴道流血	其他	签名

3. 重症护理记录　重症护理记录单是护理文件的重要项目之一,护士通过对病人病情细心观察、认真记录,积累大量完整的基础资料,为危重病人的治疗、护理、病情分析,提供有价值的信息。通过危重病人护理记录单(表 12-6)也可以检查护士的工作质量,为医疗、护理、教学及科研,提供宝贵资料。

4. 护理观察记录　护理观察记录是动态记录病人在住院期间健康状况变化及护理过程。护理观察记录应客观、真实、详细。护理观察记录单(表 12-7)内容通常包括生命体征、病情变化及症状体征的改变、各种检查的重要阳性结果、病人心理状态、特殊检查、特殊治疗、护理措施及效果评价等。护理记录的频度通常根据病情、护理级别决定。

表 12-6　重危病人护理记录单

姓名　　　　科室　　　　床号　　　　住院号　　　　诊断

日期	时间	体温（℃）	脉搏（次/min）	呼吸（次/min）	血压（mmHg）	入量		出量		病情变化及护理措施	签名
						项目	量（mL）	项目	量（mL）		

表 12-7　护理观察记录单

姓名　　　　科室　　　　床号　　　　住院号　　　　诊断

日期	时间	体温（℃）	脉搏（次/min）	呼吸（次/min）	血压（mmHg）	氧饱和度（%）	饮入量（mL）	输入量（mL）	尿量（mL）	引流量（mL）	其他	治疗护理及病情	签名

5. 出院评价记录　病人经过一段时间的治疗，即将出院。出院前一天，护士应全面评价病人住院全过程并给予病人营养、药物、活动与休息等方面的指导。出院评价记录（表 12-8）主要包括：病人性别、年龄、主诉、入院日期、入院时的症状，护士提出的护理诊断、采取的护理措施、取得的效果、是否做好心理护理及得到病人的配合程度。

表 12-8　出院评价记录单

姓名　　　　科室　　　　床号　　　　住院号　　　　诊断

出院小结：
出院教育： 1. 营养： 膳食 限制
2. 药物： 正确叙述药物的作用、剂量、时间、用法及注意事项 名称　　剂量　　时间 用法　　　　　　特别指导
3. 活动与休息：
4. 特别指导： 如出现下列症状，需要及时就医： 仍存在的护理诊断/问题和应采取的措施
复诊时间：　　　　　　　　地点： 病人/家属签名：　　　　　评价护士签名：　　　　　年　　月　　日

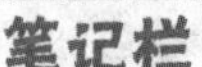

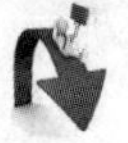

本章小结

本章介绍了妇产科病人的整体护理程序,包括护理评估、护理诊断/问题、护理目标、护理措施和护理评价。护理评估是护理程序的基础和关键,包括健康史采集、身体状况评估、心理社会状况评估和辅助检查。应结合妇产科病人的特点收集其病史资料,其中主诉和现病史是核心部分,要围绕主要症状按时间顺序依次询问;月经史及婚育史资料是收集的重点。身体评估主要包括全身检查、腹部检查和盆腔检查,其中盆腔检查是妇产科病人身体评估的特殊方法。孕、产妇的身体评估还应包括产科检查。辅助检查包括血、尿、便常规检查,实验室检查及物理学诊断如超声检查、内镜检查等。心理社会评估主要包括病人对疾病的反应、对健康问题及医院环境的感知、病人的精神心理状态及社会支持度4个方面。护理程序中无论是护理评估还是护理计划的实施,都会涉及病人的隐私,需要及时沟通,取得病人的理解和配合,

妇产科护理病历是护士对病人的病情观察和实施护理措施的原始文字记载,是妇产科护理工作的重要组成部分,护士应当及时、准确、客观、真实、完整、动态地记录其内容。产科护理病历包括产前评估、待产及分娩记录、产后护理记录三部分。记录内容重点体现产程观察及护理。妇科护理病历常用的表格有入院评估记录、住院病人评估表、重症护理记录、护理观察记录及出院评价记录单。

(伍东红)

思考题

1. 王某,18岁,未婚,因不规则阴道流血2个月来医院就诊。应如何进行护理评估?
2. 进行妇科检查前有哪些基本要求?
3. 妇科检查常用的方法有哪些?

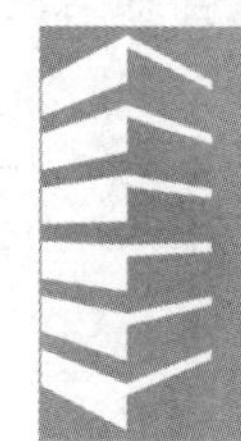

第十三章 女性生殖系统炎症病人的护理

第一节　概述

生殖系统炎症是女性生殖系统常见病、多发病，主要包括外阴炎、阴道炎、子宫颈炎及盆腔炎。一些性传播疾病也可以表现为生殖系统炎症。女性生殖系统具有天然的自我防御机制，但是妇女在特殊生理时期如月经期、妊娠期、分娩期及产褥期，防御功能易受到破坏，而且其解剖位置与肛门及尿道相邻，病原体容易侵入生殖道造成炎症。炎症可以是急性发作，重者可引起败血症甚至感染性休克而致死亡，也可由于病人抵抗力低、治疗不及时彻底而转变为慢性炎症。生殖系统炎症不仅危害病人，而且还可危及胎儿及新生儿，因此应积极防治。

【女性生殖系统的自然防御功能】

1. 外阴　两侧大阴唇自然合拢遮掩阴道口、尿道口，防止外界微生物污染。

2. 阴道　由于盆底肌的作用，阴道口闭合，阴道前后壁紧贴，可防止外界的污染。而经产妇的阴道较为松弛，这种防御功能较差。阴道黏膜被覆鳞状上皮，青春期后，受卵巢分泌的雌激素的影响，阴道上皮增生变厚，上皮细胞内的糖原含量增加，在阴道乳酸杆菌的作用下，分解为乳酸以维持阴道正常酸性环境（pH 值多在 3.8 ~ 4.4），使适于弱碱性环境的病原菌的活动和繁殖受到抑制，称为阴道自净作用。此外，阴道分泌物可维持巨噬细胞活性，防止细菌侵入阴道黏膜。

3. 子宫颈　宫颈阴道部表面覆以复层鳞状上皮，具有较强的抗感染能力。子宫颈分泌的黏膜形成“黏液栓”，堵塞子宫颈管，且宫颈内口平时紧闭，病原体不易侵入。

4. 子宫内膜　子宫内膜分泌液含有乳铁蛋白、溶菌酶，可清除少量进入宫腔的病原体。生育年龄妇女子宫内膜周期性剥脱，能及时消除宫内感染。

5. 输卵管　输卵管黏膜上皮细胞的纤毛向宫腔方向摆动及输卵管的蠕动，都有利于阻止病原菌侵入。输卵管分泌液也含有乳铁蛋白、溶菌酶，可清除进入输卵管的病原体。

6. 生殖道的免疫系统　生殖道黏膜如子宫和宫颈黏膜还聚集有不同数量的淋巴组织及散在的淋巴细胞，包括 T 细胞、B 细胞。此外，中性粒细胞、巨噬细胞、补体以及一些细胞因子也有重要的免疫作用。

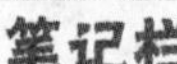
笔记栏
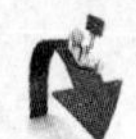

【病原体】

1. 细菌　需氧菌和兼性需氧菌有金黄色葡萄球菌、溶血性链球菌、大肠埃希菌、阴道加德纳菌，厌氧菌有脆弱类杆菌、消化球菌、消化链球菌等。多为两者的混合感染，也可单独感染。

2. 原虫　以阴道毛滴虫多见，偶见阿米巴原虫。

3. 真菌　以白假丝酵母菌为主。

4. 病毒　如疱疹病毒、人乳头瘤病毒。

5. 螺旋体　如苍白密螺旋体。

6. 衣原体　以沙眼衣原体多见，感染症状不明显，但常导致输卵管黏膜结构及功能的破坏。

7. 支原体　正常阴道菌群的一种，在一定条件下可引起生殖道炎症。

其中，淋病奈瑟菌、沙眼衣原体等性传播疾病为外源性病原体，需氧菌和厌氧菌等寄居于生殖道内的微生物为内源性病原体。

【传染途径】

1. 沿生殖道黏膜上行蔓延　病原体由外阴侵入阴道，沿黏膜上行，通过子宫颈、子宫内膜、输卵管内膜到达卵巢及腹腔。葡萄球菌、淋球菌、沙眼衣原体多沿此途径蔓延（图 13-1）。

2. 经血液循环播散　病原体先侵入人体其他器官组织，再通过血液循环侵入生殖器官，是结核杆菌的主要传播途径（图 13-2）。

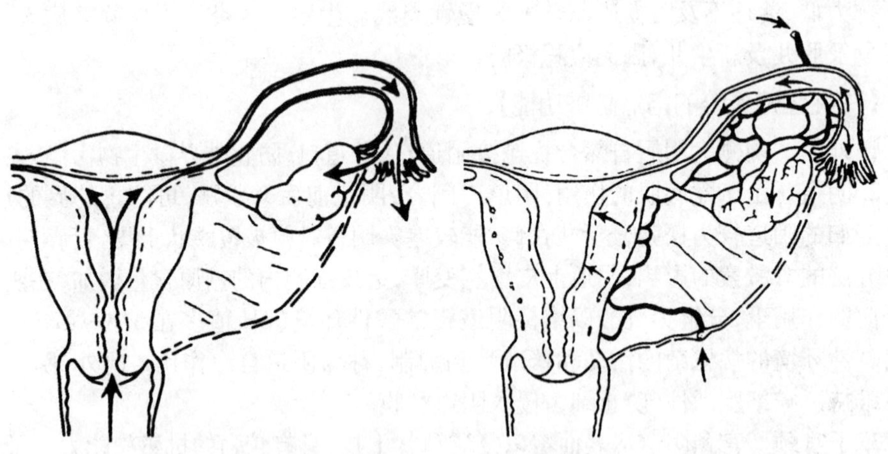

图 13-1　炎症沿黏膜上行蔓延　　图 13-2　炎症经血行传播

3. 经淋巴系统蔓延　病原体由外阴、阴道、宫颈及宫体等创伤处的淋巴管侵入后经丰富的淋巴系统扩散至盆腔结缔组织、子宫附件与腹膜。链球菌、大肠杆菌、厌氧菌多沿此途径感染（图 13-3）。

4. 直接蔓延　腹腔脏器感染后直接蔓延到内生殖器。如阑尾炎可引起输卵管炎。

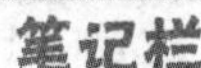

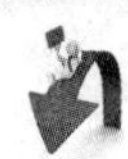

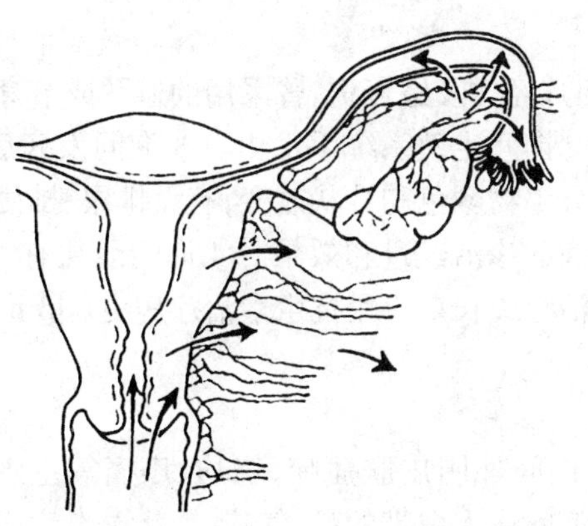

图 13-3 炎症经淋巴系统蔓延

【临床表现】

1. 症状 因炎症轻重程度及范围大小,可以有不同的临床表现。

(1)下腹痛 为妇科常见症状,多为持续性疼痛,腰骶部坠胀感,月经期或性生活后加重。

(2)发热 病情严重者可以出现寒战、高热等表现。

(3)阴道分泌物增多 正常阴道分泌物呈白色透亮稀糊状或蛋清样,无腥臭味,量少,称为生理性白带。若生殖道出现炎症时,特别是阴道炎和宫颈炎,白带量显著增多且有臭味。有时外阴、阴道在阴道分泌物的刺激下,可引起瘙痒、疼痛、烧灼感等不适。

(4)其他 炎症形成盆腔脓肿时,可有下腹部包块及局部压迫症状;若形成腹膜炎,可有消化系统症状,如恶心、呕吐、腹胀等;部分病人可因慢性炎症导致盆腔粘连、输卵管堵塞造成不孕。

2. 体征 轻者无明显体征,严重病人可出现急性热病容,体温升高,脉搏增快,下腹部压痛、反跳痛及肌紧张等腹膜刺激征象。检查见外阴、阴道潮红充血,分泌物增多并有特殊臭味;宫颈充血,有举痛,子宫体活动受限,触痛明显;附件区增厚、有压痛等。

【治疗要点】

1. 病因治疗 积极寻找病因,针对病因进行保守或手术治疗。

2. 控制炎症 针对不同的病原体选用相应的抗生素进行治疗,要求及时、规范、足量、有效、彻底。可经全身或局部使用,必要时加用辅助药物以提高疗效。

3. 物理或手术治疗 物理治疗有微波、短波、激光、冷冻、离子透入(可加入各种药物)等,能促进局部血液循环,改善组织营养状态,促进新陈代谢,以利炎症吸收和消散。手术治疗可根据情况选择经阴道、经腹部手术或腹腔镜手术。手术以彻底治愈为原则,避免遗留病灶导致再复发的可能。

4. 中药治疗 根据不同病情,选用活血化瘀、清热解毒、清热利湿的中药。

5. 加强预防 加强营养,增强体质,提高机体抵抗力。注意个人卫生,经常更换内裤,穿纯棉内衣,保持外阴清洁干燥。避免治疗不彻底及重复感染的可能。定期进行妇科检查,及早发现炎症并积极治疗。

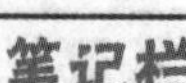

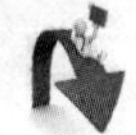

【护理评估】

1. 健康史　①询问月经史及婚育史、曾采用的避孕或节育措施，有无流产后、宫腔手术后、产后感染史。②询问生殖系统手术史。③询问发病后有无发热、寒战、腹痛、阴道分泌物增多、阴道分泌物颜色和性状改变，有无排尿、排便改变，外阴有无灼热感、痒、痛、肿胀等，此次疾病的诊治经过和效果。④询问既往有无结核、肝炎及糖尿病病史等，有无接受性激素治疗或长期应用抗生素治疗病史。⑤询问有无性病史、吸毒史、输血史。

2. 身体状况

(1)一般状况　①询问外阴皮肤瘙痒、烧灼、疼痛等主观感觉，与活动、性交、排尿、排便等的关系。②询问病人白带的量、气味、性状。炎症病人常常伴随的白带性状可有稠厚凝乳状、稀薄泡沫状、黏液脓性、血性等变化。③注意询问病人是否有炎症扩散症状，如腰骶部疼痛、坠胀，性交后及月经前后加剧；是否有恶心、呕吐、腹胀、腹泻等腹膜炎症状及局部包块压迫症状。④观察病人是否有精神不振、食欲减退、发热、乏力及体重下降等。

(2)局部情况　①观察外阴有无肿胀、充血、溃疡、皮肤增厚或粗糙、色素脱失等情况，有无抓痕、压痛；有无乳头状疣、丘疹或斑疹等。②注意阴道黏膜有无充血、糜烂、溃疡等，阴道后穹窿分泌物的量及性状。③观察宫颈有无充血、接触性出血、糜烂样改变、肥大的程度，有无息肉、裂伤、外翻及宫颈腺囊肿；有无宫颈举痛情况。④通过双合诊和三合诊检查宫体大小、位置、质地、活动度及压痛情况，检查附件区有无肿块、增粗及压痛。如扪及肿块，记录肿块位置、大小、质地、表面光滑与否、活动度、有无压痛，与周围脏器关系。左右两侧情况分别记录。

3. 心理社会状况　通过与病人接触、交谈，了解病人心理状态的改变。许多病人只有在出现典型的临床症状后，出于无奈才被迫就医。有些未婚或未育女性，常因恐惧、害羞、害怕遭人嫌弃等心理原因未及时就诊，或自行寻找非正规部门处理，以致延误病情，给治疗和护理带来一定的困难。

4. 辅助检查

(1)阴道分泌物检查　取少量阴道分泌物涂于玻片上，查找病原体，必要时可做细菌培养加药敏试验。

(2)聚合酶链反应(PCR)　PCR 方法灵敏度高，特异性强，可确诊人乳头瘤病毒感染、淋病奈氏菌感染等，但成本较高。

(3)B 超检查　可了解子宫、附件是否有包块，输卵管是否有积水，是否存在盆腔积液等情况。

(4)宫颈刮片或分段诊刮术　适用于有血性白带者，需要和子宫或宫颈恶性肿瘤鉴别者。

(5)局部组织活检　凡在外阴、阴道及宫颈发现的异常增生物均可做活体组织检查，以明确诊断，如尖锐湿疣、息肉等，并排除恶性肿瘤。

(6)阴道镜检查　有助于发现宫颈病变。

(7)腹腔镜检查　能直接观察到子宫、卵巢、输卵管及盆腔腹膜表面是否有炎症表现，如充血、附着脓性物、形成包块等，可在镜下直接取腹腔内液体行细菌培养，或在病变处做活组织检查。

笔记栏

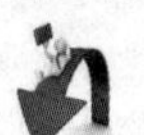

【护理诊断/问题】

1. 焦虑　与治疗效果不佳及相关知识缺乏有关。

2. 组织完整性受损　与炎性分泌物刺激引起局部瘙痒有关。

3. 睡眠型态紊乱　与局部瘙痒不适、住院环境改变有关。

【护理目标】

1. 病人接受治疗措施后,焦虑减轻或消失。

2. 病人接受医护人员指导,积极配合治疗,症状减轻或消失。

3. 病人精神状态好,睡眠质量提高。

【护理措施】

1. 病情观察　巡视病人过程中,认真对待病人的主诉,观察其生命体征、分泌物的量和性状、用药反应等并详细记录,如有异常情况及时与医生取得联系。

2. 治疗及检查护理　评估病人对诊疗方案的了解程度及执行能力,帮助其接受妇科诊疗时的体位、方法及各种治疗措施。护士应尽可能陪伴病人,为其提供有助于保护隐私的环境,缓解病人不安、恐惧的情绪。执行医嘱时尽量使用通俗易懂的语言与病人及家属进行沟通,认真回答其提出的问题,准确执行医嘱,及时、正确收集各种标本,协助医生完成诊疗过程。

3. 心理护理　由于炎症部位为病人的隐私处,病人往往有害羞心理,不利于及时就医。护士应耐心向病人解释及时就医的重要性,并鼓励其坚持治疗和随访。对待慢性病人要及时了解其心理问题,耐心倾听其诉说,主动向病人解释各种诊疗的目的、方法、不良反应和注意事项,向病人及家属讲明治疗、护理方案,减轻病人的恐惧和焦虑,争取家属的理解和支持,必要时提供直接帮助。

4. 健康指导

(1)卫生宣教　向病人及家属讲解常见妇科炎症的病因、诱发因素及预防措施,指导病人穿用棉织品内裤,减少局部刺激。治疗期间勿去公共浴池、游泳池,浴盆、浴巾等用具应消毒,禁止性生活。注意月经期、妊娠期、分娩期和产褥期卫生。与病人及家人共同讨论适用于个人、家庭的防治措施。

(2)普查普治　积极开展普查普治,指导病人定期进行妇科检查,对疾病做到早发现、早诊治。

(3)指导用药　生殖系统炎症除全身用药外,常需局部用药,要耐心教会病人自己用药的方法及注意事项,向病人讲解有关药物的作用、不良反应,使病人明确各种不同剂型药物的用药途径,以保证疗程和疗效。局部奇痒难忍时,应指导病人使用消炎、止痒药膏,并嘱咐病人避免抓伤而加重病变。

(4)生活指导　①嘱病人多休息,避免劳累,急性炎症期如急性盆腔炎时应卧床休息。指导病人采取半卧位姿势,以利于分泌物积聚于直肠子宫陷凹而使炎症局限或便于引流。②指导病人增加营养,进食高热量、高蛋白、高维生素饮食。发热时多饮水。③指导病人定时更换消毒会阴垫,保持会阴部清洁,便后冲洗,会阴擦洗时遵循由前向后,从尿道到阴道、最后肛门的原则。

【护理评价】

1. 病人接受治疗后焦虑是否缓解,是否积极配合医务人员的治疗和护理。

2. 病人局部皮肤、黏膜炎症是否好转,舒适感是否增加。

3. 病人睡眠是否改善。

第二节　外阴部炎症

外阴部炎症是妇科的常见病,可发生于各年龄组。由于外阴部有尿道及肛门开口,易受污染;同时外阴是分娩和宫腔操作的必经之路,加之育龄妇女性生活频繁,易受损伤和感染;幼女及绝经后妇女体内雌激素水平低下,局部抵抗力较差,也容易感染炎症。

一、外阴炎

外阴炎(vulvitis)主要指外阴部皮肤和黏膜的炎症。

【病因】

因外阴部暴露在外且与尿道、肛门、阴道邻近,与外界接触较多,可由于炎症分泌物、经血、恶露刺激外阴皮肤,不同程度的尿液和粪便污染,穿着化纤内裤、紧身衣致局部透气性差,外阴不洁、病原体感染等原因发病。

【临床表现】

1. 症状　常表现为外阴瘙痒、疼痛、灼热,性交及排尿排便时加重。

2. 体征　检查可见局部充血、肿胀、糜烂,有抓痕,局部红肿、湿疹,偶见溃疡,慢性期皮肤黏膜可粗糙增厚、皲裂,严重时呈苔藓样变。

【治疗要点】

去除病因,积极治疗阴道炎、生殖道瘘、糖尿病。消除物理刺激,注意个人卫生,保持外阴清洁、干燥。局部可坐浴,如有破溃可涂抗生素软膏。

【护理要点】

1. 用药护理　可用1∶5 000高锰酸钾坐浴,水温40 ℃,20 min/次,2次/d。高锰酸钾结晶颗粒要充分溶化,不要过浓,避免灼伤皮肤、黏膜。局部坐浴时注意溶液浓度、温度、浸泡深度及坐浴时间,月经期禁止坐浴。

2. 健康指导

(1)养成良好的卫生习惯,每天清洗外阴,保持外阴部清洁干燥,尤其是月经期、妊娠期、分娩期和产褥期等特殊时期。急性期注意休息,禁止性生活。嘱病人不要搔抓皮肤,勿用刺激性药物或肥皂清洗外阴,应使用柔软消毒会阴垫,减少摩擦,如有破溃要注意预防继发感染。

(2)选择透气性好的内衣,不穿化纤内裤和紧身衣。勤换内裤,内裤要及时清洗并在日光下晒干,避免悬挂于潮湿处。

(3)指导尿瘘、粪瘘病病人注意个人卫生,便后及时清洗会阴,更换内裤。指导糖尿病人监测和控制血糖。

(4)指导病人纠正不正确的饮食及生活习惯,不饮酒、限制辛辣食物的摄入。

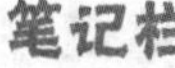

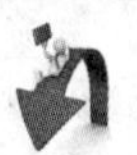

二、前庭大腺炎

前庭大腺炎(bartholinitis)是病原体侵入前庭大腺而引起的炎症,包括前庭大腺导管炎、前庭大腺脓肿和前庭大腺囊肿。前庭大腺位于两侧大阴唇后1/3深部,腺管细长,腺体开口处位于小阴唇内侧近处女膜处。在性兴奋时,分泌出黏液。由于解剖位置的特殊性,病原体易侵入引起前庭大腺炎。育龄妇女多见,以门诊治疗为主。

【病因】

病原体多为葡萄球菌、链球菌、大肠杆菌及肠球菌等,随着性传播疾病发病率的增加,淋病奈瑟菌及沙眼衣原体已成为最常见的病原体。在流产、性交、分娩时病原体易侵入。急性炎症发作时,病原体侵犯腺管,腺管口肿胀阻塞,分泌物不能外流,形成前庭大腺脓肿。当急性炎症消退后,脓液被吸收,腺内液体被黏液代替腺管口粘连阻塞,分泌物不能排出,形成前庭大腺囊肿。

【临床表现】

1. 前庭大腺炎　多为单侧,炎症初期局部胀痛、灼热感,行走不便,可伴有发热、乏力、周身不适等症状。检查见局部红肿压痛,患侧腺管口可见小白点。脓肿形成时疼痛加剧,脓肿直径3~6 cm,触之有波动感。

2. 前庭大腺囊肿　多为单侧,大小不等,囊肿小时病人常无不适症状,囊肿大时大阴唇外侧明显隆起。

【治疗要点】

前庭大腺炎急性期行抗感染治疗,保持外阴清洁,脓肿形成后需行切开引流术及造口术。

【护理措施】

1. 治疗配合　遵医嘱给予抗生素,必要时给予镇痛治疗。保持外阴清洁,可用碘伏棉球擦洗,2次/d。脓肿切开引流术及造口术后应每日换药,更换引流条,注意观察伤口愈合情况。

2. 健康指导　急性期卧床休息,加强营养,给予高热量、高蛋白、高维生素、易消化饮食。养成良好的卫生习惯,保持外阴部清洁卫生,月经期、产褥期禁止性交,经期使用消毒会阴垫预防感染。

第三节　阴道炎症

【案例导入】

王女士,32岁,已婚,以"外阴瘙痒1周,伴白带增多,有腥臭味"为主诉前来就诊。妇科检查:外阴潮红,有抓痕,阴道及宫颈黏膜充血,有散在出血点,分泌物量多,呈黄绿色泡沫状。

问题:

1. 该病人的诊断初步是什么?为明确诊断还应进行哪些检查?

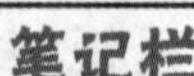

2. 目前病人存在哪些护理问题？应如何护理？

阴道炎症在生殖系统炎症中最常见，主要包括滴虫性阴道炎、外阴阴道假丝酵母菌病、细菌性阴道病和萎缩性阴道炎。

一、滴虫性阴道炎

【病因】

滴虫性阴道炎(trichomonal vaginitis)是由阴道毛滴虫引起的、最常见的阴道炎症。阴道毛滴虫呈梨形，体积为中性粒细胞的2~3倍，其顶端有4根鞭毛，体部有波动膜，后端尖并有轴柱凸出。活的阴道毛滴虫透明无色，呈水滴状，鞭毛随波动膜的波动而活动。适宜生长的温度25~40 ℃，pH值5.2~6.6的潮湿环境最适宜其生长繁殖，能在3~5 ℃生存21 d，在46 ℃生存20~60 min。月经前后，阴道pH值发生变化，月经后接近中性，隐藏在腺体及阴道皱襞中的滴虫在月经前后得以繁殖，造成滴虫性阴道炎。其次，妊娠期、产后等阴道环境改变，适于滴虫生长繁殖而发生滴虫性阴道炎。滴虫能消耗或吞噬阴道上皮细胞内的糖原，阻碍乳酸生成，以降低阴道酸度而有利于繁殖。阴道毛滴虫还可寄生于尿道、尿道旁腺、膀胱、肾盂以及男性包皮褶、尿道、前列腺等处。

【传播方式】

1. 经性交直接传播　由于男性感染滴虫后常无症状，易成为感染源。

2. 间接传播　经公共浴池、浴盆、浴巾、游泳池、坐式便器、衣物等间接传播，还可通过污染的器械及敷料传播。

【临床表现】

1. 症状　潜伏期4~28 d。25%~50%的病人感染初期无症状。典型症状是稀薄的泡沫状阴道分泌物增多及外阴瘙痒。分泌物可呈脓性、黄绿色，有臭味。瘙痒部位主要为阴道口及外阴，间或有灼热、疼痛、性交痛等。若尿道口有感染，可有尿频、尿痛，有时可见血尿。阴道毛滴虫能吞噬精子，并能阻碍乳酸生成，影响精子在阴道内存活，可致不孕。

2. 体征　阴道黏膜充血，严重者有散在出血斑点，甚至宫颈有出血斑点，形成“草莓样”宫颈。后穹窿有多量白带，呈灰黄色、黄白色稀薄液体或黄绿色脓性分泌物，常呈泡沫状。少数病人阴道内有滴虫存在而无炎症反应，阴道黏膜无异常，称为带虫者。

【辅助检查】

1. 生理盐水悬滴法　较常用，显微镜下见到呈波状运动的滴虫即可确诊，敏感性60%~70%。

2. 培养法　多次悬滴法未能发现滴虫时，可进行培养，准确率达98%左右。

【治疗要点】

切断传染途径，杀灭阴道毛滴虫，恢复阴道正常pH值，保持阴道自净功能。

1. 全身用药　单次口服甲硝唑2 g或替硝唑2 g，可收到同样效果。口服吸收好，疗效高，甲硝唑治愈率为90%~95%，替硝唑治愈率为86%~100%，药物毒性小，应

笔记栏

用方便。替代方案:甲硝唑 400 mg,每日 2 次,7 d 为一疗程。性伴侣应同时治疗。孕早期及哺乳期妇女慎用。

2. 局部用药　不能耐受口服药物或不适宜全身用药者可以局部单独给药,也可全身及局部联合用药,以联合用药效果佳。甲硝唑阴道泡腾片 200 mg 每晚塞入阴道 1 次,7 d 为一疗程。

【护理要点】

1. 检查配合　做分泌物培养之前,告知病人取分泌物前 24 ~ 48 h 避免性交、阴道灌洗或局部用药。分泌物取出后应及时送检并注意保暖,否则滴虫活动力减弱,造成辨认困难。

2. 治疗护理

(1)指导病人正确阴道用药　告知病人各种剂型的阴道用药方法,用药前先恢复阴道正常 pH 值,可用酸性药液冲洗阴道后再塞药。在月经期间暂停坐浴、阴道冲洗及阴道用药。

(2)告知全身用药注意事项　甲硝唑口服后偶见胃肠道反应,如食欲减退、恶心、呕吐。此外,偶见头痛、皮疹、白细胞减少等,一旦发现应报告医生并停药。由于甲硝唑抑制乙醇在体内氧化而产生有毒的中间代谢产物,在甲硝唑用药期间及停药 24 h 内、替硝唑用药期间及停药 72 h 内禁止饮酒。甲硝唑可透过胎盘到达胎儿体内,亦可从乳汁中排泄,故孕 20 周前禁用,哺乳期不宜用药。

(3)解释坚持治疗的重要性　向病人解释坚持按照医嘱正规治疗的重要性。治疗后检查滴虫阴性时,仍应于下次月经后继续治疗 1 个疗程,以巩固疗效。

(4)要求性伴侣同时治疗　滴虫性阴道炎主要由性行为传播,目前性伴侣及症状出现前 4 周内的性伴侣均应进行治疗,治疗期间应避免无保护性交。

(5)其他注意事项　妊娠期是否用甲硝唑治疗目前尚有争议。美国疾病控制中心推荐甲硝唑 2 g,单次口服,但用药前最好取得病人知情同意。甲硝唑服药后 12 ~ 24 h 内不宜哺乳;服用替硝唑者,3 d 内避免哺乳。

3. 健康指导

(1)强调治愈标准及随访　滴虫性阴道炎常于月经后复发,故治疗后检查滴虫阴性时,仍应每次月经后复查阴道分泌物。若经 3 次检查均阴性,方可称为治愈。

(2)随访治疗失败者　治疗后无症状者不需随访。对甲硝唑 2 g 单次口服,治疗失败且排除再次感染者,按医嘱增加甲硝唑疗程及剂量仍有效。若为初次治疗失败,可重复应用甲硝唑 400 mg,每日 2 次,连服 7 d;或替硝唑 2 g,单次口服。若治疗仍失败,给予甲硝唑 2 g,每日 1 次,连服 5 d;或替硝唑 2 g,每日 1 次,连服 5 d。

(3)一般护理　注意个人卫生,保持外阴部清洁、干燥,尽量避免搔抓外阴部致皮肤破损。避免不洁性生活,治疗期间禁止性生活。勤换内裤、内裤、坐浴盆等用物应消毒或使用一次性用物,避免交叉和重复感染的机会。

二、外阴阴道假丝酵母菌病

【病因】

外阴阴道假丝酵母菌病(vulvovaginal candidiasis,VVC)由假丝酵母菌引起,假丝

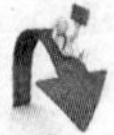

酵母菌病发病率仅次于滴虫性阴道炎。80%～90%为白假丝酵母菌引起。外阴阴道假丝酵母菌呈卵圆形，有芽生孢子及假菌丝，对干燥、日光、紫外线及化学试剂等抵抗力较强，但不耐热，加热至60 ℃持续1 h即死亡。白假丝酵母菌为条件致病菌，当阴道内糖原增多、酸度增加、局部免疫力下降时，最适合假丝酵母菌繁殖。感染者的阴道pH值多在4.0～4.7，通常<4.5。常见发病诱因：孕妇、糖尿病、大量雌激素治疗、长期应用抗生素者、服用皮质类固醇激素或免疫缺陷综合征者易发此症，穿紧身化纤内裤、肥胖者也会因局部湿度增加引起假丝酵母菌繁殖而致阴道炎。

【传播方式】

1. 内源性传染　为主要传播途径。假丝酵母菌为条件致病菌，可寄生在阴道、肠道和口腔，一旦条件适宜即可引起感染。这3个部位的假丝酵母菌可以互相传染。

2. 直接传播　少部分病人可通过性交传染。

3. 间接传染　极少通过接触被污染的衣物、毛巾等物品间接传染。

【临床表现】

1. 症状　主要为外阴瘙痒、灼痛、性交痛以及尿痛，部分病人阴道分泌物增多。阴道分泌物由脱落上皮细胞和菌丝体、酵母菌和假丝菌组成，其特征是白色稠厚呈凝乳状或豆腐渣样。

2. 体征　妇科检查可见外阴红斑、水肿，常伴有皮肤抓痕，严重者可见皮肤皲裂、表皮脱落。阴道黏膜红肿，小阴唇内侧及阴道黏膜附有白色膜状物，擦除后露出红肿黏膜面，急性期还可见到糜烂及浅表溃疡。

目前根据其流行情况、临床表现、微生物学、宿主情况可分为单纯性VVC和复杂性VVC两种(表13-1)。

表13-1　VVC临床分类

	单纯性VVC	复杂性VVC
发生频率	散发或非经常发作	复杂性
临床表现	轻到中度	重度
真菌种类	白假丝酵母菌	非白假丝酵母菌
宿主情况	免疫功能正常	免疫功能低下或应用免疫抑制剂或未控制糖尿病、妊娠

【辅助检查】

1. 悬滴检查　对于有临床症状者，可取少量阴道分泌物放于盛有10% KOH或生理盐水的玻片混匀后在显微镜下观察，只要能找到芽孢和假菌丝即可确诊。

2. 培养法或涂片法　适于临床有症状但悬滴法阴性者。

【治疗要点】

1. 消除诱因　积极治疗糖尿病，及时停用广谱抗生素、雌激素及皮质类固醇激素。

2. 局部用药　单纯性VVC主要以局部短程抗真菌药物为主，唑类药物的疗效强于制霉菌素。可选用下列药物放于阴道内：①咪康唑栓剂，每晚1粒(200 mg)，连用7 d；或每晚1粒(400 mg)，连用3 d；或1粒(1 200 mg)，单次用药。②克霉唑栓剂，每

笔记栏

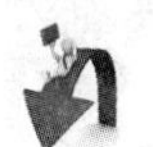

晚 1 粒(150 mg),塞入阴道深部,连用 7 d;或每日早、晚各 1 粒(150 mg),连用 3 d;或 1 粒(500 mg),单次用药;③制霉菌素栓剂,每晚 1 粒(10 万 U),连用 10 ~ 14 d。复杂性 VVC 病人局部用药需要适当延长至 7 ~ 14 d。

3. 全身用药　不能耐受局部用药者,未婚妇女及不愿采用局部用药者,可选用口服药物。单纯性 VVC 病人也可全身用药,全身用药与局部用药的疗效相似,治愈率 80% ~90%。常用氟康唑 150 mg,顿服。如为复杂性 VVC,则 72 h 后加服 1 次。

4. 性伴侣治疗　性伴侣无须进行常规治疗。约 15% 男性与女性病人接触后患有龟头炎,对有症状男性应进行假丝酵母菌检查及治疗,预防女性重复感染。

5. 妊娠期合并感染者　为避免胎儿感染,应坚持局部治疗,禁用口服唑类药物,可选用克霉唑栓剂等,以 7 d 疗法效果为佳。

【护理要点】

1. 检查及治疗配合　要向病人说明用药的目的与方法,取得配合,按医嘱完成正规疗程。根据病人的具体情况,选择不同的用药途径。需要阴道用药的病人应洗手后戴手套,用示指将药沿阴道后壁推进达阴道深部(详见二十一章第二节)。为保证药物局部作用时间,宜在晚上睡前放置。为提高用药效果,可用 2% ~4% 碳酸氢钠液坐浴或阴道冲洗后用药。但因反复阴道灌洗会破坏阴道的酸碱平衡,故目前不主张进行阴道灌洗。

2. 心理护理　基本同滴虫性阴道炎病人。

3. 健康指导　与病人讨论发病的因素及治疗原则,积极配合治疗方案。正确使用抗生素、雌激素,积极治疗糖尿病,培养健康的卫生习惯,保持局部清洁,避免交叉感染。勤换内裤,用过的内裤、盆及毛巾均应用开水煮沸消毒 5 ~10 min。

三、细菌性阴道病

细菌性阴道病(bacterial vaginosis,BV)曾被命名为嗜血杆菌阴道炎、非特异性阴道炎,现称细菌性阴道病。称细菌性是由于阴道内有大量不同的细菌,称阴道病是由于临床及病理特征无炎症改变并非阴道炎。

【病因】

细菌性阴道病是阴道内正常细菌(菌群)生态平衡失调所致。生理情况下,阴道内有各种厌氧菌及需氧菌,其中以产生过氧化氢的乳酸杆菌占优势。细菌性阴道病时,阴道内乳酸杆菌减少而其他细菌大量繁殖,厌氧菌的浓度可以是正常妇女的100 ~ 1 000 倍,部分病人合并支原体感染。厌氧菌繁殖的同时可产生胺类物质,碱化阴道,使阴道分泌物增多并有臭味。促使阴道菌群发生变化的原因不明,可能与多个性伴侣、阴道冲洗、频繁性交、经期性交、吸烟和宫内节育器有关。本病可以直接经性交途径感染或通过污染的器械及敷料传播。

【临床表现】

多发生在性活跃期妇女,10% ~40% 病人无临床症状。有症状者主要表现为阴道分泌物增多,有鱼腥臭味,性交后明显,可伴有轻度外阴瘙痒和烧灼感。分泌物为灰白色,稀薄、均匀一致,常黏附于阴道壁,易拭去,阴道黏膜无充血的炎症表现。

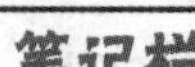
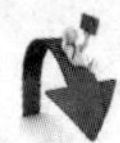

【辅助检查】

1. 胺臭味试验　取阴道分泌物少许放在玻片上，加入10%氢氧化钾1～2滴，会产生一种烂鱼肉样腥臭气味，这是胺遇碱释放氨所致。

2. 线索细胞检查　取阴道分泌物少许放在玻片上，加一滴生理盐水混合，在高倍显微镜下寻找线索细胞。严重感染时线索细胞可达20%以上，几乎无白细胞。

3. 阴道pH值　正常阴道pH值为3.8～4.4，如果pH值>4.5对诊断有意义。

【治疗要点】

无症状者不需治疗，有症状者或无症状但需行宫腔操作者均需要治疗。选用抗厌氧菌药物，主要有甲硝唑、克林霉素。局部治疗与口服用药疗效相似，治愈率80%。

1. 推荐方案　甲硝唑400 mg，口服，2次/d，共7 d；或甲硝唑阴道栓(片)200 mg，阴道上药，1次/d，共7 d。或2%克林霉素软膏阴道涂布，5 g/次，每晚1次，连用7 d。

2. 性伴侣的治疗　本病虽与多个性伴侣有关，但对治疗性伴侣并未改善治疗效果及降低其复发，因此性伴侣不需要常规治疗。

3. 随访　治疗后若症状消失，无须随访。若症状持续存在或症状反复出现者需接受随访。

【护理要点】

1. 观察用药反应　甲硝唑口服后偶见食欲缺乏、恶心、呕吐等胃肠道反应。如发现病人出现头痛、皮疹、白细胞减少等症状，应立即报告医生并停药。

2. 心理护理　尊重病人隐私，关心、体贴病人，及时解答病人提问。

3. 健康指导　保持外阴清洁、干燥，每天清洗外阴和更换内裤。加强性生活方面的知识教育，避免多个性伴侣或性生活过频。避免不必要的阴道灌洗操作。无须常规治疗性伴侣，治疗后若症状消失则无须随访。妊娠期应遵循知情选择原则，哺乳期尽量避免全身用药。

四、萎缩性阴道炎

【病因】

萎缩性阴道炎(atrophic vaginitis)常见于自然绝经或人工绝经后的妇女，也可见于产后闭经或药物假绝经治疗的妇女。因卵巢功能衰退，雌激素水平降低，阴道上皮萎缩，黏膜变薄，上皮细胞糖原减少，阴道内pH值升高，多为5.0～7.0，嗜酸性的乳酸杆菌不再是优势菌群，阴道自净作用减弱，其他致病菌过度繁殖或易于入侵引起炎症。

【临床表现】

1. 症状　主要为外阴灼热不适、瘙痒及阴道分泌物增多。阴道分泌物稀薄，呈淡黄色，感染严重者呈血样脓性白带。由于阴道黏膜萎缩，可伴有性交痛。

2. 妇科检查　可见阴道呈萎缩性改变，上皮皱襞消失、萎缩、菲薄。阴道黏膜充血，常伴有散在小出血点或点状出血斑，有时见浅表溃疡。溃疡面可与对侧粘连，严重时造成狭窄甚至闭锁，炎症分泌物引流不畅形成阴道积脓或宫腔积脓。

【辅助检查】

取阴道分泌物检查，镜下见大量基底层细胞及白细胞而无滴虫及假丝酵母菌。有血性白带者应排除子宫恶性肿瘤。阴道壁有肉芽组织及溃疡，须与阴道癌鉴别，可行局部活组织检查。

【治疗要点】

1. 增加阴道抵抗力　针对病因，补充雌激素是萎缩性阴道炎的主要治疗方法（乳癌或子宫内膜癌病人慎用）。雌激素制剂可局部给药，也可全身用药。雌三醇软膏或结合雌激素软膏局部涂抹，每日 1～2 次，14 d 为一疗程。全身用药可口服替勃龙，2.5 mg，每日 1 次，或选用其他雌孕激素联合用药。

2. 抑制细菌生长　阴道局部应用抗生素如甲硝唑 200 mg 或诺氟沙星 100 mg，放入阴道深部，每日 1 次，7～10 d 为一疗程。对于阴道局部干涩明显者，可应用润滑剂。

【护理要点】

1. 用药护理　耐心解释，消除疑虑，使病人理解用药的目的、方法与注意事项，主动配合治疗过程。用药前应洗净双手，器具必须消毒，阴道放药必须放在阴道深部。阴道局部用药前可用 1% 乳酸或 0.5% 醋酸冲洗阴道，1 次/d，以增加阴道酸度，抑制细菌生长繁殖。病人用药有困难者，指导其家属协助用药或由医务人员帮助使用。

2. 心理护理　关爱病人，耐心解释病情，消除疑虑。

3. 健康指导　注意保持会阴部清洁，勤换内裤，出现症状应及时诊断并治疗。

第四节　子宫颈炎症

子宫颈炎症（cervicitis）是妇科最常见疾病之一，包括宫颈阴道部炎症及宫颈管黏膜炎症，临床上宫颈管黏膜炎较多见。若急性宫颈炎得不到及时彻底治疗，可导致慢性宫颈炎。

【病因】

急性宫颈炎可由多种病原体、物理因素、化学因素刺激、机械性宫颈损伤引起。病原体主要为性传播疾病病原体和内源性病原体。①性传播疾病的病原体，如淋病奈瑟菌、沙眼衣原体，主要见于性传播疾病的高危人群。因宫颈阴道部鳞状上皮与阴道鳞状上皮相延续，阴道炎症可引起宫颈阴道部炎症。②内源性病原体包括需氧菌和厌氧菌，尤其是引起细菌性阴道病的病原体。部分病人病原体不清楚。慢性宫颈炎可由急性宫颈炎迁延而来，也可以是病原体持续感染所致。

【临床表现】

1. 急性子宫颈炎　大部分病人无症状，有症状者主要表现为阴道分泌物增多。分泌物的性状依据病原体的种类、炎症程度而不同，可呈乳白色黏液状，或呈淡黄色脓性，或血性白带。阴道分泌物刺激可引起外阴瘙痒及灼热感，有时也可出现经间期出血、性交后出血等症状。若合并尿路感染，可出现尿急、尿频、尿痛等症状。

妇科检查时可见宫颈充血、水肿、黏膜外翻，有黏液脓性分泌物附着甚至从宫颈管流出，宫颈管黏膜质脆，容易诱发出血。若为淋病奈瑟菌感染，因尿道旁腺、前庭大腺受累，可见尿道口、阴道口黏膜充血、水肿以及多量脓性分泌物。

2. 慢性子宫颈炎　多无症状，少数病人可有阴道分泌物增多，淡黄色或脓性，性交

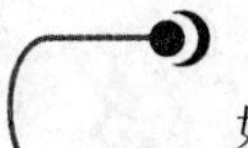

笔记栏

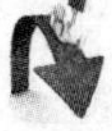

后出血或月经间期出血。偶有分泌物刺激,引起外阴瘙痒或不适。妇科检查可见:①慢性子宫颈管黏膜炎,由于子宫颈管黏膜皱襞较多,感染后容易形成持续性炎症,表现为脓性分泌物覆盖子宫颈口或从此流出,反复发作。②子宫颈息肉,是子宫颈管腺体和间质的增生,向宫颈外口突出形成息肉,多为单个色红质软而脆,可有蒂。③子宫颈肥大,慢性炎症长期刺激导致腺体和间质增生,肥大。另外,病人宫颈外口处的宫颈阴道部外观呈细颗粒状的红色区,称为宫颈糜烂样改变。

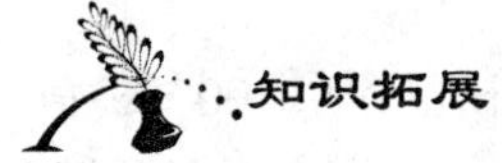

知识拓展

宫颈糜烂样改变

以往认为慢性宫颈炎的病理类型有宫颈糜烂、宫颈腺囊肿、宫颈肥大、宫颈息肉和宫颈黏膜炎5种。宫颈糜烂被认为是慢性宫颈炎的最常见病理改变。随着阴道镜技术的发展以及对宫颈病理生理认识的提高,"宫颈糜烂"这一术语在西方国家的妇产科教材中已被废弃,而改称宫颈柱状上皮异位,并认为"宫颈糜烂"并不是上皮脱落、溃疡的真性糜烂,而是宫颈糜烂样改变,它不等同于病理学上的慢性宫颈炎的诊断标准。宫颈糜烂样改变有可能是宫颈原始鳞柱交接部的外移;也可能是病理性的,如炎症时的宫颈柱状上皮充血、水肿;或宫颈上皮内瘤变以及宫颈癌的早期表现。而宫颈腺囊肿绝大多数情况下是子宫颈的生理变化,通常无须处理。

【辅助检查】

子宫颈管或宫颈管棉拭子检查,肉眼可见脓性或黏液脓性分泌物,黏膜易出血。涂片做革兰氏染色,中性粒细胞>30个/高倍视野。另外还可做病原体检测。

【治疗要点】

1. 急性子宫颈炎　主要是抗生素治疗。可根据不同情况采用经验性抗生素治疗或针对病原体的抗生素治疗。如为淋病奈瑟菌或沙眼衣原体感染,性伴侣要进行相应的检查和治疗。

2. 慢性子宫颈炎　宫颈糜烂样改变如无临床症状,不需治疗,仅需要做细胞学筛查。若细胞学异常,则根据细胞学结果进行相应处理。对糜烂样改变伴有分泌物增多、乳头状增生或接触性出血者常给予物理治疗,包括激光、冷冻和微波治疗,也可辅以保妇康栓等中药治疗。治疗前应排除宫颈上皮内瘤变和宫颈癌。慢性子宫颈管黏膜炎可针对病因进行治疗;病原体不清者,尚无有效治疗方法,可使用物理治疗;子宫颈息肉可行息肉摘除术,术后送病理检查;子宫颈肥大一般无须治疗。

【护理要点】

1. 急性宫颈炎　按医嘱规范使用抗生素,观察药物不良反应。急性宫颈炎常合并子宫内膜炎、阴道炎,注意观察有无相关症状出现。加强健康教育,宣传预防措施,注意性生活卫生，如发生宫颈损伤应及时缝合，减少计划外妊娠。

2. 慢性宫颈炎　常用物理治疗，病人应注意：①治疗前应常规做宫颈刮片行细胞学检查，排除宫颈癌和宫颈上皮内瘤变。②有急性生殖器炎症者列为禁忌。③治疗时间选择在月经干净后3 ~7 d内进行。④术后应每日清洗外阴2次，保持外阴清洁，在创面尚未愈合期间(4 ~8周)禁盆浴、性交和阴道冲洗。⑤病人术后均有阴道分泌物增多，在宫颈创面痂皮脱落前，阴道有大量黄水流出，在术后1 ~2周脱痂时可有少量血水或少许流血，如出血量多者需急诊处理，局部用止血粉或压迫止血，必要时加用抗生素。⑥一般于两次月经干净后3 ~7 d复查，了解创面愈合情况，同时注意观察有无宫颈管狭窄。未痊愈者可择期再做第2次治疗。

3. 健康指导　①加强营养，注意休息，增强机体抵抗力。②指导病人养成良好的卫生习惯，做好会阴护理，保持局部清洁卫生，以及衣物、用物消毒。避免不洁性交及无保护性交。③指导病人局部用药方法，提高慢性宫颈炎的治疗效果。④指导妇女定期接受妇科检查，及时发现宫颈病变，并予以积极治疗。

第五节　盆腔炎性疾病

【案例导入】

张女士，28岁，以“下腹疼痛1天”为主诉入院。查体：T 39.2 ℃，P 92次/min，R 21次/min，BP 110/80 mmHg。急性病容，下腹压痛、反跳痛及肌紧张明显。妇科检查：阴道充血，有大量脓性分泌物，有臭味；宫颈充血、水肿、有举痛，后穹窿触痛明显，宫体及宫旁附件压痛明显。

问题：

1. 病人初步诊断考虑为什么疾病？为明确诊断需要进行哪些检查？
2. 病人存在哪些护理问题？应如何护理？

盆腔炎性疾病(pelvic inflammatory disease，PID)是指女性上生殖道的一组感染性疾病，主要包括子宫内膜炎、输卵管炎、输卵管卵巢脓肿、盆腔腹膜炎。炎症可局限于一个部位，也可同时累及几个部位，最常见的是输卵管炎及输卵管卵巢炎，单纯的子宫内膜炎或卵巢炎较少见。盆腔炎性疾病多发生在性活跃期、有月经的妇女，初潮前、绝经后或未婚者很少发生盆腔炎性疾病，若发生盆腔炎性疾病也往往是邻近器官炎症的扩散。盆腔炎性疾病若被延误诊断和未能得到有效治疗，有可能导致上生殖道感染后遗症(不孕、输卵管妊娠、慢性腹痛等)，称为盆腔炎性疾病后遗症(sequelae of PID)，从而影响妇女的生殖健康，且增加家庭与社会的经济负担。

【病因及发病机制】

1. 机体免疫力下降　当女性生殖系统自然防御功能遭到破坏、内分泌发生变化，使机体免疫力下降时，如病原体侵入，即可导致炎症的发生。

2. 病原体　PID的病原体有内源性和外源性两种类型。前者来自于寄居阴道内的菌群，包括需氧菌和厌氧菌；后者主要是淋病奈瑟菌、沙眼衣原体、支原体等性传播疾病的病原体。两种病原体可同时存在，也可单独存在。

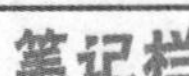
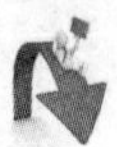

3. 感染途径　①沿生殖器黏膜上行蔓延：淋病奈瑟菌、沙眼衣原体及葡萄球菌常沿此途径扩散。②经淋巴系统蔓延：是产后、流产后感染的主要途径。③经血液循环传播：是结核菌感染的主要途径。④直接蔓延：腹腔其他脏器感染后，直接蔓延到生殖器。

4. 引发 PID 的高危因素　①年龄，年轻妇女容易发病；②性活动，如：性生活年龄过早、性生活紊乱、性卫生不良及性伴侣有性传播疾病；③下生殖道感染，尤其是淋病奈瑟菌性宫颈炎、衣原体性宫颈炎；④宫腔内手术后感染；⑤性卫生不良；⑥邻近器官炎症直接蔓延；⑦PID 再次急性发作。

【病理】

1. 急性子宫内膜炎及子宫肌炎　子宫内膜充血、水肿，有炎性渗出物，严重者内膜坏死、脱落形成溃疡。镜下见大量白细胞浸润，并向深部侵入形成子宫肌炎。

2. 急性输卵管炎、输卵管积脓、输卵管卵巢脓肿　急性输卵管炎症因病原体传播途径不同而有不同的病变特点：①炎症经子宫内膜向上蔓延者，首先引起输卵管黏膜炎，导致输卵管管腔及伞端闭锁，输卵管积脓。②病原菌经过宫颈的淋巴扩散，首先侵及浆膜层发生输卵管周围炎，然后累及肌层，黏膜层可不受累或受累极轻。病变以输卵管间质炎为主，其管腔常可因肌壁增厚受压变窄，但仍能保持通畅。卵巢很少单独发炎，常与发炎的输卵管伞端粘连而发生卵巢周围炎，称为输卵管卵巢炎，习称附件炎。炎症可通过卵巢排卵的破孔侵入卵巢实质形成卵巢脓肿，脓肿壁与输卵管积脓粘连并穿通，形成输卵管卵巢脓肿。输卵管卵巢脓肿可破入直肠或阴道，若破入腹腔则引起弥漫性腹膜炎。

3. 急性盆腔腹膜炎　盆腔内器官发生严重感染时往往蔓延到盆腔腹膜，发炎的腹膜充血、水肿，并有少量含纤维素的渗出液，形成盆腔脏器粘连。若有大量脓性渗出液积聚于粘连的间隙内，可形成散在小脓肿，多见积聚于直肠子宫陷凹处形成盆腔脓肿，脓肿可破入直肠而使症状突然减轻，也可破入腹腔引起弥漫性腹膜炎。

4. 急性盆腔结缔组织炎　病原体经淋巴管进入盆腔结缔组织而引起结缔组织充血、水肿及中性粒细胞浸润，以宫旁结缔组织炎最常见。若组织化脓形成盆腔腹膜外脓肿，可自发破入直肠或阴道。

5. 败血症及脓毒血症　当病原体毒性强、数量多、病人抵抗力降低时常发败血症。

6. 肝周围炎　是指肝包膜炎症而无肝实质损害的肝周围炎，淋病奈瑟菌及衣原体感染均可引起。由于肝包膜水肿，吸气时病人的右上腹疼痛。肝包膜上有脓性或纤维渗出物，早期在肝包膜与前腹壁腹膜之间形成松软粘连，晚期形成琴弦样粘连。5%～10%输卵管炎病人可出现肝周围炎，临床表现为继下腹痛后出现右上腹痛，或下腹疼痛与右上腹疼痛同时出现。

如果 PID 未得到及时正确的治疗，可能会发生一系列的后遗症，即盆腔炎性疾病后遗症。主要病理改变为组织破坏、广泛粘连、增生及瘢痕形成，导致输卵管阻塞、输卵管增粗、输卵管卵巢肿块、输卵管积水或输卵管卵巢囊肿，盆腔结缔组织炎的遗留改变表现为主韧带、骶韧带增生、变厚，若病变广泛可使子宫固定。

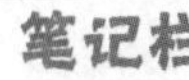

笔记栏

【临床表现】

1. 急性盆腔炎性疾病

(1)症状 ①轻者无症状或症状轻微不易被发现,常因延误正确治疗而导致上生殖道感染后遗症。常见症状为下腹痛、发热、阴道分泌物增多。腹痛为持续性,活动或性交后加重。②重者可有寒战、高热、头痛、食欲缺乏等。月经期发病者可出现经量增多、经期延长。腹膜炎者出现消化系统症状,如恶心、呕吐、腹胀、腹泻等。若有脓肿形成,可有下腹包块及局部压迫刺激症状。病人若有输卵管炎的症状及体征并同时伴有右上腹疼痛,应怀疑有肝周围炎。

(2)体征 病人呈急性病容,体温升高,心率加快;下腹部有压痛、反跳痛及肌紧张,叩诊鼓音明显,肠鸣音减弱或消失。盆腔检查:阴道充血,可见大量脓性臭味分泌物从宫颈口外流;穹窿有明显触痛,宫颈充血、水肿、举痛明显;宫体增大,有压痛,活动受限;宫旁一侧或两侧片状增厚,或有包块,压痛明显。

2. 盆腔炎性疾病后遗症 病人有时出现低热、乏力等,临床多表现为不孕、异位妊娠、慢性盆腔痛或盆腔炎性疾病反复发作等症状。妇科检查通常发现子宫大小正常或稍大,常呈后位,活动受限或粘连固定,触痛;宫旁组织增厚,骶韧带增粗,触痛;或在附件区可触及条索状物、囊性或质韧包块,活动受限,有触痛。如果子宫被固定或封闭于周围瘢痕化组织中,则呈“冰冻骨盆”状态。

【辅助检查】

1. 实验检查 查血常规,阴道分泌物涂片及培养查找病原菌。

2. B 超检查 可发现盆腔内积液及包块。

【治疗要点】

1. 急性盆腔炎 主要为及时、足量的抗生素治疗,必要时手术治疗。

2. 盆腔炎性疾病后遗症 多采用综合性治疗方案控制炎症,同时注意增强机体抵抗力,缓解症状,增加受孕机会。包括:①物理疗法,能促进盆腔局部血液循环,改善组织营养状态,提高新陈代谢,有利于炎症吸收和消退,常用的有激光、短波、超短波、微波、离子透入等。②中药治疗,结合病人特点,辨证施治,选择清热利湿、活血化瘀或温经散寒、行气活血方剂。③西药治疗,针对病原菌选择有效抗生素控制炎症,还可采用透明质酸酶等促使炎症吸收。④输卵管积水者可手术治疗。⑤不孕妇女可选择辅助生育技术达到受孕目的。

【护理要点】

1. 病情观察 观察病人精神状态及营养;检查生命体征;是否有寒战、发热、恶心、呕吐、食欲减退、疲乏无力;下腹痛的部位、持续时间及伴随症状,是否有阴道分泌物增多;防止脓毒血症、败血症及肝周围炎的发生。

2. 检查配合 协助抽血检查血常规,血或阴道分泌物实验检查或培养,及药物敏感试验等;B 超检查有助于发现盆腔积液或包块。

3. 治疗护理 ①要使病人了解及时、足量抗生素治疗的重要性。经恰当的抗生素积极治疗,绝大多数盆腔炎性疾病病人能彻底治愈,使其建立信心,主动配合。②护士应经常巡视病人,保证药液在体内的有效浓度,并观察病人的用药反应及疗效。对于药物治疗无效、脓肿持续存在、脓肿破裂者,需手术切除病灶,酌情选择经腹手术或腹

笔记栏

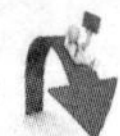

腔镜手术，为其提供相应的护理措施。③对于接受抗生素治疗的病人，应在 72 h 内确定疗效，评估有无临床情况的改善。若此期间症状无改善，则需进一步检查，重新进行评估，必要时行腹腔镜或手术探查。对沙眼衣原体及淋病奈瑟菌感染者，可在治疗后 4 ~6 周复查病原体。④高热时采用物理降温，若有腹胀应行胃肠减压。⑤每天消毒外阴 2 次，保持外阴清洁，减少不必要的盆腔检查以避免炎症扩散。

4. 防治后遗症　为预防盆腔炎性疾病后遗症的发生，应该注意：①严格掌握手术指征，严格遵循无菌操作规程，为病人提供高质量的围术期护理。②及时诊断并治疗盆腔炎性疾病。③注意性生活卫生，减少性传播疾病。对于盆腔炎性疾病后遗症的病人，要使其了解通过中西医结合的综合性治疗方案能够缓解症状，以减轻病人的焦虑情绪。

5. 心理护理　关心病人的疾苦，耐心倾听病人的诉说，解释病情并安慰病人，告知绝大多数盆腔炎性疾病是可以治愈或缓解的，使其建立信心，减轻焦虑。

6. 健康指导　①卧床休息，急性期取半卧位，有利于脓液积聚于直肠子宫陷凹使炎症局限。②积极锻炼，加强营养，劳逸结合。③做好经期、孕期及产褥期的卫生宣教；指导性生活卫生，减少性传播疾病，月经期禁止性交。④若有下生殖道感染需及时接受正规治疗，防止发生盆腔炎性疾病后遗症。对沙眼衣原体感染的高危妇女进行筛查和治疗，可减少盆腔炎性疾病发生率。

第六节　性传播疾病

性传播疾病(sexually transmitted diseases，STD)是指以性行为为主要传播途径的一组传染病，近年在我国发病率呈上升趋势。常见的性传播疾病有梅毒、淋病、艾滋病及尖锐湿疣、软下疳、性病性淋巴肉芽肿、生殖器疱疹和非淋菌性尿道炎。初发部位为性行为中直接接触部位，也可在口唇、舌、扁桃体及肛门等处。病人污染衣物、便器等可间接传播，亦可经血液及医源传播。孕妇一旦感染性传播疾病，若未能及时诊治，可通过垂直传播(母婴传播)使胎儿感染，导致流产、早产、死胎、死产或新生儿感染。

一、淋病

淋病(gonorrhea)由淋病奈瑟菌(简称淋菌)感染引起，以侵袭柱状上皮和移行上皮为主，易侵犯生殖、泌尿系统，还可侵犯口咽及眼结膜上皮细胞。近年来发病率居我国性传播疾病首位。可发生于任何年龄段，以 20 ~30 岁居多。淋菌最适宜的培养温度为 35 ~36 ℃，在微湿的毛巾、被褥、衣裤中可生存 10 ~17 h，离体后在完全干燥的情况下 1 ~2 h 死亡，一般消毒剂或肥皂液均能使其迅速灭活。

【传播途径】

1. 性接触传播　人是淋病奈瑟菌的唯一天然宿主，成人淋病大多数通过性交途径经黏膜感染。多为男性先感染淋菌后再传播给女性，可波及前庭大腺、尿道、尿道旁腺，以宫颈管感染最为常见。如病情继续发展，可引起子宫内膜炎、输卵管黏膜炎、盆腔腹膜炎及播散性淋病。

笔记栏

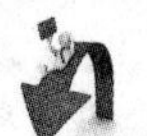

2. 间接传播　极少见。可通过接触病人的分泌物,沾染病菌的毛巾、床单、衣物、浴盆等物品及消毒不彻底的检查器械引起炎症发生。

【临床表现】

淋病的潜伏期1~10 d,平均3~5 d。50%~70%病人无自觉症状。感染初期病变局限于下生殖道,如病情发展可累及上生殖道。最早症状为尿痛、尿频、排尿困难。白带增多,呈脓性。外阴红肿、烧灼感,宫颈感染时宫颈充血、水肿、脓性分泌物。淋球菌侵入输卵管、卵巢可致急性盆腔炎,病人自觉下腹两侧剧痛,有寒战、高热、恶心、呕吐。急性淋病未治疗或治疗不彻底可转为慢性。临床表现为慢性尿道炎、慢性宫颈炎、输卵管积水。淋球菌可长期潜伏在尿道旁腺、前庭大腺深处反复发作。

【对孕产妇及胎儿、婴儿的影响】

1. 对孕产妇的影响　妊娠早期感染淋菌而致宫颈管炎的病人,可导致感染性流产或人工流产后感染。妊娠晚期易因淋菌性宫颈管炎而使胎膜脆性增加,发生胎膜早破,使孕妇发生羊膜腔感染综合征。分娩后产妇抵抗力低,严重者可致播散性淋病。

2. 对胎儿、婴儿的影响　对胎儿可造成早产和胎儿宫内感染,易发生胎儿宫内发育迟缓、胎儿宫内窘迫,甚至导致死胎、死产。经阴道分娩的新生儿可发生淋菌性结膜炎、肺炎,甚至出现淋菌性败血症。

【辅助检查】

阴道分泌物涂片检查,急性期可见中性粒细胞内、外均有革兰氏阴性双球菌;核酸扩增试验敏感性和特异性高,可用于本病的检测和筛查。对治疗失败和耐药者可用培养法。

【治疗要点】

治疗原则为早期诊断、早期治疗,用药应遵循及时、足量、规范的原则,性伴侣同时接受治疗。治疗方案可选用头孢曲松、头孢噻肟、大观霉素、红霉素、阿奇霉素或多西环素。若治疗效果差,需采用综合治疗方案,包括对症处理、支持疗法、物理疗法及手术治疗。

【护理措施】

1. 检查及治疗配合　协助医生做好各项辅助检查的准备以及标本送检工作,规范、及时遵医嘱给予药物及物理治疗。孕妇应于产前常规筛查淋菌,淋病高发地区的孕妇应在妊娠早、中、晚期各做1次宫颈分泌物涂片查找淋菌,或进行淋菌培养,以便及早确诊并得到彻底治疗。淋病孕妇娩出的新生儿,应用1%硝酸银液滴眼,预防淋菌性眼炎,并预防性使用头孢曲松钠。

2. 消毒隔离　根据疾病的特点做好有针对性的消毒隔离措施,嘱急性淋病病人卧床休息,做好隔离。将病人接触过的生活用品严格消毒灭菌,以防止交叉感染等。治疗期间严禁性交,被污染的衣裤、生活用品等要及时消毒。动员病人配偶及家人及时检查。做好医务人员的职业防护。

3. 心理护理　向病人介绍疾病相关知识,注意保护病人隐私,关心、尊重别人。解除病人的思想顾虑,帮助病人树立坚持治疗的信心。

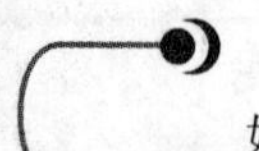

笔记栏

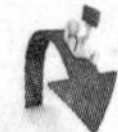

4. 健康指导

(1)治疗期间严禁性交,治愈后应随访。一般于治疗后7 d复查分泌物,以后每月查1次,连续3次阴性,方能确定治愈。

(2)因为淋病病人有可能同时感染滴虫和梅毒,所以随访应同时检测阴道滴虫及梅毒血清反应。

(3)教会病人自行消毒隔离的方法,病人的浴盆、毛巾、内裤应煮沸消毒5~10 min,病人所接触的物品及器具宜用1%苯酚溶液浸泡消毒。

(4)急性期应卧床休息,进食高蛋白、高维生素、高热量饮食。保持室内安静、舒适、空气清新,每日空气消毒1次。保持外阴清洁。

二、尖锐湿疣

尖锐湿疣(condyloma acuminate,CA)又称生殖器疣或性病疣,是由人乳头瘤病毒(human papillomavirus,HPV)感染引起的增生性传播性疾病。现已发现HPV有100多个型别,其中50余个型别与生殖道感染有关,约90%的生殖道尖锐湿疣与HPV6、11有关。近几年,国内外报道外阴尖锐湿疣的发病率明显升高,已成为常见的女性性传播疾病。尖锐湿疣常与多种STD并存,如淋病、梅毒、生殖道衣原体感染。

【传播途径】

HPV主要经性传播,不排除间接传播的可能。温热、潮湿的外阴皮肤、黏膜交界处有利于其生长繁殖,尤其是阴唇后联合、小阴唇内侧最多见,其次是宫颈。尖锐湿疣在孕期发病率高,生长快,孕妇患病或带毒者在阴道分娩时,胎儿可接触感染。母儿间的传播途径是经胎盘感染、分娩过程感染还是出生后感染尚无定论,一般认为是胎儿通过软产道时吞咽含HPV的羊水、血液或分泌物而感染。

【临床表现】

1. 病人以20~30岁妇女多见,潜伏期3周至8个月不等,平均3个月。

2. 疾病部位为外阴、大阴唇、阴道、宫颈、尿道口、肛门周围。典型体征是初起为微小散在的柔软粉红色或灰白色疣状丘疹,表现为局部瘙痒、烧灼痛,可见微小散在的乳头状疣,质软,粉红色或污灰色。疣逐渐增多增大,互相融合形成鸡冠状,顶端可有角化和感染溃烂。触之易出血,有腥臭脓性分泌物。

【对孕产妇及胎儿、婴儿的影响】

1. 对孕产妇的影响　妊娠期机体免疫功能下降,生殖系统血液循环丰富,故尖锐湿疣生长迅速,体积大,数目多,多形态。巨大尖锐湿疣可阻塞产道而影响分娩;妊娠期尖锐湿疣组织脆弱,阴道分娩时易导致大出血;产后尖锐湿疣迅速缩小,甚至自然消退。

2. 对胎儿、婴儿的影响　孕妇患尖锐湿疣,有垂直传播的可能,胎儿宫内感染极罕见,有报道可引起畸胎或死胎。绝大多数是通过软产道时感染,幼儿期有发生喉乳头瘤的可能。

【辅助检查】

典型病例,肉眼观即可作出诊断,通常不推荐HPV检测。对体征不典型者常用下

笔记栏

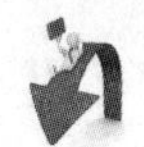

列方法:①细胞学检查:镜下见挖空细胞,为 HPV 感染的特征性改变。②阴道镜。③醋酸白试验。④HPV 核酸检测。诊断不明确,治疗效果差或有恶变倾向者,则需行活组织病理检查确诊。

【治疗要点】

1. 局部治疗　主要选用5%氟尿嘧啶或50%三氯醋酸等病灶局部涂擦。若病灶较大、有蒂,可行手术切除或物理治疗,如激光、微波、冷冻、电灼等。巨大尖锐湿疣可直接行手术切除湿疣体,配偶或性伴侣需同时接受治疗。

2. 孕妇的治疗　以局部治疗为主。妊娠36周后的孕妇,如病灶广泛或巨大病灶堵塞软产道,应行剖宫产术终止妊娠。

【护理要点】

1. 心理护理　了解并解除病人思想顾虑,尊重病人现状,以耐心、诚恳的态度对待病人,使其做到患病后及早到医院接受正规诊断和治疗。

2. 健康指导　让病人掌握疾病的治疗配合及消毒隔离的方法,被污染的衣裤、生活用品要及时彻底消毒,保持会阴清洁。尖锐湿疣治愈率较高,但也可能复发,复发率在20%～30%,多在治疗后3个月内复发,故应做好治疗后的随访指导,定期复查。孕妇合并尖锐湿疣时,容易导致羊膜炎、胎盘炎症或导致伤口感染,故应注意预防感染。

三、梅毒

梅毒(syphilis)是由苍白密螺旋体引起的侵犯多系统的慢性 STD。螺旋体几乎可侵犯全身各器官,病变早期损害皮肤、黏膜,晚期则侵犯心血管及神经系统,产生各种严重症状及体征。

【传播途径】

1. 性接触传播　为主要传播途径,占95%。未经治疗的病人在感染后1年内传染性强,随病程延长,传染性渐小,病程超过4年者基本无传染性。

2. 垂直传播　梅毒可通过胎盘进入胎儿体内,引起胎儿宫内感染,导致先天性梅毒。分娩时通过软产道也可感染。

3. 其他　接吻、哺乳、输血、接触病人的被褥、衣裤、浴具、剃刀、餐具等可引起间接传播,但可能性极小。

【临床表现】

1. 一期梅毒　主要表现为硬下疳及硬化性淋巴结炎,一般无全身症状。病人感染后,潜伏期9～90 d,开始可见局部有暗红色丘疹,为硬下疳,多见于女性,无疼痛及触痛,未经治疗可在3～8周内自然消失,不留痕迹。

2. 二期梅毒　主要表现为皮肤、黏膜损害。硬下疳出现6～8周后进入二期梅毒,半数以上病人有咽痛、头痛、低热,出现皮肤损害,可有躯干、面部、四肢斑疹、丘疹、玫瑰样糠疹等。

3. 三期梅毒　30%病人未经治疗或治疗不彻底,在感染2年后发展为三期梅毒。此期传染性小,但对机体破坏性大,主要表现为永久性皮肤、黏膜损害(结节性梅毒

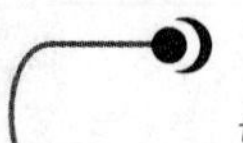

笔记栏
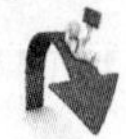

疹、梅毒性树胶肿），并可侵犯多器官系统，可累及心血管、神经、皮肤、骨骼等系统，重者残疾或死亡。

【对孕产妇及胎儿、婴儿的影响】

1. 对孕产妇的影响　妊娠期女性生殖器官充血，硬下疳较非孕期更加明显。早期梅毒孕妇发生的皮肤、黏膜损害可加重，容易出现骨关节病、骨膜炎及肌肉抽搐。由于妊娠期间孕妇营养消耗增加、抵抗力减弱，梅毒孕妇常出现咽喉感染。分娩后，易发生产后出血，影响产妇机体恢复。

2. 对胎儿、婴儿的影响　妊娠期苍白密螺旋体可通过胎盘进入胎儿体内，引起胎儿宫内感染，导致胎儿营养供应障碍，造成流产、早产或先天梅毒。早期潜伏梅毒孕妇感染胎儿的可能性达80%以上。晚期潜伏梅毒孕妇出生的先天梅毒儿早期表现有皮疹、皮肤大疱，鼻炎及鼻塞、肝脾大等；2 岁以后，多表现为鞍鼻、楔状齿、间质性角膜炎、神经性耳聋、骨膜炎等，病死率及致残率均明显升高。

【辅助检查】

1. 病原体检查　取病损处分泌物涂片，用暗视野显微镜检查梅毒螺旋体。

2. 血清学检查　做非梅毒螺旋体试验和梅毒螺旋体试验。

3. 脑脊液检查　用于诊断神经梅毒。

【治疗要点】

首选青霉素治疗，用药要尽早、定量、规范。对青霉素过敏者可用多西环素或盐酸四环素。妊娠早期可避免胎儿感染，妊娠中晚期可治疗已经被感染的胎儿使其在出生前治愈。

【护理措施】

1. 心理护理　尊重病人，帮助其建立治愈疾病的信心和生活的勇气。

2. 孕产妇护理　早期和晚期梅毒的孕妇，首选青霉素治疗。若青霉素过敏，可用红霉素或多西环素，禁用四环素类药物。遵医嘱用药，妊娠早期和晚期应各进行 1 个疗程的治疗，对妊娠早期以后发现的梅毒完成 2 个疗程治疗，中间间隔 2 周；对于分娩病人，应注意观察产后出血量。

3. 健康指导　治疗期间应禁止性生活，性伴侣同时进行检查及治疗，治疗后进行随访。第 1 年每 3 个月复查 1 次，第 2～3 年每半年复查 1 次。如发现血清由阴性变为阳性或滴度升高 4 倍或症状复发，应用加倍剂量药物治疗。

四、获得性免疫缺陷综合征

获得性免疫缺陷综合征（acquired immuno－deficiency syndrome，AIDS）又称艾滋病，是由人类免疫缺陷病毒（human immuno deficiency vires，HIV）感染而引起的一种以降低机体细胞免疫功能，进而发生条件致病菌感染的性传播疾病。HIV 主要损害机体 T 淋巴细胞功能，导致持续性免疫功能低下，病人完全丧失抵御各种微生物侵袭的能力，极易发生各种机会性感染及多种罕见机会性肿瘤，死亡率极高。

【传播途径】

1. 性交传播　通过性交途径直接传播，包括同性接触和异性接触，为主要传播

笔记栏

途径。

2. 血液传播　通过被 HIV 污染的血制品或注射器传播。

3. 垂直传播　通过胎盘母婴垂直传播，分娩时经阴道传播或出生后经母乳传播。

【临床表现】

艾滋病潜伏期不等，6 个月至 8 ~ 10 年或更长，儿童最短，妇女最长。

1. 急性期　症状为非特异性，接触 HIV 后至发病 1 ~ 6 周，主要表现为长期低热、盗汗、乏力、肌痛、厌食、腹泻、无渗出的咽炎。有的病人淋巴结肿大，颈、腋窝最明显，常伴单核细胞增多症。上述表现可自行消退。

2. 无症状期　临床上一般无特殊表现，但部分病人可以出现持续性淋巴结肿大并维持相当长的时间。

3. 艾滋病期　主要表现为艾滋病相关症状，各种机会性感染及肿瘤。机会性感染范围广、发生率高，病原体多为正常宿主中罕见的、对生命威胁大的病原体。主要病原体为卡氏肺囊虫、鸟型分枝杆菌、弓形体、隐球菌、假丝酵母菌、巨细胞病毒、疱疹病毒等。病人全身表现为原因不明的发热、乏力、消瘦；呼吸系统表现为咳嗽、胸痛、呼吸困难等；中枢神经系统表现为头痛、意识障碍、人格改变、局限性感觉障碍及运动神经障碍；消化系统表现为腹泻、消瘦，严重者电解质紊乱，酸中毒等。机会性肿瘤以卡氏肉瘤最常见，多见于青壮年，肉瘤呈多灶性，常损害皮肤、口腔、直肠和淋巴，发病后 1 ~ 1.5 年死亡。

【对孕产妇及胎儿、婴儿的影响】

1. 对孕产妇的影响　大多数 HIV 感染孕妇无自觉症状，约 12% 病人有 HIV 相关症状。HIV 感染会影响母体免疫系统功能，可加快 HIV 感染病程及加重病情，45% ~ 75% 无症状孕妇在产后 2 ~ 3 年出现症状。

2. 对胎儿、婴儿的影响　HIV 感染对胎儿、新生儿有高度危害性，宫内感染是 HIV 垂直传播的主要方式，孕妇感染 HIV 后可经过胎盘在宫内传播感染胎儿。无论经阴道分娩或剖宫产，新生儿 25% ~ 33% 感染 HIV。可建议感染 HIV 合并妊娠者终止妊娠。

【辅助检查】

初筛 HIV 抗体的方法有酶联免疫吸附试验和颗粒凝集试验，确诊 HIV 抗体的方法有免疫印迹试验。

【治疗要点】

1. 抗 HIV 治疗　主要药物有核苷类反转录酶抑制剂、非核苷类反转录酶抑制剂和蛋白酶抑制剂三种类型。

2. 促进免疫功能　常见的药物有白细胞介素-2 及丙种球蛋白，主要用于儿童 HIV 感染，可减少条件性感染的发生。

3. 产科处理　尽可能缩短破膜距分娩的时间，尽量避免可使胎儿暴露于血液和体液危险增加的操作，如会阴侧切术、人工破膜术或胎头吸引术。建议孕 38 周时做选择性剖宫产，以减少 HIV 的母婴传播。不推荐 HIV 感染者母乳喂养。

【护理要点】

1. 心理护理　及时有效地与病人沟通，疏导心理问题，满足病人合理要求，尊重

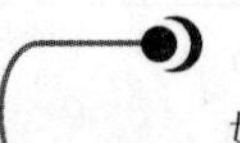
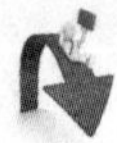

病人人格并做好其家属的思想工作，帮助他们正确认识艾滋病，树立坚持治疗的信心。

2. 消毒隔离　用0.5‰～1‰的含氯消毒液擦拭病人接触的物品表面。在对病人进行医疗与护理操作时，应注意自我防护，避免针头、器械刺伤皮肤。对病人血液和体液采取隔离措施。

3. 母儿护理　应遵医嘱对感染HIV孕、产妇在产前、产时及产后给予抗病毒药物治疗，以降低新生儿感染率。新生儿应采用配方奶进行人工喂养。

4. 健康指导　给予高热量、高蛋白、高维生素易消化饮食，注意色、香、味以增加病人食欲。不能进食者应静脉输液，维持水、电解质平衡。AIDS目前无治愈方法，重在预防。

(1)利用各种形式和方法宣传HIV和AIDS的危害和传播途径。

(2)对HIV感染的高危人群进行HIV抗体检测，对HIV阳性者进行教育随访，防止继续播散。

(3)洁身自爱，避免婚前、婚外不洁性行为；宣传避孕套在预防AIDS传播中的作用。

(4)严禁吸毒，不与他人共用注射器，不要借用或共用牙刷等个人用品。

(5)防止医源性感染，应在医生的指导下使用血制品。献血人员献血前应做HIV抗体检测。

本章小结

女性生殖系统炎症是妇科常见疾病，病原体包括细菌、病毒、支原体、衣原体、原虫，可分为外源性和内源性病原体两类。当自然防御功能下降时容易发病。病原体多先感染在下生殖道，后沿生殖道黏膜上行，也有经血液和淋巴蔓延。主要表现为下腹持续性疼痛、阴道分泌物增多、外阴瘙痒及月经失调等，病情严重者可出现发热、寒战、头痛等症状。治疗应根据病因给予物理、手术或中药治疗。护士应消除病人的心理顾虑，配合治疗，促进病人舒适，指导病人养成良好的个人卫生习惯，预防疾病发生。

滴虫性阴道炎由阴道毛滴虫所致，外阴阴道假丝酵母菌病主要由白假丝酵母菌所致，萎缩性阴道炎与卵巢功能衰退导致阴道乳杆菌减少有关。临床表现为外阴瘙痒、白带增多和膀胱刺激征；滴虫性阴道炎典型表现为稀薄泡沫样白带，外阴阴道假丝酵母菌病典型表现为稠厚豆渣样白带，萎缩性阴道炎则表现为稀薄淡黄样或血性白带。治疗要点：需根据病因给予局部或全身治疗。

盆腔炎性疾病包括子宫内膜炎、输卵管卵巢脓肿、输卵管炎及盆腔腹膜炎。其发生与年龄、性活动、下生殖道炎症和宫腔操作等有关。主要表现为下腹疼痛伴发热，阴道分泌物增多，下腹压痛、反跳痛及肌紧张，重者出现高热、寒战、头痛、食欲减退，阴道大量脓性臭味分泌物，子宫活动受限、压痛明显。治疗以抗生素为主，辅以支持疗法、中药、理疗等。

性传播疾病是指以性行为为主要传播途径的一组传染病，主要包括淋病、尖锐湿疣、梅毒和艾滋病，均对孕产妇及胎儿、婴儿产生不良影响。治疗前应明确病因，采取及时、足量和规范用药，辅以支持疗法、物理疗法及手术。同时应加强健康教育，预防

性病的发生，护士应做好孕产妇及新生儿护理，遵医嘱指导病人用药并建议病人适时终止妊娠。

（伍东红）

思考题

1. 试述女性生殖系统的自然防御机制。
2. 哪些因素可以破坏阴道的自净作用？
3. 某孕妇，妊娠30周，主诉外阴瘙痒1周。检查：阴道分泌物呈白色凝乳状，擦去分泌物，见黏膜有浅溃疡。外阴红肿，阴道黏膜红肿，小阴唇内侧及阴道黏膜附有白色膜状物，擦除后黏膜浅表溃疡。请问：该病人可能的诊断是什么？需做什么检查、辅助检查以明确诊断？应如何护理？
4. 列表比较滴虫性阴道炎与外阴阴道假丝酵母菌病的病因、临床表现、护理评估和护理措施。
5. 性传播疾病对母婴有何影响？护理病人时护士应如何做好消毒隔离工作？

第十四章 女性生殖内分泌疾病病人的护理

第一节　功能失调性子宫出血

【案例导入】

王女士,17 岁,未婚,因“阴道不规则出血 2 周,伴头晕、头痛 3 天”来院就诊。14 岁月经初潮,月经周期不规律,1 ~2 个月不等。本次月经来潮 2 周未净,经量多,有血块,无痛经,3 天前开始出现头晕、头痛、休息后无好转。既往健康。查体:T 36.7℃,P90 次/min,R18 次/min,BP 90/60 mmHg,,精神差,贫血貌,心肺检查未见异常。肛腹诊无异常。血常规显示 Hb 75 g/L。

问题:

1. 该女性可能的临床诊断是什么?

2. 请根据病人情况给出 2 ~3 条护理诊断。

3. 对该病人应采取哪些护理措施?

功能失调性子宫出血(dysfunctional uterine bleeding,DUB)简称功血,是由于调节生殖的神经内分泌机制失常引起的异常子宫出血,而全身及内外生殖器无明显器质性病变。常表现为月经周期或经期长短不一、经量异常或不规则阴道流血。功血可分为无排卵性功血和排卵性功血两类,约 85% 的病人为无排卵性功血。功血可发生在月经初潮至绝经间的任何年龄,多数为绝经期(50%),其次是生育期(30%)和青春期(20%)。

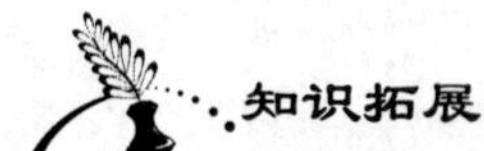

排卵障碍(ovulatory dysfunction)可引起月经周期与经期出血量异常的子宫出血(abnormal uterine bleeding,AUB)。基于 2011 年 FIGO 月经失调工作组(FIGO menstrual disorders group,FMDG)提出的异常子宫出血(abnormal uterine bleeding,AUB)新分类,2014 年中华医学会妇产科学分会妇科内分泌学组将排卵障碍性异常子宫出血(简称 AUB-O)定

笔记栏

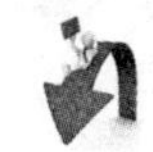

义为：因稀发排卵、无排卵及黄体功能不足，主要由于下丘脑-垂体-卵巢轴功能异常引起的异常子宫出血。常见于青春期、绝经过渡期，生育期也可因 PCOS、肥胖、高催乳素血症、甲状腺疾病等引起。子宫内膜不规则脱落所致的经期延长是临床常见的病变，虽无明确的归类，但目前国内多认为其与黄体功能异常有关。

【病因】

1. 无排卵性功能失调性子宫出血　多发于青春期和绝经过渡期妇女，也可见于生育期女性。

(1)青春期　由于下丘脑-垂体-卵巢轴调节功能尚未健全，大脑中枢对雌激素的正反馈反应异常，FSH 持续呈低水平，无排卵性 LH 高峰形成，导致卵巢不能排卵。

(2)绝经过渡期　绝经过渡期女性卵巢功能逐渐衰退，卵巢对促性腺激素敏感性下降，或下丘脑-垂体对性激素正反馈调节反应性降低，先出现黄体功能不足，随后排卵停止。

(3)生育期　生育期因内、外环境中某些刺激，例如应激、劳累、手术或疾病等因素的干扰可引起暂时性无排卵。亦可因为肥胖、多囊卵巢综合征、高催乳素血症等引起长期持续性无排卵。

2. 排卵性功能失调性子宫出血　多发生于生育期女性，可分为两类：

(1)月经过多　可能与子宫内膜纤溶酶活性过高或前列腺素血管舒缩因子分泌比例失调有关，也可能与分泌晚期子宫内膜雌激素受体、孕激素受体高于正常有关。

(2)月经周期间出血　可能是黄体功能不足或子宫内膜不规则脱落所致，也可能是围排卵期雌激素水平短暂下降导致部分子宫内膜脱落所致。

【病理】

1. 无排卵性功能失调性子宫出血　由于子宫内膜受雌激素持续作用而无孕激素拮抗，呈不同程度的增生性反应，少数可呈萎缩改变。其增生程度与体内雌激素水平、持续时间、子宫内膜对雌激素的敏感性有关。

(1)子宫内膜增生症：子宫内膜表现为不同程度的增生状态，其分型主要包括单纯型增生、复杂型增生和不典型增生。不典型增生已经超出功血范畴，属癌前期病变。

(2)增生期子宫内膜：整个月经周期中子宫内膜均呈正常增生期表现，月经周期后半期甚至月经期亦无分泌期改变。

(3)萎缩型子宫内膜：子宫内膜萎缩变薄，腺体数量和间质均减少，较为致密，胶原纤维相对增多。

2. 排卵性功能失调性子宫出血　子宫内膜形态一般表现为分泌期内膜，可能存在腺体分泌不良，间质水肿不明显或腺体与间质发育不同步，内膜活检显示分泌反应落后 2 d。子宫内膜不规则脱落者常表现为混合型子宫内膜，即残留的分泌期内膜与出血坏死组织及新增生的内膜共存。

【临床表现】

1. 无排卵性功能失调性子宫出血　病人表现为：①月经过频：月经周期<21 d。

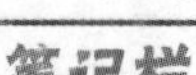
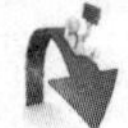

②子宫不规则过多出血:月经周期不规则,经期延长且经量过多。③子宫不规则出血:月经周期不规则,经期延长但经量正常。④月经过多:月经周期规律,但经期时间超过7 d或每次经量超过80 mL。

2. 排卵性功能失调性子宫出血　①月经过多:表现为月经周期和经期正常但经量增多。②黄体功能不足:表现为月经周期缩短。③子宫内膜不规则脱落:表现为月经周期正常,经期延长且经量增多。④围排卵期出血:在排卵前后出血,出血时间不超过7 d,量少。

【治疗要点】

功血的主要治疗方法是药物治疗。对激素治疗无效者可采取手术治疗。

(一)无排卵性功血

青春期和生育期功血应以止血、调整月经、促使卵巢功能恢复为原则;绝经过渡期功血以止血、调整月经、减少经量,防止子宫内膜病变为原则。

1. 止血　出血期间应迅速有效止血并纠正贫血。对大量出血者,要求在性激素治疗下8 h内有效,24~48 h内出血基本停止,若出血96 h以上仍不止血,应考虑有器质性病变。出血量小者,使用最低有效剂量激素,减少药物副反应。

(1)性激素

1)雌激素:大剂量雌激素可迅速促进子宫内膜生长,短期内修复创面而止血,被称为“内膜修复法”。适用于急性大量出血的病人,常用药物如结合雌激素、苯甲酸雌二醇。

2)孕激素:使在雌激素作用下持续增生的子宫内膜转化为分泌期内膜而达到止血效果,内膜在停药后完全脱落,因此也被称为“子宫内膜剥脱法”或“药物性刮宫”。适用于体内有一定雌激素水平,生命体征平稳,血红蛋白>80 g/L的病人,常用药物如甲羟孕酮、甲地孕酮、炔诺酮等。

3)联合用药:性激素联合用药的止血效果优于单一用药,口服避孕药在治疗青春期和生育期无排卵性功血时效果较好。如去氧孕烯炔雌醇片、复方孕二烯酮片等。

(2)刮宫术　刮宫可迅速止血,还可取内膜标本进行病理检查。但对无性生活史病人、青少年不轻易做刮宫术,对绝经过渡期及病程长的生育期病人首先考虑刮宫术。

(3)其他　用药期间也可以辅助一般止血剂如酚磺乙胺、云南白药等,出血严重者应补充凝血因子,矫正贫血,预防感染。

2. 调节月经周期　止血后青春期及生育期病人应恢复月经的正常内分泌调节,建立正常的月经周期;绝经过渡期病人需预防子宫内膜增生症的发生。常用方法:有雌、孕激素序贯疗法,雌、孕激素联合疗法,孕激素疗法,促排卵等。

(1)雌、孕激素序贯疗法　即人工周期。是模拟自然月经周期中卵巢内分泌变化,通过序贯应用雌、孕激素,使子宫内膜发生相应变化,引起周期性脱落。适用于青春期及生育期雌激素水平较低的功血病人,自撤药性出血第5日开始应用雌激素,如妊马雌酮1.25 mg、戊酸雌二醇2 mg,每晚一次,连服21 d,在用药第11 d起开始加服醋酸甲羟孕酮10 mg/d,共10 d,连服3个周期为一疗程。

(2)雌、孕激素联合疗法　应用孕激素限制内膜的生长,使撤药性出血量逐渐减少,应用雌激素预防治疗过程中孕激素突破性出血。一般用口服避孕药自止血后、撤

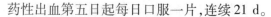

笔记栏

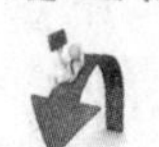

药性出血第五日起每日口服一片,连续 21 d。

(3)孕激素疗法　适用于青春期或活组织检查为增生期内膜的功血病人,使增生期内膜出现分泌期改变,月经周期后半周期(撤药性出血的第 16～25 d)口服醋酸甲羟孕酮 10 mg,或肌内注射黄体酮 20 mg,每日 1 次,共 10 d,连用 3 个周期为一疗程。生育期功血内源性雌激素水平较高者使用雌、孕激素联合疗法。

(4)促进排卵　部分病人在治疗几个疗程之后可正常排卵,青春期功血病人一般不使用促排卵药物,生育期有生育要求的无排卵性功血病人,可采取促排卵治疗。常用药物有氯米芬、人绒毛膜促性腺激素(HCG)、人绝经期促性腺激素和促性腺激素释放激素激动剂。促进卵泡发育首选氯米芬,HCG 可以促进月经中期 LH 峰值形成,刺激黄体功能形成。

3. 手术治疗　对于药物治疗效果不佳或不宜用药、无生育需求,尤其是不易随访的年龄较大的病人、病例报告为癌前病变的病人,应考虑子宫内膜切除术或全子宫切除术。子宫内膜切除术机制为利用宫腔镜下电切割、激光切除、电凝或热疗等方法,使子宫内膜凝固或坏死。

(二)排卵性功能失调性子宫出血

1. 月经过多　可使用孕激素配合其他药物止血,也可使用宫内孕激素释放系统、复方短效口服避孕药。

2. 黄体功能不足　可应用低剂量雌激素、氯米芬等促进卵泡发育,还可以在排卵后使用 HCG、天然黄体酮等延长黄体期,也可口服避孕药。

3. 子宫内膜不规则脱落　可在排卵后 1～2 d 每日口服甲羟孕酮 10 mg,连服 10 d,通过孕激素的负反馈功能使黄体及时萎缩,内膜完整脱落。也可使用单相口服避孕药、复方短效口服避孕药、绒毛膜促性腺激素等。

4. 围排卵期出血　应用复方短效口服避孕药。

【护理评估】

1. 健康史　询问病人年龄、月经史、婚育史、避孕措施、激素类药物使用史、慢性病史(如血液病、肝病、糖尿病、代谢性疾病等),了解病人发病前有无精神紧张、意外事件、环境骤变、过度劳累等诱因。回顾发病经过,如异常子宫出血的类型,发病时间,目前流血情况,诊治经历,所用激素名称、剂量、效果、不良反应,是否有刮宫病理结果等。

2. 身体状况　重点观察子宫出血情况,治疗后出血量有无明显减少或停止。了解病人有无感染征象。观察记录病人有无贫血貌,有无失血性休克表现,有无器质性病变的征象。

3. 心理社会状况　青春期功血病人常因害羞及害怕影响学业而不及时就诊,导致长时间出血而产生恐惧及焦虑心理,影响身心健康和工作学习;绝经过渡期病人因担心疾病性质及是否会恶变而焦虑、恐惧。

4. 辅助检查

(1)B 超检查:通过阴道超声检查可了解子宫大小、形状、宫腔形态、子宫内膜厚度,有助于鉴别宫腔内是否有器质性病变。

(2)诊断性刮宫:简称诊刮,可达到止血和确诊子宫内膜病变的目的。年龄>35 岁,药物治疗无效或存在子宫内膜癌高危因素的异常子宫出血病人,应行诊刮明确子

笔记栏

宫内膜病变。刮出物应及时送病理检查,以排除器质性病变。为明确有无排卵或了解黄体功能应于月经来潮前或月经来潮 6 h 内刮宫。不规则流血或大量出血可随时刮宫。疑有子宫内膜癌者应行分段诊刮。

(3)宫腔镜检查:在宫腔镜直视下,选择病变区进行活检,可提高诊断各种宫腔病变的准确性。

(4)基础体温测定:是测定卵巢是否排卵最简易可行的方法。无排卵性功血基础体温呈单相型(图 14-1)。有排卵性功血黄体功能发育不良者基础体温虽呈双相型,但排卵后体温上升缓慢,或上升幅度偏低,高温相维持 9 ~ 10 d 即下降(图 14-2);黄体萎缩不全致子宫内膜脱落不全者,基础体温呈双相型,但下降缓慢(图 14-3)。

(5)激素水平测定:为确定有无排卵,可于黄体期(月经周期第 21 日)直接测定病人血清孕酮值,若为卵泡期水平提示无排卵。

(6)血液检查:血常规、肝功能、凝血功能测定等可以了解病人有无贫血、有无全身疾病、凝血功能是否正常等。

(7)其他:如宫颈黏液结晶检查、阴道脱落细胞检查等可以提示有无排卵。

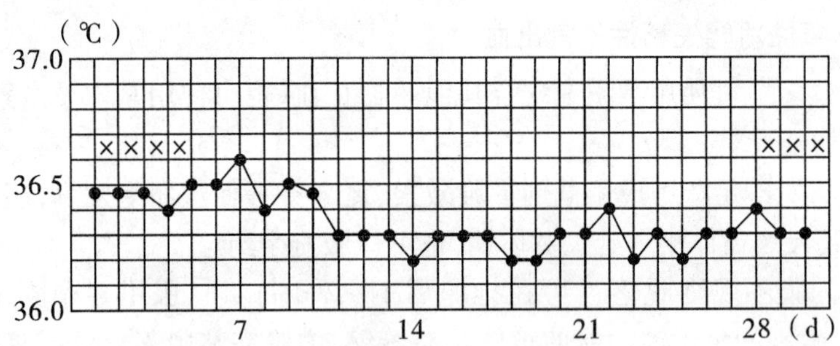

图 14-1　基础体温单相型(无排卵性功血)

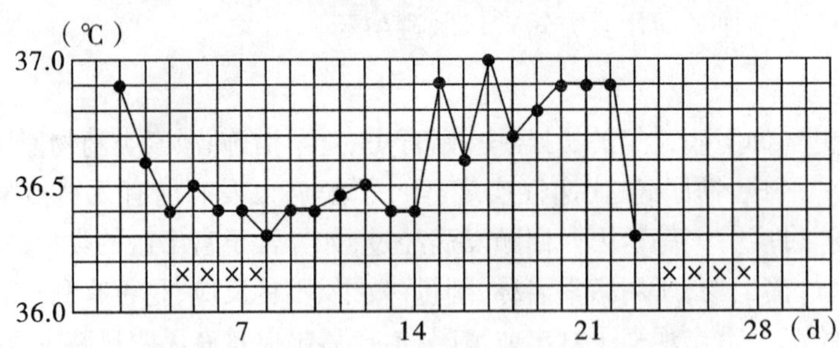

图 14-2　基础体温双相型(黄体功能不足)

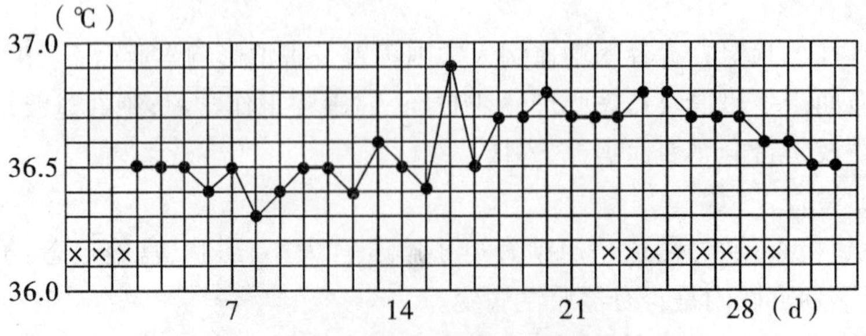

图 14-3　基础体温双相型(黄体萎缩不全)

笔记栏

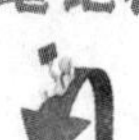

【护理诊断/问题】

1. 疲乏　与子宫异常出血导致贫血有关。

2. 有感染的危险　与子宫不规则出血，机体抵抗力下降有关。

3. 焦虑　与担心长期出血能否治愈有关。

4. 潜在并发症：失血性休克。

【护理目标】

1. 病人能进行日常活动。

2. 病人住院期间无感染发生。

3. 病人焦虑情绪缓解。

4. 能及时发现并正确处理并发症。

【护理措施】

1. 一般护理

(1)加强营养，注意休息　按照病人的饮食习惯，提出适合的饮食计划，以促进病人尽可能在短期内纠正贫血。出血量较多者避免过度劳累、剧烈活动及迅速起床，防止发生晕厥。

(2)心理护理　多交流以减轻病人焦虑情绪，提供病人需要的疾病治疗相关信息。

(3)病情观察　重点观察生命体征、阴道出血量、贫血程度、激素治疗效果。

(4)预防感染　指导病人注意会阴部护理，嘱病人勤换会阴垫，每日更换内裤并清洗会阴部，如发现会阴部瘙痒或体温升高应及时就诊。

2. 药物治疗病人的护理

(1)指导病人按时按量用药，不能随意停用或漏服药物，以免引起子宫出血。

(2)嘱病人必须在血止后开始按医嘱减量，每 3 d 减量一次，每次减量不得超过原剂量的 1/3，直至维持量。

(3)维持量的服用时间应参照病人原来的月经周期，通常维持到停药后发生撤药性出血的时间与病人上一次行经时间相应为止。

(4)告知病人及家属，若治疗期间出现不规则阴道出血及时就诊。

(5)口服性激素多有胃肠道不良反应，可于每晚睡前口服。

3. 手术治疗的护理

(1)诊断性刮宫术的护理　术前向病人进行健康宣教，让病人理解手术的意义及过程，能够配合手术，协助病人摆好体位，必要时开放静脉通路；术中注意观察病人生命体征，与病人交流给予心理支持；协助手术医生及时将刮出物送病理检查。

(2)子宫内膜切除术(endometrial ablation)病人的护理　手术在宫腔镜下进行，术前进行健康宣教，让病人理解手术的意义及过程，指导病人术前遵医嘱服药，协助病人摆好体位，必要时开放静脉通路；术中配合医生调节膨宫时宫腔压力，观察病人生命体征；协助手术医生及时将刮出物送病理检查。

(3)子宫切除术病人的护理　按腹部手术病人护理常规进行。

【护理评价】

1. 住院期间，病人日常活动耐受力是否提高。

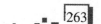

笔记栏

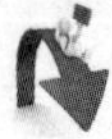

2. 病人住院期间是否发生感染。

3. 病人焦虑情绪是否减轻。

4. 住院期间,病人是否发生失血性休克等并发症。

第二节　闭经

闭经(amenorrhea)为妇科常见疾病,表现为无月经或月经停止。通常将闭经分为原发性闭经和继发性闭经两类。年龄超过16岁(有地域性差异),第二性征已发育,或年龄超过14岁,第二性征尚未发育,且无月经来潮者称为原发性闭经;以往曾建立正常月经,但以后因某种病理性原因致月经停止6个月以上者,或按自身原来月经周期计算停经3个周期以上者称为继发性闭经。青春期、妊娠期、哺乳期及绝经后的月经不来潮均属生理现象,本节不讨论。

【病因】

正常月经的建立和维持,有赖于下丘脑-垂体-卵巢轴的神经内分泌调节、靶器官子宫内膜对性激素的周期性反应和下生殖道的通畅,其中任何一个环节发生障碍均可导致闭经。原发性闭经较为少见,多为遗传原因或先天发育缺陷引起,如米勒管发育不全综合征、雄激素不敏感综合征、对抗性卵巢综合征、低促性腺激素性腺功能减退和高促性腺激素性腺功能减退等。继发性闭经发病率明显高于原发性闭经,病因复杂,包括下列5种类型:

1. 下丘脑性闭经　是最常见的一类闭经,中枢神经系统-下丘脑功能失调可影响垂体,继而影响卵巢造成闭经,病因最复杂。

(1)特发性因素　闭经中最常见因素之一,确切机制不明,表现为GnRH的分泌异常。这类改变与中枢神经系统的神经传递或下丘脑功能障碍有关。

(2)精神性因素　精神压抑、紧张焦虑、过度劳累、情感变化、环境变化等因素,可引起神经内分泌障碍引起闭经。此种多为一时性的,通常很快自行恢复,也有持续时间较长者。

(3)体重下降和神经性厌食　中枢神经对体重急剧下降极敏感,1年内体重下降10%左右,即使仍在正常范围内也可能会引起闭经。神经性厌食者通常存在情感的剧烈矛盾或为保持身材而强迫节食,表现为极度消瘦、厌食等。两者都可影响下丘脑功能,导致多种神经激素分泌降低,引起垂体多种促性腺激素分泌抑制,性腺功能下降而致闭经。

(4)运动性闭经　长期剧烈运动如现代舞、芭蕾舞训练等易发生闭经。初潮和月经的维持有赖一定比例的机体脂肪,肌肉/脂肪比例增加或总体脂肪减少,均可使月经异常。同时运动加剧后,GnRH释放受抑制,也可导致闭经。

(5)药物性闭经　长期应用甾体类避孕药或某些药物,如吩噻嗪及其衍生物等可引发继发性闭经,其机制是药物抑制下丘脑分泌GnRH或通过抑制下丘脑多巴胺,使垂体分泌催乳素增加。药物性闭经多是可逆的,一般在停药后3~6个月月经自然恢复。

(6)颅咽管瘤　较为罕见,瘤体增大压迫下丘脑和垂体柄引起闭经、生殖器萎缩、

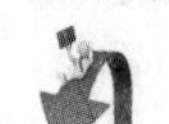

颅内压增高、肥胖、视力障碍等症状，亦称为肥胖生殖无能营养不良症。

2. 垂体性闭经　主要病变在垂体。腺垂体器质性病变或功能失调，都会影响促性腺激素分泌，继而影响卵巢功能而导致闭经，如垂体梗死、垂体肿瘤、空蝶鞍综合征等。

3. 卵巢性闭经　卵巢发育异常或卵巢功能异常引起性激素分泌水平低下，子宫内膜不能发生周期性变化而导致闭经，如卵巢早衰、卵巢功能性肿瘤、多囊卵巢综合征等。

4. 子宫性闭经　闭经原因在子宫。月经调节正常、第二性征发育也正常，但子宫内膜受到破坏或对卵巢激素不能正常反应而闭经，如先天性子宫缺陷、子宫内膜炎、子宫内膜损伤、子宫切除等。

5. 其他　内分泌功能异常，如甲状腺、肾上腺、胰腺等功能异常也可引起闭经。

【临床表现】

无月经来潮或月经停止 6 个月以上。

【治疗要点】

纠正全身健康状况，针对病因进行治疗。

1. 全身治疗　积极治疗全身性疾病，提高机体素质，提供足够营养，保持标准体重。运动性闭经者适当减少运动。肿瘤、多囊卵巢综合征所致的闭经，应进行针对性治疗。

2. 心理治疗　精神应激所致闭经者应采取心理疏导疗法，神经性厌食者应接受精神心理方面的治疗。

3. 激素治疗　明确病因后，可给予相应激素，补充机体激素的不足或拮抗其过多。

(1)性激素补充疗法　常用的方法有雌激素补充疗法，雌、孕激素序贯疗法和雌、孕激素联合疗法。雌激素补充治疗可维持女性第二性征，并对下丘脑和垂体产生反馈调节，适于无子宫者。雌、孕激素序贯疗法模拟正常月经周期进行治疗，适用于有子宫者。雌、孕激素联合疗法抑制垂体分泌促性腺激素，停药后出现反跳作用，使月经恢复和排卵。

(2)促排卵　卵巢功能存在且有生育要求者，可选用促排卵药物，如氯米芬、促性腺激素、促性腺激素释放激素等。

(3)溴隐亭　通过与垂体多巴胺受体结合，直接抑制垂体催乳素的分泌，恢复排卵。

(4)其他　肾上腺皮质激素适用于先天性肾上腺皮质增生所致的闭经，甲状腺素适用于甲状腺功能减退引起的闭经。

4. 手术治疗　对各种器质性病变，应针对病因采用相应的手术治疗。如生殖器畸形中处女膜闭锁和阴道闭锁等，都可手术切开或成形，使经血通畅。宫颈宫腔粘连者可行分离术和放置宫腔内支撑。

【护理评估】

1. 健康史　询问病人月经史，包括初潮年龄、第二性征发育情况、月经周期、经期、经量、痛经情况，了解闭经前月经情况。特别注意评估闭经期限及伴随症状，发病前是否出现引起闭经的诱因，如环境改变、精神因素、体重增减、剧烈运动、其他疾病或药物的影响等。评估已婚妇女生育史及产后并发症。全面评估病人生长发育过程，有无先

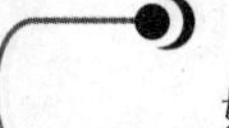

天性缺陷或其他疾病及家族史。

2. 身体状况　检查病人的全身发育情况，包括智力、身高、体重、四肢和躯干的比例及五官发育特征等情况。观察精神状态、营养和健康状况。检查第二性征发育情况，注意内外生殖器的发育，有无畸形和器质性疾病。如毛发分布、乳房发育、挤压乳房是否有乳汁分泌。

3. 心理社会状况　闭经会使病人产生焦虑情绪，担心影响以后的性生活、生育能力和健康，可产生焦虑、自卑、内疚等心理，长期治疗或治疗效果不佳会加重病人心理压力，进而加重闭经情况。

4. 辅助检查

(1)子宫功能检查　了解子宫、子宫内膜状态及功能。

1)诊断性刮宫：了解宫腔情况，刮取子宫内膜做病理学检查。适用于已婚妇女。

2)子宫输卵管碘油造影：了解宫腔形态、大小和输卵管情况，诊断生殖系统发育异常、结核和宫腔粘连等。

3)子宫镜检查：直视观察宫腔及内膜情况，常规取材送病理检查。

4)药物撤退试验：常用孕激素试验和雌、孕激素序贯试验。①孕激素试验：服用或肌内注射孕激素 5 d，停药 3 ~ 7 d 后如果出现撤药性出血，提示孕激素试验阳性，表明体内有一定的雌激素，为Ⅰ度闭经。停药后无出血(阴性)，应进一步进行雌、孕激素序贯试验。②雌、孕激素序贯疗法：适用于孕激素试验阴性的闭经病人。小剂量雌激素连续服用20 d，然后服用孕激素 10 d，停药后发生撤药性出血者为阳性，表明子宫内膜功能正常，可排除子宫性闭经，闭经是机体雌激素水平较低所致，为Ⅱ度闭经，应进一步寻找原因。若停药后无出血，可再重复一次本试验。若结果仍为阴性，提示子宫内膜受到破坏或有缺陷，可诊断为子宫性闭经。

(3)卵巢功能检查

1)基础体温测定：基础体温若呈双相型改变提示卵巢有排卵功能，若呈单相型则提示卵巢无排卵。

2)阴道脱落细胞检查：涂片见有正常周期变化，提示闭经原因在子宫。涂片中仅见中、底层细胞，表层细胞极少或无，且无周期性变化，提示病变部位不在子宫。若 FSH 升高，提示病变在卵巢。涂片显示不同程度的雌激素水平低下，若 FSH、LH 均低，提示病变部位在垂体或下丘脑。

3)宫颈黏液结晶检查：若仅见羊齿状结晶，提示卵巢无排卵；若见成排的椭圆形结晶，提示子宫内膜已受孕激素影响，卵巢有排卵。

4)激素测定：测定机体内的雌二醇、孕酮和睾酮水平，若雌、孕激素水平较低，提示卵巢功能异常；若睾酮水平高，提示可能有多囊卵巢综合征或卵巢支持-间质细胞瘤。

5)B 超监测：了解卵巢大小、形态和卵泡发育及排卵情况。

6)卵巢兴奋试验：尿促激素连续肌内注射 4 d，观察卵巢分泌雌激素情况。若卵巢无反应，提示病变在卵巢；若卵巢有反应，提示病变在垂体或下丘脑。

(4)垂体功能检查　适用于雌激素试验阳性，病人雌激素水平低下所致闭经。为进一步明确病变部位，需要进行以下检查。

1)血性激素放射免疫测定：当血 PRL>25 μg/L 时为高泌乳素血症，应进一步进行

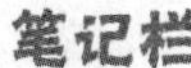

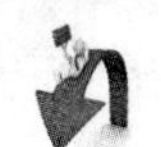

血 TSH 测定,若其升高为甲状腺功能减退;若其正常,而血 PRL>100 μg/L,做头颅 X 射线摄片或 CT 检查,排除垂体肿瘤;FSH>40 U/L,提示卵巢功能衰退;若 LH>25 U/L,提示怀疑为多囊卵巢;若 FSH、LH 均<5U/L,提示病变部位可能在垂体或下丘脑,应进行进一步检查。

2)垂体兴奋试验:了解引起垂体功能减退的病变部位在垂体或下丘脑。静脉注射 LHRH,15 ~60 min 后 LH 较注射前高 2 ~4 倍,提示垂体功能正常,病变在下丘脑;若 LH 值无变化或增高不显著,提示病变部位在垂体。

3)影像学检查:怀疑垂体肿瘤时可做蝶鞍 X 射线摄片,阴性时再做 CT 或 MRI 检查。

4)其他检查:怀疑先天畸形者,可做染色体核型分析及分带检查;考虑闭经与甲状腺功能异常有关者,可测量甲状腺功能;怀疑与肾上腺功能有关者,可测量尿 17-酮、17-羟类固醇或血皮质醇。

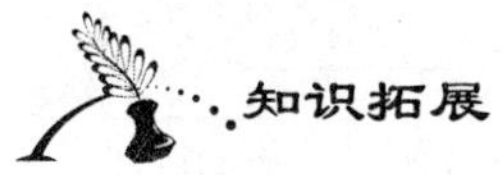

原发性闭经的诊断流程

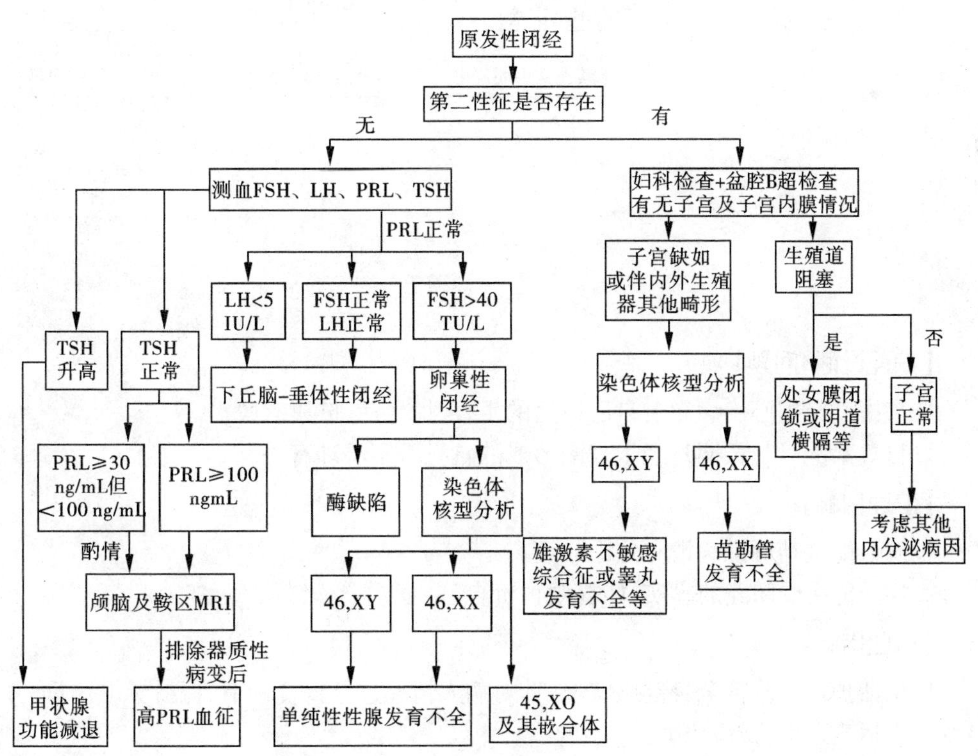

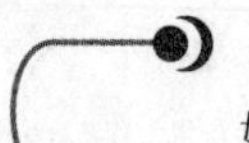

笔记栏

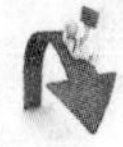

继发性闭经的诊断流程

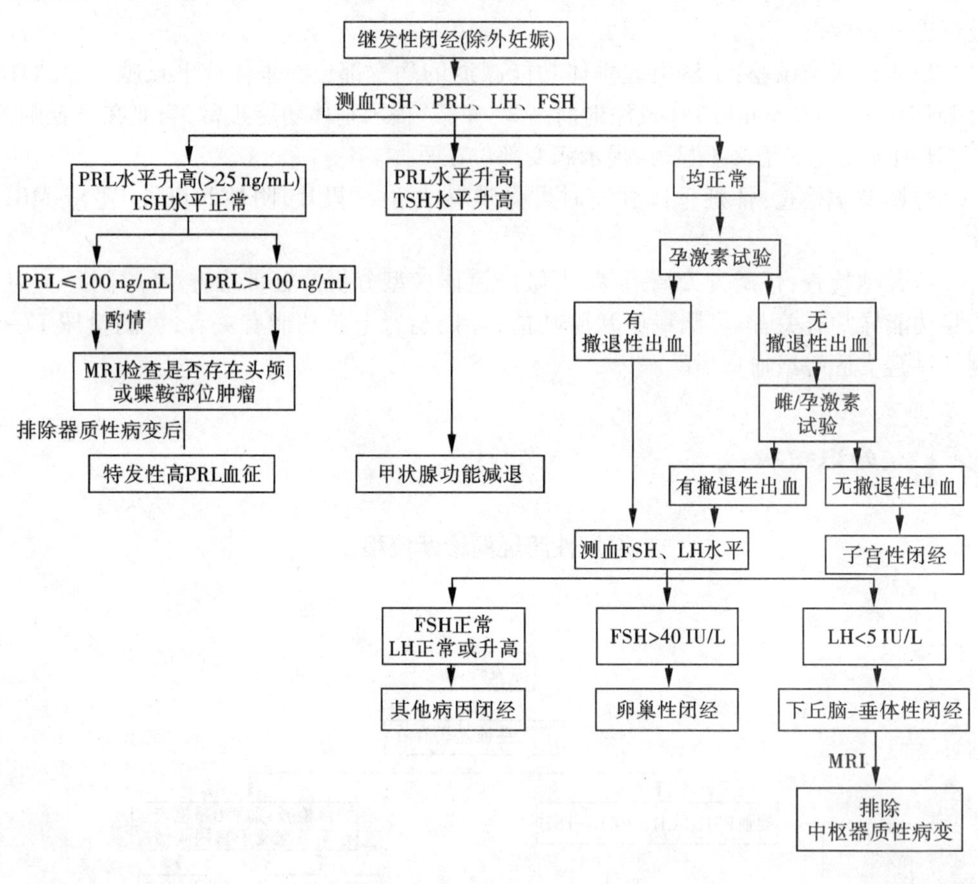

【护理诊断/问题】

1. 焦虑　与担心疾病影响自己以后的生育、性生活、健康有关。

2. 自尊紊乱　与长期月经未来潮形成的自我否定心理有关。

【护理目标】

1. 病人能主动诉说病情和焦虑心理。

2. 病人能接受闭经的事实,能客观评价自己。

【护理措施】

1. 生活护理　改善全身健康状况,针对病人情况进行饮食调节、保持标准体重,并鼓励病人适当运动,减缓压力。

2. 心理护理　精神因素是导致闭经的病因之一,向病人介绍闭经产生的原因和与精神因素的关系,强调心理调节和舒缓压力对改善内分泌调节的重要性,鼓励病人与家属、病友交流,学会自我排解心理压力。加强其心理疏导,解除思想顾虑。

3. 药物指导　指导病人根据医嘱合理用药,包括讲解药物的作用、不良反应、剂量

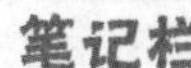

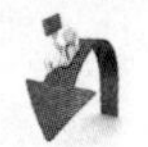

和具体的使用方法、时间等,并评价病人的掌握程度。嘱咐病人定期复查肝肾功能和乳腺彩超,发现异常及时就诊。

4. 健康教育　讲解疾病相关知识,强调实施阶段性检查以及明确病因的必要性,使病人理解和配合诊疗及护理。

【护理评价】

1. 病人能否主动配合治疗方案。

2. 病人能否与他人正常交流,树立正确自我形象。

第三节　多囊卵巢综合征

多囊卵巢综合征(polycystic ovarian syndrome,PCOS),又称为 Stein-Leventhal 综合征,是一种生殖功能障碍与糖代谢异常并存的内分泌紊乱综合征。以雄激素过多、持续性无排卵、卵巢多囊改变为特征,常伴有胰岛素抵抗和肥胖,是一种最常见的妇科内分泌疾病之一。

【病因】

PCOS 的发病原因尚未明确,目前多认为可能为多基因异常和一些环境因素的相互作用所致。发生机制可能涉及以下几方面。

1. 下丘脑-垂体-卵巢轴调节功能异常　由于垂体对 GnRH 敏感性增加,分泌过量的 LH,刺激卵巢间质、卵泡膜细胞产生过量雄激素。高雄激素抑制卵泡成熟,而卵巢内小卵泡仍分泌雌二醇(E_2),同时过多的雄烯二酮在周围组织中转化为雌酮(E_1),形成高雌醇血症。高雌激素水平对 LH 分泌呈正反馈,使 LH 分泌持续呈高水平状态,无周期性高峰形成,故无排卵发生。雌激素对 FSH 分泌呈负反馈,使 FSH 值相对降低,LH/FSH 比例增高。高 LH 促进卵巢分泌雄激素,低 FSH 的刺激使卵巢内小卵泡发育停止,无成熟卵泡形成,从而导致机体雄激素水平较高,持续无排卵的恶性循环,卵巢出现多囊样改变。

2. 高胰岛素水平和胰岛素拮抗　PCOS 病人 30% ~45% 存在胰岛素拮抗和高胰岛素血症。过量的胰岛素可促进卵巢和肾上腺分泌雄激素,引起卵泡成熟障碍。

3. 肾上腺内分泌功能异常　由于部分 PCOS 病人肾上腺合成甾体激素的酶活性增加、肾上腺细胞功能亢进及对促肾上腺皮质激素的敏感性增加,引起脱氢表雄酮和脱氢表雄酮硫酸盐升高。脱氢表雄酮硫酸盐升高提示机体过多的雄激素来自肾上腺。

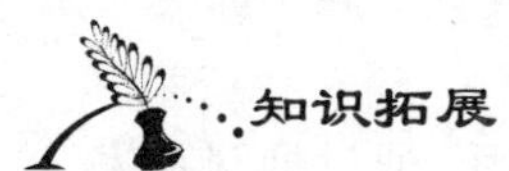

青春期多囊卵巢综合征诊治共识

目前认为,多囊卵巢综合征的诊断应从青春期开始,使早期阶段的病人得到充分重视和必要干预,延缓或阻止 PCOS 远期并发症的发生,

笔记栏

同时避免过多诊断和治疗。青春期 PCOS 的诊断必须符合 2003 年鹿特丹诊断的全部 3 个指标,包括高雄表现、初潮后月经稀发持续至少 2 年或闭经,并应包括超声下卵巢体积的增大(>10 cm^3);同时应排除其他导致雄激素水平升高的病因(包括先天性肾上腺皮质增生、分泌雄激素的肿瘤)、其他引起排卵障碍的疾病(如高催乳素血症、卵巢早衰或下丘脑-垂体闭经及甲状腺功能异常)。对于青春期和孕龄期女性,PCOS 的诊断标准是不同的。

【临床表现】

PCOS 好发于青春期及生育期妇女,临床表现如下:

1. 月经失调　为最主要症状,常表现为月经稀发或月经过少,然后出现继发性闭经。少数病人表现为不规则出血,月经周期或经期或经量无规律。

2. 不孕　月经失调和排卵障碍可导致不孕。

3. 肥胖　50%的病人肥胖,且多呈腹型肥胖。肥胖与雄激素过多、胰岛素抵抗、游离睾酮比例增加及瘦素抵抗有关。

4. 痤疮　高雄激素导致病人多毛,主要表现为阴毛浓密且呈男性分布,同时病人常见油脂性皮肤和痤疮。

5. 黑棘皮症　病人阴唇、腋下、颈背部、乳房下和腹股沟处褶皱皮肤出现灰褐色色素沉积,呈对称分布,皮肤增厚,质地柔软。

【治疗要点】

1. 一般处理　对肥胖型病人,适当调节饮食和增加运动,可降低体重,降低胰岛素、睾酮水平,增强胰岛素敏感性,从而恢复排卵和生育功能。

2. 药物治疗

(1)调整月经周期

1)雌孕激素联合疗法:孕激素可抑制垂体 LH 的高分泌,使卵巢分泌的雄激素减少,并可直接作用于子宫内膜,调节月经周期;雌激素通过促进肝脏产生性激素结合球蛋白(sex hormone binding globulin,SHBG),降低游离睾酮量。疗程一般为 3~6 个月,可重复使用。

2)孕激素后半周期疗法:可调节月经和保护子宫内膜,抑制 LH 的过度分泌,促进排卵。

(2)对抗雄激素作用

1)糖皮质类固醇:常用药物为地塞米松,适用于肾上腺来源或肾上腺和卵巢来源雄激素者。

2)环丙孕酮:为 17α-羟孕酮类衍生物,有较强的抗雄激素作用,通过抑制垂体促性腺激素的分泌,降低体内睾酮水平。

3)螺内酯:醛固酮类受体的竞争性拮抗剂,通过抑制卵巢和肾上腺分泌雄激素,促进雄激素分解和竞争雄激素受体等机制拮抗雄激素作用。出现月经不规则时,可与口服避孕药联合使用。

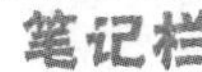

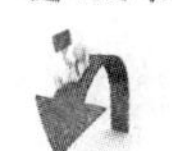

(3)改善胰岛素抵抗　常用胰岛素增敏剂如二甲双胍,提高外周组织对胰岛素的敏感性,降低胰岛素水平,同时可降低机体雄激素水平,提高促排卵效果。

(4)诱发排卵　对有生育要求者在进行基础治疗后可进行促排卵治疗。常用药物为氯米芬。诱发排卵时容易发生卵巢过度刺激征,需严密监测。

3. 手术治疗　适于病情重、药物治疗效果不佳者。常用术式为腹腔镜下卵巢打孔术,其机制在于破坏卵巢间质,间接调节垂体-卵巢轴,降低血 LH 和睾酮水平而增加妊娠机会,可实现 90% 排卵率和 70% 妊娠率。卵巢楔形切除术因术后卵巢周围粘连发生率高,临床已较少使用,还可采用体外受精、胚胎移植等方式助孕。

【护理评估】

1. 健康史　仔细询问病人的月经史、婚育史、手术史和既往史,B 超、性激素水平测定和子宫内膜检查结果。

2. 身体状况　了解病人月经情况,月经量、周期、经期等;了解病人体重变化;观察病人有无多毛、痤疮及其分布情况,了解皮肤色素沉着情况;了解病人的诊疗经过,所用药物、剂量、疗效及不良反应。

3. 心理社会状况　因存在不孕和月经失调问题,病人十分担心以后的生育能力,同时病人难以接受自我形象改变,常有自卑、焦虑心理,影响病人正常的社会交往。

4. 辅助检查

(1)基础体温测定　单相型体温曲线表示无排卵。

(2)B 超　子宫正常,卵巢增大,轮廓光滑,间质回声增强;一侧或两侧卵巢各有 10 个以上直径为 2～8 mm 无回声区,围绕卵巢边缘呈车轮状排列,称为“项链征”;同时,连续监测未见优势卵泡发育及排卵迹象。

(3)腹腔镜检查　卵巢增大,包膜增厚,表面光滑,灰白色。包膜下可见多个卵泡,但无排卵征象,镜下取活体组织送检可确诊。

(4)诊断性刮宫　于月经前数日或月经来潮 6 h 内进行刮宫,内膜呈不同程度增殖改变,无分泌期变化。

(5)内分泌测定　激素测定显示血清 FSH 值正常或偏低,LH 值升高,LH/FSH≥2;睾酮水平升高;雌二醇正常或轻度升高,$E_1/E_2>1$;部分病人血清催乳素(PRL)轻度升高。此外,肥胖病人还应检测空腹血糖和口服葡萄糖耐量试验、胰岛素水平等,了解是否有胰岛素抵抗。

【护理诊断/问题】

1. 焦虑　与担心是否能恢复生育功能有关。

2. 知识缺乏　缺少多囊卵巢综合征相关知识。

3. 自尊紊乱　与诊治过程中检查项目多、疗效不佳有关。

【护理目标】

1. 病人能积极配合治疗。

2. 病人了解疾病相关知识。

3. 病人配合检查、治疗,恢复自信、能与他人正常交往。

【护理措施】

1. 健康教育　宣传多囊卵巢综合征的相关知识,如常见症状、治疗及护理等,对出

笔记栏

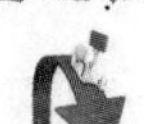

现类似症状的妇女，应警惕PCOS的存在；对肥胖的PCOS病人，使其和家属认识到控制体重、减少脂肪对PCOS治疗的重要性，鼓励病人通过饮食疗法、运动锻炼等方式，减轻体脂。指导PCOS病人进行子宫内膜厚度监测，必要时进行子宫内膜病检，警惕子宫内膜不典型增生和子宫内膜癌的发生。

2. 心理护理　向病人介绍PCOS的相关知识，例如病因、表现、诊断、治疗和护理等，解除病人的疑惑和焦虑，使病人积极面对疾病，配合治疗。

3. 药物指导　指导病人正确使用口服避孕药和孕激素，并告知可能出现的不良反应，一旦出现及时就诊。对胰岛素抵抗者，指导病人服用降糖药，并注意监测血糖和血胰岛素水平。对有生育要求者，指导病人适量应用促排卵药，并注意预防卵巢过度刺激征。

【护理评价】

1. 病人是否能正确对待疾病，积极参与治疗。

2. 病人是否了解疾病相关知识，配合治疗。

3. 病人是否能正常进行社会交往，正确树立自我形象。

第四节　痛经

痛经(dysmenorrhea)指行经前后或月经期出现下腹疼痛、坠胀，伴有腰酸、头晕、乏力、恶心等不适，影响生活和工作质量。痛经分为原发性和继发性两类，原发性指生殖器官无器质性病变的痛经，继发性指由于盆腔器质性疾病引起的痛经。本节只叙述原发性痛经。

【病因】

原发性痛经多发生于青少年期，主要与月经期子宫内膜前列腺素(prostaglandin,PG)增高有关。痛经病人子宫内膜和月经血中PG含量尤其是$PGF_{2\alpha}$和PGE_2较正常女性明显升高。前列腺素可诱发平滑肌收缩，产生分娩样下腹痉挛性绞痛。子宫平滑肌的过度收缩可使子宫内压力增高，造成子宫供血不足，子宫缺血，刺激子宫自主神经疼痛纤维而发生痛经。受前列腺素刺激影响，痛经女性子宫收缩与正常女性不同，子宫基础张力增高，收缩频率和强度均增加，且收缩不协调或非节律性。痛经的发生多为这种子宫活动增强所致的子宫张力增加和过度痉挛样收缩所致。同时，原发性痛经还受机体内分泌因素、遗传因素、精神因素和免疫因素的影响。无排卵性女性因无黄体酮产生，前列腺素水平低，一般不发生痛经。

【临床表现】

原发性痛经主要症状为月经期下腹部疼痛，多出现在下腹部耻骨上，可放射至腰骶部和大腿内侧。疼痛常在月经来潮后开始，以行经第1天最为剧烈，呈痉挛型，持续2～3 d可缓解，可伴有恶心、腹泻、头晕等症状，严重者可出现面色发白，四肢厥冷，甚至晕厥。妇科检查无异常发现。

【治疗要点】

1. 一般处理　原发性痛经者应重视心理治疗，轻度不适是生理反应，不要过度紧张焦虑。病人应保证充足的睡眠和休息,适当运动,以缓解疼痛。

2. 药物治疗　疼痛不能耐受时,可辅以药物治疗。

(1)前列腺素合成酶抑制剂　抑制前列腺素产生,防止子宫的过度收缩和痉挛,减轻或消除痛经。常用药物有布洛芬、酮洛芬等,月经来潮即可开始服用,连续2～3 d,效果佳。

(2)口服避孕药　通过抑制排卵减少前列腺素合成。适用于要求避孕的痛经病人。

【护理评估】

1. 健康史　了解病人年龄、月经史、婚育史、既往史等。了解诱发痛经的相关因素。

2. 身体状况　痛经发生的时间、部位、性质、程度及伴随症状,是否服用止痛药,用药情况及效果,个体缓解疼痛的方法和体位。

3. 心理社会状况　了解病人对痛经的耐受度和认知。部分病人疼痛阈低,对疼痛敏感反应强烈,病人除了身体不适,还对下次月经产生恐惧、厌恶心理,影响病人的工作和生活质量。

4. 辅助检查　根据月经期下腹部疼痛,妇科检查无阳性体征,临床即可诊断,同时可通过超声检查、腹腔镜或宫腔镜检查排除盆腔器质性病变。

【护理诊断/问题】

1. 疼痛　与月经期子宫痉挛性收缩有关。

2. 恐惧　与长时间痛经造成的精神紧张有关。

【护理目标】

1. 病人的疼痛症状有所缓解。

2. 病人月经来潮前的恐惧感减轻。

【护理措施】

1. 健康教育　向病人讲解月经期保健知识,注意经期卫生,禁止性生活,注意保暖,充分休息,避免过度劳累,补充营养等。

2. 心理护理　关心病人,理解其紧张恐惧心理。向病人讲解痛经相关知识,当疼痛不能耐受时提供非麻醉性治疗以缓解症状。

3. 缓解症状　①腹部局部热敷和进食热饮。②服用止痛药物:疼痛难以忍受时,可进行非麻醉性镇痛治疗,适当使用镇痛、解痉药。指导病人正确服药。长期服药者注意防止药物依赖性。③生物反馈法:增加病人的自我控制,放松身体,例如鼓励病人采取听音乐、交谈等方式转移注意力,缓解不适,减轻痛经。

【护理评价】

1. 病人疼痛症状是否减轻,能否列举缓解疼痛的应对措施。

2. 病人对痛经的恐惧、焦虑情绪是否减轻。

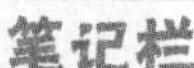

笔记栏

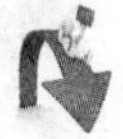

第五节 绝经综合征

绝经(menopause)是每一个女性生命中的必经生理过程,是指永久无月经状态,提示卵巢功能衰退,生殖功能终止,分为自然绝经和人工绝经。自然绝经指卵巢内卵泡生理性消耗所致的绝经,人工绝经指两侧卵巢经手术切除或放射线照射治疗等所致的绝经。

绝经综合征(menopause syndrome)指妇女绝经前后出现性激素波动或减少所致的一系列躯体及精神心理症状。绝经综合征与内分泌因素密切相关,也可能与人格特征、职业性质等有关。

【内分泌变化】

绝经前后最明显的变化是卵巢功能衰退,然后表现为下丘脑垂体功能退化,内分泌紊乱,性激素波动或下降。

1. 雌激素　卵巢功能衰退,逐渐停止排卵,分泌雌激素量减少,血中 FSH 相应升高,引起卵泡的过度刺激,雌激素水平波动较大,甚至高于正常卵泡期水平。但当卵泡完全停止生长或发育后,雌激素水平急剧下降,至绝经后卵巢不再分泌雌激素,血液中雌激素主要来源于肾上腺皮质和卵巢雄烯二酮转化的雄酮。

2. 孕激素　绝经过渡期卵巢仍有排卵功能,仍能分泌孕激素,但由于卵泡期延长,黄体功能不全,孕激素分泌量减少。绝经后无孕激素的分泌。

3. 雄激素　绝经后雄激素水平下降,其中雄烯二醇的含量仅为绝经前的一半,且主要来自肾上腺。

4. 促性腺激素　绝经过渡期 FSH 水平升高,LH 在正常范围内。绝经后机体性激素水平下降,对下丘脑和垂体的负反馈作用减弱,促性腺激素 FSH 和 LH 值增高,FSH 增高更显著,FSH/LH>1。卵泡闭锁导致雌激素和抑制素水平下降及 FSH 升高,是绝经的主要信号。

5. 促性腺激素释放激素　绝经后 GnRH 分泌增加,并与 LH 同步增加。

6. 抑制素　绝经后女性血抑制素水平下降,其下降比雌二醇早且明显,用于监测卵巢功能衰退更敏感。

【病因】

1. 内分泌因素　卵巢功能衰退是形成绝经综合征的主要原因。卵巢功能衰退,血中性激素水平下降,导致下丘脑-垂体-卵巢轴平衡失调,影响自主神经中枢及其支配的各脏器功能,因而出现一系列自主神经功能失调的症状。若为人工绝经,雌激素水平急速下降,症状更为明显。

2. 神经递质　神经递质5-羟色胺水平与机体的情绪变化密切相关。血中 β 内啡肽及其自身抗体含量下降,可引起神经内分泌调节功能紊乱。

3. 种族、遗传因素　绝经综合征可能与个体人格特征、神经类型、职业有关。绝经综合征病人大多神经类型不稳定,且有精神压抑或精神创伤病史。此外,从事体力劳动的人绝经综合征发病率低,症状轻。

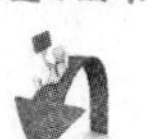

笔记栏

【临床表现】

1. 近期表现

(1)月经紊乱 是绝经过渡期的主要表现。由于女性卵巢较少排卵或不排卵,病人出现无排卵性功能失调性子宫出血,表现为月经周期不规则、经期持续时间长和经量增多或减少,以后逐渐绝经,少数妇女可突然绝经。

(2)血管舒缩症状 主要表现为潮热、多汗。是绝经综合征的典型表现。潮热起自前胸、涌向头颈部,然后波及全身。在潮红区域有灼热感,皮肤发红,可有汗珠,持续数秒至数分钟不等,每天数次至30～50次,夜间或应激状态易促发。发作前可有心悸,发作后可出现畏寒、疲乏、焦虑、易激惹等表现。这种血管不稳定状态个体差异大,短者1～2年,长者5年或更长,严重影响女性的工作、生活和睡眠,是绝经后女性需要性激素治疗的主要原因。

(3)自主神经失调症状 主要表现为心悸、失眠、头痛、眩晕、耳鸣等症状。

(4)精神神经症状 主要包括情绪、认知和记忆功能症状。表现情绪波动大,如激动易怒、焦虑不安或情绪低落、自我控制力下降等。同时记忆力下降。

2. 远期表现

(1)泌尿生殖道症状 主要表现为生殖道萎缩,出现阴道干涩、性交困难和反复发生的阴道感染及排尿困难、尿急、尿痛的尿路感染症状。

(2)骨质疏松 绝经后妇女雌激素水平下降,骨质吸收速度大于骨质生成速度,导致骨质快速丢失而出现骨质疏松,主要指骨小梁减少,骨骼压缩甚至骨折。50岁以上妇女半数以上会出现骨质疏松,一般发生在绝经后5～10年。

(3)阿尔茨海默症(Alzheimer's disease) 老年痴呆的主要类型。绝经后女性发病率比老年男性高,可能与体内雌激素水平降低有关。

(4)心血管疾病 绝经后妇女糖脂代谢异常,易发生动脉硬化、冠心病、心肌梗死等,可能与绝经后雌激素水平降低有关。

【治疗要点】

1. 一般治疗 向病人做健康教育,使其了解女性绝经过渡期的生理变化,能以乐观的态度面对。必要时可使用适量镇静药物以助睡眠,使用谷维素调节自主神经功能。鼓励其建立健康生活方式,包括坚持体育锻炼,增加日照时间,健康饮食,注意摄取足够的蛋白质和含钙丰富的食物,补充钙剂,预防骨质疏松。

2. 激素补充治疗(hormone replacement therapy,HRT) 针对绝经相关健康问题采取的一种医疗措施,主要通过补充具有性激素活性的药物,纠正与性激素不足有关的问题。

(1)适应证 出现绝经相关症状(潮热、盗汗、睡眠障碍、情绪障碍等),出现泌尿生殖道萎缩问题(阴道干涩、性交痛、阴道感染、尿道感染),低骨量及骨质疏松症状。

(2)禁忌证 绝对禁忌包括妊娠、不明原因子宫出血、已有或可疑患有乳腺癌、已知或可疑患有性激素依赖性恶性肿瘤、最近6个月有活动性血栓病、严重肝肾功能障碍、脑膜瘤等。相对禁忌包括心脏病史、偏头痛史、子宫内膜癌史、血栓疾病史、肝胆疾病史、乳腺良性疾病史、乳腺癌家族史。

(3)常用剂型和剂量 主要药物为雌激素,同时辅以孕激素。尽量选用天然性激

笔记栏

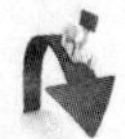

素。常用的雌激素有戊酸雌二醇、结合雌激素、17β-雌二醇和尼尔雌醇。常用孕激素制剂有醋酸甲羟孕酮或微粒化孕酮。也可选用组织选择性雌激素活性调节剂如替勃龙。剂量采取个体化原则,以取最小有效剂量为佳。

(4)用药途径和方案　不同制剂选用不同途径使用。用药途径包括口服,以片剂为主;经皮肤给药,包括皮肤贴膜和涂胶;经阴道给药,包括栓、霜、片和硅胶环;肌内注射油剂及鼻喷制剂。配药方案包括单纯雌激素用药、雌、孕激素序贯用药和雌、孕激素联合用药。

(5)用药时间　选择最小剂量且有效的短时间内用药。在卵巢功能衰退出现相应症状时即可使用。用药期间定期评估,受益大于风险时可持续使用。停药时缓慢减量或间歇用药,防止症状复发。

(6)不良反应及危险性　使用性激素替代治疗可能会出现以下不良反应及危险。①子宫出血:使用 HRT 时可能会出现异常子宫出血,多为突破性出血。应高度重视,查明原因,必要时行诊断性刮宫排除子宫内膜癌。②性激素不良反应:雌激素剂量过大会引起乳房胀、白带多、水肿、色素沉着等,应酌情减量或换用雌三醇制剂;孕激素剂量使用不当会导致出现情绪改变如抑郁、易怒等和乳房肿胀、疼痛。③子宫内膜癌:长期单用雌激素,可使子宫内膜异常增生和子宫内膜癌风险增高,风险高低与用药持续时间及剂量大小呈正相关。而联合运用孕激素时,这种风险不会增加。④乳腺癌:研究表明,使用激素替代疗法超过 5 年者可增加乳腺癌的发病风险。乳腺癌是 HRT 的禁忌证。

【护理评估】

1. 健康史　了解病人的年龄、月经史,是否有月经紊乱史及血管舒缩症状,既往有无骨折、骨质疏松病史、妇科手术和放疗史。

2. 身体状况　了解病人月经情况,有无月经紊乱;详细观察病人有无潮热、盗汗等血管舒缩症状;有无心悸、失眠、头疼等自主神经功能紊乱表现;有无情绪不稳定、易激动等精神、神经方面的改变;了解病人有无外阴、尿道干涩、泌尿生殖道感染及骨质疏松症状。

3. 心理社会状况　血管舒缩症状及精神神经症状,导致病人情绪低落、抑郁多疑,容易激动、失眠多虑,甚至表现为喜怒无常。生活或环境因素的改变可加重病人的身体和精神负担,例如退休、容貌或健康改变、子女长大离家等,都会使妇女情绪低落,感到忧虑和孤独。结合病人自身性格因素、家庭因素、社会环境因素进行评估。

4. 辅助检查

(1)激素测定　测血清 FSH 和 E_2 值了解卵巢功能。血清 FSH>10 U/L,提示卵巢储备功能下降。闭经、FSH>40 U/L 且 E_2<10~20 pg/mL,提示卵巢功能衰竭。

(2)骨密度测定　通过 X 射线了解有无骨质疏松。

(3)B 超　可见子宫缩小,内膜变薄。

(4)宫颈刮片及分段诊断性刮宫　排除子宫病变。

(5)其他　心要时行心电图及血脂等检查。

【护理诊断/问题】

1. 自我形象紊乱　与月经紊乱、出现精神和神经症状有关。

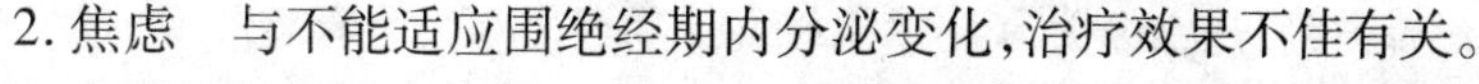
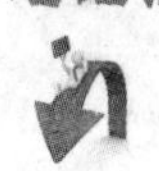

2. 焦虑　与不能适应围绝经期内分泌变化，治疗效果不佳有关。

3. 有感染的危险　与绝经后膀胱、阴道黏膜变薄，防御感染力下降有关。

【护理目标】

1. 病人能正确评价自己，积极参与社会活动。

2. 病人能描述自己的焦虑心理和应对方式。

3. 病人在围绝经期未发生生殖道感染、泌尿道感染。

【护理措施】

1. 心理护理　向病人及其家属讲解绝经是一个生理过程，帮助其了解绝经前后各种常见症状，让病人对即将发生的变化做好心理准备，家属能对病人多理解安慰。

2. 用药护理

(1)向病人讲解用药的目的、常用药物、药物剂量、适应证、禁忌证、药物不良反应、定期随访的重要性等，告知病人必须遵医嘱服用激素并坚持按时随访。

(2)指导病人准确掌握服药次数及服药时间。

(3)指导病人注意自我观察，如出现子宫不规则出血，应马上就诊。

3. 健康教育

(1)建议病人每年进行一次乳腺及盆腔 B 超、血糖、血脂、肝肾功能检查，每 3 ~ 5 年行骨密度测定。

(2)减轻潮热的方法。避免过于激动、进食辛辣食物及兴奋性食物等诱发因素，教病人潮热状态下通过调节情绪、冷毛巾擦拭等方法缓解症状。

(3)鼓励病人维持性生活，以加强阴道的血液循环，维持组织的伸缩性；必要时应用水溶性润滑剂、雌激素软膏等。

(4)鼓励病人适当运动。绝经期应进行适当的有氧运动，如散步、游泳、骑车、划船、跳绳等。每次运动应持续 15 ~ 60 min。长期有规律的运动可改善器官灌注，控制体重、血压，降低动脉粥样硬化及冠心病发生的危险。

(5)饮食指导。注意适当饮食以控制体重，多吃瘦肉、奶、蔬菜、水果和谷类食物，少吃肥肉等油脂含量高的食物，增加大豆摄入将有利于减少绝经综合征的发生，增加富钙食物摄入，注意避免食用过多干扰钙的吸收的食物，如菠菜、竹笋等。

【护理评价】

1. 病人是否能正确认识绝经过程，以乐观、积极的态度面对，参与社会活动。

2. 病人焦虑情绪是否减轻，能否列举几种应对方式。

3. 病人在围绝经期是否有泌尿生殖道感染发生。

本章小结

功能失调性子宫出血是由于神经内分泌调节功能失调所致的异常子宫出血，而全身及内外生殖器无明显器质性病变。分为有排卵性和无排卵性功血两种类型。主要表现为月经周期、经期和经量紊乱。治疗原则为止血、调整月经周期和促排卵。药物治疗是功血的首选方法，用药指导十分关键，药物治疗无效时也可采用手术方法，并为病人提供手术护理。

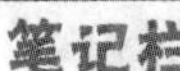

笔记栏

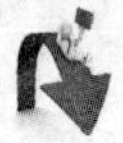

闭经是指无月经或月经停止,分为原发性和继发性闭经。原发性闭经少见,继发性闭经分为下丘脑性闭经、垂体性闭经、卵巢性闭经和子宫性闭经。治疗中根据各类检查判断闭经的类型,并进行病因治疗和心理治疗。护理中注意激素治疗的用药指导和心理护理。

多囊卵巢综合征是一种生殖功能障碍与糖代谢异常并存的内分泌紊乱综合征,以雄激素过多、持续性无排卵、卵巢多囊改变为特征,常伴有胰岛素抵抗和肥胖,是一种最常见的妇科内分泌疾病之一,也是导致生育期妇女月经紊乱的最常见原因。治疗原则为调整月经周期、促排卵、降低体内雄激素水平和改善胰岛素抵抗。注意病人的心理护理和健康教育,并做好药物指导。

痛经指行经前后或月经期出现下腹疼痛、坠胀,伴有腰酸、头晕、乏力、恶心等不适,影响生活和工作质量。痛经分为原发性和继发性两类,原发性痛经与前列腺素含量有关。

绝经综合征是妇女绝经前后出现性激素波动或减少所致的一系列躯体及精神心理症状。临床表现为月经紊乱、血管舒缩症状、精神神经症状、骨质疏松和心脑血管疾病等。治疗原则是根据个案具体情况选择对症治疗和激素替代疗法。强调心理护理、健康教育及激素替代治疗中药物指导。

(牛鹏)

思考题

1. 比较排卵性功血和无排卵性功血病人的临床表现。

2. 应用激素治疗的女性应注意哪些问题?

3. 病人,17 岁,学生,以“痛经 2 天”为主诉就诊。2 d 前月经来潮,出现下腹部疼痛,呈痉挛性,伴有恶心、呕吐、头晕、腹泻。用热水袋热敷后,稍感缓解。月经量少,颜色暗红。询问月经史,13 岁月经初潮,周期为 28 d,月经期 4 d,3 年来几乎每次月经来潮均出现痛经。肛诊和 B 超检查无异常。每次来月经前都十分紧张和恐惧。

(1)病人的主要护理诊断是什么?

(2)根据护理诊断提出具体的护理措施。

4. 张女士,49 岁,文员,以“月经紊乱 1 年余”为主诉就诊。病人既往月经规律,近 1 年来,出现经期延长,经量增多,同时伴阵发性潮热、多汗;病人主诉记忆力明显下降,性格急躁,易发怒。发病期间食欲、睡眠差,自觉阴道干涩。妇科检查未见异常。

(1)该病人可能的医疗诊断是什么?

(2)请列举 2~3 个该病人主要的护理诊断。

(3)根据护理诊断提出具体的护理措施。

第十五章 妊娠滋养细胞疾病病人的护理

【案例导入】

王女士，32 岁，G_2P_1，因“停经 3 个月，阴道不规则出血 1 个月伴恶心、呕吐”入院。既往月经规律，12 $\frac{5}{28\sim30}$ 天，3 年前自然分娩一男婴，无高血压及其他病史，体格检查：一般情况好，BP 140/95 mmHg，下腹部隆起，无压痛。妇科检查：外阴、阴道正常，子宫颈呈紫蓝色，宫底脐下 1 横指，质软，未闻及胎心。辅助检查：血 β-HCG 160 万 U/L，B 超见子宫增大，宫腔内有“落雪状”改变，未见胎儿，右侧附件区可见囊性肿物，直径 65 mm。

问题：

1. 该病人初步诊断为何种疾病？治疗原则是什么？
2. 该病人主要的护理问题有哪些？应如何护理？

妊娠滋养细胞疾病（gestational trophoblastic disease，GTD）是一组来源于胎盘绒毛滋养细胞的疾病。根据组织学特征主要分为葡萄胎、侵蚀性葡萄胎及绒毛膜癌和胎盘部位滋养细胞肿瘤。除葡萄胎外，其余统称为滋养细胞肿瘤，由于侵蚀性葡萄胎和绒毛膜癌在临床表现、诊断及治疗上基本相同，故合并介绍。绝大部分滋养细胞肿瘤来源于妊娠，因此本章主要讲解妊娠滋养细胞疾病。

第一节 葡萄胎

葡萄胎（hydatidiform mole）是妊娠后胎盘绒毛滋养细胞增生、间质水肿，形成大小不等的水泡，水泡间由蒂相连成串，犹如葡萄状，故称之为葡萄胎。葡萄胎是胚外组织变性、滋养层出现异常所致，属于良性滋养细胞疾病。

【分类】

1. 完全性葡萄胎　指宫腔内被水泡样的组织充满，没有胎儿及附属物。

2. 部分性葡萄胎　有胚胎或胎儿，胎盘绒毛部分水泡样变性，并有滋养细胞增生。近年资料表明，部分性和完全性葡萄胎的比例基本接近甚至更高。

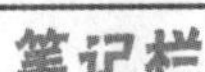
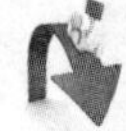

【病因】

1. 完全性葡萄胎　病因并不清楚，可能与下列因素有关：

(1)地域和种族因素　亚洲及拉丁美洲发生率比北美及欧洲高，我国浙江省最高，山西省最低。同一种族居住在不同地域，其发生率也不一定相同，如居住在北非及东方国家的犹太人后裔的发生率是居住在西方国家的2倍，提示造成葡萄胎发生地域差异的原因除种族外，尚有多方面的因素。

(2)营养状况　饮食中缺乏维生素A、前体胡萝卜素和动物脂肪者，葡萄胎的发生率显著增高。

(3)年龄　可发生在任何年龄的生育期妇女。年龄<20岁及>35岁的妇女葡萄胎的发生率明显增高，可能与这两个年龄段容易发生异常受精有关。

(4)既往葡萄胎史　有1次葡萄胎妊娠的妇女再次发病率为1%，但有2次葡萄胎的病人再次发生率则为15%～20%。

(5)遗传　双亲染色体的共同参与是胚胎正常发育所必需。完全性葡萄胎的染色体核型为二倍体，均来自父系，部分性葡萄胎的染色体核型90%以上为三倍体，合并存在的胎儿也为三倍体。其多余的一套染色体也来自父方，染色体父系来源是滋养细胞过度增生的主要原因，并与基因组印迹紊乱有关。

2. 部分性葡萄胎　迄今对部分性葡萄胎的高危因素了解较少，可能相关的因素有不规则月经和口服避孕药等，但与饮食因素及母亲年龄无关。

【病理】

1. 完全性葡萄胎　巨检水泡样的组织占满整个子宫腔，可见犹如葡萄样、成串的水泡组织，直径大小数毫米至数厘米不等，之间有纤细的纤维素相连接，混有血块和蜕膜碎片，仔细检查也不见胎儿及胎盘组织。镜下见：①可确认的胚胎或胎儿组织缺失；②绒毛水肿；③弥漫性滋养细胞增生；④种植部位滋养细胞呈弥漫和显著的异型性。

2. 部分性葡萄胎　仅部分绒毛呈水泡状，合并胚胎或胎儿组织，胎儿多已死亡，且常伴发育迟缓或多发性畸形，合并足月儿极少。镜下见：①有胚胎或胎儿组织存在；②局限性滋养细胞增生；③绒毛大小及其水肿程度明显不一；④绒毛呈显著的扇贝样轮廓，间质内可见滋养细胞包涵体；⑤种植部位滋养细胞呈局限和轻度的异型性。

【临床表现】

1. 症状

(1)停经后阴道流血　为最常见的症状。大部分病人常在停经后8～12周出现间断性、不规则的阴道流血，量多少不定，常有反复大量出血，色暗红，出血可伴有水泡状组织排出。如反复阴道流血可导致感染和贫血，当葡萄胎自行排出时可发生大出血导致休克，甚至死亡。

(2)腹痛　由于葡萄胎迅速增长，子宫急速增大致下腹部胀痛；也可为间歇性阴道流血之前的阵发性隐痛；发生卵巢囊肿扭转或破裂时可出现急性腹痛。

(3)妊娠呕吐　妊娠呕吐比正常妊娠出现时间早、症状重、持续时间长，纠正不及时可致水、电解质紊乱。

2. 体征

(1)子宫异常增大、变软　由于葡萄胎增长迅速，半数以上的病人宫腔内积血，子

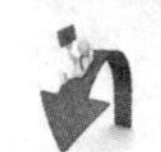

宫大于停经月份，质地软，并伴有 HCG 的异常升高；约有 1/3 的病人子宫大小与停经月份相符，还有少数子宫小于停经月份，可能与水泡退行性变有关。

(2)子痫前期征象　多见于子宫异常增大者，可在妊娠 24 周前出现高血压、蛋白尿和水肿，但子痫罕见。

(3)卵巢黄素化囊肿　大量绒毛膜促性腺激素刺激卵巢卵泡内膜细胞，发生黄素化而形成囊肿。常为双侧性，大小不等，囊壁薄，表面光滑。一般无症状，偶可发生扭转。囊肿在水泡状胎块清除后 2 ~4 个月可自行降低或消失。

(4)甲状腺功能亢进的征象　约 7% 的病人具有此征象。常出现心动过速、皮肤潮湿、震颤。

以上是典型的完全性葡萄胎的临床表现。部分性葡萄胎的症状没有完全性葡萄胎典型，除阴道流血常见外，一般无子痫前期，妊娠呕吐也较轻。子宫多数与停经月份相符，甚至更小。

【治疗要点】

1. 清除宫腔内容物　为葡萄胎主要的治疗方法。一般先用大号吸管吸宫，待子宫缩小后再谨慎刮宫，并将刮出物送检。一次刮不净，可 1 周后再次刮宫。

2. 预防性化疗　适用于有高危因素，且随访有困难的葡萄胎病人。

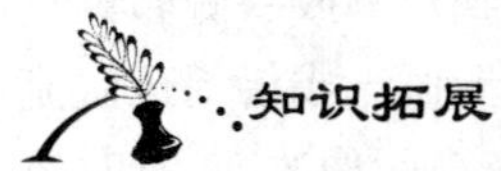

预防性化疗

在正常情况下，葡萄胎排空后，血清 HCG 稳定下降，首次降至正常的平均时间约为 9 周，一般最长不超过 14 周。若葡萄胎排空后 HCG 持续异常要考虑妊娠滋养细胞肿瘤。完全性葡萄胎发生子宫局部侵犯和(或)远处转移的概率为 15% 或 4%，但出现下列因素时概率明显升高，应视为高危葡萄胎：①HCG>100 000 U/L；②子宫明显大于相应孕周；③卵巢黄素化囊肿直径>6 cm；④年龄>40 岁和重复性葡萄胎。预防性化疗可降低高危葡萄胎发生妊娠滋养细胞肿瘤的概率，适用于有高危因素和随访困难的完全性葡萄胎病人，但并非是常规治疗，也不能替代随访。一般选用单一的化疗药物治疗多个疗程至 HCG 正常。部分性葡萄胎不做预防性化疗。

3. 全子宫切除术　对年龄较大、无生育要求者可行手术治疗，保留双侧卵巢，术后随访。

4. 卵巢黄素囊肿　一般不需要处理，随着 HCG 的下降会自然消失。如发生扭转，可以在 B 超或腹腔镜下穿刺吸出囊液，使其复位。扭转时间较长发生坏死者，需行患侧附件切除术。

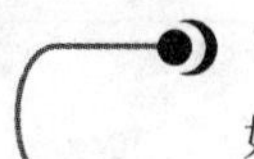

笔记栏

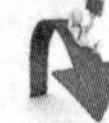

【护理评估】

1. 健康史　询问病人的年龄、月经史、生育史，是否曾患过葡萄胎以及家族史等。同时还应评估病人本次妊娠反应的时间、程度。

2. 身体状况　①评估阴道流血情况，包括阴道流血的量、质、时间；阴道有无排出物，排出物的量，有无水泡状组织等。②评估腹痛情况，包括疼痛部位、时间、程度及性质。③评估有无妊娠呕吐，呕吐次数、呕吐物的量、颜色、性状，有无水、电解质紊乱表现。④评估有无水肿、高血压、蛋白尿等子痫前期征象。⑤评估子宫大小是否与停经月份相符，质地软硬，能否触及胎体。⑥评估有无心动过速、皮肤潮湿、震颤等甲状腺功能亢进的征象。⑦评估病人有无头晕、乏力、面色苍白等贫血症状以及下腹坠痛、发热等感染表现。有无急性大出血引发的心率加快，血压下降等休克表现。

3. 心理社会状况　一旦确诊，病人及家属会担心病人的安全、预后、治疗效果及费用。对清宫手术的恐惧及对今后生育的担心，会使病人出现恐惧、焦虑、自尊紊乱等。

4. 辅助检查

（1）超声检查　是诊断葡萄胎可靠和敏感的检查方法，通常采用经阴道彩色多普勒超声检查。B超下见异常增大的子宫中出现弥漫分布的光点及囊状无回声区或呈粗大点状、“落雪状”或“蜂窝状”影像。完全性葡萄胎时子宫内无妊娠囊及胎心搏动，部分性葡萄胎时可见胎体及胎心搏动，胎儿常合并畸形。常可测到双侧或一侧卵巢囊肿。彩色多普勒超声检查可见子宫动脉血流丰富，但子宫肌层内无血流或仅稀疏血流信号。部分葡萄胎可在胎盘部位出现局灶性水泡状胎块引起的超声图像改变，有时还可见胎儿或羊膜腔，胎儿通常畸形。

（2）HCG测定　是诊断葡萄胎的重要辅助检查。常采用尿HCG酶联反应吸附试验及血HCG放射免疫测定。正常妊娠时HCG的分泌高峰在妊娠第8～10周，持续1～2周后逐渐下降。但由于葡萄胎病人滋养细胞高度增生，产生大量HCG，使血清中HCG浓度远高于正常妊娠，常超过10^6 U/L，最高可达240万U/L，>8万U/L支持诊断。但也有少数葡萄胎，尤其是部分性葡萄胎因绒毛退行性变，HCG升高不明显。

知识拓展

HCG的意义

近年发现HCG不是单一分子，除规则HCG外，还有其他结构变异体，包括高糖化HCG、HCG游离β亚单位等。正常妊娠时HCG的主要分子为规则HCG，而在滋养细胞时则产生更多的HCG结构变异体，因此同时测定规则HCG及其结构变异体有助于滋养细胞疾病的诊断和鉴别诊断。

（3）DNA倍体分析　流式细胞计数是最常用的倍体分析方法。完全性葡萄胎的染色体核型为二倍体，部分性葡萄胎多为三倍体。

（4）母源表达印迹基因检测　部分性葡萄胎拥有双亲染色体，所以表达父源印

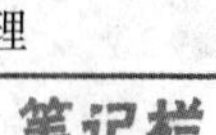

迹、母源印迹基因，而完全性葡萄胎无母源染色体，故不表达该类基因。因此，监测母源表达印迹基因可以区别完全性和部分性葡萄胎。

(5)其他检查　如X射线胸片、血细胞和血小板计数，肝肾功能等。

【护理诊断/问题】

1. 焦虑　与担心预后有关。

2. 自尊紊乱　与分娩的期望得不到满足有关。

3. 有感染的危险　与长期不规则阴道流血、贫血造成免疫力下降有关。

【护理目标】

1. 病人的焦虑程度减轻。

2. 病人能接受葡萄胎及流产的结局。

3. 病人感染能及时得到预防和控制。

【护理措施】

1. 病情观察　评估病人阴道流血的量、色、性质及排出物，将水泡状组织送病理检查。病人常有腹痛，应严密观察腹痛的位置、程度、持续时间、疼痛后是否有较多的阴道流血及压痛等。出血多的病人应注意观察血压、脉搏及呼吸等生命体征的变化。同时应注意病人有无咳嗽、咯血、头晕、头痛等转移征象。

2. 检查及治疗护理

(1)检查配合　教会病人正确留取尿液标本。抽血监测HCG的变化及进行相关检查。清宫时，对刮出的组织选择靠近宫壁的小水泡进行固定与保存，并及时送病理检查，以协助诊断。帮助病人进行B超等相关检查。

(2)治疗护理　清宫前应建立好静脉通道，准备好血液、缩宫素、氧气等各种抢救药品与物品，以便于大出血时及时抢救；手术过程中注意观察病人血压、脉搏等生命体征的变化；清宫以后应禁止性生活1个月，并保持会阴部的清洁、干燥。如需预防性化疗，则按化疗病人进行护理。

3. 心理护理　详细评估病人对疾病的心理承受能力，对疾病、治疗手段的认识，确定其主要心理问题。向病人讲解葡萄胎的发生、发展过程，清宫手术的必要性，让其了解葡萄胎属于良性病变，疾病治愈1年后可正常妊娠，以增加病人战胜疾病的信心。

4. 健康指导

(1)饮食与休息　指导病人进食原则，帮助制订或推荐食谱，保证病人的营养摄入。嘱病人进食高蛋白、富含维生素A、易消化的食物，如鸡蛋、牛奶、鱼、蔬菜、水果等。注意休息，保证充分睡眠，适当活动，劳逸结合，改善机体免疫力。教会病人外阴的清洁护理方法，勤换会阴垫，每日清洁外阴，保持外阴清洁。流血时间长者，遵医嘱给予抗生素预防感染。强调每次清宫术后禁止性生活及盆浴1个月，以防止感染。

(2)向病人讲解疾病的知识　主要包括疾病发展过程、临床特点、治疗方法和预后。学会自我监测，了解自我监护的项目(阴道流血情况、有无水泡状组织、将阴道排出组织送医护人员检查)，及时进行各项随访检查，如有腹痛、阴道流血多等异常应及时就诊等。

(3)随访指导　坚持正规治疗和随访是根治葡萄胎的基础，通过随访可以早期发现滋养细胞肿瘤，并得到及时处理。随访内容：①定期HCG测定，葡萄胎清宫后每周

笔记栏

1 次，直至连续 3 次阴性。以后每个月 1 次共 6 个月，再每 2 个月 1 次共 6 个月，自第一次阴性后共计 1 年。②了解病人的月经是否规则，有无阴道异常出血、咳嗽、咯血等转移灶症状。③定期进行妇科检查、B 超检查、X 射线胸片或 CT 检查等。

（4）计划生育指导　葡萄胎病人随访期间应可靠避孕 1 年。HCG 呈对数下降者阴性后 6 个月可以妊娠，但对 HCG 下降缓慢者，应延长避孕时间。妊娠后，应在妊娠早期做 B 超和 HCG 测定，以明确是否正常妊娠，产后也需 HCG 随访至正常。避孕方法可选用避孕套或口服避孕药。不选用宫内节育器，以免混淆子宫出血的原因或造成穿孔。

【护理评价】

1. 病人是否能理解清宫术的重要性，积极配合治疗和护理。

2. 病人是否情绪稳定。

3. 病人生命体征是否稳定，有无发生感染。

第二节　侵蚀性葡萄胎和绒毛膜癌

【案例导入】

刘女士，30 岁，因“葡萄胎清宫术后 13 个月，阴道不规则流血 1 个月，伴反复咳嗽、咯血半月”就诊。查体：T 36.8 ℃，P 70 次/min，R 17 次/min，BP 120/76 mmHg。妇科检查，子宫孕 8 周大小；HCG 2.06×10^6 U/L；胸部 X 射线检查示：左肺下段多个小圆形阴影，直径 1～3 cm。

问题：

1. 该病人最可能的医疗诊断是什么？

2. 该病人应首选何种治疗方法？

3. 如何进行用药护理？

4. 护士应对该病人进行哪些健康指导？

侵蚀性葡萄胎（invasive mole）指葡萄胎组织侵蚀子宫肌层或转移至子宫以外的其他组织器官，引起局部组织破坏。侵蚀性葡萄胎继发于葡萄胎妊娠，具有恶性肿瘤行为，但是恶性程度不高，多为局部侵蚀，仅 4% 病人有远处转移，预后较好。绒毛膜癌简称绒癌（choriocarcinoma），指恶变的滋养细胞失去绒毛或葡萄胎样结构，而散在地侵蚀子宫肌层，或转移到其他器官造成破坏。绒毛膜癌继发于葡萄胎妊娠或非葡萄胎妊娠，多发于生育期的妇女，其恶性程度极高，如果不进行化疗，死亡率高达 90%。

侵蚀性葡萄胎及绒癌这两种疾病的临床表现、诊断及处理原则等基本相同，经化疗多可以治愈，缺乏组织学依据，国际妇产科联盟（FIGO）妇科肿瘤委员会于 2000 年建议将这两种疾病合称为滋养细胞肿瘤。妊娠滋养细胞肿瘤（gestational trophoblastic neoplasia，GTN）是侵蚀性葡萄胎、绒毛膜癌及胎盘部分滋养细胞肿瘤的统称，属恶性病变。其中大约 60% 继发于葡萄胎，30% 继发于流产，10% 来源于足月妊娠或者异位妊娠，也有极少数病例并无明确的妊娠史。胎盘部位滋养细胞肿瘤极为罕见，本节不做介绍。

【病理】

1. 侵蚀性葡萄胎　大体检查可见子宫肌壁内有大小不等的水泡状组织，宫腔内可有原发病灶，也可没有原发病灶。当病灶接近子宫浆膜层时，子宫表面可见紫蓝色结节。病灶可穿透子宫浆膜层或侵入阔韧带内。镜下可见水泡状组织侵入子宫肌层，有绒毛结构及滋养细胞增生和异型性。但绒毛结构也可退化，仅见绒毛阴影。

2. 绒癌　大体观见肿瘤侵入子宫肌层内，可突向宫腔或穿破浆膜，单个或多个，大小不等，无固定形态，与周围组织分界清，质地软而脆，呈海绵样，暗红色，伴明显出血坏死。镜下见细胞滋养细胞和合体滋养细胞成片状高度增生，明显异型，不形成绒毛或水泡状结构，并广泛侵入子宫肌层造成出血坏死。肿瘤不含间质和自身血管，瘤细胞靠侵蚀母体血管而获取营养物质。

【临床分期】

采用国际妇产科联盟制定的临床分期，包括滋养细胞肿瘤解剖学分期（表 15-1）和预后评分标准（表 15-2）。预后评分是滋养细胞肿瘤治疗和预后的重要依据。总分 0 ~ 6 分者为低危，≥7 分者为高危。临床诊断时应包括解剖学分期及预后评分。如病人肺转移，评分为 6 分，则应诊断为滋养细胞肿瘤（Ⅲ:6）。

表 15-1　滋养细胞肿瘤解剖学分期（FIGO，2000 年）

分期	描述
Ⅰ期	病变局限于子宫
Ⅱ期	病变扩散，但仍局限于生殖器官（附件、阴道、阔韧带）
Ⅲ期	病变转移至肺，有或无生殖系统病变
Ⅳ期	所有其他转移

表 15-2　FIGO/WHO 预后评分标准（FIGO，2000 年）

预后因素	评分			
	0	1	2	4
年龄/岁	<40	≥40		
前次妊娠	葡萄胎	流产	足月产	
距前次妊娠时间/月	<4	4 ~ 6	7 ~ 12	>12
治疗前血 HCG/（U/L）	$\leq 10^3$	$10^3 \sim 10^4$	$10^4 \sim 10^5$	$>10^5$
最大肿瘤直径（包括子宫）	—	3 ~ 5 cm	≥5 cm	—
转移部位	肺	脾、肾	胃肠道	肝、脑
转移数目		1 ~ 4	5 ~ 8	>8
先前失败化疗			单药化疗	多药化疗

备注：总分 0 ~ 6 分者为低危，≥7 分者为高危

【临床表现】

1. 无转移灶妊娠滋养细胞肿瘤　多数继发于葡萄胎妊娠。

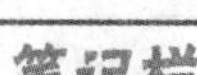

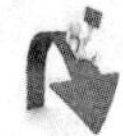

(1)不规则阴道流血　葡萄胎排空、流产或者足月产后出现持续或者间歇性阴道流血,量可多可少,也可以表现为一段时间的正常月经后停经,然后又出现阴道流血。长期流血可导致贫血。

(2)子宫复旧不全或者不均匀增大　葡萄胎清空后4～6周子宫仍未恢复到正常大小,质地软,也可以表现为子宫不均匀增大。

(3)卵巢黄素化囊肿持续存在。

(4)腹痛　一般无腹痛,但当子宫病灶穿破浆膜层时可引起急性腹痛及腹腔内出血症状。若子宫病灶坏死继发感染也可引起腹痛及脓性白带。黄素化囊肿发生扭转或破裂时也可出现急性腹痛。

(5)假孕症状　由于HCG及雌、孕激素的作用,表现为乳房增大,乳头及乳晕着色,甚至有初乳样分泌物,外阴、阴道、宫颈着色,生殖道质地变软。

2.转移性妊娠滋养细胞肿瘤　多继发于非葡萄胎妊娠后或经组织学证实的绒癌。肿瘤主要经血行播散,转移发生早而且广泛。最常见的转移部位是肺(80%),其次是阴道(30%)、盆腔(20%)、肝(10%)和脑(10%)等。由于滋养细胞的生长特点之一是破坏血管,所以各转移部位症状的共同特点是局部出血。

(1)肺转移　可无症状,仅通过X射线胸片或肺部CT发现。典型表现是胸痛、咳嗽、咯血及呼吸困难的急性发作,但也可呈慢性持续状态达数月之久。偶可因肺动脉滋养细胞瘤栓形成,造成急性肺梗死,出现肺动脉高压、急性肺功能衰竭及右心衰竭。

(2)阴道转移　转移灶常位于阴道前壁及穹窿,呈紫蓝色结节,破溃时引起不规则阴道流血,甚至大出血。

(3)肝转移　为不良预后因素之一,主要表现右上腹部或肝区疼痛、黄疸等。若病灶穿破肝包膜可出现腹腔内出血,导致死亡。

(4)脑转移　预后凶险,为主要的致死原因。转移初期多无症状。脑转移的形成可分为3个时期,首先为瘤栓期,可表现为一过性脑缺血症状如猝然跌倒、暂时性失语、失明等。继而发展为脑瘤期,即瘤组织增生侵入脑组织形成脑瘤,出现头痛、喷射样呕吐、偏瘫、抽搐直至昏迷。最后进入脑疝期,因脑瘤增大及周围组织出血、水肿,造成颅内压进一步升高,脑疝形成,压迫生命中枢,最终死亡。

(5)其他转移　包括脾、肾、膀胱、消化道、骨等,其症状视转移部位而异。

【治疗要点】

采取以化疗为主,手术、放疗为辅的综合治疗。在治疗以前要进行正确的临床分期,再进行预后评分来确定病人是低危、高危,然后制订合适的治疗方案,以实施分层治疗。

1.化疗　滋养细胞肿瘤是所有妇科恶性肿瘤中对化疗药物最敏感的疾病。目前常用的一线化疗药物有甲氨蝶呤(MTX)、氟尿嘧啶(5-FU)、放线菌素D(ACT-D)及环磷酰胺(CTX)等。低危的病人一般采用单一药物化疗,高危病人采用联合化疗的方法。化疗的途径可以静脉注射、肌内注射、口服及局部注射、鞘内注射等。随着化疗药物的方法学和药物学的快速发展,滋养细胞肿瘤得到了很好的治疗,绒毛膜癌病人的死亡率有了大幅度下降。

2.手术　对控制大出血等各种并发症、切除耐药性病灶、减少肿瘤负荷和缩短化疗疗程等方面有一定作用。①子宫切除:主要用于无生育要求的低危无转移的病人,可进行子宫全切,并结合化疗直至HCG正常。②肺叶切除:用于多次化疗未吸收的独

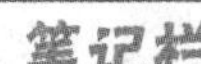

立肺转移耐药病灶。③开颅手术:可迅速降颅压,控制颅内出血,抢救生命,也可切除脑部孤立耐药病灶为辅助治疗。

3. 放射治疗　应用较少,主要是用于肝、脑、肺转移耐药的病灶治疗。

【护理评估】

1. 健康史　仔细询问病人的滋养细胞疾病病史、婚育史、用药史及药物过敏史;对患过葡萄胎者采集葡萄胎的治疗经过,如清宫的次数、时间、水泡的大小、吸出组织物的量,清宫后阴道流血的量、质、时间和子宫复旧情况等;收集随访的资料,如血、尿HCG测定和肺部X射线检查的结果;询问原发灶及转移灶相应的症状及主诉,是否用过化疗及化疗的时间、药物、剂量、疗效以及用药后的不良反应,既往有无肝、肾、肺等器官疾病史及相应器官功能等。

2. 身体状况　①评估转移灶症状,如有无胸痛、咯血及呼吸困难,有无上腹部或肝区疼痛,有无失语、失明、头痛、喷射样呕吐、偏瘫、抽搐、昏迷等肺、肝、脑部的转移症状。②评估阴道流血情况,是否继发于流产、足月产或葡萄胎之后,间隔时间,出血量、持续时间。③评估腹痛情况,腹痛的部位、程度、特点、时间。④评估有无腹腔出血表现,有无贫血、感染、休克等症状。⑤评估盆腔情况,如阴道壁有无紫蓝色结节;子宫复旧情况,子宫大小、质地、有无压痛;双侧附件是否有包块,有无压痛等。

3. 心理社会状况　当病人知道自己的病情后,大多会产生不同程度的恐惧、悲哀、沮丧情绪。病人及家属担心疾病的预后,害怕化疗药物毒副作用,化疗期间,出现脱发、皮肤色素沉着及恶心、呕吐等严重不良反应,会导致病人自我形象紊乱,担心子宫切除失去女性特征和生育能力而感到自尊受损,再加上昂贵的治疗费用所带来的经济负担,常常导致病人对疾病愈后和以后的生活也失去信心。

4. 辅助检查

(1)血HCG测定　HCG水平是妊娠滋养细胞肿瘤的主要诊断依据。对于葡萄胎后滋养细胞肿瘤,凡符合下列标准中的任何一项且排除妊娠物残留或再次妊娠即可诊断为妊娠滋养细胞肿瘤:①HCG测定4次高水平呈平台状态(±10%),并持续3周或更长时间,即1、7、14、21 d;②HCG测定3次上升(>10%),并至少持续2周或更长时间,即1、7、14 d。非葡萄胎后滋养细胞肿瘤的诊断标准:足月产、流产和异位妊娠后HCG多在4周左右转为阴性。若超过4周血清HCG仍持续高水平,或一度下降后又上升,在除外妊娠物残留或再次妊娠后,可诊断妊娠滋养细胞肿瘤。

(2)超声检查　是诊断子宫原发病灶最常用的方法。在声像图上子宫可正常大小或不同程度增大,肌层内可见高回声团块,边界清但无包膜;或肌层内有回声不均区域或团块,边界不清且无包膜。彩色多普勒超声主要显示丰富的血流信号和低阻力型血流频谱。

(3)胸部X射线摄片　为常规检查。肺转移的最初X射线征象为肺纹理增粗,以后发展为片状或小结节阴影,典型表现为棉球状或团块状阴影。转移灶以右侧肺及中下部较为多见。X射线胸片明确的肺转移支持妊娠滋养细胞肿瘤诊断。

(4)CT和磁共振检查　胸部CT对发现肺部较小病灶和脑、肝等部位的转移灶有较高的诊断价值。磁共振主要用于脑、腹腔和盆腔病灶诊断。

(5)组织学检查　在子宫肌层或子宫外转移灶任一组织切片中见到绒毛结构,即可诊断为侵蚀性葡萄胎;而绒毛膜癌仅见大量滋养细胞浸润及坏死出血,无绒毛结构。

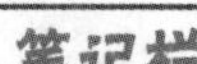
笔记栏
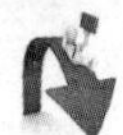

【护理诊断/问题】

1. 恐惧　与担心疾病预后，丧失生育能力有关。

2. 角色紊乱　与化疗及入院治疗有关。

3. 潜在并发症　肺、阴道或者脑部转移。

【护理目标】

1. 病人恐惧心理缓解或消失。

2. 病人适应角色改变，主动参与治疗和护理。

3. 病人未出现并发症，或并发症及时被发现和处理。

【护理措施】

1. 密切观察病情　①注意观察病人的阴道流血及腹痛状况，包括腹痛的位置、程度、持续的时间及疼痛后有无阴道流血增加等。②出血多的病人应注意观察血压、脉搏及呼吸等生命体征的变化。③注意观察转移器官的症状、体征，如有无咳嗽、咯血、头昏、头痛。④观察 HCG 的变化。

2. 检查配合　化疗以前必须进行血常规、尿常规、肝功能、肾功能等检查，化疗过程中需注意观察白细胞、肝功能的情况。用药前白细胞低于 4.0×10^9/L 者不能用药，用药期间如果白细胞低于 3.0×10^9/L 需考虑停药；用药后 1 周继续监测各项生化指标，如有异常及时处理。

3. 有转移灶病人的护理

（1）阴道转移病人的护理　①注意观察阴道流血的量、性状、颜色及有无恶性组织流出。②需局部注射化疗的病人，应配合医生在严格无菌技术操作的情况下进行，每次操作时注意观察阴道转移结节有无缩小，以观察药物疗效。③禁止性生活及一些不必要的阴道检查，以防阴道转移灶的破溃大出血。④床旁应准备好各种抢救物品（如输血输液用物、长纱条、止血药、氧气、照明灯），并配血备用。⑤注意病人血压、脉搏、呼吸的变化，按医嘱给予输血、止血药等。⑥如发生阴道转移灶出血，应积极配合医生抢救，用消毒大纱条填塞阴道，以达到局部止血。阴道填塞纱条者一般于 24～48 h 后如数取出，填塞期间应密切观察阴道流血、生命体征的变化，每天行外阴擦洗 2 次，以保持外阴部清洁，并按医嘱给予抗生素治疗。

（2）肺转移病人的护理　①注意观察病人有无咳嗽、咯血、呼吸困难，并注意观察咳嗽频率，有无痰中带血等。②嘱病人卧床休息，减少体力消耗，有呼吸困难者取半卧位，并间断给氧。③如有大量咯血者，应立即通知医生抢救，同时将病人头偏向一侧，保持呼吸道通畅，可轻拍背部，将积血排出。

（3）脑转移病人的护理　①注意观察病人有无头昏、头痛、恶心、呕吐及生命体征的变化，同时注意有无一过性脑转移的症状，如突然跌倒、一过性肢体失灵、失语、失明等。②做好治疗、检查配合，按医嘱补液，给止血药、脱水药、吸氧、化疗等，配合医生做好鞘内化疗，常用药物为 MTX。配合医生做 HCG 测定，腰穿抽脑脊液送检和 CT 等检查。③积极预防病人意外事故的发生，如病人昏迷应专人守护，采取安全防护措施，如放置床档，做好口腔、皮肤、黏膜护理，预防咬伤、吸入性肺炎、褥疮发生等。

4. 心理护理　认真评估病人及家属的心理问题及程度；建立良好的护患关系是有效护理的基础，通过与病人沟通、交流，帮助病人分析自己不良心理反应的原因；让病

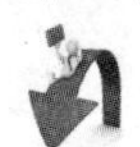

人及家属了解滋养细胞肿瘤对化疗很敏感,即使转移也会产生根治性的效果,以解除顾虑;向病人和家属介绍缓解心理应激的措施,指导病人选择积极的应对方式,如向亲人朋友倾诉、积极寻求帮助、利用呼吸、想象等放松方法等;向病人介绍治疗成功的例子,并告知脱发、皮疹等不良反应会在停药后恢复,减少病人的过分担心;鼓励病人和家属参与疾病的治疗过程,帮助她们树立战胜疾病的信心。

5. 健康指导　讲解化疗护理的常识,教会病人化疗时的自我护理,强调坚持化疗的重要性,嘱咐病人一定坚持正规化疗。指导病人进食高蛋白、高维生素、富含营养、易消化的食物,如鸡蛋、牛奶、鱼、蔬菜、水果等。保证休息与睡眠,尤其是有转移灶症状者应卧床休息。保持外阴清洁,避免感染,促进病人康复。

治疗结束后应严密随访,第1次在出院后3个月,然后每6个月1次至3年,此后每年1次直至5年,以后可每2年1次。也可Ⅰ~Ⅲ期低危病人随访1年,高危病人包括Ⅳ期病人随访2年。随访内容同葡萄胎。随访期间应严格避孕,一般于化疗停止12个月后方可妊娠。

【护理评价】

1. 病人恐惧是否缓解或消失。
2. 病人是否能与医护人员讨论治疗方案,主动参与治疗和护理活动。
3. 病人是否出现并发症,有无得到及时治疗。

第三节　化疗病人的护理和防护

化学药物治疗(化疗)是恶性肿瘤主要治疗方法之一。随着化疗技术的进步及化学药物的改进,许多恶性肿瘤病人的症状得到缓解,预后得到极大改善。滋养细胞肿瘤是所有恶性肿瘤中对化疗最为敏感的一种。

宋鸿钊院士

宋鸿钊(1915—2000年)是北京协和医院教授,妇科肿瘤学专家。1943年毕业于北平市协和医学院,获博士学位。长期从事妇科医疗、教学和研究工作,在妇科肿瘤研究方面成绩卓越。创建大剂量化疗治疗绒癌取得突破性成就,使全身多处转移濒临晚期病人获得再生,并仍能生育。20世纪50年代即实现了化学药物治疗,根治恶性肿瘤,为攻克癌症起了巨大的推动作用;他提出的绒癌临床分期方法,经世界卫生组织讨论后推荐给国际妇产科学联盟并被接受为国际统一分期标准。获1985年国家科技进步一等奖、1990年获陈嘉庚首届医学奖、1995年获何梁何利科技进步奖。1994年当选为中国工程院院士。1996年被聘任为英国(伦敦)皇家妇产科医生学院院士。

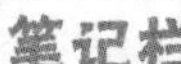

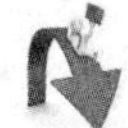

【常用化学药物的种类及机制】

目前常用的化疗药物有烷化剂、抗代谢药物、抗肿瘤抗生素、抗肿瘤植物药及铂类。主要通过干扰 DNA 的合成、阻止有丝分裂或者抑制蛋白质的合成等影响肿瘤细胞代谢。

【常见化疗药物的毒副反应】

1. 局部不良反应　化疗药物滴注时,常刺激血管造成静脉炎、血管硬化,渗漏时可引起局部疼痛、组织坏死。

2. 消化道反应　恶心、呕吐症状较常见,常造成水、电解质紊乱,病人表现为腹胀、乏力,也有病人表现为腹泻或便秘。

3. 骨髓抑制　首先表现为外周血白细胞尤其是粒细胞下降,然后是血小板减少。

4. 肝功能损害　病人表现为乏力、食欲缺乏、血清转氨酶升高。

5. 泌尿系统损伤　环磷酰胺可引起出血性膀胱炎,甲氨蝶呤、顺铂引起肾实质损伤。

6. 神经系统损害　长春新碱常引起末梢神经损害,表现为手足麻木,甚至损伤中枢神经,引起感觉失常、共济失调。

7. 脱发及过敏反应　烷化剂如甲氨蝶呤、环磷酰胺可引起严重脱发;博来霉素、紫杉醇使用后可引起皮疹,严重者引起呼吸困难、血压下降、休克等过敏反应。

【化疗药物的危害及防护】

化疗药物多为细胞毒性药物,杀伤肿瘤细胞同时对正常组织也有抑制作用。现已证实,在化疗药物开瓶或药物抽取时,均有肉眼看不见的溢出,形成有毒性微粒,通过皮肤及呼吸道危害医务人员及污染环境。因此,工作人员须严格按照化疗防护规定,尽量减少与化疗药物的直接接触,减少化疗药物对环境的污染。

1. 使用专业化疗防护设备　接触化疗药物的医护人员应使用厚度大于 0.07 mm 的无粉乳胶手套或带双层手套,每小时更换;穿袖口加长、前部完全封闭的非透过性防护服;使用垂直气流生物安全柜配制药物;戴面罩或眼罩防止药物溅出。此外,装有化疗药物容器必须贴有警示标签并封口。

2. 配药的操作规程　医护人员配制化疗药物时,应将安瓿瓶顶部药物弹至底部,并用纱布包裹后打开;溶剂须沿瓶壁缓慢注入防止药粉散出;密闭瓶中压力不可过高,否则会使药液溢出;针筒中抽吸药液不得超过 3/4;操作后立即洗手;所有针筒、针头应完整地丢置在防漏防刺容器中焚烧处理。

3. 化疗药物溢出处理　化疗药物运输、配制及丢置等环节都应备有溢出包(包内有防护服、鞋套、乳胶手套、化学防溅眼镜、口罩、吸水毛巾、锐器盒、垃圾袋等)。发生溢出时,应由经过培训的医护人员使用溢出包内防护用具进行处理。被化疗药物污染处要用清洁剂和清水反复冲洗(大量溢出时应先用吸收性织物吸收后再清洗),所有污染物放入专用垃圾袋并封口,进行记录并上报相关人员。

【护理评估】

1. 健康史　采集病人既往化疗史、药物过敏史、化疗药物毒副反应及应对情况。评估病人有无化疗禁忌证,如严重心肝肾功能障碍、骨髓抑制等。

2. 身体状况　化疗药物剂量一般根据体重计算,应准确测量体重,化疗前和用药

笔记栏

中各测1次,以便正确计算和调整药量。评估病人一般情况,了解其对化疗药物耐受性;检查病人皮肤、黏膜,以观察化疗后有无皮肤、黏膜损伤等不良反应;了解病人日常生活规律,饮食习惯,为护理活动、饮食指导提供依据;评估病人原发肿瘤的症状和体征,以观察化疗效果及不良反应。

3. 心理社会状况　病人往往对化疗的不良反应有恐惧,对疾病的预后及化疗效果产生焦虑、悲观情绪,对长期化疗产生的经济困难忧虑。应充分评估病人的心理状况。

4. 辅助检查　检测血常规、尿常规、肝功能、肾功能及心电图,如有异常可暂缓化疗。用药前、用药过程中、用药后均需密切观察血常规变化趋势,为用药提供依据。

【护理诊断/问题】

1. 营养失调:低于机体需要量　与化疗导致的消化道反应有关。

2. 自我形象紊乱　与化疗引起的脱发有关。

3. 有感染的危险　与化疗药物导致的白细胞减少有关。

4. 焦虑/恐惧　与化疗相关不良反应有关。

【护理目标】

1. 病人维持足够的营养摄入,满足机体需要。

2. 病人能正确面对自身形象的改变。

3. 病人住院期间没有发生化疗药物毒副反应或化疗药物毒副反应得到及时处理。

4. 病人能够叙述化疗注意事项,焦虑/恐惧心理明显缓解。

【护理措施】

1. 化疗特殊护理

(1)合理使用药物

1)药量的计算与调整:准确测量体重,以确定用药的剂量并及时调整。一般在一个疗程用药前及用药中分别测量一次;测量体重应在清晨、空腹时,并排空大小便,减去衣服,以保证体重的准确。

2)正确使用化疗药物:在配药及给病人用药的过程中根据医嘱严格三查七对,保证用药人、时间、剂量等准确无误。严格控制输液速度,保证在规定时间内完成给药。紫杉醇用药前遵医嘱使用地塞米松或苯海拉明口服,并使用精密输液器,防止过敏反应;顺铂、甲氨蝶呤宜充分水化,并碱化尿液,减轻其对肾的毒性。化疗药物输入前后要用液体冲洗输液管,防止药物间配伍反应。

3)药物应现配现用:正确稀释和溶解药物,做到现用现配。化疗药物放置一般不超过1 h;对放线菌素D及顺铂等需要避光的药物应严格避光;采用避光罩或黑布包好,或使用避光输液器;联合用药者应注意药物的使用顺序。

(2)合理使用并保护静脉血管

1)合理选择输液部位,避免在同一部位多次穿刺,有计划调换静脉,选择血管从小到大,从远端到近端;可能的情况下尽量选择中心静脉置管、经外周的中心静脉导管等。

2)用药前先注入少量生理盐水,确认针头在静脉内后再输入化疗药物。

3)一旦发现药物外渗,应立即停止输液,保留针头,抽吸出残留在针头输液管中的药液,从原静脉通路滴入解毒剂,普鲁卡因局部封闭,并给予局部冷敷(奥沙利铂外渗后1周内禁止冷敷)。以后可用黄金散、喜疗妥软膏或50%硫酸镁外敷,抬高患肢,

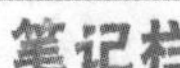

笔记栏

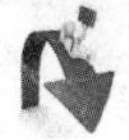

防止局部组织肿胀、坏死。

4）化疗结束前，用生理盐水冲洗管道，使化疗药物完全进入血管，避免拔针时药物渗漏。

5）动脉化疗并发症的护理：动脉灌注化疗可因穿刺损伤或病人凝血机制异常而出现穿刺部位血肿或大出血，应用沙袋压迫穿刺部位6 h，穿刺肢体制动8 h，卧床休息24 h。如有渗血应及时更换敷料，出现血肿或大出血应立即对症处理。

（3）病情观察　观察病人有无感染、出血表现；有无肝功能损害表现，如肝区疼痛、恶心、呕吐、腹泻等；有无泌尿系统损伤症状，如尿频、尿急、血尿等；有无神经系统不良反应，如肢体麻木、肌肉软弱、偏瘫等；观察皮肤反应，如皮疹等。一旦出现上诉不良反应，立即报告医生。

3. 化疗药物毒副反应处理

（1）恶心、呕吐的防治与护理

1）饮食护理：化疗当天早晨提前 1 ~2 h 进食，化疗期间指导病人进食易消化的软食，避免吃生、冷、硬及刺激性大的食物；鼓励病人少量多餐。限制 5-羟色胺（5-HT）丰富的饮食，如香蕉、核桃、茄子及含色氨酸的蛋白质的摄入，以减少体内游离 5-HT 含量。鼓励病人呕吐后再进食；每次进食前后用生理盐水漱口，进食后用软毛牙刷刷牙，保持口腔的清洁；对口腔溃疡疼痛难以进食的病人，在进食前 15 min 可给予丁卡因溶液涂抹溃疡面，减轻疼痛。

2）环境要求：空气新鲜、无异味，创造良好进餐环境，避免和严重呕吐者同居一室。

3）用药护理：化疗前后遵医嘱给予止吐剂和镇静剂，如 5-HT 受体拮抗剂，甲氧氯普胺、苯海拉明、地西泮等，联合用药并合理安排用药时间以减轻呕吐反应。

4）呕吐时的护理：呕吐时，护理人员应在床旁陪伴，给予支持；应将卧床病人头偏向一侧，防止误吸呕吐物；呕吐物应置于不透明密闭容器中并及时处理，呕吐后应立即给病人漱口，擦净面部；保持床单元洁净，开窗通气，保持室内无异味；观察呕吐物的量、颜色、性状；呕吐严重时，应遵医嘱补充液体，防止电解质紊乱。

5）心理行为治疗：可采用分散注意力、音乐疗法、冥想、松弛疗法等缓解症状。

（2）骨髓抑制的处理　密切监测血常规，用药前如白细胞低于 $4.0\times10^9/L$ 或血小板低于 50×10^9 者不能化疗。用药过程中如白细胞低于 $3.0\times10^9/L$ 需考虑停止化疗。白细胞计数低于 $1.0\times10^9/L$，病人易发生严重感染，应采取保护性隔离，谢绝探视；净化空气，病室空气每日消毒。血小板低于 10×10^9 易发生中枢神经系统、胃肠道、呼吸道的出血，应密切观察病情，注意有无出血症状；生活中避免碰撞导致皮下出血；拔针后延长按压时间；止血带不宜过紧，时间不宜过长。同时，遵照医嘱使用抗生素、成分输血等。

（3）口腔黏膜炎的预防及护理

1）指导病人在化疗前治疗龋齿及其他牙齿疾病。

2）化疗时，病人可口含冰块 20 ~30 min，减缓口腔血流速度，减少化疗药物到达口腔黏膜的量。

3）保持口腔清洁与湿润：使用软毛牙刷或棉签，餐后和睡前清洁牙齿和牙龈；刷牙后使用不含乙醇的漱口液漱口；保持口腔湿润，每 2 ~3 h 用生理盐水漱口 1 次。

4）避免刺激，缓解症状：避免刺激性食物，给予温凉的流食或软食；可遵医嘱使用

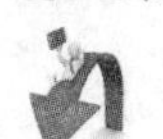

镇痛性漱口液，如利多卡因，缓解疼痛；使用黏膜保护剂，如硫糖铝、蜂蜜，保护受伤黏膜，舒缓症状。

5）防止继发性感染：口含抗菌锭剂或使用碘附溶液漱口，可杀灭口腔内病原微生物，降低感染概率。

（4）其他　对肝、肾功能受到损伤者应进行保肝及保肾的治疗，严重者停止用药，待功能恢复后方可用药；皮肤出现色素沉着、脱发者停药后仍可恢复，可以建议病人戴帽子、围巾或假发。

4. 心理护理　护理人员应以通俗易懂的语言做好病人的入院宣教，使其尽快熟悉环境，减轻焦虑情绪；并根据病人的心理承受能力，做好病情解释工作；介绍化疗不良反应的应对措施，鼓励病人克服对化疗的恐惧，积极配合治疗；利用社会支持系统，介绍成功病例，指导亲属给予支持，帮助病人调整心态。

5. 健康指导　根据病人口味，提供高蛋白、高维生素、高热量、易消化饮食，提供轻松、清新的进餐环境。鼓励病人少量多餐，在化疗间歇期坚持进食，保证所需营养及液体的摄入；避免刺激、油腻的食物，以减少恶心、呕吐反应。指导病人注意休息，保证充足睡眠；鼓励病人适当有氧运动，提高中枢神经系统反应能力及机体耐受性。

【护理评价】

1. 病人能否坚持进食，维持足够的营养摄入，满足机体需要。

2. 病人能否正确面对自身形象改变。

3. 病人住院期间是否发生化疗药物毒副反应，是否得到及时处理。

4. 病人能否叙述化疗注意事项，焦虑有无缓解。

本章小结

胎盘绒毛滋养细胞异常增生引起的疾病，包括葡萄胎、侵蚀性葡萄胎和绒毛膜癌。3 种疾病的发生有一定的联系。葡萄胎是良性病变，主要临床表现是停经后阴道流血、腹痛、妊娠呕吐较重、子宫异常增大、卵巢黄素化囊肿等。B 超及血 HCG 测定是主要的检查方法。一旦确诊应立即清宫，护士应做好清宫前后的护理和观察，认真进行健康教育，术后严密随访，可靠避孕 1 年。

侵蚀性葡萄胎或绒毛膜癌属于滋养细胞肿瘤。前者多继发于葡萄胎清宫后，后者也可继发于正常或异常妊娠之后。二者均为恶性，绒癌绒毛结构消失，恶性程度更高。二者主要临床表现除不规则阴道流血、腹痛、卵巢黄素化囊肿等原发灶症状外，还有转移灶症状，转移部位依次为肺、阴道、盆腔、肝、脑，主要表现为局部出血。血 HCG 测定、B 超及影像学检查是主要的诊断方法。

滋养细胞肿瘤对化疗最敏感，治疗以化疗为主，手术和放疗为辅。常见的化疗不良反应有局部血管刺激、消化道反应、骨髓抑制、肝功能损伤、泌尿系统损伤、脱发等。化疗药物具有细胞毒性，医护人员应按照防护规定做好自身防护，同时合理安排用药，注意保护血管，做好恶心呕吐、骨髓抑制及口腔黏膜炎病人的护理。护理中应严密观察病情变化，尤其注意转移灶的症状和化疗病人的观察和护理，关注病人心理，强调随访和可靠避孕。

（伍东红）

笔记栏

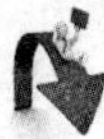

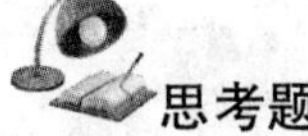

思考题

1. 女性,22岁,因“停经49天,阴道流血2天”就诊。查体:T 36.5 ℃,P 76次/min,R 18次/min,BP 110/80 mmHg。妇科检查:子宫如孕10周大小。B超检查子宫增大,宫内呈“落雪状”影像,未见妊娠环及胎心搏动。X射线检查:双肺正常。

问题:

(1)对于该病人,最可能的医疗诊断是什么?

(2)为明确诊断,该病人还应该进行哪些检查?

(3)主要的治疗原则是什么?

2. 试比较葡萄胎、侵蚀性葡萄胎及绒毛膜癌的临床特点。

3. 如何指导滋养细胞肿瘤病人进行随访?

第十六章 妇产科腹部手术病人的护理

第一节 妇产科腹部手术病人的一般护理

一、概述

手术治疗在妇产科疾病治疗中占有相当重要的地位。术前、术后的护理是保证手术的顺利进行、病人术后如期康复的重要环节,因此,需做到术前充分准备、术后精心护理,以保证病人以最佳身心状态经历手术全过程,促进病人早期康复。

【妇产科腹部手术种类】

按手术急缓程度可分为择期手术、限期手术和急诊手术。按手术范围可分为剖腹探查术、全子宫切除术、次全子宫切除术、附件切除术、全子宫及附件切除术、次全子宫及附件切除术、剖宫产术、肿瘤细胞减灭术等。按手术方式可分为常规开腹手术和微创腔镜手术。某些情况下,子宫、附件切除术也可经由阴道施行。

【手术适应证】

子宫本身及其附件有病变、或因附件病变而不能或不必要保留子宫者、性质不明的下腹部肿块、诊断不清的急腹症以及困难的阴道分娩等。

二、手术前护理

【护理评估】

1. 健康史　了解病人的一般情况,如:年龄、职业、月经史、婚育史、既往病史、药物过敏史、家族史等;尤其注意了解有无高血压、心脏病等心血管疾病病史;有无贫血、凝血功能障碍等血液系统疾病病史。了解病人的饮食、休息习惯;了解病人所患疾病可能采取的手术方式和手术范围,及目前病人所需要解决的主要问题。

2. 身体状况　评估病人的营养状况和睡眠质量情况;测量生命体征,了解病人的基本情况;观察有无咳嗽、咳痰等呼吸道感染症状;评估手术部位的皮肤有无皮疹、溃烂及其他感染体征;评估阴道出血的量、性状、有无异味等;观察有无贫血和营养不良

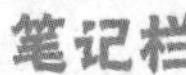
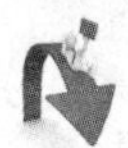

等症状。

3.心理社会状况

(1)对健康问题和疾病的认知与反应　了解病人对健康问题的感受;对所患疾病的认知和态度;对病人角色的接受程度;对住院治疗及护理的期望;评估病人面对压力的适应能力和应对方法。

(2)精神心理状态　评估有无焦虑、恐惧、沮丧、绝望的情绪及其程度和变化。

(3)社会支持系统　了解病人的工作和生活环境、经济状况与家人的关系,评估其丈夫对其所患疾病的认知水平和关心程度。

4.辅助检查

(1)影像学检查　如超声检查、X 射线检查、CT、MRI 等,尤其是超声检查广泛应用于临床,对妇科肿瘤的诊断具有重要价值。

(2)宫颈刮片细胞学检查　是目前筛查宫颈癌前病变及早期宫颈癌的重要方法。

(3)宫颈 HPV-DNA 检测　可与细胞学检查联合应用于宫颈癌筛查,其敏感性较细胞学检查高,特异性较低。

(4)诊断性刮宫　是确诊宫腔疾病,尤其是子宫内膜癌的常用方法。

(5)局部活体组织检查　是确定肿瘤性质的最可靠依据。

(6)肿瘤标志物测定　有助于肿瘤的诊断、鉴别诊断及监测。常用的有癌胚抗原 125(cancer antigen,CA125)、甲胎蛋白(alpha-fetoprotin,AFP)及癌胚抗原(car cinoembryonic antigen,CEA)。

(7)其他　如血、尿、粪三大常规检查;肝、肾功能检查;血型、凝血功能;血糖、电解质等检查。

【护理诊断/问题】

1.知识缺乏　缺乏疾病相关知识及手术治疗过程和预后的知识。

2.焦虑/恐惧　与担心手术治疗过程及治疗效果有关。

【护理目标】

1.病人对疾病、手术过程和预后等相关知识有认识和了解。

2.病人焦虑或恐惧感减轻或消失,能够配合手术治疗和护理。

【护理措施】

1.术前一般准备　一般准备内容与外科腹部手术相同,包括观察生命体征、营养与饮食的护理、化验检查、积极处理术前合并症等。

2.心理支持　手术对所有的病人都是一种应激,病人存在恐惧、焦虑心理。病人常会担心住院使其失去日常习惯的生活方式,手术会引起疼痛,或有失去生命的危险。女性病人也会担心身体的过度暴露,更顾虑手术切除性器官后直接改变其生活方式,影响生活质量。如部分病人会认为子宫是保持女性特征的重要器官,切除子宫会引起早衰、影响性生活和夫妻关系,有生育要求者更因丧失生育功能而痛苦和自卑。因此,护士应为病人提供专业的信息,耐心解答病人的提问,消除顾虑,树立信心,帮助因为手术丧失生育功能产生失落感的病人度过哀伤期。

3.术前指导

(1)疾病知识　术前应告知子宫切除的病人术后不再有月经,双侧卵巢均切除的

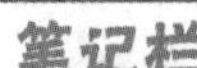

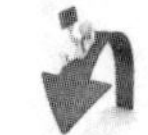

病人也会出现停经、潮热、阴道分泌物减少等症状。即使手术保留一侧卵巢，也会因术中影响卵巢血运，暂时性引起体内性激素水平波动而出现停经。症状严重者，可在医生指导下接受雌激素补充治疗以缓解症状。

(2)手术知识　用通俗易懂的语言向病人介绍手术名称及过程，解释术前准备的内容及各项准备工作所需时间、必要的检查程序等，包括将如何接受检查、可能出现的不适感觉等。使病人了解术后的状况：当自手术室来到恢复室时，可能需要继续静脉输液、必要时吸氧、留置引流管或周围有监护设施等。让病人家属了解护士经常观察、记录病情是术后护理常规，目的在于能及时发现异常情况，因此不必紧张。让病人理解术后尽早下床活动可促进肠功能恢复增进食欲，预防坠积性肺炎等并发症；下地活动的时间则因人而异，一般手术后24 h便可开始，病重者可适当推迟。早期活动需要扶持，运动量应适当。若是产妇，则应提供有关产后活动、母乳喂养的指导。

4. 适应性功能锻炼　术前应进行适应性功能锻炼，预防术后并发症。包括床上使用便器，术后深呼吸、咳嗽、翻身、收缩和放松四肢的运动等。要求病人在指导、练习后独立重复完成，直至确定病人完全掌握为止。家属协助、督促病人执行。

5. 术前一天护理

(1)皮肤准备　受术者于术前一日沐浴、更衣，进行手术区域皮肤的准备。通常以顺毛、短刮的方式进行手术区剃毛备皮，其范围是上自剑突下，下至两大腿上1/3处及外阴部，两侧至腋中线。备皮完毕用温水洗净、拭干，以消毒治疗巾包裹手术野。如经腹行全子宫切除术，在备皮同时需要做阴道准备。

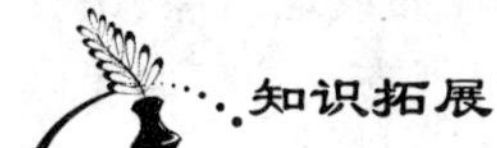

美国疾病感染控制中心发表的有关伤口部位感染的预防资料提示：手术病人不必常规去除毛发，以免损伤皮肤、增加感染机会，除非毛发密集在切口处或切口周围干扰手术进行时需要。并建议采用无损伤性剃毛刀、脱毛剂或剪毛器去除毛发。还有资料表明，备皮时间越接近手术时间，感染率越低，即术前即刻备皮的伤口感染率明显低于手术前24 h备皮者。

(2)消化道准备　根据手术需要，手术前一日灌肠1～3次，或口服缓泻剂，使病人能排便3次以上，直至排出的灌肠液中无大便残渣。术前6～8 h禁固体食物，术前2～4 h禁饮，以使肠道空虚，防止术中暴露手术野时牵拉内脏引起恶心、呕吐反应，防止手术麻醉药物松弛肛门括约肌致粪便污染手术台，防止或减轻术后肠胀气。预计手术可能涉及肠道时，例如卵巢癌有肠道转移者，肠道准备应从术前3 d开始；病人于手术前3 d进无渣半流饮食，并按医嘱给肠道抑菌药物。术前口服番泻叶水，可代替多次灌肠，效果良好；但应少量试服，按个体反应选择番泻叶用量，尤其年老、体弱者，以防发生水泻导致脱水。

(3)休息与睡眠　为减轻病人的焦虑程度，保证病人充足睡眠，完成手术前准备后，按医嘱可给病人适量镇静剂，如异戊巴比妥(阿米妥)、地西泮(安定)等。手术前

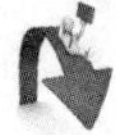

一日晚间要经常巡视病人，注意说话低声、动作轻巧，避免影响其休息。如有必要，可第二次给镇静剂，但应在手术前用药之前4 h，以减少药物的协同作用，防止出现呼吸抑制状况。为病人提供安静、舒适的环境，有助于保证病人获得充分休息和睡眠。

（4）其他　认真核对受术者生命体征、药物敏感试验结果、交叉配血情况等；必要时与血库联系，保证术中血源供给；全面复核各项辅助检查报告，发现异常及时与医生联系。

6. 手术日护理

（1）手术日晨，应提前看望受术者，核查体温、血压、脉搏、呼吸等，询问病人的自我感受。一旦发现月经来潮、表现为过度恐惧或忧郁的病人，需及时通知医生；若非急诊手术，应协商重新确定手术时间。

（2）术前取下病人可活动的义齿、发夹、首饰及贵重物品交家属或护士长保管；长发者应梳成辫子，头戴布帽以防更换体位时弄乱头发或被呕吐物污染。

（3）术前常规留置导尿管并保持引流通畅，以避免术中伤及膀胱、术后尿潴留等并发症。导尿时严格执行无菌操作规程以防上行感染，合理固定导尿管，防止脱落。近年来逐渐实行在手术室待病人实施麻醉后安置导尿管，此时病人全身松弛、无痛苦且便于操作。

（4）拟行全子宫切除术者，手术日晨阴道常规冲洗后，分别用2.5%碘酒、75%乙醇消毒宫颈口，拭干后再用1%甲紫涂宫颈及阴道穹窿（作为手术者切除子宫的标志），并用大棉球拭干。

（5）术前半小时遵医嘱给基础麻醉药物，常用苯巴比妥和阿托品或地西泮、山莨菪碱等，目的在于缓解病人的紧张情绪并减少唾液腺分泌，防止出现支气管痉挛等因麻醉引起的副交感神经过度兴奋的症状。

（6）送病人去手术室前应允许家属或亲友有短暂探视时间。手术室护士、病房护士在床旁需认真核对病人姓名、住院号、床号等病历资料，并随同病人至手术室：由病房护士直接向手术室巡回护士介绍病人，当面点交、核对无误后签字。

（7）病房护士根据病人手术种类及麻醉方式铺好麻醉床，准备好心电监护仪、负压吸引器及急救用物等。

【护理评价】

1. 病人是否知道疾病的基本知识，能否说出手术的名称及手术相关准备知识。

2. 病人焦虑或恐惧的情绪能否得到缓解，能否正确面对疾病及手术本身。

三、手术后护理

【护理评估】

1. 健康史　病人手术结束返回病房后，护士应仔细听取手术室护士和麻醉师的交班，了解病人的麻醉方式、手术的方法、麻醉和手术过程是否顺利、术中出血量、输血量、尿量、用药情况等。

2. 身体状况　评估病人术后的一般情况，如生命体征，注意观察术后体温、血压并与术前比较，观察呼吸的频率和深度、心率和脉率是否规律有力。评估病人的神志和精神状态，了解术后麻醉恢复情况；评估伤口有无渗血、渗液，敷料有无渗湿及移位；评

笔记栏

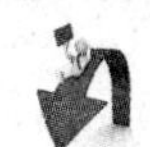

估病人疼痛的性质、部位和程度；评估病人术后有无腹痛、腹胀、便秘及排尿困难等情况；评估各种引流管是否通畅，引流液的量、性状、颜色、气味。

3. 心理社会状况　术后病人常因疼痛、生活不能自理、各种引流管的存在及担心伤口愈合不良而产生紧张、焦虑的心理。

【护理诊断/问题】

1. 疼痛　与手术伤口有关。

2. 有体液不足的危险　与可能出现术后出血及摄入不足有关。

3. 有感染的危险　与手术伤口愈合不良有关。

4. 紧张/焦虑　与担心手术伤口及愈合有关。

【护理目标】

1. 病人术后疼痛感减轻或消失，能够在床上主动运动。

2. 病人术后生命体征平稳。

3. 病人术后伤口愈合良好，无感染征象。

4. 病人紧张、焦虑等不良情绪减轻，能够建立积极情绪。

【护理措施】

1. 休息与体位　为术后病人提供安静、舒适、空气清新的环境。按麻醉方式决定病人的术后体位。全身麻醉的病人，在未清醒前应有专人守护，去枕平卧，头偏向一侧，保持呼吸道通畅，以免呕吐物、分泌物呛入气管，引起窒息或吸入性肺炎。硬膜外麻醉者术后取平卧位 6～8 h，枕头不宜高过肩，以减轻病人术后由于卧位带来的不适感。蛛网膜下腔麻醉者术后取去枕平卧位 12 h，以减缓颅内压降低而导致的头痛。病人情况稳定后，术后第 2 d 可采取半卧位，这样有助于腹部肌肉松弛，降低腹部切口张力，减轻疼痛；有利于深呼吸，增加肺活量，减少肺不张情况的发生；有利于腹腔引流，减少渗出液对膈肌和脏器的刺激；有利于咳嗽、咳痰，减少术后并发症的发生。

2. 观察病情

（1）生命体征　认真观察并记录生命体征，通常术后每 15～30 min 观察一次血压、脉搏、呼吸并记录，直到平稳后改为每 4 h 一次，持续 24 h 后病情稳定者可改为每日 4 次测量并记录体温、血压、脉搏、呼吸，直至正常后 3 d。病人手术后 1～2 d 体温稍有升高，但一般不超过 38 ℃，此为手术吸收热，属于正常现象。若术后持续高热，或体温正常后再次升高则提示可能有感染存在。对于心肺功能不全的老年病人，术后易出现心律不齐或呼吸困难现象，应密切观察病情，并做好记录。

（2）尿量　因为子宫动脉在子宫颈外侧约 2 cm 处自外侧向内跨越输尿管前方，在子宫切除术中有可能会伤及输尿管，或者在术中分解粘连时牵拉膀胱、输尿管都会影响术后排尿功能，所以妇产科手术后应认真观察病人尿量及性质。术后病人每小时尿量应至少 50 mL 以上，若每小时尿量少于 30 mL，伴血压下降、脉搏细数、病人烦躁不安或诉说腰背疼痛、肛门处下坠感等，应考虑腹腔内出血，应及时通报医生。

（3）切口　观察切口有无出血、渗液，切口周围皮肤有无红、肿、热、痛等感染征象，发现异常及时联系医生。采用腹带包扎腹部，必要时用 1～2 kg 重的沙袋压迫腹部伤口 6～8 h，可以减轻切口疼痛，防止出血。

（4）阴道分泌物　子宫全切术后病人阴道残端有伤口，应注意观察阴道分泌物的

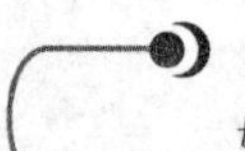
笔记栏
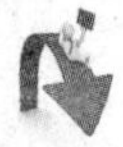

性状、量、颜色,以便判断阴道残端伤口的愈合情况。由于受阴道残端缝线反应的影响,术后有少许浆液性阴道分泌物属正常现象。

(5)引流管护理　部分病人需要经腹部或经阴道放置引流管,术后注意妥善固定引流管,保持引流管的通畅及周围皮肤清洁、干燥,同时观察引流物的性状、量、颜色,并做好记录。一般引流量为50～100 mL/d,24 h内引流液不超过200 mL,性状应为淡血性或浆液性,并且引流量逐渐减少。根据引流量,一般术后2～3 d拔除引流管。

(6)尿管护理　术后一般留置尿管约24～48 h,确保尿管通畅并记录尿液的性状、量、颜色。若为宫颈癌根治术加盆腔淋巴结清扫病人,术后留置尿管需7～14 d,期间应指导病人做盆底肌肉锻炼,拔管前3 d,开始夹闭尿管,每2 h放尿一次,锻炼膀胱功能,防止尿潴留。尿管拔出后应督促病人自行排尿,以免尿潴留的发生。

3. 疼痛的护理　病人在麻醉作用消失后会感到伤口疼痛,通常手术后24 h内最为明显。持续而剧烈的疼痛会使病人产生焦虑、不安、失眠、食欲不振甚至保持被动体位,拒绝翻身、检查和护理。病人只有在不痛的情况下才能主动配合护理活动,进行深呼吸、咳嗽和翻身,为此,应根据病人具体情况及时给予止痛处理,以保证病人在舒适状态下完成护理活动。按医嘱术后24 h内可用哌替啶(度冷丁)等止痛药物充分止痛;采用止痛泵者可根据医嘱或病人的痛感调节泵速,保证病人舒适并得到充分休息。止痛剂的使用应在术后48 h后逐渐减少,否则提示切口血肿、感染等异常情况发生,需报告医生及时给予处理。同时可采用听音乐转移注意力,保持病室安静、促进舒适等措施缓解疼痛。

4. 营养与饮食　术后饮食应以营养丰富、易消化、高热量及富含维生素为原则。鼓励病人进食,促进肠道功能恢复及术后健康。一般手术病人,术后6 h进流质饮食,但应避免进食产气食物,如牛奶、豆浆等,以免肠胀气。肛门排气后,改流质为半流质饮食,以后逐步过渡到普通饮食;涉及肠道的手术病人,术后应禁食,排气后才能进流质饮食,逐步过渡到半流质饮食、普通饮食。不能进食或进食不足时,应静脉补充液体和电解质,必要时使用静脉营养。

5. 早期活动护理　术后早期活动的目的是防止肺部感染,促进消化功能的恢复,预防并发症的发生。按循序渐进的原则,鼓励病人进行活动。每15 min进行一次腿部运动,防止下肢静脉血栓的形成;每2 h协助病人翻身、咳嗽、做深呼吸一次,生命体征平稳后且无出血者,鼓励病人尽早下床活动,改善循环,促进肺功能的恢复。活动时注意防止病人特别是老年病人因体位变化引起血压不稳定,防止突然起床或站立时发生的跌倒。活动过程中注意病情观察,如有不适应暂停活动。

6. 术后常见并发症的护理

(1)腹胀　术后腹胀多因术中肠管受到激惹使得肠蠕动减少所致。病人手术后呻吟、抽泣、憋气等可咽入大量不易被肠黏膜吸收的气体而加重腹胀。通常术后48 h可恢复正常肠蠕动,一经排气,腹胀即可缓解。如术后超过48 h肠蠕动仍未恢复正常,应排除麻痹性肠梗阻、机械性肠梗阻的可能性,采取相关缓解腹胀、促进肠道蠕动的措施,例如热敷下腹部、生理盐水低位灌肠、针灸、肛管排气等。

(2)便秘　多由于术后活动减少,胃肠蠕动减弱所致。除鼓励病人活动以外,能正常进食的病人应多饮水,吃蔬菜、水果,必要时根据病人情况给予番泻叶、液状石蜡等缓泻剂来预防便秘,保持大便通畅,以免用力排便造成切口疼痛、切口裂开或愈合

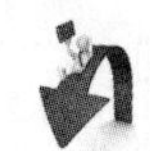

不良。

(3)尿潴留　术后病人可能因不习惯卧床排尿、留置尿管的机械性刺激等原因导致尿潴留的出现。因此,可采取术前对病人进行床上大小便训练;术后协助病人坐位排尿;增加液体入量;拔尿管前,夹管并定时开放,训练膀胱功能等措施预防尿潴留的发生。尿潴留发生后可进行腹部热敷、让病人听流水声、针灸穴位等措施帮助排尿,若以上措施无效时,再行导尿术。

(4)下肢深静脉血栓　肥胖、高血脂、老年女性等易发生深静脉血栓的高危人群或手术范围较大者,特别是盆腔淋巴结清扫后,下肢淋巴回流受阻的病人,如术后卧床少动,更容易发生下肢深静脉血栓。护士应指导并协助病人翻身、活动下肢、用温水泡脚,教会家属帮助病人活动肢体。

7. 心理护理　术后及时与病人沟通,鼓励病人表达内心感受,听取病人的主诉,指导病人减轻疼痛,解除不适,以亲切和蔼的语言进行安慰鼓励,减轻病人的紧张、焦虑情绪。做好家属的健康教育,取得家属的积极配合,有效降低术后病人不良心理反应。

8. 健康指导　指导病人出院后的用药、饮食、休息、性生活及复诊时间;指导病人进行腹部肌肉增强运动;术后2个月内避免提举重物;未经医生同意,避免阴道冲洗和性生活;遵医嘱定期来院复查;出现阴道出血及其他不适时应及时就诊。

【护理评价】

1. 病人疼痛感是否减轻,能否在床上进行主动运动。

2. 病人术后血压是否正常,有无出血及失血现象发生。

3. 病人术后体温是否正常,手术伤口愈合是否良好,有无感染征象。

4. 病人不良情绪和心理反应是否减轻,能否适应术后生活。

四、急诊手术病人的护理要点

遇到急诊手术病人则要求护士动作敏捷,在最短时间内了解病史,问清医生准备实施的手术类型,医护密切配合使工作有条不紊。

1. 提供安全环境　在病人对病情一无所知的情况下,护士通过实施娴熟技术使病人确信自己正被救治中。配合医生向家属耐心解说病情,解答提问,并告知一些注意事项,让家属了解目前正为病人进行的各种术前准备工作。在条件许可的情况下允许家属陪伴,避免病人初到新环境的孤独感。

2. 迅速完成术前准备　急诊病人通常病情危重,处于极度痛苦、衰竭甚至休克状态。病人到来后,护士需立即观察病情,记录体温、血压、脉搏、呼吸等。遇到失血性休克病人,除抢救休克外,手术前准备力求快捷。常规备皮后不必灌肠;如情况允许,刚进食者手术可推迟2~3 h进行;阴道准备可与手术准备同时进行;麻醉前也不必常规给药等。

3. 心理护理　急诊病人因患病急、病人没有心理准备,缺少心理调适的过程,同时由于病人对疾病认识不足,可能会产生恐惧和紧张的心理,护士应在接诊病人时表现出从容的态度,主动安慰鼓励病人,并简明扼要地向病人及其家属解释病情及需要进行的治疗,以缓解病人的紧张和恐惧,使病人获得心理上的安全感。

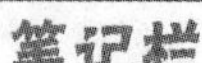

笔记栏
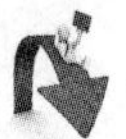

第二节　宫颈上皮内病变

宫颈上皮内病变(cervical intraepithelial lesion)分为低级别鳞状上皮内病变、高级别鳞状上皮内病变和原位腺癌。后两种容易发展为宫颈癌。上皮内病变常发生于25～35岁的妇女,而宫颈癌则多见于40岁以上的妇女。

【病因】

HPV为宫颈上皮内病变主要致病因子,慢性感染、性传播疾病、吸烟等为协同因素。

1. 低级别鳞状上皮内病变(LSIL)　目前已知的HPV亚型有120多种,其中40多种可以感染宫颈。大部分感染由13～15个HPV高危亚型(16,18,31,33,35,45,51,52,56)和4～6个低危亚型(6,11,42,43,44)引起,其中高危亚型感染占80%～85%,其余为低危亚型感染。LSIL中HPV通常为非整合状态,宿主基因组相对稳定。随着鳞状上皮的成熟分化,感染易被机体清除。

2. 高级别鳞状上皮内病变(HSIL)　高危性HPV感染导致,超过50%的病例为HPV16和HPV18合并感染。慢性炎症、性传播疾病、吸烟等慢性损伤因子可能导致宿主DNA损伤,使基因组处于不稳定状态,HPV DNA则容易发生和宿主基因组的整合。

3. 原位腺癌(adenocarcinoma in situ,AIS)　绝大多数由高危型HPV感染导致,最常见的亚型为HPV18和HPV16,其致病机制目前不完全清楚。

【正常宫颈上皮生理】

宫颈上皮细胞由宫颈阴道部鳞状上皮和宫颈管柱状上皮组成,两者在宫颈外口处交界,称为原始鳞-柱交界。此交界部可随体内雌激素水平变化而发生移行:在新生儿期、青春期、妊娠期或哺乳期,妇女体内雌激素水平增多,柱状上皮可向宫颈阴道部外移;幼女期及绝经后妇女,体内雌激素水平降低,柱状上皮又移回到宫颈管。这种随体内雌激素水平变化而发生移位的鳞-柱交界部称为生理性鳞-柱交界部。在原始鳞-柱交界部和生理性鳞-柱交界部之间形成的区域称为移行带区,也称转化区,是宫颈癌的好发部位(图16-1)。转化区在形成过程中,其表面被覆的柱状上皮逐渐被鳞状上皮所替代,替代的方式包括鳞状上皮化生和鳞状上皮化两种。此过程中,转化区域内宫颈上皮细胞代谢活跃,且已发生一定程度变异,在一些外界刺激(性交、分娩、病毒侵入等)影响下,可发生细胞分化不良、排列紊乱、细胞核异常、有丝分裂增加,逐渐形成宫颈上皮内瘤变或宫颈癌。

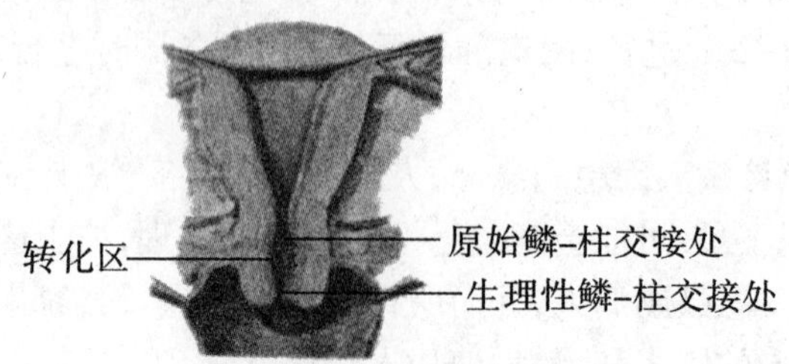

图16-1　移行带区

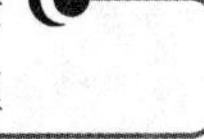

【病理学诊断与分级】

1. 宫颈上皮内瘤变(cervical intraepithelial neoplasia,CIN)是与子宫颈浸润癌密切相关的一组子宫颈病变。大部分低级别 CIN 可自然消退,但高级别 CIN 具有癌变潜能,可能发展为浸润癌,被视为癌前病变。CIN 分为 3 级(图 16-2),反映了 CIN 发生的连续病理过程。

Ⅰ级:轻度异型(CINⅠ)。镜下见上皮下 1/3 层细胞核增大,核染色稍加深,核分裂象少,细胞极性正常。

Ⅱ级:中度异型(CINⅡ)。镜下见上皮下 1/3 ~ 2/3 层细胞核明显增大,核染色加深,核分裂象较多,细胞极性尚存。

Ⅲ级:重度异型(CINⅢ)和原位癌。镜下见上皮全层细胞发生病变,细胞核异常增大,核分裂象多,细胞排列紊乱,极性消失。

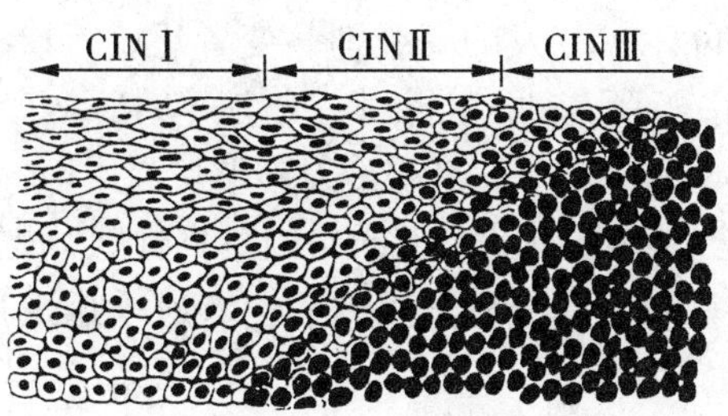

图 16-2 宫颈正常上皮及宫颈上皮内瘤变

2. 宫颈上皮内病变

(1)LSIL 包括 CINⅠ、轻度不典型增生、扁平湿疣等,大部分 LSIL 常自然消退。

(2)HSIL 包括 CINⅡ、CINⅢ、中度不典型增生、重度不典型增生、原位癌,是一组具有恶性转化风险的病变。

(3)原位腺癌 包括中度腺上皮内瘤变和重度腺上皮内瘤变(CGIN),具有很高的进展风险。

【临床表现】

宫颈上皮内病变无特殊症状。偶有阴道排液增多,伴或不伴臭味。也可有接触性出血,发生在性生活或妇科检查后出血。检查宫颈可光滑或仅见局部红斑、白色上皮,或宫颈糜烂样表现。

【治疗要点】

宫颈上皮内病变处理应做到个体化,综合考虑疾病情况(病变级别、部位、范围、HPV DNA 检测)、病人情况(年龄、婚育状况、随访条件)及技术因素。

1. 高危型 HPV 感染、宫颈细胞学阴性的处理 可选择:①6 个月后复查细胞学、1 年后复查细胞学和高危型 HPV-DNA。随访期间,可采用中成药阴道栓剂(保妇康栓剂)治疗;②高危型 HPV 分型检测。2012 年美国 ACS、ASCCP 及 ASCP 指南建议行 HPV16/18 分型检测,若为 16 型阳性或 18 型阳性均应进一步做阴道镜。

2. 细胞学检查为不典型鳞状细胞(ASC)及不典型腺细胞(AGC)的处理 进一步做阴道镜及宫颈活组织检查,或≥35 岁的(AGC)病人需行子宫内膜活组织检查。9%

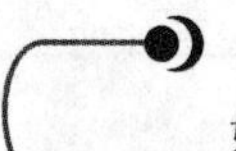

笔记栏

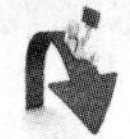

~19%的 ASC-US 病人伴有高级别病变。若阴道镜及病理检查结果排除其他的病变，则可在半年或1年后复查。

3.低级别上皮内病变的处理　60%低级别上皮内病变会自然消退，可采用观察随访。

(1)先前细胞学结果为 ASC-US、ASC-H 或 LSIL 以下者，随访建议每12个月监测 HPV DNA 或每6~12个月复查宫颈细胞学。

(2)先前细胞学结果为 HSIL 而组织学诊断为低级别上皮内病变者，如果阴道镜检查满意而且宫颈管取材阴性者，可选择每隔6个月行阴道镜检查和细胞学检查进行观察。

若低级别上皮内病变持续≥2年，可以继续随访或选择治疗。阴道镜检查满意者可采用局部切除或消融疗法。若阴道镜检查不满意，建议做宫颈诊断性锥形切除术。

4.高级别上皮内病变的处理　阴道镜检查满意、组织学诊断的高级别病变可采用物理治疗或宫颈锥形切除术。复发的高级别病变者建议行诊断性锥形切除术。阴道镜检查不满意则采用宫颈锥形切除术，方法包括子宫颈环形电切术(loop electrosurgical excision procedure，LEEP)和冷刀锥形切除术。经宫颈锥形切除确诊，年龄较大，无生育要求的合并有其他手术指征的妇科良性疾病的高级别上皮内病变者，也可行全子宫切除术。妊娠期高级别上皮内病变者应采用定期的细胞学和阴道镜检查进行观察。

【护理评估】

1.健康史　仔细询问病人婚育史、性生活史、病毒感染史、慢性宫颈炎病史等危险因素，了解病人的生活环境、饮食习惯、有无吸烟史和口服避孕药史等情况。

2.身体状况　评估病人性交或妇科检查后有无阴道流血，白带的性质和量有无改变。

3.心理社会状况　绝大部分病人知道病情后，误认为自己患了宫颈癌，会产生不同程度的恐惧和无助感，担心疾病预后，担心子宫切除后被丈夫遗弃等。应评估病人及家属对疾病的认知程度、接受程度和社会支持系统情况。

4.辅助检查　常采用三阶梯诊断法：宫颈刮片细胞学(HPV 检测)、阴道镜检查及宫颈活组织检查。

(1)宫颈刮片细胞学检查　是 CIN 及早期子宫颈癌筛查的基本方法，也是诊断的必需步骤，但敏感性较低，须在宫颈转化区域内取细胞，必要时重复刮片。常用子宫颈细胞学检查的报告方法有巴氏分类法和 TBS(the Bethesda System)分类法。巴氏分类法较简单，结果分为5级，各级之间的区别无严格标准。Ⅰ级为正常；Ⅱ级为炎症细胞；Ⅲ级为可疑癌变；Ⅳ级为高度可疑癌变；Ⅴ级为癌细胞阳性，Ⅲ级及以上者需重复刮片，行进一步检查，明确诊断。近年推荐使用的 TBS 分类法(表16-1)准确率高于巴氏分类法，可较好的结合细胞学、组织病理与临床处理方案，故在临床上已普遍使用。

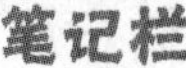

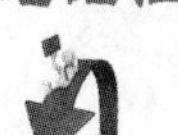

表 16-1 Bethesda 2001 宫颈细胞学报告(部分内容)

异常上皮细胞

鳞状细胞

不典型鳞状细胞(ASC)又分两类:意义未明的不典型鳞状细胞(atypical squamous cells of undetermined significance,ASC-US)与不能排除高级别上皮内病变的不典型鳞状细胞(atypical squamous cells-cannot exclude HSIL,ASC-H)

低级别鳞状细胞上皮内病变(LSIH),包括 HPV 感染/CIN Ⅰ

高级别鳞状细胞上皮内病变(HSIL),包括 CIN Ⅱ及 CIN Ⅲ

腺上皮

不典型(AGC),倾向于瘤变

原位腺癌(宫颈管)

腺癌(宫颈管,子宫内膜、子宫外)

若发现异常细胞应作阴道镜检查,进一步明确诊断。

(2)高危型 HPV-DNA 检测　敏感性较细胞学检查高,但特异性较差。可与细胞学检查联合应用,也可用于细胞学检查异常的分流,当 TBS 分类为意义不明的不典型鳞状细胞者,可进行高危型 HPV-DNA 检测,阳性者行阴道镜检查,阴性者定期随访,1年后再行细胞学检查。

(3)阴道镜检查　若细胞学检查巴氏分类Ⅲ级及以上、TBS 分类法提示异常或高危型 HPV-DNA 检测阳性者,应做阴道镜检查,进一步明确诊断(详见第二十二章第六节“妇产科常用内镜检查及护理”)。

(4)宫颈活组织检查　是确诊宫颈上皮内病变最可靠方法。任何肉眼可见病灶,均应作单点或多点活检。若无明显病变时,应在阴道镜引导下,选择转化区的 3、6、9、12 点处取四点组织进行活组织检查,或在碘试验不着色区,取多处组织进行活检。必要时还应搔刮宫颈管,将刮出物送病理检查,以避免漏诊。

【护理诊断/合作性问题】

1. 焦虑　与知识缺乏、担心疾病预后有关。

2. 潜在并发症:阴道流血。

【护理目标】

1. 病人焦虑减轻,能正确认识和面对疾病。

2. 病人能正确应对手术后不适,无阴道流血发生。

【护理措施】

1. 心理护理　介绍宫颈上皮内病变的相关知识,帮助病人正确认识宫颈上皮内病变,并告知其宫颈上皮内病变的治疗方法、治愈率以及治疗的必要性,帮助病人树立信心,减轻焦虑。同时鼓励家属安慰、照顾病人,为病人提供家庭支持。

2. 筛查前准备　为了确保提取标本符合辅助检查要求,建议女性在月经干净后 3 ~ 7 d 进行检查;同时在检查前 2 天,应避免性生活、阴道冲洗及阴道用药。

3. 治疗配合　病人多数在门诊治疗。宫颈物理治疗前后护理要点详见第十三章第四节“子宫颈炎症”。

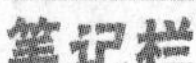
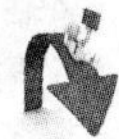

LEEP 和宫颈冷刀锥切术后最常见并发症为阴道出血，因其创面较大、术后痂皮脱落或感染所致，多发生在术后 1 ~3 周。护理重点是预防出血及感染，主要护理措施如下：

(1)术后 1 周内，尽量减少活动，保持外阴部清洁卫生，遵医嘱正确使用抗生素。多吃蔬菜、水果，必要时口服麻油、液状石蜡等，保持大便通畅。排便不畅，增加腹压，可增加宫颈创面张力，影响创面愈合或导致出血。

(2)术后 1 ~3 周，宫颈创面痂皮脱落阶段，可有阴道排液及少量阴道流血，若阴道流血量多于月经量，应及时就诊。

(3)手术后 2 ~3 月内，宫颈创面没有完全愈合前，禁性生活及阴道灌洗。

(4)术后定期门诊随访，每次月经干净后至医院复查，连续 3 次。

4. 健康指导　大力宣传并积极治疗与宫颈上皮内瘤变发生有关的高危因素，及时诊治 CIN。30 岁以上妇女应常规接受宫颈刮片检查，一般每 1 ~2 年普查 1 次，有异常者应进一步处理。已婚妇女，尤其是有接触性出血者应及时就诊，警惕宫颈癌的发生。

【护理评价】

1. 病人焦虑心理是否消除，能否正确认识和面对疾病。

2. 病人是否正确掌握手术前后注意事项，未发生阴道流血。

(伍东红)

第三节　宫颈癌

【案例导入】

张女士，47 岁，以“白带增多半年，性交后出血 1 周”为主诉来医院就诊。病人平素月经规则。体格检查：神志清楚，心肺未闻及明显异常，腹软，无压痛及反跳痛。妇科检查：外阴、阴道黏膜无异常，宫颈肥大，质硬，触血(+)，子宫正常大小，活动度好，压痛(-)；双侧宫旁组织无增厚，宫旁间隙存在；双附件未见异常。阴道镜检查病理回报：子宫颈鳞状上皮乳头状癌。

问题：

1. 该病人目前主要的护理诊断/问题是什么？

2. 应采取哪些护理措施？

子宫颈癌是妇女最常见的恶性肿瘤之一，位居三大妇科恶性肿瘤之首，我国每年新增宫颈癌病例约 13.5 万，占全球发病数量的 1/3。宫颈癌以鳞状细胞癌为主，高发年龄为 50 ~55 岁，但近年来宫颈癌的发病有年轻化的趋势。近年来国内外都已普遍应用宫颈细胞学筛查，是宫颈癌及宫颈上皮内病变得以早期发现，早期诊断及早期治疗，使晚期宫颈癌的发病率、死亡率明显下降。

【病因】

同“子宫颈上皮内病变”。

笔记栏

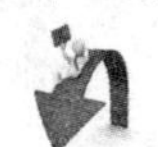

【病理】

1. 鳞状细胞癌　子宫颈癌以鳞状上皮细胞癌为主，占 80% ~85%，腺癌仅占 15% ~20%。子宫颈原位癌、早期浸润癌和浸润癌系指鳞状上皮细胞癌的不同病变，但鳞癌与腺癌在外观上并无特殊差别，且两者均可发生在宫颈阴道部或颈管内。

(1)巨检　在发展为浸润癌前，肉眼观察无特殊异常或类似一般宫颈糜烂样改变。随着浸润癌的出现，宫颈可表现以下四种不同类型：

1)外生型：最常见，又称增生型或菜花型。癌组织向外生长，最初呈息肉样或乳头状隆起，继而发展为向阴道内突出的不等大小菜花状赘生物，质脆易出血。

2)内生型：又称浸润型。癌组织向宫颈深部组织浸润，宫颈肥大而硬，甚至整个宫颈段膨大似桶状，但宫颈表面尚光滑或仅有浅表溃疡。

3)溃疡型：不论外生型或内生型进一步发展时，肿瘤组织坏死脱落，可形成凹陷性溃疡。有时整个子宫颈为空洞所代替，形如火山口。

4)颈管型：癌灶发生在子宫颈管内，常侵入颈管及子宫峡部的供血层，并转移到盆壁淋巴结。

(2)镜检

1)镜下早期浸润癌：在原位癌基础上，如在镜下发现有癌细胞穿透基底膜，且浸润深度不超过 5 mm，宽度不超过 7 mm。

2)鳞状上皮浸润癌：当癌细胞穿透上皮基底膜，侵犯间质深度超过 5 mm，称为鳞状上皮浸润癌。在间质内可出现树枝状、条索状、弥漫状或团块状癌灶。

2. 腺癌　来源于被覆宫颈管表面和颈管内腺体的柱状上皮。镜检时可见到腺体结构，甚至腺腔内有乳头状突起。腺上皮增生为多层，细胞低矮，异型性明显，可见核分裂象。如癌细胞充满腺腔，以致找不到原有腺体结构时，往往很难将腺癌与分化不良的鳞癌相区别。腺癌较鳞癌的恶性程度高，转移早，预后多不佳。

3. 其他　宫颈腺鳞癌占 3% ~5%，还有神经内分泌癌、未分化癌等少见类型。

【转移途径及临床分期】

1. 转移途径　子宫颈癌以直接侵犯邻近组织和淋巴转移为主，血行转移极少。

(1)直接蔓延　最常见向下沿阴道黏膜蔓延，向上至子宫下段肌壁(尤以来自颈管内肿瘤)；向两旁至主韧带、阴道旁组织，甚至延伸到骨盆壁，晚期可导致输尿管阻塞；向前、后可侵犯膀胱或直肠，甚至出现膀胱阴道瘘或直肠阴道瘘。

(2)淋巴转移　宫颈癌局部浸润后，即侵入淋巴管，形成瘤栓，随淋巴液引流到达局部淋巴结，然后在淋巴管内扩散。淋巴结转移的发生率与临床期别直接有关。期别越早，淋巴转移率就越低，期别越晚，淋巴转移率就越高。

(3)血行转移　发生在晚期，癌组织破坏小静脉后，可经体循环转移至肺、肾或脊柱等。

2. 临床分期　目前广泛采用的分期体系是国际妇产科联盟(FIGO)2009 年的分期(见表 16-2，图 16-3)

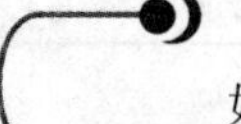
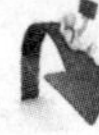

表 16-2　宫颈癌的临床分期(FIGO,2009 年)

期　别	肿瘤范围
Ⅰ期	癌灶局限在宫颈(包括累及宫体)
ⅠA	肉眼未见癌灶,仅在显微镜下可见浸润癌
ⅠA1	间质浸润深度≤3 mm,宽度≤7 mn
ⅠA2	间质浸润深度 3 ~ 5 mm,宽度≤7 mm
ⅠB	肉眼可见癌灶局限于宫颈,或显微镜下病灶范围超过Ⅰ A2 期
ⅠB1	肉眼可见癌灶最大直径≤4 cm
ⅠB2	肉眼可见癌灶最大直径>4 cm
Ⅱ期	癌灶已超出宫颈,但未达盆壁。癌累及阴道,但未达阴道下 1/3
ⅡA	无宫旁浸润
ⅡA1	肉眼可见癌灶最大径线≤4 cm
ⅡA2	肉眼可见癌灶最大径线>4 cm
ⅡB	有宫旁浸润
Ⅲ期	癌肿扩展至盆壁和(或)累及阴道下 1/3,导致肾盂积水或无功能肾
ⅢA	癌累及阴道下 1/3,但未达盆壁
ⅢB	癌已达盆壁,或有肾盂积水或无功能肾
Ⅳ期	
ⅣA	癌播散超出真骨盆或癌浸润膀胱黏膜或直肠黏膜
ⅣB	远处转移

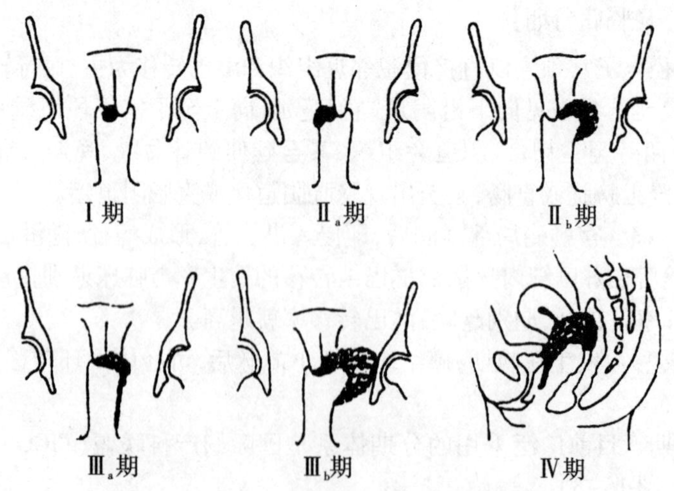

图 16-3　子宫颈癌的临床分期

笔记栏

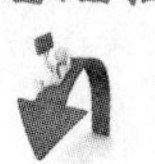

【临床表现】

(1)阴道流血　常表现为接触性出血,即性交或妇科检查后阴道流血,量少。也可表现为不规则阴道流血,或经量增多、经期延长。老年病人可出现绝经后不规则阴道流血。随着病灶扩大,阴道流血量可逐渐增多,一旦病灶侵蚀大血管,可导致阴道大量流血,甚至危及生命。

(2)阴道排液　多发生在阴道出血之后,最初量少,呈白色或血性. 稀薄如水样,有腥臭味。晚期病人随着癌组织破溃、坏死并继发感染,可出现大量脓性或米汤样恶臭分泌物。

(3)疼痛　为晚期病人常见症状。当病变累及盆壁及神经时,病人可出现严重的腰骶部和坐骨神经痛;当盆腔病变广泛时,可因下肢静脉和淋巴回流受阻而导致下肢肿胀和疼痛

2. 体征　微小浸润癌宫颈可无明显变化。外生型可见宫颈表面有菜花状赘生物向阴道突出,表面不规则,触之易出血;内生型可见宫颈肥大、质硬、宫颈管如桶状;晚期由于癌组织坏死、脱落,可形成凹陷性溃疡,有大量恶臭分泌物。当癌灶浸润达盆壁时,可形成冰冻骨盆。严重者可出现输尿管梗阻、肾盂积水、恶病质等。

【治疗要点】

根据病人年龄、临床分期、全身情况、生育要求、医疗技术水平和医院设备条件等因素,综合分析后确定个体化治疗方案:总原则是采用手术和放疗为主、化疗为辅的综合治疗。

1. 手术治疗　主要适用于早期、无手术禁忌证的病人,优势是可保留卵巢及阴道功能,IA1 期:多主张行全子宫切除术,对要求保留生育功能的年轻病人,可在充分沟通的前提下行宫颈锥形切除术,术后定期随访;IA2 期 ~ ⅡA2 期:原则上行广泛性子宫切除术及盆腔淋巴结切除术,必要时采取新辅助化疗后再行手术。

2. 放射治疗　适于各期宫颈癌病人、主要用于有手术禁忌证、年老或晚期不能手术以及术后需作补充治疗的病人。早期病人以腔内照射为主,体外照射为辅;晚期病人以体外照射为主,腔内照射为辅。

3. 手术治疗与放疗联合治疗　对于局部病灶较大者,可先做放疗使癌灶缩小后再手术。术后发现盆腔淋巴结阳性,宫旁组织阳性或切缘阳性等高危因素,可酌情补充盆腔放疗或化疗。

4. 化疗　主要适用于晚期或有复发转移的病人,也用于手术或放疗的辅助治疗采用以铂类为基础的联合化疗方案,如 TP(顺铂与紫杉醇)、FP(顺铂与氟尿嘧啶)、BVP(博来霉素、长春新碱与顺铂)、BP(博来霉素与顺铂)等、多采用静脉全身化疗,也可以用动脉局部灌注化疗。

【护理评估】

1. 健康史　仔细询问病人婚育史、性生活史、病毒感染史、高危男子接触史等危险因素,了解其生活环境、饮食习惯、有无吸烟等情况。

2. 身体状况　评估病人阴道出血性质和量的变化,阴道排液的性质、量及气味,全身衰竭程度等。妇科检查时注意观察宫颈上有无赘生物,位置、大小、性质等。

3. 心理社会状况　早期自发性宫颈癌病人在普查中发现宫颈刮片报告异常时会

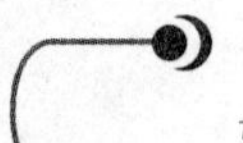

笔记栏

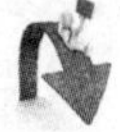

感到震惊,常表现为发呆或出现一些令人费解的行为。几乎所有的病人都会产生恐惧感,会害怕疼痛、被遗弃和死亡等。当确定诊断后,与其他恶性肿瘤病人一样会经历否认、愤怒、妥协、忧郁、接受期等心理反应阶段,并且担心丈夫和孩子。应充分评估病人对疾病的认知和接受程度、社会心理因素及支持系统。

4. 辅助检查　早期病例应采用宫颈细胞学检查和(或)高危型 HPV-DNA 检测、阴道镜检查及宫颈活组织检查的“三阶梯检查法”,宫颈癌确诊依据为活组织检查。详见本章第二节“宫颈上皮病变”。

(1)宫颈细胞学检查和(或)高危型 HPV-DNA 检测　详见本章第二节“宫颈上皮病变”。

(2)碘试验　正常宫颈或阴道鳞状上皮含有丰富糖原,可被碘液染为棕色,而宫颈管柱状上皮、宫颈糜烂及异常鳞状上皮区(包括鳞状上皮化生、不典型增生、原位癌及浸润癌区)均无糖原存在,故不着色。临床上用阴道窥器暴露宫颈后,擦去其表面黏液,以碘液涂抹宫颈及穹窿部,称为碘试验。在碘试验不着色区进行宫颈活组织检查,既可提高宫颈癌前期病变和宫颈癌的诊断准确率,还可了解癌肿蔓延至穹窿部的范围。

(3)阴道镜检查　可协助诊断早期宫颈癌。凡宫颈刮片细胞学检查巴氏分级在Ⅱ级以上者,应在阴道镜下,观察宫颈表面有无异型上皮或早期癌变,并选择病变部位进行活检,以提高诊断的正确率。

(4)宫颈和宫颈管活体组织检查　是确诊宫颈癌前期病变和宫颈癌的最可靠和不可缺少的方法。一般应在宫颈鳞柱交界部的 3、6、9、12 点处活检或在碘试验不着色区、阴道镜指导下或肉眼观察到的可疑癌变部位,取多处组织,并进行切片检查。

(5)宫颈锥形切除术　当宫颈刮片细胞学多次检查为阳性,而宫颈活检为阴性或活检为原位癌,但不能完全排除浸润癌时,应做宫颈锥形切除术,并将切除之组织进行连续病理切片检查以明确诊断和病变范围。

当宫颈癌诊断确立后,根据具体情况,可进行 X 射线胸片、静脉肾盂造影、淋巴造影、膀胱镜、直肠镜检查等,以确定宫颈癌临床分期。

宫颈癌的筛查方法

根据美国妇产科学会 2016 版宫颈癌筛查指南,筛查对象为有过性接触的女性。年龄在 21 岁以下女性,因为发病率极低,不到 0.01%,故常规不推荐筛查。21 ~29 岁的女性,建议每 3 年进行一次宫颈细胞学检查。30 ~65 岁的女性,推荐每 5 年进行一次 HPV 病毒检测和宫颈细胞学检查,也可每 3 年进行一次宫颈细胞学检查。对于 65 岁以上的女性,若以往筛查结果无异常,即可停止筛查。

目前国内推荐的最佳宫颈癌初筛手段是液基薄层细胞学检查联合 HPV-DNA 检测,但不推荐在任何年龄段的人群中单独使用 HPV 检测进行宫颈癌筛查。

笔记栏

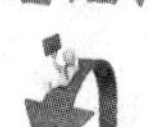

【护理诊断/问题】

1. 恐惧 与担心疾病预后有关。

2. 疼痛 与晚期癌浸润或手术后创伤有关。

3. 排尿障碍 与宫颈癌根治术后影响膀胱功能有关。

4. 潜在的性功能改变 与手术造成性器官缺失有关。

【护理目标】

1. 病人恐惧心理缓解，能接受并配合各种检查及治疗方案。

2. 病人疼痛减轻或消失，感觉舒适。

3. 病人恢复正常排尿功能，能适应术后生活方式。

4. 病人与丈夫对性生活满意。

【护理措施】

1. 病情观察 因宫颈癌手术范围大、时间长、出血多，故应手术后 12 h 内每 0.5 ~ 1 h 测量血压、脉搏、呼吸 1 次，平稳后每 4 小时测量 1 次。广泛性子宫切除术及盆腔淋巴结切除术是妇科大型手术，手术时间长，涉及范围广，病人术中流失和输入的液体较多，术后留置的各种引流管多，观察应更加严密、细心。术后 24 h 内采用心电监护仪监测，15 ~ 30 min 观察并记录一次生命体征及出入量，病情平稳后每 4 h 一次。注意保持导尿管、盆腹腔引流及阴道引流通畅，妥善固定各种管道，认真观察引流液性状及量，腹腔引流管一般在术后 48 ~ 72 h 取出，出现异常情况及时报告医生。

2. 治疗护理

(1)指导病人勤换会阴垫，冲洗会阴 2 次/d，便后及时冲洗外阴并更换会阴垫。晚期病人由于癌组织坏死感染，可能出现大量米汤样或脓性恶臭白带，术前每日冲洗外阴 1 ~ 2 次，保持外阴清洁。晚期病人可出现下腹、腹股沟、大腿及骶部疼痛，当癌瘤侵及膀胱时可出现泌尿道症状，需对症处理。对菜花型宫颈癌，应注意预防发生阴道大出血，一旦出血应立即用纱条填塞。因手术创面大，广泛的宫旁组织、盆腔淋巴结被切除，术后阴道放置引流管，注意观察引流液的性状及量，并保持会阴部清洁。

(2)导尿管护理 宫颈癌根治术后，支配膀胱功能的神经和血管受到不同程度损伤，膀胱功能恢复缓慢，术后导尿管一般保留 7 ~ 14 d。留置尿管期间护理措施如下：

1)预防泌尿系统感染：用 1∶5000 高锰酸钾液或碘附擦洗会阴，2 次/d；嘱病人多饮水，2000 ~ 2500 mL/d，保持尿色清亮，以达到膀胱内冲洗的作用；每周更换集尿袋 1 ~ 2 次；观察病人体温、脉搏变化；定期监测尿常规。

2)锻炼膀胱功能：拔尿管前三日开始夹闭尿管，每 2 小时开放 1 次，以锻炼膀胱肌肉，促使排尿功能恢复。

3)测残余尿量：拔尿管后，嘱病人 1 ~ 2 小时排尿 1 次，排尿后测残余尿量，少于 100 mL，提示膀胱功能已恢复；若超过 100 mL 或拔管后不能自行排尿，则需再次留置尿管，保留 3 ~ 5 日后，再行拔管测残余尿，直至尿量少于 100 mL。

(3)预防并发症 宫颈癌根治术后容易发生营养不良、坠积性肺炎、下肢深静脉血栓、排尿、便不畅等并发症。故术前应指导病人进食，平衡营养，保持体力；指导病人预防感冒；指导病人深呼吸和有效咳嗽；练习床上活动和排便等，以良好的身体状况迎接手术。术后应加强生活护理，协助病人翻身、定期床上肢体活动、气压治疗仪治疗及

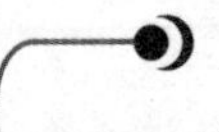
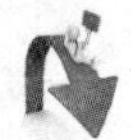

温热水泡脚,协助病人有效咳痰、拍背等,预防术后并发症。

(4)放疗护理　照射野皮肤可出现红肿、干燥、瘙痒、脱皮或溃烂,因此放疗前应向病人说明保护照射野皮肤对预防皮肤反应的重要性。嘱其保持照射野画线的清晰,穿全棉、柔软、宽大透气的内衣,避免粗糙衣物摩擦皮肤。照射野皮肤可用温水和柔软毛巾轻轻沾洗,禁用肥皂擦洗、热水浸浴、碘酒、酒精等刺激性消毒剂,局部皮肤不要搔抓,脱屑切忌用手撕剥,防止损伤皮肤造成感染。腔内放疗时注意预防放射性直肠炎、放射性膀胱炎等并发症的出现。

3. 心理护理　宫颈癌病人多有恐惧和焦虑,护士应当与病人及家属建立良好的护患关系,向其介绍有关宫颈癌的诊断、治疗及护理常识,鼓励病人提问,尽量解除其心理负担,以良好的心态配合治疗及护理。

4. 健康指导

(1)随访　宫颈癌治疗后复发50%在1年内,75% ~80%在2年内,出院后定期随访至关重要。手术后1个月首次复查,2年内应每3 ~4个月随访一次;3 ~5年内每6个月随访一次;第6年开始每年随访一次。随访内容包括妇科检查、阴道脱落细胞学检查、盆腔CT或MRI检查、胸部X片检查、血常规及宫颈鳞状细胞癌抗原等。认真核实病人的通讯地址、邮政编码及电话,详细告知随访的重要性、随访时间及内容,保证随访计划的实施。

(2)预防　宫颈癌病因明确、筛查方法较完善,应高度重视宫颈癌的预防。①普及防癌知识,开展性卫生教育,提倡晚婚、少育。②重视高危因素及高危人群,有异常症状者及时就医。③积极治疗性传播疾病,早期发现及诊治宫颈上皮内病变,阻断浸润性宫颈癌发生。④健全及发挥妇女防癌保健网的作用。认真普查普治,早期发现、早期诊断、积极处理癌前病变,可以有效预防和降低宫颈癌发病率。筛查原则:妇女应在性生活开始3年后或21岁以后,每年做宫颈刮片细胞学检查;有高危因素或高危人群,3 ~6个月检查1次,可行细胞学检查与高危型HPV-DNA检测。⑤HPV疫苗可有效防止HPV16、18型相关CIN的发生,目前已用于HPV感染及癌前病变的预防,是世界上第一个用于肿瘤预防的疫苗。

【护理评价】

1. 病人恐惧心理是否减轻,能否以积极态度配合治疗和护理。

2. 病人疼痛感是否减轻。

3. 病人是否恢复正常排尿功能,适应治疗后生活方式。

4. 病人与丈夫是否对性生活满意。

第四节　子宫肌瘤

【案例导入】

王女士,38岁,以“发现下腹包块3天”为主诉入院。3 d前晨起无意中发现下腹包块,无腹痛、恶心、呕吐等不适,睡眠、饮食正常,大小便正常。近6个月来月经不规则,经期5 ~9 d,周期20 ~30 d,量多,有时头晕,白带增多,无臭味。体格检查:T 37.1 ℃,P 82次/min,R 18次/min,BP 100/60 mmHg。神志清楚,呼吸平稳,贫血貌,全身皮肤黏

笔记栏

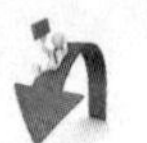

膜无黄染，心肺未闻及明显异常，腹平软，下腹部可触及包块，无压痛及反跳痛，妇科检查：宫颈光滑，子宫均匀增大如孕12周大小，质中，无压痛，活动度可，附件未及肿块。辅助检查：门诊B超示多发性子宫肌瘤，Hb 80 g/L。

问题：

1. 该病人目前主要的护理诊断/问题是什么？

2. 应采取哪些护理措施？

子宫肌瘤(myoma of uterus)是子宫平滑肌组织增生而形成的良性肿瘤，其中含有少量的纤维结缔组织。子宫肌瘤是人体最常见的肿瘤之一，也是女性生殖器最常见的良性肿瘤，多见于30～50岁妇女，20岁以下少见。据统计，至少20%育龄妇女患有子宫肌瘤，因肌瘤多无或很少有症状，临床报道发病率远低于肌瘤真实发病率。

【病因】

确切病因尚未明了。根据子宫肌瘤好发于生育年龄妇女，青春期前少见，绝经后停止生长，甚至萎缩或消失，提示其发生可能与雌激素及孕激素有关。此外与种族及遗传可能相关。

【分类】

1. 按肌瘤生长部位　肌瘤分为宫体肌瘤(90%)和宫颈肌瘤(10%)。

2. 按肌瘤与子宫肌壁的关系　肌瘤原发于子宫肌层，随之向不同方向生长。子宫肌瘤根据肌瘤发展过程与子宫肌壁的关系而分为三类(图16-4)。

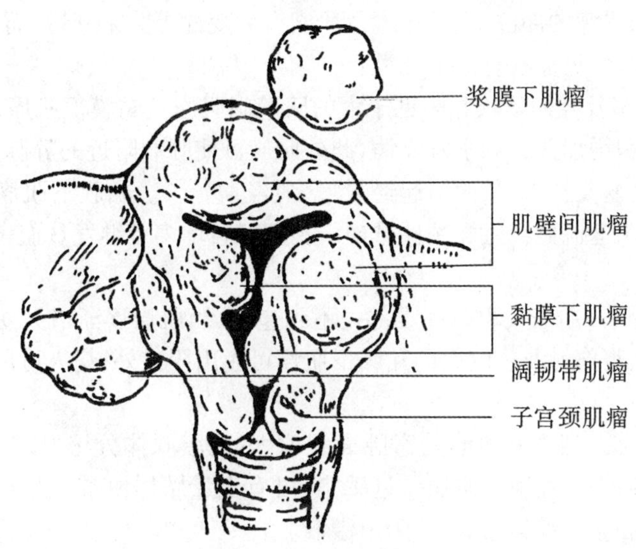

图16-4　子宫肌瘤分类

(1)肌壁间肌瘤　占60%～70%，肌瘤位于子宫肌壁间，周围被肌层包围。

(2)浆膜下肌瘤　约占20%，肌瘤向子宫浆膜面生长，突起在子宫表面。肌瘤表面仅由子宫浆膜层覆盖。当瘤体继续向浆膜面生长，仅有一蒂与子宫相连，则为带蒂的浆膜下肌瘤，营养由蒂部血管供应，若血供不足肌瘤可变性坏死。若蒂扭转断裂，肌瘤脱落形成游离性肌瘤。若肌瘤位于宫体侧壁向宫旁生长，突出于阔韧带两叶之间，

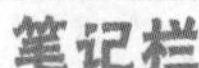
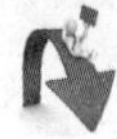

称为阔韧带肌瘤。

(3)黏膜下肌瘤　占10%～15%,肌瘤向宫腔方向生长,突出于子宫腔,表面仅由黏膜层覆盖。黏膜下肌瘤易形成蒂,在宫腔内生长犹如异物,常引起子宫收缩,肌瘤可被挤出宫颈外口而突入阴道。子宫肌瘤常为多发性,各种类型的肌瘤可发生在同一子宫,称为多发性子宫肌瘤。

【病理】

1. 巨检　肌瘤为实质性球形包块,表面光滑,质地较子宫肌层硬,压迫周围肌壁纤维形成假包膜,肌瘤与假包膜间有一层疏松网状间隙,手术时容易剥出。肌瘤长大或多个相融合时,呈不规则状。肌瘤切面呈白色,可见漩涡状或编织状结构。肌瘤颜色与硬度因纤维组织多少而变化。

2. 镜检　肌瘤主要由梭形平滑肌细胞和不等量纤维结缔组织构成。肌细胞大小均匀,排列成漩涡状或栅状,核为杆状。

3. 肌瘤变性　肌瘤变性是肌瘤失去原有的典型结构。常见肌瘤变性为玻璃样变、囊性变、红色样变、肉瘤样变和钙化。红色样变多见于妊娠期或产褥期,为肌瘤的一种特殊类型坏死,病人可有剧烈腹痛伴恶心呕吐、发热,白细胞计数升高,检查发现肌瘤迅速增大并有压痛。仅0.4%～0.8%肌瘤恶变为肉瘤,多见于年龄较大妇女。因无明显症状,易被忽视。肌瘤在短期内迅速增大或伴不规则阴道流血者,应考虑有肉瘤样变可能,若绝经后妇女肌瘤增大,更应警惕发生恶变。

【临床表现】

1. 症状　与肌瘤的部位、生长速度及肌瘤有无变性等关系密切,而与肌瘤大小,数目多少关系不大,常见症状有以下几种:

(1)经量增多及经期延长　多见于人的肌壁间肌瘤及黏膜下肌瘤,肌瘤使宫腔增大,子宫内膜面积增加并影响子宫收缩,此外肌瘤可使肿瘤附近的静脉受挤压,导致子宫内膜静脉丛充血及扩张,从而引起经量增多、经期延长。黏膜下肌瘤伴有坏死感染时,可有不规则阴道流血或血样脓性排液。长期经量增多可继发贫血,出现乏力、心悸等症状。

(2)下腹包块　肌瘤较小时在腹部摸不到包块,当肌瘤逐渐增大使子宫超过3个月妊娠大时可从腹部触及。巨大的黏膜下肌瘤可脱出阴道外,病人可因外阴脱出肿物就诊。

(3)白带增多　肌壁间肌瘤是宫腔面积增大,内膜腺体分泌增多,并伴有盆腔充血致使白带增多;子宫黏膜下肌瘤一旦感染,可有大量脓样白带。若有溃烂、坏死、出血时,可有血性和脓血性、有恶臭的阴道溢液。

(4)压迫症状　随着肌瘤的增大,以及生长的部位不同,可以引起相应的压迫症状。如生长于子宫前壁的肌瘤可压迫膀胱引起尿频、尿急;宫颈肌瘤可引起排尿困难、尿潴留;子宫后壁的肌瘤(峡部或后壁),由于压迫直肠,可引起下腹坠胀不适、便秘等症状;阔韧带肌瘤或宫颈巨型肌瘤向侧方发展,嵌入盆腔压迫输尿管使上泌尿路受阻,形成输尿管扩张甚至发生肾盂积水。

(5)其他　常见下腹坠胀、腰酸背痛,经期加重,可引起不孕或流产。肌瘤红色样变时有急性下腹痛,伴呕吐、发热及肿瘤压痛。浆膜下肌瘤蒂扭转时可出现急性腹痛,

笔记栏

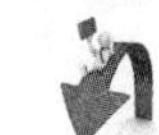

子宫黏膜下肌瘤由宫腔向外排出时也可引起腹痛。

2. 体征　与肌瘤大小、位置、数目及有无变性相关。肌瘤较大时在腹部扪及质硬、不规则、结节状块物。妇科检查时,肌壁间肌瘤子宫呈不规则或均匀性增大,质硬;浆膜下肌瘤可扪及子宫表面有质硬的球状物与子宫有细蒂相连可活动。黏膜下肌瘤位于宫腔内者子宫常均匀增大,脱出于子宫颈外口者,阴道窥器检查可看到子宫颈口处有肿物、粉红色、表面光滑、宫颈四周边缘清楚。若伴有感染时可有坏死、出血及脓性分泌物。

【治疗要点】

对于子宫肌瘤的处理应根据病人年龄、对生育的要求,症状及肌瘤大小、生长部位、数目等方面综合考虑。若病人年近绝经期,子宫小于3个月妊娠大小,无月经过多等症状,可暂保守治疗或观察;若保守治疗无效或子宫肌瘤较大、症状明显,年纪较轻者可考虑手术治疗,手术方式根据有无生育要求选择。

1. 定期复查　无症状肌瘤一般不需治疗,特别是近绝经期妇女。绝经后肌瘤多可萎缩或逐渐消失。每3~6个月检查1次,若发现肌瘤增大或症状明显时,再考虑进一步治疗。

2. 药物治疗　适用于症状轻、近绝经年龄或全身情况不宜手术者。可使用促性腺激素释放激素类似物(GnRH-a)、米非司酮。

3. 手术治疗　手术适应证:①月经过多致继发贫血,药物治疗无效;②严重腹痛、性交痛或慢性腹痛、有蒂肌瘤扭转引起的急性腹痛;③有膀胱、直肠压迫症状;④能确定肌瘤是不孕或反复流产的唯一原因;⑤肌瘤生长较快,怀疑有恶变。手术可经腹、经阴道或宫腔镜及腹腔镜下手术。手术方式有以下几种。

(1)肌瘤切除术　适用于保留生育功能的病人。可经腹或腹腔镜下切除。可经阴道或宫腔镜下切除。术后有50%复发机会,约1/3病人需再次手术。

(2)子宫切除术　不要求保留生育功能或疑有恶变者,可行子宫切除术。术前应行宫颈刮片细胞学检查,排除宫颈恶性病变。

4. 其他　如射频消融技术、磁共振引导聚焦超声、子宫动脉栓塞术等,疗效有待进一步明确。

【护理评估】

1. 健康史　多数病人无明显症状,仅在盆腔检查时偶被发现,应注意询问月经史、生育史,是否长期使用雌激素如避孕药,发病后月经变化及由于肌瘤压迫所伴随的其他症状。

2. 身体状况　只有半数病人有症状,评估病人有无月经过多及经期延长等月经异常情况;有无下腹部包块、尿频、尿急、排尿障碍、里急后重、排便不畅等压迫症状;有无经期加重的下腹坠胀、腰酸背痛等不舒适感;有无阴道块物感;评估病人面色、精神状态及有无头昏、心悸、倦怠、乏力等继发性贫血表现。

3. 心理社会状况　评估病人是否误认为子宫肌瘤是癌症,或者担心肌瘤发生恶变,有紧张、恐惧等情绪。是否担心切除子宫会影响性生活和夫妻关系、会提前衰老;有生育要求者,有无因为可能丧失生育功能而痛苦和自卑;评估病人有无因无法决策治疗方案而犹豫、苦恼。

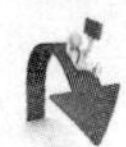
笔记栏

4. 辅助检查

(1)影像学检查　B超检查是有效的诊断方法;也可用MRI协助诊断。

(2)子宫碘油造影　有黏膜下肌瘤时可自X射线摄片上发现充盈缺损。

(3)宫腔镜/腹腔镜检查　宫腔镜检查可诊断和治疗黏膜下肌瘤;腹腔镜检查可诊断和治疗浆膜下肌瘤。

【护理诊断/问题】

1. 焦虑　与未明确诊断,担心恶性肿瘤有关。

2. 个人应对无效　与选择子宫肌瘤治疗方案的无助感有关。

3. 活动无耐力　与贫血导致机体组织缺氧有关。

【护理目标】

1. 病人焦虑减轻,情绪稳定。

2. 病人能选择合适的治疗方案。

3. 病人贫血得到纠正,体力恢复。

【护理措施】

1. 严密观察病情

(1)子宫肌瘤出血多、贫血病人应先住院或在门诊治疗后再准备手术,按医嘱给予止血药和子宫收缩剂,必要时输血、补液、抗感染治疗或刮宫术止血。维持正常血压并纠正贫血状态。

(2)肌瘤巨大出现压迫症状,如排尿、排便困难时,应予导尿,或用缓泻剂软化粪便,改善尿潴留、便秘症状。

(3)黏膜下肌瘤脱出阴道内者,应注意观察阴道流血的量、性质、颜色,应保持局部清洁,防止感染。

(4)浆膜下肌瘤应注意观察有无腹痛,警惕肌瘤蒂扭转。

(5)妊娠合并肌瘤者应定期接受产前检查,多能自然分娩,不需干预,但应积极预防产后出血。若肌瘤阻碍胎儿下降,或致产程延长发生难产时,应按医嘱做好剖宫产术前准备及术后护理。

2. 手术前护理　根据手术方式选择相应的护理,对于经阴道黏膜下肌瘤摘除术的病人,按照阴道手术前后护理,术后应注意观察有无阴道出血。对子宫全切或肌瘤切除的病人,按妇科腹部手术前后护理。

3. 手术后护理

(1)观察阴道流血情况　①肌瘤切除术病人,可因子宫收缩不良导致阴道流血。②子宫切除术病人在阴道残端缝合伤口愈合阶段,可有少许血性分泌物或淡红色排液,若伤口感染可出现较多阴道流血,甚至超过月经量并伴有异味。发现异常情况应及时汇报医生,协助处理。

(2)保留尿管时间　子宫肌瘤切除术、次全子宫切除术或全子宫切除术后,一般保留尿管24～36 h。

4. 健康教育

(1)用药指导　对接受药物治疗的病人,护士应讲明药物名称、用药目的和方法、可能出现的不良反应及应对措施,嘱病人正确服用药物。使用雄激素治疗者,每月总

笔记栏

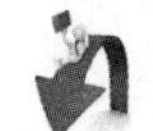

剂量应控制在 300 mg 以内。

(2)活动指导　全子宫切除术病人应减少活动;术后 2 月内应避免提举重物,避免从事可能增加盆腔充血或腹压的活动,如跳舞、久站或举重等。

(3)性生活指导　肌瘤切除术后 1 个月内,应避免性生活;全子宫切除术病人,术后 3 月内,阴道残端伤口未愈合前,应禁止性生活。

(4)随访指导　对接受保守治疗的病人,护士应明确告知其随访时间、随访目的及联系方式,随访观察者应每 3 ~6 个月定期复查,了解病情变化,修订治疗方案;手术后病人,应在 1 个月后返院检查,护士应告知检查内容、具体时间、地点及联系人等;若在随访期间出现任何不适或异常症状,应及时随诊。

【护理评价】

1. 病人是否自述焦虑减轻。

2. 病人是否选择合适的治疗方案。

3. 病人血红蛋白是否在正常范围,体力是否恢复。

第五节　子宫内膜癌

【案例导入】

姚女士,60 岁,以“阴道不规则流血 2 月余”为主诉入院。病人已绝经 6 年,1 年前出现不明原因的阴道不规则出血,后自行停止。2 个月前出现阴道不规则流血加重。病人重度贫血、乏力、间断腹痛,下腹部可摸到包块,生活不能自理。体格检查:T 36.2℃,P 88 次/min,R 19 次/min,BP 140/90 mmHg。查体:贫血貌,下腹压痛。妇科检查:子宫增大,质稍软。

问题:

1. 该病人可能的临床诊断是什么? 为明确诊断应接受哪些检查?

2. 该病人目前主要的护理诊断/问题是什么? 应采取哪些护理措施?

子宫内膜癌(endometrial carcinoma)是发生于子宫内膜的一组上皮性恶性肿瘤,多见于老年妇女。子宫内膜癌为女性生殖器官三大恶性肿瘤之一,占女性全身恶性肿瘤的 7%,占女性生殖道恶性肿瘤的 20% ~30%,但近年发病率在世界范围内呈上升趋势。

【病因】

1. 雌激素依赖型　可能是在无孕激素拮抗的雌激素长期作用下,发生子宫内膜增生症(单纯型或复杂型,伴或不伴不典型增生),继而癌变。临床上常见于无排卵性疾病(无排卵性功血、多囊卵巢综合征)、分泌雌激素的卵巢肿瘤(颗粒细胞瘤、卵泡膜细胞瘤)、长期服用雌激素的绝经后妇女以及长期服用他莫昔芬的妇女。这种类型占子宫内膜癌的大多数,均为子宫内膜样腺癌,肿瘤分化较好,雌孕激素受体阳性率高,预后好。病人较年轻,常伴有肥胖、高血压、糖尿病、不孕或不育及绝经延迟,约 20% 内膜癌病人有家族史。

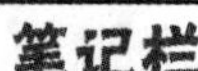

笔记栏

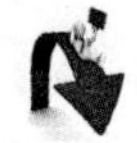

2. 非雌激素依赖型　发病与雌激素无明确关系。这类子宫内膜癌的病理形态属少见类型，如子宫内膜浆液性乳头状癌、透明细胞癌、腺鳞癌、黏液腺癌等，多见于老年体瘦妇女，在癌灶周围可以是萎缩的子宫内膜，肿瘤恶性度高，分化差，雌孕激素受体多呈阴性，预后不良。

【病理】

1. 巨检　病变多发生在子宫底部的内膜，以子宫两角附近为多见，其次为子宫后壁。就病变的形态和范围而言，可分为两种。

(1) 弥漫型　起病时子宫内膜大部分或全部为癌组织侵犯，肿瘤组织表现为不规则菜花样物，充满宫腔，甚至脱出于子宫颈口外。组织呈灰白色或淡黄色，表面有出血、坏死，有时形成溃疡。累及内膜广泛，但一般浸润肌层较少。晚期病灶可侵犯深肌层或宫颈，若病灶阻塞宫颈管可引起宫腔积脓。

(2) 局灶型　癌灶局限于宫腔的一小部分，多见于子宫底部或宫角部，呈息肉或小菜花状，表面有溃疡，易出血。极早期病例病变很小，诊刮时即可将癌灶刮净。但本型易侵犯肌层。

2. 镜检　可见内膜样腺癌、腺癌伴鳞状上皮分化、浆液性癌、黏液性癌和透明细胞癌5种病理类型，其中以内膜样腺癌最常见，占80%～90%。按腺癌分化程度可以分为Ⅰ级（高分化G1）、Ⅱ级（低分化G2）和Ⅲ级（低分化G3），分级愈高，恶性程度愈高。

【转移途径及临床分期】

1. 转移途径　子宫内膜癌的早期病变局限于子宫内膜，肿瘤生长缓慢，病变局限于子宫腔内的时间较长，也有极少数发展较快。扩散途径以直接蔓延和淋巴转移为主，血行转移较少见。

(1) 直接蔓延　病灶沿子宫内膜生长扩散并向基层浸润，经子宫浆肌层蔓延至输卵管、卵巢，并可广泛种植于盆腔腹膜、直肠子宫陷凹及大网膜。也可直接向下侵犯子宫颈及阴道。

(2) 淋巴转移　是子宫内膜癌的主要转移途径。当癌肿累及宫颈、深肌层或癌组织分化不良时，易发生早期淋巴转移。转移途径与癌肿生长部位有关，按癌灶部位可分别转移至腹股沟的浅、深淋巴结，髂淋巴结及腹主淋巴结，有的可达卵巢，也可通过淋巴逆流至阴道及尿道周围淋巴结。

(3) 血行转移　晚期病人经血行转移至全身各器官，常见部位为肺、肝、骨等处。

2. 临床分期

目前采用的分期是国际妇产科联盟（FIGO）2014年制订的手术-病理分期（表16-3）。

表 16-3　子宫内膜癌的手术-病理分期(FIGO,2014 年)

期别	肿瘤范围
Ⅰ期[a]	癌局限于子宫体
ⅠA[a]	无或<1/2 肌层浸润
ⅠB[a]	≥1/2 肌层浸润
Ⅱ期[a]	肿瘤累及宫颈间质,但未扩散至子宫外[b]
Ⅲ期[a]	肿瘤局部和(或)区域扩散
ⅢA[a]	肿瘤累及子宫浆膜和(或)附件[c]
ⅢB[a]	阴道和(或)宫旁受累[c]
ⅢC[a]	癌瘤转移至盆腔和(或)腹主动脉旁淋巴结[c]
ⅢC1[a]	癌瘤转移至盆腔淋巴结
ⅢC2[a]	癌瘤转移至腹主动脉旁淋巴结,有/无盆腔淋巴结转移
Ⅳ期[a]	癌瘤累及至膀胱和(或)直肠黏膜,和(或)远处转移
ⅣA[a]	癌瘤累及至膀胱和(或)直肠黏膜
ⅣB[a]	远处转移,包括腹腔转移和(或)腹股沟淋巴结转移

[a]是 G1、G2、G3

[b]宫颈管腺体累及为Ⅰ期,不再认为是Ⅱ期

[c]腹水细胞学阳性应当单独报告,但不改变分期

【临床表现】

极早期无明显症状,仅在普查或因其他原因检查时偶然发现,一旦出现症状则多表现如下。

1. 症状

(1)阴道出血　是本病最突出的症状,由于 50% ~70% 病人发病于绝经之后,故绝经后出血成为病人最重要的主诉之一。表现为不规则阴道流血,量一般不多,大出血者少见。未绝经者表现为月经增多、经期延长或紊乱。

(2)阴道排液　因阴道排液异常而就诊者约为 25%,常为瘤体渗出或继发感染的结果。早期多为血性或浆液性排液,晚期合并感染时则有脓血性排液,恶臭。

(3)疼痛　晚期癌灶浸润周围组织或压迫神经可引起下腹及腰骶部疼痛。若癌肿累及宫颈内口,可引起宫腔积脓,出现下腹胀痛及痉挛性疼痛。

(4)其他症状　晚期病人常伴有全身症状如贫血、消瘦、恶病质、发热及全身衰竭等。

2. 体征　早期病人妇科检查可无异常发现;晚期可有子宫增大,当合并宫腔积脓时,可有明显触痛。癌灶浸润周围组织时,子宫固定,在宫旁或盆腔内可扪及不规则结节状物。

【治疗要点】

治疗以手术为为主、辅以放疗、化疗及激素治疗。

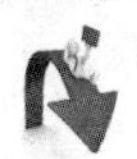
笔记栏

1. 手术治疗　为首选的治疗方法，尤其对早期病例。Ⅰ期病人行筋膜外全子宫全切术及双侧附件切除术，Ⅱ期应行全子宫或广泛子宫切除及双侧附件切除术，同时行盆腔及腹主动脉旁淋巴结切除。Ⅲ期和Ⅳ期的晚期病人手术范围也与卵巢癌相同，应行肿瘤细胞减灭术。

2. 放射治疗　是治疗子宫内膜癌的有效方法之一，主要有腔内和体外照射两种方法。适用于老年、有手术禁忌证或无法手术切除的晚期病人。根据放疗时间分为单纯放疗、术前放疗和术后放疗。手术前后加用放疗，可降低局部复发，提高疗效。

3. 激素治疗

(1)孕激素　适用于晚期或癌症复发不能手术者以及早期、年轻、有生育要求需保留子宫者。其机制可能是孕激素作用于癌细胞并与孕激素受体结合形成复合物进入细胞核，延缓 DNA 和 RNA 复制，抑制癌细胞生长。孕激素以高效、大剂量、长期应用为宜，至少应用12周以上方可评定疗效。

(2)抗雌激素制剂　适应证与孕激素相同。他莫昔芬为非甾体类抗雌激素药物，具有弱雌激素作用。他莫昔芬与雌激素竞争受体，抑制雌激素对内膜增生作用，并提高孕激素受体水平，大剂量可抑制癌细胞有丝分裂。可先用他莫昔芬2周使孕激素受体含量上升后再用孕激素治疗或与孕激素同时应用。

(3)芳香化酶抑制剂或选择性雌激素受体调节剂，如雷洛昔芬。

4. 化疗　为晚期或复发子宫内膜癌的综合治疗措施之一，也可用于术后有复发高危因素病人的治疗以期减少盆腔外的远处转移。常用的化疗药物有顺铂、5-氟尿嘧啶(5-Fu)、环磷酰胺(CTX)、丝裂霉素(MMC)等。可以单独应用，也可联合应用，还可与孕激素合并使用。

【护理评估】

1. 健康史　评估病人的高危因素，如老年、肥胖、绝经期延迟、少育、不育或患有高血压、糖尿病、其他心血管疾病等因素；评估有无绝经后接受雌激素补充治疗或育龄妇女应用雌激素治疗史；有无近亲家族中肿瘤病史等情况。

2. 身体状况　绝经后阴道流血及阴道排液为本病最典型症状，尚未绝经者可出现不规则阴道出血，晚期病人常伴有贫血、消瘦、发热等全身衰竭症状。评估病人阴道流血特点；阴道流液的性质和量；有无下腹及腰骶部疼痛；有无食欲缺乏、贫血、消瘦、发热等表现。

3. 心理社会状况　病人绝经后出现阴道流血情况至医院就诊时，突然面对各项检查，内心充满恐惧与焦虑。当确诊为子宫内膜癌时，病人常常难以接受，担心失去生命和家庭。部分病人因年龄较大、合并症多，疾病分期较晚，常需接受放疗或化疗，其治疗时间长，不良反应重，病人及家属对治疗缺乏信心。

4. 辅助检查

(1)分段诊断性刮宫　是目前诊断子宫内膜癌最常用、最有价值的方法。先环刮宫颈管，后探宫腔，再搔刮宫腔内膜，标本分瓶做好标记，送病理检查。其目的是鉴别子宫内膜癌和子宫颈管腺癌，也可明确子宫内膜癌是否累及宫颈管，为制订治疗方案提供依据。

(2)阴道B超　可了解子宫大小、宫腔形状、宫腔内有无赘生物、子宫内膜厚度、肌层内有无浸润及深度，为临床诊断及处理提供参考。子宫内膜癌超声图像为子宫增

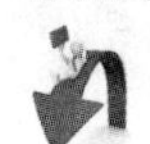

大,宫腔内有实质不均回声区,或宫腔线消失,肌层内有不规则回声紊乱区等表现。

(3)宫腔镜检查　可直接观察子宫内膜及宫颈管内有无病灶或病灶生长情况,并在直视下取可疑病灶行活组织检查,减少对早期子宫内膜癌的漏诊,目前已广泛应用。

(4)其他检查　细胞学检查、血清肿瘤标记物测定、CT、MRI 等检查可协助诊断。

【护理诊断/问题】

1. 恐惧/焦虑　与担心疾病预后有关。

2. 疼痛　与晚期癌浸润或手术后创伤有关。

3. 生活自理能力下降　与疾病治疗有关。

【护理目标】

1. 病人恐惧/焦虑情绪缓解,能积极主动配合诊疗全过程。

2. 病人疼痛缓解,舒适感增加。

3. 病人出院时生活自理能力恢复。

【护理措施】

1. 提供心理支持,缓解焦虑和恐惧　详见本章第一节“妇科腹部手术病人的一般护理”。评估病人对疾病及有关诊治过程的认知程度,鼓励病人及其家属讨论有关疾病及治疗的疑虑,耐心解答。针对病人需求及学习能力,采用有效形式向护理对象介绍住院环境、诊断性检查、治疗过程,可能出现的不适以求得主动配合。为病人提供安静、舒适的睡眠环境,减少夜间不必要的治疗程序。告知病人子宫内膜癌的病程发展缓慢,是女性生殖器官恶性肿瘤中预后较好的一种,缓解其焦虑程度,增强治疗疾病的信心。

2. 手术护理　按照妇科经腹手术护理常规护理。

3. 观察病情,预防并发症　因子宫内膜癌多为老年女性,且手术范围广,手术后卧床时间长,容易发生下肢深静脉血栓、坠积性肺炎、压疮等并发症。护士应协助病人翻身,每 2 ~4 小时 1 次;指导病人有效咳嗽,必要时给予拍背及雾化吸入;指导和协助病人活动、按摩双下肢,温热水泡脚等。

4. 放疗护理　Ⅰ期病人腹水中找到癌细胞或深肌层已有浸润,淋巴结可疑或已有转移,手术后均需加放疗。Ⅱ期、Ⅲ期根据病灶大小,可在术前加用内或外照射,放疗结束后 1 ~2 周内手术。年老或有严重合并症,不能耐受手术,Ⅲ期、Ⅳ期病例不宜手术者均可放疗,包括腔内和体外放疗。

5. 激素及其他药物治疗

(1)对于晚期癌、癌复发者,不能手术切除或年轻、早期癌病人要求保留生育能力者,均可考虑孕激素治疗。一般用药剂量要大,如醋酸甲羟孕酮每日 200 ~400 mg,己酸孕酮每日 500 mg,至少 10 ~12 周才能初步评价有无疗效。在治疗过程中需注意观察副反应,一般副反应较轻,可引起水钠潴留、水肿、药物性肝炎,停药后会逐渐好转。

(2)对于雌激素依赖型内膜癌,可进行激素治疗。他莫昔芬是一种非甾体的抗雌激素药物,一般剂量为每日 20 ~40 mg 口服。可长期应用或分疗程应用。用药时应注意观察药物的副反应(潮热、畏寒等类似绝经综合征的反应以及骨髓抑制反应)。少数病人可出现阴道流血、恶心、呕吐,如出现副反应及时通知医生。

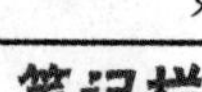

笔记栏

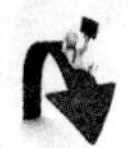

6. 健康指导

(1)出院指导:手术后 2 ~3 个月内避免性生活;3 ~6 个月内避免重体力劳动;子宫内膜癌复发有 75% ~95% 发生在术后 2 ~3 年内,应坚持术后随访。随访时间:一般术后 2 ~3 年内每 3 个月随访 1 次,3 年后每 6 个月随访 1 次,5 年后每年 1 次。随访内容包括详细询问病史、盆腔检查、阴道细胞学涂片检查、胸部 X 射线摄片、血清 CA125 检测等;告知病人正确服用激素药物,服药期间注意药物不良反应,如水钠潴留、药物性肝炎、骨髓抑制、恶心、呕吐、潮热、烦躁等症状,一般停药后即逐渐好转,若症状明显,应及时就医。

(2)预防措施:①重视绝经后妇女阴道流血和绝经过渡期妇女月经紊乱的诊治;②严格掌握雌激素的应用指征,加强用药期间的监护和随访;③加强对高危因素人群的随访及监测,建议 30 ~35 岁以后妇女应每年一次妇科检查、经阴道超声检查和子宫内膜活检等。

【护理评价】

1. 病人恐惧/焦虑情绪是否减轻,能否积极主动参与治疗过程。

2. 病人疼痛是否减轻。

3. 病人自理能力是否恢复,能否正确应对手术后不适。

第六节　卵巢肿瘤

【案例导入】

病人,女,13 岁,以“发现盆腔包块 1 月余”为主诉入院。1 个多月前病人无意中发现左下腹有一拳头大小包块,伴腹胀,无腹痛、异常子宫出血等不适。月经规律,11 $\frac{5}{30}$天,量中等,无痛经。体格检查:T 36.2℃,P 88 次/min,R 19 次/min,BP 126/64 mmHg。神志清楚,呼吸平稳,心肺未闻及明显异常,腹部隆起,质软,无压痛及反跳痛,左下腹可触及拳头大小包块,活动度好,叩诊浊音。脊柱四肢无畸形,神经系统无异常。妇科检查:未婚未检。

问题:

1. 该病人可能的临床诊断是什么?明确诊断应进行哪些检查?

2. 该病人目前主要的护理诊断/问题是什么?应采取哪些护理措施?

卵巢肿瘤(ovarian tumor)是常见的妇科肿瘤,卵巢肿瘤类型繁杂。既可以是良性肿瘤,也可以是恶性肿瘤。由于卵巢位于盆腔深部,恶性肿瘤早期病变不易发现,一旦出现症状多属晚期,应高度警惕。可发生于任何年龄,卵巢上皮性肿瘤好发于 50 ~60 岁的妇女,5 年生存率一直徘徊于 30% ~40%,死亡率居妇科恶性肿瘤首位,已成为严重威胁妇女生命和健康的主要肿瘤。卵巢生殖细胞肿瘤多见于 30 岁以下的年轻女性,恶性程度高,由于有效化疗方案的应用,使卵巢恶性生殖细胞肿瘤的治疗效果有了明显的提高,死亡率从 90% 降至 10%。

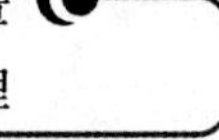

笔记栏

【病因】

原因不清楚，相关的高危因素有：

1. 遗传因素　5%～10%的卵巢上皮性癌具有遗传性。

2. 持续排卵　持续排卵使卵巢表面上皮不断损伤与修复，增加了上皮细胞突变的可能。减少或抑制排卵可减少卵巢上皮由排卵引起的损伤，可能降低卵巢癌发病危险。流行病学调查发现卵巢癌危险因素有未产、不孕，而多次妊娠、哺乳和口服避孕药有保护作用，应用促排卵药可增加发生卵巢肿瘤的危险性。

3. 环境及其他因素　工业发达国家卵巢癌发病率高，可能与环境污染有关。也可能与饮食习惯或饮食成分（胆固醇含量高）相关。

【组织学分类】

目前普遍采用的是世界卫生组织（WHO，2003 年）制定的卵巢肿瘤的组织学分类法（表 16-4）。

表 16-4　卵巢肿瘤组织学分类（WHO，2003 年，部分内容）

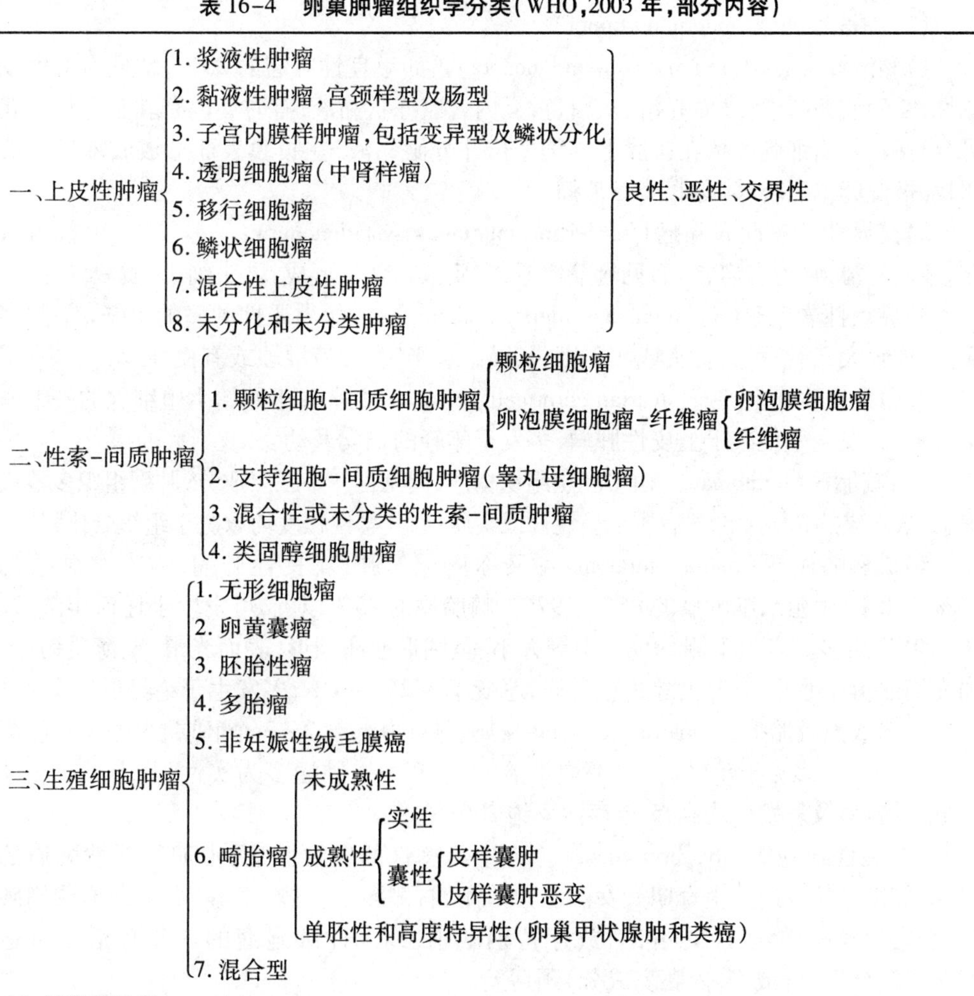

- 一、上皮性肿瘤（良性、恶性、交界性）
  - 1. 浆液性肿瘤
  - 2. 黏液性肿瘤，宫颈样型及肠型
  - 3. 子宫内膜样肿瘤，包括变异型及鳞状分化
  - 4. 透明细胞瘤（中肾样瘤）
  - 5. 移行细胞瘤
  - 6. 鳞状细胞瘤
  - 7. 混合性上皮性肿瘤
  - 8. 未分化和未分类肿瘤
- 二、性索-间质肿瘤
  - 1. 颗粒细胞-间质细胞肿瘤
    - 颗粒细胞瘤
    - 卵泡膜细胞瘤-纤维瘤
      - 卵泡膜细胞瘤
      - 纤维瘤
  - 2. 支持细胞-间质细胞肿瘤（睾丸母细胞瘤）
  - 3. 混合性或未分类的性索-间质肿瘤
  - 4. 类固醇细胞肿瘤
- 三、生殖细胞肿瘤
  - 1. 无形细胞瘤
  - 2. 卵黄囊瘤
  - 3. 胚胎性瘤
  - 4. 多胎瘤
  - 5. 非妊娠性绒毛膜癌
  - 6. 畸胎瘤
    - 未成熟性
    - 成熟性
      - 实性
      - 囊性
        - 皮样囊肿
        - 皮样囊肿恶变
    - 单胚性和高度特异性（卵巢甲状腺肿和类癌）
  - 7. 混合型
- 四、转移性肿瘤

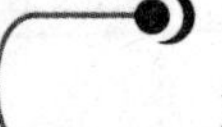

笔记栏

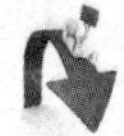

【常见卵巢肿瘤及病理特点】

1. 卵巢上皮性肿瘤(epithelial ovarian tumor)　占原发性卵巢肿瘤的50% ~70%,其恶性类型占85% ~90%,发病年龄为30 ~60岁,有良性、恶性、交界性之分。

(1)浆液性肿瘤(serous tumor)

1)浆液性囊腺瘤(serous cystadenoma):约占卵巢良性肿瘤的25%,肿瘤多为单侧,圆球形、大小不等、表面光滑、囊性、壁薄,囊内充满淡黄色清澈液体,分单纯性、乳头状囊腺瘤两种。单纯性常为单房,囊壁光滑、囊内液稀薄无色或浅黄色浆液;乳头状常为多房,囊壁内可见多处乳头样突起(或镜下乳头),若外生乳头可有盆腹腔转移并伴腹水。

2)交界性浆液性囊腺瘤(borderline serous cystadenoma):多数为中等大、双侧性、乳头状生长局限在囊内者较少,多数向囊外生长。

3)浆液性囊腺癌(serous cystadenocarcinoma):为卵巢恶性肿瘤中最常见者,占卵巢恶性肿瘤的40% ~50%,多为双侧、体积较大、半实质性、结节状或分叶状、表面光滑、灰白色或有乳头状增生,切面为多房,腔内充满乳头,质脆、出血坏死、囊液混浊。

(2)黏液性肿瘤(mucinous tumor)

1)黏液性囊腺瘤(mucinous systadenoma):占卵巢良性肿瘤的20%,常见为多房单侧性,圆形或卵圆形,表面光滑,灰白色,囊内含胶冻状黏液,有时囊内有乳头生长。偶可自行破裂,瘤细胞种植在腹膜上继续生长并分泌黏液,在腹膜表面形成胶冻样黏液团块,极似卵巢癌转移,称腹膜黏液瘤。

2)交界性黏液性囊腺瘤(borderline mucinous systadenoma):一般较大,少数为双侧,表面光滑,常为多房,切面见囊壁增厚,实质区和乳头形成,乳头细小,质软。

3)黏液性囊腺癌(mucinous systadenocarcinoma):占卵巢恶性肿瘤的10%,单侧多见,瘤体较大,囊壁可见乳头或实质区,切面半囊半实,囊液混浊或有血性。

2. 卵巢生殖细胞肿瘤(ovarian germ cell tumor)　为来源于原始生殖细胞的一组卵巢肿瘤,其发生率仅次于上皮性肿瘤,多发于年轻的妇女及幼女。

(1)畸胎瘤(teratoma)　由多胚层组织构成,偶见含一个胚层成分,肿瘤组织多数成熟,少数未成熟者。无论肿瘤质地呈囊性或实质性,其恶性程度均取决于组织分化程度。

1)成熟畸胎瘤(mature teratoma):又称皮样囊肿,属良性肿瘤,占卵巢肿瘤的10% ~20%、生殖细胞肿瘤的85% ~97%、畸胎瘤的95%以上,可发生于任何年龄,以20 ~40岁居多。多为单侧、单房、中等大小、呈圆形或卵圆形、表面光滑、壁薄质韧,腔内充满油脂和毛发,有时见牙齿或骨质,恶变率为2% ~4%,多发生于绝经后妇女。

2)未成熟畸胎瘤(immature teratoma):属恶性肿瘤,含2 ~3个胚层,占卵巢畸胎瘤的1% ~3%。多见于年轻病人,平均年龄11 ~19岁。肿瘤多为实性,其中可有囊性区域,其转移及复发率均高,5年存活率约20%。

(2)无性细胞瘤(dysgerminoma)　为中等恶性的实性肿瘤,占卵巢恶性肿瘤的5%。好发于青春期及生育期妇女。多为单侧、右侧多于左侧、中等大小、圆形或椭圆形、触之如橡皮样、表面光滑,对放疗特别敏感,纯无性细胞瘤的5年存活率可达90%。混合型(含绒癌,内胚窦成分)预后差。

(3)卵黄囊瘤(yolk sac tumor)　又名内胚窦瘤,属高度恶性肿瘤,多见于儿童及青少年,多为单侧,肿瘤较大、易破裂、瘤细胞能产生甲胎蛋白(AFP),故测定病人血清

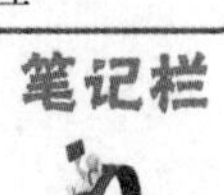

中AFP浓度可作为诊断和治疗监护时的重要指标。内胚窦瘤生长迅速,易早期转移,预后差,既往平均生存期仅1年,现经手术及联合化疗后,生存期明显延长。

3. 卵巢-性索间质肿瘤(ovary sex cord stromal tumor) 来源于原始性腺中的性索及间质组织,占卵巢肿瘤的4.3%~6%。

(1)颗粒细胞瘤(granulosa cell tumor) 为低度恶性肿瘤,发生于任何年龄,高峰年龄为45~55岁。肿瘤能分泌雌激素,故有女性化作用。青春期前病人可出现假性性早熟,生育年龄病人出现月经紊乱,绝经后病人则有不规则阴道流血,常合并子宫内膜增生过长,甚至发生腺癌,肿瘤表面光滑,圆形或椭圆形,多为单侧性,大小不一。

(2)卵泡膜细胞瘤(theca cell tumor) 为有内分泌功能的卵巢实性肿瘤。因能分泌雌激素故有女性化作用。常与颗粒细胞瘤合并存在。良性多见,多为单侧,大小不一。圆形、卵圆形或分叶状,表面被覆有光泽、薄的纤维包膜,切面实性,灰白色,恶性较少见,预后比卵巢上皮性癌好。

(3)纤维瘤(fibroma) 为较常见的良性卵巢肿瘤,占卵巢肿瘤的2%~5%。多见于中年妇女,单侧居多,中等大小,表面光滑或结节状,切面灰白色,实性、坚硬,偶见病人伴有腹水或胸水,称梅格斯综合征(Megis syndrome),手术切除肿瘤后,胸腔积液、腹水自行消失。

(4)支持细胞-间质细胞瘤(sertoli leying cell tumor) 又称睾丸母细胞瘤,罕见。多发生在40岁以下妇女。单侧居多,较小、实性、表面光滑、湿润,有时呈分叶状,多为良性,具有男性化作用。少数无内分泌功能或呈现女性化,雌激素可由瘤细胞直接分泌或由雄激素转化而来。

4. 卵巢转移性肿瘤 体内任何部位的原发性癌均可能转移到卵巢。常见的原发性癌有乳腺、肠、胃、生殖器、泌尿道以及其他脏器等,占卵巢肿瘤的5%~10%,库肯勃瘤是一种特殊的转移性腺癌,原发部位为胃肠道,肿瘤为双侧性,中等大小,多保持卵巢原状或肾形,一般无粘连,切面实性,胶质样,多伴腹水。

【转移途径及临床分期】

卵巢恶性肿瘤的转移特点是:外观局限的肿瘤,可在腹膜、大网膜、腹膜后淋巴结、横膈等部位有亚临床转移等。其主要转移途径是直接蔓延、腹腔种植及淋巴转移。

临床分期现多采用FIGO 2013年制订的手术-病理分期(表16-5),用以估计预后和比较疗效。

表16-5 卵巢癌、输卵管癌及腹膜癌手术-病理分期(FIGO,2013年)

分期	描述
Ⅰ期	病变局限于卵巢或输卵管
ⅠA	肿瘤局限于一侧卵巢(包膜完整)或输卵管,卵巢和输卵管表面无肿瘤。腹水或腹腔冲洗液未找到癌细胞
ⅠB	肿瘤局限于双侧卵巢(包膜完整)或输卵管,卵巢和输卵管表面无肿瘤。腹水或腹腔冲洗液未找到癌细胞
ⅠC	肿瘤局限于单侧或双侧卵巢或输卵管。并伴有如下任何一项:
ⅠC1	手术导致肿瘤破裂
ⅠC2	手术前肿瘤包膜已破裂或卵巢、输卵管表面有肿瘤
ⅠC3	腹水或腹腔冲洗液发现癌细胞

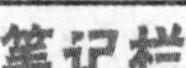

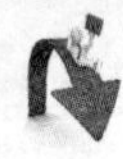

续表 16-5

Ⅱ期	肿瘤累及一侧或双侧卵巢或输卵管,并有盆腔内扩散(在骨盆入口平面以下)或原发性腹膜癌
ⅡA	肿瘤蔓延或种植到子宫和(或)输卵管和(或)卵巢
ⅡB	肿瘤蔓延至其他盆腔内组织
Ⅲ期	肿瘤累及单侧或双侧卵巢、输卵管或原发性腹膜癌,伴有细胞学或组织学证实的盆腔外腹膜转移或证实存在腹膜后淋巴结转移
ⅢA1	仅有腹膜后淋巴结阳性(细胞学或组织学证实)
ⅢA1(ⅰ)	转移灶最大直径≤10 mm
ⅢA1(ⅱ)	转移灶最大直径>10 mm
ⅢA2	显微镜下盆腔外腹膜受累,伴或不伴腹膜后阳性淋巴结
ⅢB	肉眼盆腔外腹膜转移,病灶最大直径≤2 cm,伴或不伴腹膜后阳性淋巴结
ⅢC	肉眼盆腔外腹膜转移,病灶最大直线>2 cm,伴或不伴腹膜后阳性淋巴结(包括肿瘤蔓延至肝包膜和脾,但无转移到脏器实质)
Ⅳ期	超出腹腔外的远处转移
ⅣA	胸水中发现癌细胞
ⅣB	腹腔外器官实质转移(包括肝实质转移及腹股沟淋巴结和腹腔外淋巴结转移)

【临床表现】

卵巢良性肿瘤发展缓慢,早期肿瘤较小,多无症状,常在妇科检查时偶然发现。肿瘤增至中等大时,常感腹胀不适或腹部可扪及肿块,边界清楚。妇科检查在子宫一侧或双侧触及球形肿块,多为囊性,表面光滑、活动,与子宫无粘连。若肿瘤肿大充满盆腔、腹腔即出现压迫症状如尿频、便秘、气急、心悸等。

卵巢恶性肿瘤出现症状时往往已达晚期。由于肿瘤生长迅速,短期内可出现腹胀,腹部肿块及腹水,症状轻重取决于肿瘤大小、位置、侵犯邻近器官的程度、有无并发症及组织学类型等,若肿瘤向周围组织浸润或压迫神经则可引起腹痛、腰痛或下肢疼痛,若压迫盆腔静脉,可出现下肢水肿。若为功能性肿瘤,可产生相应的雌激素或雄激素过多的症状。晚期表现为消瘦、严重贫血等恶病质征象(表 16-6)。

表 16-6　卵巢良性肿瘤与恶性肿瘤的鉴别

鉴别内容	良性肿瘤	恶性肿瘤
病史	病程长,生长缓慢	病程短,迅速增大
体征	单侧多,囊性,光滑,活动	双侧多,实性或囊实性,不规则,固定,后穹窿实性结节或肿块
腹水征	多无	常有腹水,可能查到恶性细胞
一般情况	良好	可有消瘦、恶病质
B超	为液性暗区,边界清晰,有间隔光带	液性暗区内有杂乱光团、光点,界限不清
CA125*(>50 岁)	<35 U/mL	>35 U/mL

*因 50 岁以下病人常有盆腔炎、子宫内膜异位症等可使 CA125 升高的疾病,故参考价值不大。大于 50 岁的病人中,若有卵巢肿块伴 CA125 升高,则恶性者可能性大,有鉴别诊断意义。

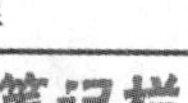

【并发症】

1. 蒂扭转　为妇科常见的急腹症，约10%卵巢肿瘤发生蒂扭转。蒂扭转好发于瘤蒂长、活动度大、中等大小、重心偏于一侧的肿瘤，如畸胎瘤。病人体位突然改变或向同一方向连续转动时，妊娠期或产褥期由于子宫大小、位置的改变均易促发蒂扭转(图16-5)。卵巢肿瘤的蒂由骨盆漏斗韧带、卵巢固有韧带和输卵管组成。发生急性蒂扭转后静脉回流受阻，瘤内极度充血，致瘤体发生坏死变为紫黑色，可破裂和继发感染。

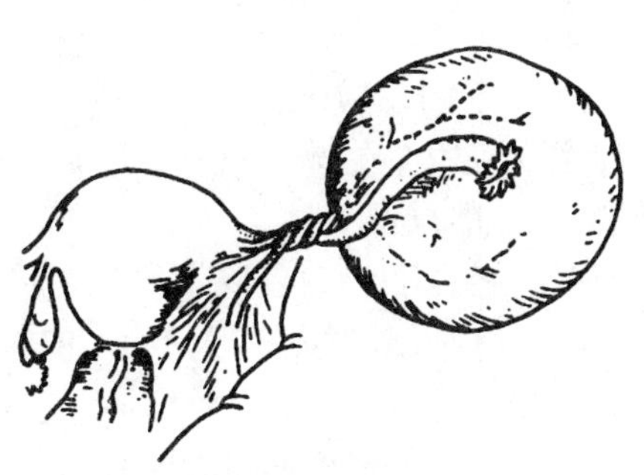

图16-5　蒂扭转

病人的典型症状为突然发生一侧下腹部剧痛，常伴恶心、呕吐甚至休克，系腹膜牵引绞窄所致。盆腔检查可触及张力较大的肿物，压痛以瘤蒂处最剧，并有肌紧张。若为不全扭转者有时可自然复位，腹痛也随之缓解。蒂扭转一经确诊应尽快手术治疗。

2. 破裂　约有3%卵巢肿瘤发生破裂，有外伤性破裂及自发性破裂两种。外伤性破裂可因腹部受重击、分娩、性交、穿刺、盆腔检查所致；自发性破裂则因肿瘤过速生长所致，多为恶性肿瘤浸润性生长穿破囊壁引起。症状轻重取决于囊肿的性质及流入腹腔的囊液量，轻者仅感轻度腹痛，重者则表现为腹部压痛、腹肌紧张，可有腹水征，原有的肿块摸不到或扪及缩小的低张肿块。怀疑肿瘤破裂时应立即剖腹探查。

3. 感染　较少见，多有肿瘤扭转或破裂后与肠管粘连引起，也可来源于邻近器官感染灶如阑尾脓肿扩散。病人表现为发热、腹痛、肿块、腹部压痛、反跳痛、腹肌紧张及白细胞计数升高等腹膜炎征象。发生感染者应先用抗生素抗感染，后手术切除肿瘤，若短期内不能控制感染则宜即刻手术。

4. 恶变　肿瘤迅速生长尤其双侧性应考虑有恶变可能，诊断后应尽早手术。

【治疗要点】

1. 良性肿瘤　若卵巢肿块直径<5 cm，疑为卵巢瘤样病变，可做短期观察。一旦确诊为卵巢良性肿瘤，即应手术治疗，根据病人年龄、有无生育要求、肿瘤大小、对侧卵巢情况决定手术范围。对病人年轻、单侧良性肿瘤应行患侧附件或卵巢切除术或卵巢肿瘤剥除术，保留对侧正常卵巢；即使双侧肿瘤，也应争取行卵巢肿瘤摘除或剥除术，以保留部分正常卵巢组织，绝经过渡期妇女可行单侧附件切除或全子宫及双侧附件切除术。常采用腹腔镜下或剖腹手术，术中需判断肿瘤的良恶性，必要时作冷冻切片组织学检查，明确性质以确定手术范围。

2. 交界性肿瘤　以手术治疗为主。希望保留生育功能的年轻病人，可以保留正常

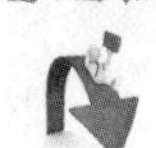

子宫和对侧卵巢。

3. 恶性肿瘤　治疗原则是以手术为主，加用化疗、放疗的综合治疗。

(1)手术治疗　原则上ⅠA、ⅠB期应作全子宫及双侧附件切除术；ⅠC期及其以上同时行大网膜切除术，对晚期病人应行肿瘤细胞减灭术，切除原发瘤、全子宫、双附件、大网膜、阑尾、卵巢动静脉高位结扎、腹膜后淋巴结清扫。

(2)化学治疗　卵巢恶性肿瘤对化疗较敏感，既可用于预防复发，也可用于手术未能全部切除者或已无法施行手术的晚期病人，化疗可使肿瘤缩小，为以后手术创造条件。常用化疗药物有顺铂、卡铂、紫杉醇、环磷酰胺等。根据病情可采用静脉化疗或静脉腹腔联合化疗。

(3)放射治疗　因肿瘤类型不同，对放疗敏感性不同，以无性细胞瘤最敏感，上皮性癌也有一定敏感性，放疗主要应用 Co^{60} 做外照射，可用于锁骨上和腹股沟淋巴结转移灶及部分紧靠盆壁局限性病灶的局部治疗。

(4)免疫治疗　靶向药物治疗是目前改善晚期卵巢癌预后的主要趋势。近几年，贝伐珠单抗在卵巢癌的一线治疗以及复发卵巢癌的治疗中取得了较好的疗效，可提高病人的无瘤生存期，但价格昂贵。

4. 卵巢肿瘤并发症　属急腹症，一经确诊需立即手术。

【护理评估】

1. 健康史　评估有无家族史、其他恶性肿瘤史、生活环境、饮食习惯及婚育史等高危因素。

2. 身体状况　病人早期无明显不适，常在妇科普查时发现盆腔包块；恶性肿瘤病人一旦发现，已属晚期，可有腹胀、腹水、食欲下降、消瘦、乏力等表现。应评估盆腔包块的性质、大小、生长速度及伴随症状，有无尿频、便秘、胸闷、气促等压迫症状及腹胀、胃肠道症状所致不舒适感；评估病人营养状况、精神状态、食欲等情况；有无急性腹痛、发热等并发症表现。

3. 心理社会状况　卵巢良性肿瘤病人及家属会顾虑手术对个人或家庭生活质量的影响。卵巢恶性肿瘤病人，因治疗周期长，不良反应大，治疗效果差，复发率及死亡率高，对治疗缺乏信心，部分病人因家庭经济原因或不能忍受疾病和治疗的痛苦而中断治疗。年轻病人顾虑对生育能力的影响。护士应充分评估病人对疾病的认知程度、接受程度、适应能力及社会支持系统情况，为病人提供足够心理支持。

4. 辅助检查

(1)影像学检查

1)盆腔B超检查：可了解肿瘤的部位、大小、形态、性质和来源；腹水和结核性包裹性积液。临床诊断符合率>90%，对直径<1 cm的实性肿瘤不易测出。彩色多普勒超声扫描可测定卵巢肿瘤的血流信号，有助于诊断。

2)CT、MRI、PET检查：可比较清晰显示病变范围及与周围组织的关系，有无其他部位转移等。

3)X射线检查：腹部X射线检查可显示牙齿及骨质等有助于诊断卵巢畸胎瘤；胸片可判断有无胸腔积液、肺转移和肠梗阻。

(2)肿瘤标志物测定

1)血清CA125和血清HE4　80%~90%卵巢上皮性恶性肿瘤病人血清CA125升

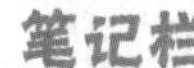

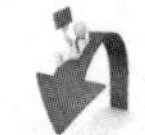

高,其CA125水平与病情缓解或恶化相关,是目前普遍应用的辅助诊断及病情监测指标。血清HE4用于早期检测,鉴别诊断、治疗监测和预后评估,敏感性和特异性比CA125检测更高。血清HE4与CA125联合应用增加了卵巢癌诊断的准确性。

2)血清甲胎蛋白(AFP):对内胚窦瘤有特异性诊断价值;未成熟畸胎瘤、无性细胞瘤病人血清中AFP也可升高。

3)性激素:有利于诊断卵巢性索间质肿瘤,如颗粒细胞瘤、卵泡膜细胞瘤可产生较高水平的雌激素。血清HCG对非妊娠性卵巢绒癌有特异性。

(3)细胞学检查:可通过腹水或腹腔穿刺液查找癌细胞以确诊。

(4)腹腔镜检查:可直视病变的大体情况,必要时在可疑部位进行多点活检。抽吸腹腔液进行细胞学检查。巨大肿块或严重粘连者禁用腹腔镜检查。

【护理诊断/问题】

1. 焦虑　与发现盆腔包块有关。

2. 营养失调:低于机体需要量　与癌症、化疗药物的治疗反应等有关。

3. 预感性悲哀　与切除子宫、卵巢有关。

4. 疼痛　与卵巢肿瘤并发症、瘤蒂扭转有关。

【护理目标】

1. 病人入院24 h内能自诉焦虑程度减轻。

2. 病人能说出影响营养摄取的原因,并列举应对措施。

3. 病人能用语言表达对丧失子宫及附件的看法,并积极接受治疗过程。

4. 病人主诉疼痛缓解。

【护理措施】

1. 心理护理

(1)协助病人应对压力　病人一旦被诊断为卵巢肿瘤,心理负担极重。护士应充分评估病人的焦虑程度,针对不同年龄、不同类型肿瘤给予相应心理支持。如耐心向病人讲解病情及治疗方法,安排病人与康复中的病友交谈,分享感受,增强治愈信心;经常巡视病房,了解病人需求,必要时陪伴、抚摸病人,增加其安全感;鼓励病人尽可能参与自我护理,增强自信心。

(2)提供足够的支持系统　护士应充分评估其社会支持系统,应与家属进行良好的沟通,鼓励家属陪伴和照顾病人,增进家庭成员间的感情。

2. 协助病人检查及治疗　按照腹部手术护理的内容实施术前准备,对于需要术前放腹水的病人,应准备好腹腔穿刺用物,全程陪同病人并协助医生完成操作。在放腹水过程中严密观察病人变化,记录有无不良反应,血压、脉搏、呼吸情况,放出腹水的量、颜色及性状。放腹水时速度应缓慢,一次放腹水总量不宜超过3000 mL,以免腹压骤降病人虚脱,操作结束后用腹带包扎腹部,将病人送回病房并做好交班。对手术后病人应及时了解手术范围,并做好相应术后护理。

3. 并发症的护理

(1)蒂扭转及破裂　蒂扭转发生后,局部血液循环发生障碍,可使肿瘤肿胀、出血、坏死、破裂、感染。当出现蒂扭转或破裂时,病人突感下腹剧烈疼痛,伴恶心、呕吐,检查时常有下腹肌紧张,因此对卵巢肿瘤病人应严密观察,当发现病人出现以上变化

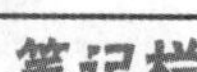

笔记栏

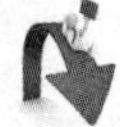

时应配合医生作好手术准备。

(2)感染　应观察体温、腹痛及白细胞计数等情况。当卵巢肿瘤病人出现高热，腹痛及白细胞计数增高，检查腹部肿块出现压痛，应考虑有感染存在，应给予大量抗生素治疗，物理降温，纠正脱水和酸中毒，同时作好手术准备。

3. 健康教育

(1)做好随访指导　卵巢非赘生性肿瘤直径<5 cm 者，应每 3 ~6 个月接受复查，并详细记录。良性肿瘤手术后 1 个月常规复查；恶性肿瘤病人在化疗期间，应指导、督促、协助病人克服困难，完成治疗计划。卵巢癌易复发，治疗结束后，应长期随访监测。随访时间：术后 1 年内每月 1 次；术后第 2 年每 3 个月 1 次；术后 3 ~5 年，每 4 ~6 个月 1 次；5 年以上者每年 1 次。

(2)加强预防保健意识　应大力宣传卵巢癌的高危因素，多进食高蛋白、富含维生素 A 的食物，避免高胆固醇饮食。加强健康体检，30 岁以上妇女每年应进行妇科检查，包括 B 超检查；高危人群，如乳腺癌、胃肠道癌病人治疗后应每半年检查一次，必要时检测血清肿瘤标记物。

(3)早期诊断及处理　当确诊卵巢实性肿块或卵巢囊肿直径≥8cm 时，应及早手术治疗；对于青春期前、绝经后女性，一旦发现卵巢增大或卵巢囊肿持续存在超过 2 个月者，应及时行肿瘤标记物检测、腹腔镜检查或剖腹探查。

【护理评价】

1. 病人是否自诉焦虑情绪减轻或消失，能否用积极方式面对现实。
2. 病人能否摄入足够热量，维持化疗前体重。
3. 病人在住院期间能否积极配合各种诊治过程。
4. 病人是否疼痛缓解。

本章小结

妇产科腹部手术护理要点包括：手术前心理支持、胃肠道准备、阴道准备、膀胱准备等；手术后留置尿管护理、引流管护理、阴道流血的观察及护理；术后常见并发症，如尿潴留、腹胀及下肢深静脉血栓的预防等。

1. 宫颈上皮内病变分为低级别鳞状上皮内病变(LSIL)、高级别鳞状上皮内病变(HSIL)和原位腺癌(AIS)。主要病因是 HPV 感染，其他协同因素有慢性感染、性传播疾病、吸烟等。宫颈上皮内病变无特殊症状。偶有阴道排液增多，伴或不伴臭味。也可有接触性出血。检查宫颈可光滑或仅见局部红斑、白色上皮，或宫颈糜烂样表现。常采用三阶梯诊断法：宫颈刮片细胞学检查、阴道镜检查及宫颈活组织检查。LSIL 多可自行消失，治疗趋于保守；HSIL 易发展为癌，需积极治疗，严密随访。正确处理宫颈上皮内病变是预防子宫颈癌的有效措施。

2. 子宫颈癌是女性生殖系统发病率最高的恶性肿瘤，其病因明确，可以预防，通过细胞学筛查可降低宫颈浸润癌的发生率和死亡率。接触性出血是本病早期最典型的临床症状，宫颈活组织检查是确诊方法。采用 FIGO 临床分期，以手术和放疗为主，化疗为辅的综合治疗方案。因手术范围广，术后易发生内出血、尿潴留、泌尿系统感染及下肢深静脉血栓等并发症，其护理重点是预防术后并发症及健康教育，促进康复。

笔记栏

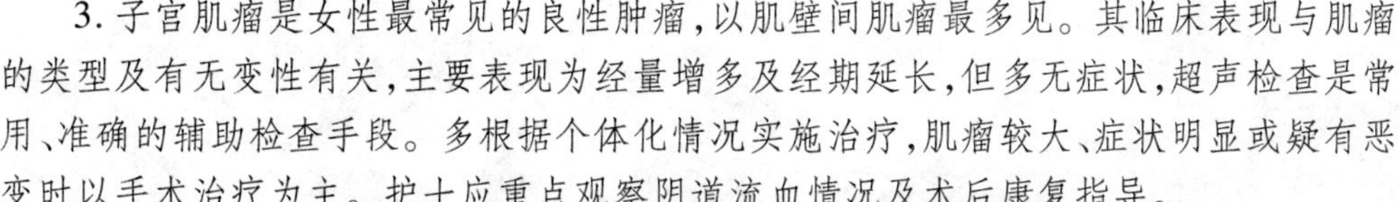

3. 子宫肌瘤是女性最常见的良性肿瘤，以肌壁间肌瘤最多见。其临床表现与肌瘤的类型及有无变性有关，主要表现为经量增多及经期延长，但多无症状，超声检查是常用、准确的辅助检查手段。多根据个体化情况实施治疗，肌瘤较大、症状明显或疑有恶变时以手术治疗为主。护士应重点观察阴道流血情况及术后康复指导。

4. 子宫内膜癌多发生于老年女性，主要表现为绝经后阴道流血。分段诊断性刮宫、病理学检查是其确诊方法，早期首选手术，晚期采用手术、放疗、药物等综合治疗。

5. 卵巢肿瘤组织学类型繁多，以上皮性来源最为常见。常见并发症有蒂扭转、破裂、及感染。良性肿瘤多无症状，一旦确诊，应尽早手术；卵巢癌是妇科死亡率最高的恶性肿瘤，早期无典型症状，以手术治疗为主，辅以化疗和放疗。疾病和化疗严重影响病人及家属身心健康，护士应关注其身心变化，精心护理，提高生存质量。

（白　洁）

思考题

1. 简述妇产科腹部手术前后的护理措施。
2. 简述妇产科腹部手术后常见的并发症及预防措施。
3. 简述宫颈癌发病的高危因素以及预防措施。
4. 简述子宫肌瘤的常见分型及临床表现。
5. 简述子宫内膜癌的确诊方法。
6. 简述卵巢肿瘤常见的并发症。

第十七章 外阴、阴道手术病人的护理

第一节 外阴、阴道手术病人的一般护理

外阴手术是指女性外生殖器部位的手术，阴道手术是指阴道局部手术和途经阴道的手术，在妇科应用比较广泛。外阴、阴道手术与腹部手术不同之处在于手术区域血管神经丰富、组织松软，前方有尿道，后面邻近肛门的组织学及解剖学特点，导致病人易出现疼痛、出血、感染等相关的护理问题。由于手术暴露部位涉及身体特别隐私处，病人易出现心理问题。

按手术范围区分，外阴、阴道手术的种类有：外阴癌根治术、前庭大腺切开引流术、处女膜切开术、宫颈手术、陈旧性会阴裂伤修补术、阴道成形术、阴道前后壁修补术、尿瘘修补术、子宫黏膜下肌瘤摘除术、阴式子宫切除术等。手术适应证为：外阴、阴道及宫颈病变，创伤，生殖道瘘、畸形，子宫脱垂、阴道前后壁膨出，子宫黏膜下肌瘤以及阴式子宫切除等。

【手术前准备】

1. 一般护理　详细了解全身重要脏器的功能，正确评估病人对手术的耐受力。如有贫血、高血压、心脏病、糖尿病等内科合并症应予纠正。观察病人的生命体征，注意有无月经来潮，如有异常及时通知医生。术前做药物过敏实验，备血等。手术的巡回护士在术前一天应该到病房访视病人，和病人及其家属沟通，查阅病人的病历，询问病人的基本情况，尽量全面评估病人的身心状态。

2. 心理护理　外阴、阴道手术的病人由于病变在隐私部位，病人常有羞怯和自卑心理，难以接受手术对其女性特征完整性的损伤，并担心术后瘢痕会影响以后的性生活。护士应注意在检查、治疗和护理操作过程中遮挡病人，尽量减少暴露部位，尊重病人的隐私权。选择适宜的时间和地点，以亲切和蔼的语言与病人交流，耐心解答病人的各种疑问，并针对病人的心理特征，与其一起讨论缓解心理应激的方法，帮助病人选择积极的应对措施。在认同病人情感的基础上，鼓励她倾诉内心的感受，鼓励家属，特别是其的丈夫给予病人积极的情感支持，帮助病人树立战胜疾病的信心。

3. 健康指导

(1)向病人讲解疾病的相关知识，介绍手术的名称、术前准备的目的、方法及注意

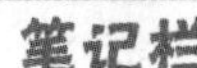

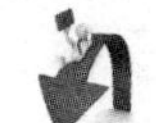

事项，解释术前、术后保持外阴清洁的重要性、方法及伤口的拆线时间等。

(2)指导病人进行床上排便练习。

(3)向病人讲解术中及术后体位的必要性，并教会病人正确咳痰及床上肢体锻炼的技能，以预防术后并发症的发生。

4. 皮肤准备　外阴、阴道手术病人术前需保持外阴清洁。如外阴皮肤有炎症、溃疡，需治愈后手术。术前1日行皮肤准备，备皮范围上至耻骨联合上10 cm，下至会阴部、肛门周围、腹股沟及大腿内侧上1/3，备皮后清洁皮肤。

5. 肠道准备　术前3日进无渣或少渣半流饮食，术前1日进流质饮食，必要时禁食、水，不能耐受者给予静脉补液。遵医嘱给肠道抗生素、甲硝唑等抑制肠道细菌。术前日晚及术晨行清洁灌肠。

6. 阴道准备　术前3日开始进行阴道准备，一般行阴道冲洗或坐浴，每日2次，常用1∶5 000高锰酸钾溶液、1∶20的碘伏溶液或10%的洁肤净药液等。术晨阴道消毒，消毒时应特别注意阴道穹隆，必要时涂甲紫。

7. 膀胱准备　病人去手术室前嘱病人排空膀胱，将无菌导尿包带入手术室备用。

8. 特殊用物准备　不同的手术做好各种用物准备，包括软垫、支托、阴道模型、丁字带、绷带等。其他术前准备同妇科腹部手术前准备。

【手术后护理】

术后护理措施与腹部手术病人相似，特别要加强外阴部护理。

1. 体位　根据不同手术采取相应的体位。处女膜闭锁及有子宫的先天性无阴道病人，术后应采取半卧位，有利于经血流出；外阴根治术后的病人应采取平卧位，双腿外展屈膝，膝下垫软枕，减少腹股沟及外阴部张力，有利伤口愈合；行阴道前后壁修补或盆底修补术后的病人应以平卧位为宜，禁止半卧位，以降低外阴及阴道张力。

2. 切口护理　由于外阴阴道肌肉组织少、切口张力大，不宜愈合，护士要随时观察会阴切口的情况，注意有无渗血、红、肿、热、痛等炎性反应；观察局部皮肤的颜色、温度、湿度，有无皮肤或皮下组织坏死；注意阴道分泌物的量、性质、颜色及有无异味，有异常情况及时通知医生。注意保持外阴清洁、干燥、勤更换内衣内裤及床垫，每天行外阴擦洗2次，病人排便后用同法清洁外阴以防感染。对外阴加压包扎或阴道内留置纱条止血者，一般在术后12～24 h取出，取出时注意核对数目。术后3 d可行外阴红外线照射，保持伤口干燥，促进血液循环，有利于伤口愈合。伤口放置引流管者，要防止引流管扭曲、受压、堵塞等，观察并记录引流液的量及性质，定时更换引流袋。

3. 尿管护理　外阴、阴道手术后一般保留尿管5～7 d，注意妥善固定尿管并保持通畅，观察尿量、尿色，特别是尿瘘修补术的病人，如发现尿管不通需及时查找原因并予以处理，必要时给予膀胱冲洗。拔尿管前应定时开放尿管，训练膀胱功能。拔除尿管后应嘱病人尽早排尿，如有排尿困难，给予诱导、热敷等措施帮助排尿，必要时重新留置尿管。

4. 肠道护理　为防止大便对伤口的污染及排便时对伤口的牵拉，应控制首次排便时间，以利于伤口的愈合，防止感染的发生，涉及肠道的手术应在病人排气后抑制肠蠕动，按医嘱常用药物鸦片酊5 mL口服，每日3次，每次10 mL。术后第5天给予缓泻剂，使大便软化，避免排便困难影响手术伤口愈合。

5. 避免增加腹压　向病人讲解腹部压力增加会影响伤口愈合，应积极治疗便秘、

笔记栏

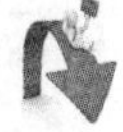

咳嗽等;避免增加腹压的动作,如长期下蹲、用力排便、咳嗽等。

6. 减轻疼痛　由于会阴部神经敏感,术后病人疼痛感明显。护士应正确评估病人对疼痛的耐受性,针对病人的个体差异,采用不同的方法缓解疼痛,如提供良好的休养环境、给予心理疏导,分散注意力、采取恰当的体位减轻伤口的张力、遵医嘱给予适量止痛药物等。并注意观察止痛药的效果。

7. 出院指导　指导病人出院后保持外阴部清洁、干燥;注意休息,逐渐增加活动量,避免重体力劳动及增加腹压的动作,如长期下蹲、提重物等。出院后 1 个月、3 个月到门诊复查,了解术后恢复情况,确定伤口完全愈合后方可恢复性生活。在此期间如有异常,立即就诊。

第二节　外阴、阴道创伤病人的护理

【案例导入】

刘女士,20 岁,无业,因"首次性生活后阴道流血 10 h"急诊入院。查体:T 36.7℃、P 90 次/min,R 20 次/min,BP 110/65 mmHg。妇检:阴道积血块约 50 mL,处女膜缘 3 点及 7 点见活动性出血,纱布加压后无明显好转,行外阴阴道探查术,术中见处女膜缘侧 3 点及 7 点方向各见长约 1 cm 撕裂伤,有活动性出血,遂给予"阴道裂伤缝合术"。4 d 后痊愈出院。

问题:

1. 病人有哪些护理诊断/问题?

2. 手术后有哪些护理措施?

【病因】

1. 阴道分娩　难产助产不当、会阴保护不当、会阴组织水肿、先天发育不良等均可导致外阴、阴道损伤。

2. 性交　幼女遭到强暴时可致软组织损伤;老年妇女因阴道萎缩,黏膜变薄,性交可致擦伤。初次性交时处女膜破裂,绝大多数可自行愈合,偶见裂口延至小阴唇、阴道或伤及穹窿,引起阴道出血。若出血多可导致失血性休克。

3. 外伤　骑跨伤或锐器伤可导致外阴、阴道血肿形成、挫裂伤、贯通伤等。

【临床表现】

外阴、阴道创伤较轻时仅有皮肤及表层黏膜的擦伤。若创伤严重,血肿形成,局部皮肤黏膜呈蓝紫色、发亮,病人局部组织可有明显肿胀、坠感和剧痛;有开放性伤口时,可见活动性出血,量多时,病人可出现血压下降、脉搏细数等休克表现。若系锐器所伤,可伴有直肠、膀胱穿透伤。

【治疗要点】

治疗原则是止痛、止血、抗休克和抗感染。

血肿较小且无增大,可于 24 h 内冷敷,24 h 后给予热敷,以促进血肿吸收;也可采用棉垫、丁字带加压包扎,防止血肿增大;血肿较大者,立即切开清除血肿块,结扎出血

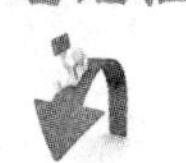

点后缝合包扎,同时补充血容量纠正休克,使用抗生素预防感染。开放性伤口应及时缝合止血。

【护理评估】

1. 健康史　评估导致创伤的原因,评估孕产史、分娩过程、助产方式,阴道是否有陈旧裂伤及严重程度;是否有生殖器官先天发育不良。有无合并糖尿病、肾病、冠心病等其他疾病。

2. 身体状况

(1)一般状况　观察病人生命体征,是否有血压下降、脉搏细数、出冷汗等休克表现。评估是否有体温升高,局部红、肿、热、痛等感染征象。

(2)妇科检查　评估局部损伤程度,注意有无穿透膀胱、直肠,有无血肿及血肿的大小和部位,有无开放性出血及出血量,伤口有无红、肿及脓性分泌物。

3. 心理社会状况　当发生外阴、阴道损伤时,由于发病突然,或出血量多,病人及家属感到极度不安、恐慌。外阴神经末梢的敏感性导致病人痛感明显,增加了病人的焦虑程度。又由于损伤部位的特殊性,病人常出现羞怯心理,掩饰自己的病情。病人及家属担心损伤对以后的生活会造成影响而顾虑重重。护士要收集多方面的信息,评估病人及家属对损伤的反应、采取的应对措施等。

4. 辅助检查　出血多者红细胞计数及血红蛋白值下降;合并感染时,白细胞总数增加,中性粒细胞计数可达 80% 以上。

【护理诊断/问题】

1. 焦虑　与担心外阴创伤影响日后生活、婚姻等有关。

2. 疼痛　与外阴、阴道创伤有关。

3. 潜在并发症:失血性休克。

【预期目标】

1. 病人的焦虑减轻、情绪稳定。

2. 住院期间,病人疼痛缓解。

3. 病人在治疗期间未发生失血性休克。

【护理措施】

1. 心理护理　由于创伤的突然性、伤口剧痛、出血等原因,导致病人及家属恐慌、忧虑,护士应对病人的不同反应给予理解、认同,在积极处理伤口的同时给予支持和安慰,语言温和、解释耐心,鼓励病人和家属树立信心,积极配合治疗和护理。

2. 病情观察及处理　预防和积极纠正休克是损伤严重者的首要护理问题,护士在严密观察病人血压、脉搏、呼吸等生命体征及尿量、意识变化的同时,简单询问有无糖尿病或肾功能衰竭史等,迅速建立静脉通路、吸氧、配血、清理局部伤口、加压包扎止血等。如需手术者做好术前护理。疑有感染者,遵医嘱给予抗感染和注射破伤风治疗。

3. 手术病人的护理

(1)术前护理　做好常规术前准备工作并开放静脉通路、配血、嘱病人禁食、水,向病人及家属讲解手术的必要性、手术过程和注意事项,取得病人的理解和配合。

(2)术后护理　同一般外阴、阴道手术后护理。

1)体位:协助病人采取仰卧位,外展屈膝,膝下垫软枕,以减轻外阴部的张力,缓

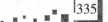

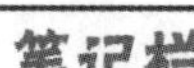
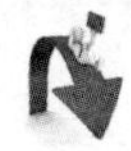

解疼痛。

2)伤口护理:观察伤口有无渗出及量和性质。外阴包扎或阴道填塞的纱条如数取出后,严密观察伤口有无再次出血,有无进行性疼痛加剧或阴道、肛门坠胀等血肿的症状,发现异常及时通知医生,并配合医生积极处理。一般外阴、阴道手术后5天拆线,如果用羊肠线缝合,也可以等其自然吸收。护士要指导病人尽量减少活动,避免伤口出血及裂开。

4. 非手术病人的护理

(1)指导病人做好自我护理　损伤较轻的病人尽量卧床休息,避免活动以减轻疼痛。保持外阴清洁、干燥。必要时可遵医嘱给予口服止痛药物。若发现局部疼痛加重并有肿块形成时应及时告知医生。

(2)血肿的处理　血肿较小者,24 h内冷敷,使皮下血管收缩,减少出血;24 h后可以热敷或理疗,促进水肿或血肿的吸收。血肿有增大倾向者,应局部加压包扎,并使用止血药。

5. 健康教育　外阴、阴道损伤可见于不同年龄的女性,尤其是青春期女性和生育年龄妇女。所以,要大力宣传教育,帮助女性识别生活中的危险因素,注意个人安全,避免损伤。鼓励产妇到医院分娩,减少因操作不当引起的会阴、阴道损伤。

【结果评价】

1. 病人是否情绪稳定,焦虑减轻。

2. 病人住院期间疼痛是否缓解。

3. 病人在治疗后生命体征是否正常。

第三节　外阴癌病人的护理

【案例导入】

王女士,66岁,发现外阴左侧有一肿块近1年,伴疼痛,且有血性分泌物,查体:左侧大阴唇中段有一硬结,约3 cm×3 cm×2 cm,基底宽,不活动,有溃疡及分泌物。腹股沟淋巴结未触及。

问题:

1. 为确诊应进行哪些检查?

2. 该病人确诊为“外阴鳞状细胞癌”,其治疗原则和护理措施是什么?

外阴癌占女性生殖器官恶性肿瘤的3% ~5%,多见于60岁以上妇女。以外阴鳞状细胞癌(vulvar squamous cell carcinoma)最常见,约占90%,其他有恶性黑色素瘤、基底细胞癌、腺癌、疣状癌、肉瘤及其他罕见的外阴恶性肿瘤。本节仅介绍外阴鳞状细胞癌。

【病因】

病因尚不完全清楚。可能与以下因素相关:①人乳头状瘤病毒、单纯疱疹病毒Ⅱ型、巨细胞病毒感染等。②慢性外阴非上皮内瘤变发展为外阴癌的危险为5% ~

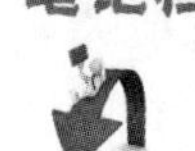

10%,,二者间存在一定的相关性。③性传播疾病(淋巴肉芽肿、尖锐湿疣、淋病、梅毒等)及性卫生不良也可能与发病相关。

【病理】

癌灶可分为浅表溃疡和硬结节,可伴感染,坏死,出血。周围皮肤可增厚及色素改变。镜下见多数外阴鳞癌分化好,有角珠和细胞间桥。前庭和阴蒂的病灶倾向于分化差或未分化,常有淋巴管和神经周围的侵犯,必要时可做电镜或免疫组化染色确定组织学来源。

【转移途径】

外阴癌具有转移早、发展快的特点,转移途径以直接浸润、淋巴转移为主,血运转移常发生在晚期。

1. 直接浸润　较多见。癌灶可沿邻近皮肤和黏膜直接向周围及深部组织浸润生长,侵及阴道、肛门和尿道,晚期可累及直肠、膀胱等。

2. 淋巴转移　为主要转移方式。外阴部有丰富的淋巴网,癌灶可依次转移至同侧淋巴结、腹股沟浅淋巴结、腹股沟深淋巴结、盆腔淋巴结,最终转移到主动脉旁淋巴结和左锁骨下淋巴结。但外阴癌盆腔淋巴结转移不常见,约9%。阴蒂部癌灶则向两侧侵犯组织,并直接转移至股深淋巴结。外阴后部及阴道下段癌肿可直接转移至盆腔淋巴结。

3. 血行转移　临床上较少见,可见于晚期。

【临床表现】

1. 症状　早期主要为外阴持续瘙痒及出现各种不同形态如结节状、菜花状、溃疡状的肿物。若肿物破溃、感染或较晚期癌肿可出现剧痛,并有脓性分泌物和出血。侵犯尿道时可有尿痛、尿频、血尿及排尿困难。

2. 体征　外阴癌最常发生在大阴唇,其次是小阴唇、阴蒂和会阴。

【临床分期】

目前多采用国际妇产联盟(FIGO,2009年)的分期法(表17-1)。

表17-1　外阴癌分期(FIGO,2009年)

FIGO	癌肿累及范围
Ⅰ期	肿瘤局限于外阴和(或)会阴,淋巴结无转移
ⅠA期	肿瘤最大直径≤2 cm,且间质浸润≤1.0 cm*
ⅠB期	肿瘤最大直径>2 cm,或伴间质浸润>1.0 cm*
Ⅱ期	任何大小的肿瘤侵犯至下列任何部位(下1/3尿道、下1/3阴道、肛门),无淋巴结转移
Ⅲ期	任何大小的肿瘤,有或无侵犯至下列任何部位(下1/3尿道、下1/3阴道、肛门),有腹股沟—股淋巴结转移
ⅢA期	(i)1个淋巴结转移(≥5 mm);或(ii)1-2个淋巴结转移(<5 cm)
ⅢB期	(i)≥2个淋巴结转移(≥5 mm);或(ii)≥3个淋巴结转移(<5 cm)

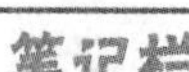

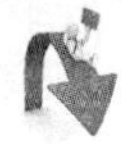

续表 17-1

FIGO	癌肿累及范围
ⅢC 期	淋巴结阳性伴淋巴结囊外扩散
Ⅳ期	肿瘤侵犯其他区域(上 2/3 尿道,上 2/3 阴道),或远处转移
ⅣA 期	肿瘤侵犯至下列任何部位:(i)上尿道和(或)阴道黏膜、膀胱黏膜、直肠黏膜,或固定于骨盆壁;或(ii)腹股沟,股淋巴结出现固定或溃疡形成
ⅣB 期	包括盆腔淋巴结的任何部位远处转移

*浸润深度指从肿瘤临近的最表浅真皮乳头的表皮-间质连接处至浸润最深点

【治疗要点】

手术治疗为主,放疗与化疗为辅。最大限度保留外阴的生理结构,减少病人的痛苦,减少治疗后的并发症,提高生活质量。

1. 手术治疗　是外阴癌的主要治疗手段,手术的范围取决于临床分期、病变的部位、肿瘤细胞的分化程度、浸润的深度、病人的身体状况以及年龄等。一般采取外阴根治术及双侧腹股沟深浅淋巴清扫术。如病理检查发现腹股沟深、浅淋巴结有转移,应行盆腔淋巴结清扫。

2. 放射治疗　适用于需要缩小癌灶再手术的病人、晚期病人或术后局部残留癌灶及复发癌的病人。

3. 化学药物治疗　可作为较晚期或复发癌的综合治疗手段。

【护理评估】

1. 健康史　评估病人有无不明原因、久治不愈的外阴瘙痒史、外阴赘生物史;评估病人有无合并糖尿病、高血压、冠心病等其他疾病。

2. 身体状况　了解病人有无外阴瘙痒、烧灼感等局部刺激症状及症状出现的时间和程度;评估肿块的部位、深浅、大小和形态,有无破溃、感染或出血,是否伴随疼痛。有无周围组织或其他器官受侵犯表现。评估腹股沟、左锁骨上淋巴结大小、质地、活动度。

3. 心理社会状况　外阴癌多见于老年病人。由于外阴瘙痒久治不愈,病人烦躁、焦虑不安,参与工作和活动能力下降,同时又担心不能耐受手术、化学治疗,及术后瘢痕损害女性特征的完整性并影响正常生活等,病人会感到自卑和绝望。仔细评估病人及其家属的心理状态,对疾病的认知程度,了解病人的家庭情况和经济状况等。

4. 辅助检查　外阴活组织检查有助于确诊,借助阴道镜做定位活检,可提高阳性检出率。

【护理诊断/问题】

1. 疼痛　与晚期癌肿侵犯神经、血管和淋巴系统有关。

2. 自我形象紊乱　与外阴切除有关。

3. 有感染的危险　与病人抵抗力低、手术创面大及邻近肛门等有关。

【护理目标】

1. 住院期间病人疼痛程度逐渐减轻。

2. 手术后病人有正确的自我认识。

3. 住院治疗期间病人无感染发生。

【护理措施】

1. 心理护理　向病人讲解外阴癌的相关知识，鼓励病人表达自己的疑虑，针对具体问题给予耐心解释、帮助和支持；指导病人采取积极的应对方式；向家属讲解疾病的相关知识，得到家属的理解和支持，让病人体会到家庭的温暖；向病人讲解手术的方式、手术将重建切除的会阴等，使病人充满信心，积极配合治疗。

2. 术前准备　按一般外阴、阴道手术前护理。

(1)指导病人练习咳嗽、深呼吸、翻身、床上排便的技巧。

(2)外阴癌多发生于老年女性，术前应协助病人做好高血压、糖尿病等内科疾病的检查及治疗。

(3)对拟行外阴植皮者，需做好植皮部位的备皮、充分消毒，并用无菌治疗巾包裹。

3. 术后护理　按一般外阴、阴道手术后护理。

(1)体位　平卧位、屈膝外展、双腘窝处各垫一软枕、伤口处放置沙袋压迫 12 h，以减轻外阴部和腹股沟处的张力，利于伤口愈合。

(2)伤口护理　观察伤口有无渗血、渗液，皮肤有无红、肿、热、痛；观察移植皮瓣的颜色、温度、湿度。术后第 2 天会阴、腹股沟红外线照射，每日 2 次。外阴部手术术后第 5 天开始间断拆线；腹股沟切口第 7 天拆线；重建外阴者术后一般 12 ~ 14 d 拆线，观察切口愈合状况。同时嘱病人减少活动，大便时勿取蹲位，以避免伤口渗血或裂开。

(3)保持局部清洁干燥，外阴擦洗每日 2 次。

(4)术后 3 ~ 5 d 进无渣流质饮食，第 5 天后，给予缓泻剂如液状石蜡口服软化粪便。

4. 放疗后皮肤护理　放射线治疗者常在照射后 8 ~ 10 d 出现皮肤反应。护士应在病人放疗期间及以后的一段时间内随时观察照射皮肤的颜色、结构及完整性，根据损伤程度进行护理。轻度损伤表现为皮肤红斑，然后转为干性脱屑，此期在保护皮肤的基础上可继续照射；中度损伤表现为水泡、溃烂和组织皮层丧失，此时应停止放疗，待其痊愈，注意保持皮肤清洁、干燥，避免感染，勿刺破水泡，可涂 1% 甲紫或用无菌凡士林纱布换药；重度表现为局部皮肤溃疡，应停止照射，避免局部刺激，除保持局部清洁干燥外，可用生肌散或抗生素软膏换药。护士应指导病人穿宽松透气的内裤，保持会阴局部皮肤清洁干燥；不用刺激性强的肥皂、热水或用粗毛巾擦洗外阴；若会阴皮肤瘙痒，指导病人切忌用手搔抓，可遵医嘱用药以缓解症状。

5. 健康教育

(1)随访内容　通过局部检查、妇科检查、血常规检查和 X 射线胸片检查了解放疗的效果、不良反应及有无肿瘤复发的征象等。

(2)随访时间　术后第 1 年每月 1 次，持续半年，随后半年每 2 月 1 次；术后第 2 年，每 3 月 1 次；第 3 ~ 4 年，每半年 1 次；第 5 年及以后每年 1 次。

【护理评价】

1. 病人疼痛是否减轻。

笔记栏

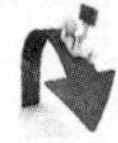

2. 病人能否接受外表的改变。

3. 病人有无感染发生。

第四节 盆底功能障碍性疾病病人的护理

【案例导入】

赵女士，50 岁，G_6P_5，发现外阴肿物 10 年，伴腰背酸痛并有下坠感。查体：阴道前壁膨出，宫颈和部分宫体脱出阴道口外。

问题：

1. 该病人的初步诊断是什么？

2. 如果需要手术治疗，请指导病人术后适宜的体位。

盆底功能障碍性疾病（pelvic floor dysfunction，PFD）是指女性盆底支持组织，因退化、创伤等原因，导致其支持薄弱，从而发生盆底功能障碍。表现为盆腔器官膨出或脱垂，如子宫脱垂、阴道前后壁膨出等。是中老年女性常见病。流行病学调查研究发现，在成年女性中的发病率约为 20% ~40%，严重影响女性身心健康和生活质量，随着老龄化的到来，其发病率呈上升趋势。盆底康复治疗是防治 PFD 的关键。

【类型】

盆腔器官膨出（pelvic organ prolapse，POP）是指盆腔器官脱出于阴道内或阴道外。POP 指任何阴道节段的前缘达到或超过处女膜缘外 1cm 以上。可单独发生，但一般情况下是联合发生。

1. 阴道前壁膨出　为阴道前壁脱出，阴道内 2/3 膀胱区域脱出称为膀胱膨出。若支持尿道的膀胱宫颈筋膜受损严重，尿道紧连的阴道前壁下 1/3 以尿道口（图 17-1）为支点向下膨出，称尿道膨出。

2. 阴道后壁膨出　又称为直肠膨出（图 17-2），阴道后壁膨出常伴随子宫直肠陷凹疝，如内容为肠管，称之为肠疝（图 17-3）。

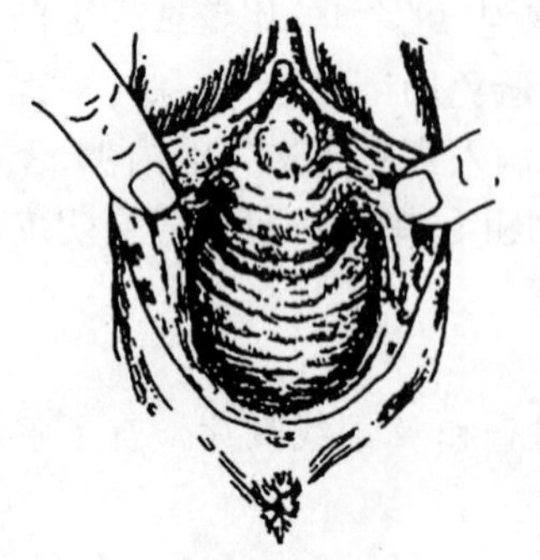

图 17-1　膀胱膨出

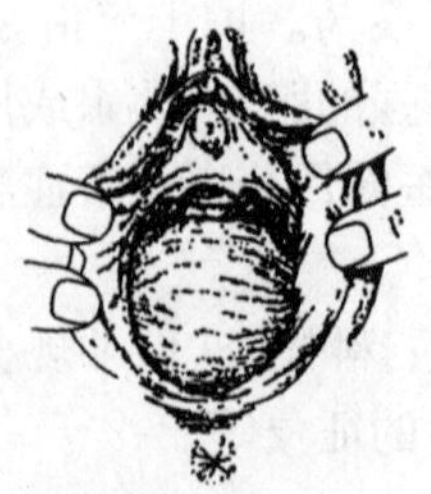

图 17-2　直肠膨出

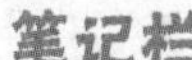
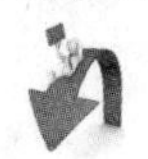

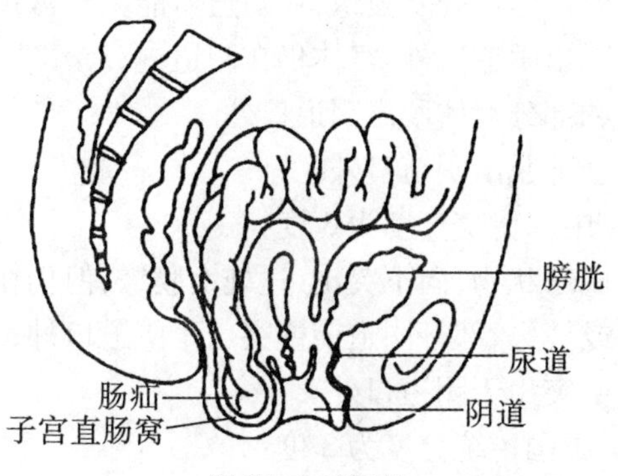

图 17-3　肠疝

3. 子宫切除术后　如阴道顶段支持结构的缺损，则发生阴道穹窿脱垂(图 17-4)。

4. 子宫脱垂(uterine prolapse)　子宫从正常位置沿阴道下降，宫颈外口达坐骨棘水平以下，甚至子宫全部脱出阴道口以外，称子宫脱垂(uterine prolapse)(图 17-5)。

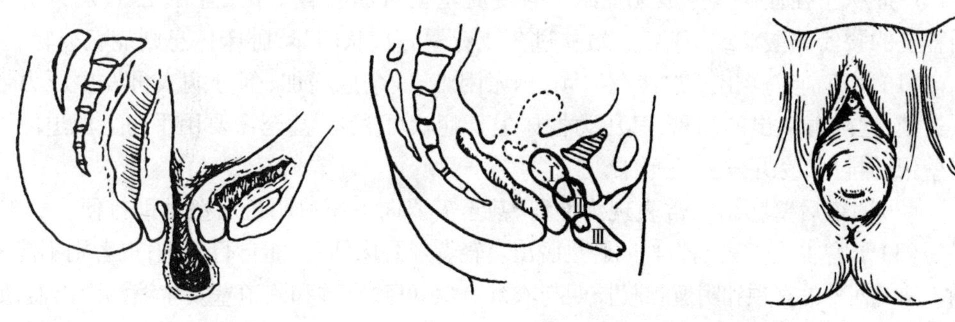

图 17-4　阴道穹窿脱垂

图 17-5　子宫脱垂分度

【病因】

1. 分娩损伤　难产时，特别是产钳或胎头吸引术困难的阴道助产时，盆腔筋膜、韧带和肌肉可能因过度牵拉而削弱其支撑力量。若产后过早参加体力劳动，特别是重体力劳动，将影响盆底组织张力的恢复而发生盆腔器官脱垂。

2. 衰老　随着年龄的增长，特别是绝经后出现的支持结构的萎缩，在盆底松弛的发生或发展中也具有重要作用。

3. 腹压增加　慢性咳嗽、腹水、腹型肥胖、持续负重或便秘而造成腹腔内压力增加，可致腹压增加导致脱垂。

4. 医源性原因　如手术时所造成的盆腔支持结构的缺损未充分纠正。

【临床分度】

临床分度有几种方法，国际上应用最多的是 POP-Q 分度。中国沿用的是根据我国在 1981 年部分省、市、自治区“两病”科研协作组的传统分度方法，临床诊疗中并不绝对强调一种分度。手术治疗前后采用同一种即可。程度评价均以病人平卧最大用力向下屏气动作时的程度为准。

1. 子宫脱垂　分为 3 度：

Ⅰ度：轻型为宫颈外口距处女膜<4 cm，但未达处女膜缘；

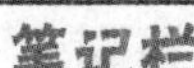
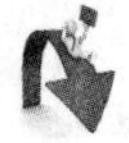

重型为宫颈外口已达处女膜缘，在阴道口能见到宫颈。

Ⅱ度：轻型为宫颈脱出阴道口外，宫体仍在阴道内；

重型为宫颈和部分宫体脱出阴道口外。

Ⅲ度：宫颈和宫体全部脱出阴道口外。

2. 阴道前壁膨出　中国传统分度为3度：

Ⅰ度：阴道前壁形成球状物，向下突出，达处女膜缘，但仍在阴道内；

Ⅱ度：阴道壁展平或消失，部分阴道前壁突出于阴道口外；

Ⅲ度：阴道前壁全部突出于阴道口外。

3. 阴道后壁膨出　中国传统分度为3度：

Ⅰ度：阴道后壁达处女膜缘，但仍在阴道内；

Ⅱ度：阴道后壁部分脱出阴道口；

Ⅲ度：阴道后壁全部脱出阴道口外。

【临床表现】

1. 症状　轻症病人一般无症状。重度脱垂韧带筋膜有牵拉，盆腔充血，病人有不同程度的腰骶部酸痛或下坠感，站立过久或劳累后症状明显，卧床休息则症状减轻。

(1)阴道前壁膨出　常伴有尿频、排尿困难、残余尿增加，部分病人可发生压力性尿失禁，但随着膨出的加重，其压力性尿失禁症状可消失，甚至需要用手向上压迫阴道前壁帮助排尿，易并发尿路感染。

(2)阴道后壁膨出　常表现为便秘，甚至需要向下压迫阴道后壁帮助排便。

(3)子宫脱垂　表现为外阴肿物脱出。轻者经卧床休息，能自行还纳；重者则不能还纳。暴露在外的宫颈和阴道黏膜长期与衣裤摩擦，可致宫颈和阴道壁发生溃疡而出血，如感染则有脓性分泌物。一般不影响月经，轻度子宫脱垂也不影响受孕、妊娠和分娩。

2. 体征　阴道内前后壁组织或子宫颈及宫体可脱出阴道口外。脱垂的阴道前后壁黏膜常增厚角化，可有溃疡和出血。阴道后壁膨出肛门检查手指向前方可触及向阴道凸出的直肠，呈盲袋状。位于后穹隆部的球形突出是肠膨出，指诊可触及疝囊内的小肠。年轻病人的子宫脱垂常伴有宫颈延长并肥大。随脱垂子宫的下移，膀胱、输尿管下移与尿道开口形成正三角区(图17-6)。

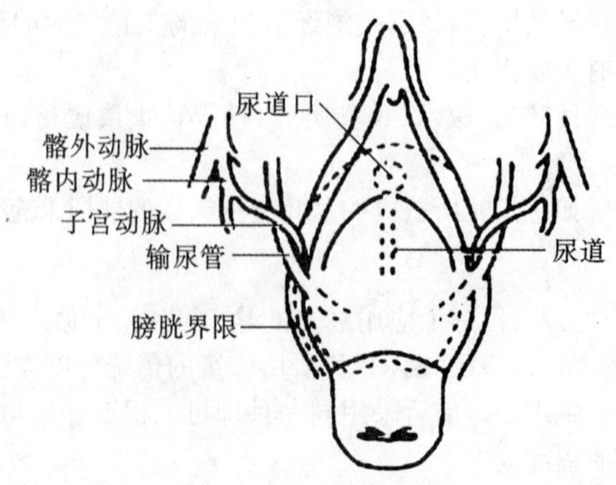

图17-6　输尿管移位

笔记栏

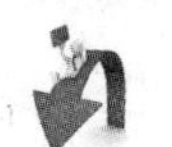

【治疗要点】

除非合并张力性尿失禁,无症状的病人不需治疗。有症状者可采用保守或手术治疗,治疗以安全、简单和有效为原则。

1. 非手术疗法　为盆腔器官脱垂的一线治疗方法。

(1)盆底肌肉锻炼和物理疗法　可增加盆底肌肉群的张力。盆底肌肉(肛提肌)锻炼适用于国内分期轻度或POP-Q分期Ⅰ度和Ⅱ度的盆腔器官脱垂者。也可作为重度手术前后的辅助治疗方法。嘱咐病人行收缩肛门运动,用力收缩盆底肌肉3 s以上后放松,每次10～15 min,每日2～3次。

(2)子宫托　是一种支持子宫和阴道壁,并使其维持在阴道内而不脱出的工具。有支撑型和填充型。以下情况尤其适用子宫托治疗:病人全身状况不适宜做手术;妊娠期和产后;手术前放置促进溃疡面的愈合。

(3)中药和针灸:补中益气汤(丸)等有促进盆底肌张力恢复、缓解局部症状的作用。

2. 手术治疗　手术的主要目的是缓解症状,恢复正常的解剖位置和脏器功能,有满意的性功能并能够维持效果。适于非手术治疗无效或Ⅱ、Ⅲ度子宫脱垂者,可根据病人的年龄、全身状况及生育要求等选择手术方式,可以选择以下常用的手术方法:曼氏手术(Manchester手术)、经阴道子宫全切除及阴道前后壁修补术、阴道封闭术、阴道前后壁修补术、盆底重建手术、合并压力性尿失禁病人应同时行膀胱颈悬吊手术或悬带吊术。

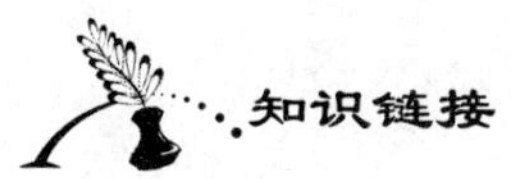

女性盆底康复治疗

女性盆底康复治疗(pelvic floor rehabilitation, PFR)系指在整体理论的指导下,施行对盆底支持结构的训练、加强及功能恢复。盆底康复治疗的方法很多,包括盆底肌训练、膀胱训练、盆底肌电刺激疗法、生物反馈法等等。

传统的盆底康复方法以凯格尔锻炼(Kegel exercise)为著称,始于19世纪40年代,系指有意识地对耻骨-尾骨肌群,即肛提肌进行自主性收缩锻炼,以增加尿道、阴道及肛门的阻力,增强尿控能力,并可以提高阴道"吞噬"力度,甚至被称为"爱肌锻炼"。"膀胱训练"(bladder drill)则要让病人学会抑制尿意(如交叉双腿并缩夹)而延迟排尿,记录饮水、排尿及功能训练,期望达到2.5～3 h排尿1次。

生物反馈法是用仪器直接测量阴道压力和收集肌电信号,通过声音和(或)视图进行反馈,从而指导盆底肌肉的运动及感觉协调功能。而盆底肌电刺激是通过间歇式电流刺激盆底肌肉群,以增强其强度和功能。

近年来,盆底组织病生理学、盆腹动力学及盆底电生理研究对女性PFD的认识更加深刻,研究结果为个性化盆底康复治疗奠定了基础,使其成为防治女性PFD最核心的手段。同时,经过国际长期临床研究证

笔记栏

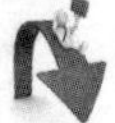

实，早期盆底康复治疗对盆底软组织损伤、神经损伤、循环改善、性器官功能恢复等方面具有明显效果。根据相关文献报道，本世纪盆底康复治疗在西方发达国家发展迅速，盆底康复汇集了基础学科、妇产科、泌尿外科、消化科、神经科、心理科、康复科等专业内容，现在，盆底康复学已经成为很有前景的交叉性学科。盆底康复治疗成为防治 PFD 最重要和最关键的手段。

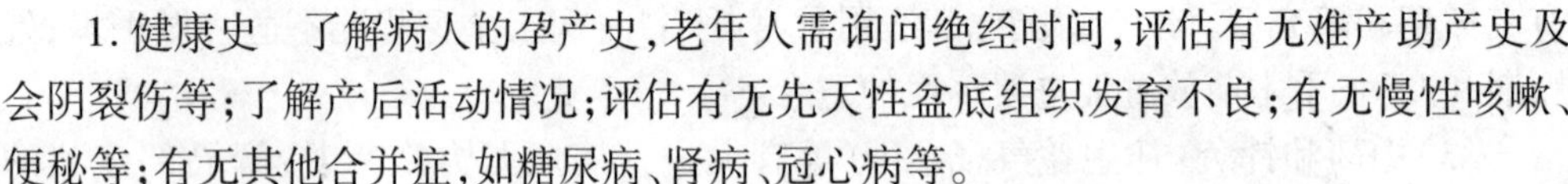

【护理评估】

1. 健康史　了解病人的孕产史，老年人需询问绝经时间，评估有无难产助产史及会阴裂伤等；了解产后活动情况；评估有无先天性盆底组织发育不良；有无慢性咳嗽、便秘等；有无其他合并症，如糖尿病、肾病、冠心病等。

2. 身体状况

(1)评估病人　有无营养不良，有无下腹部坠胀、腰痛，是否有排尿、排便困难及尿路感染症状；评估阴道块状物脱出的时间、大小及影响因素。

(2)妇科检查　评估宫颈及阴道黏膜有无增厚，宫颈是否肥大或延长。盆腔脏器膨出或脱垂的类型和程度，有无阴道壁、宫颈溃烂及阴道分泌物性状。有无压力性尿失禁及对手术是否能耐受等。

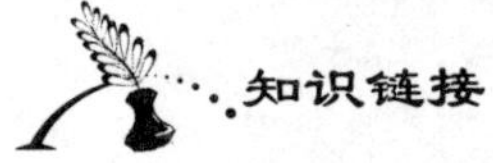

压力性尿失禁

压力性尿失禁(stress urinary incontinence，SUI)　是指腹压的突然增加导致尿液不自主流出，不是由逼尿肌收缩压或膀胱壁对尿液的张力压引起的。其特点是正常状态下无遗尿，而腹压突然增高时尿液自动流出，也称真性压力性尿失禁、张力性尿失禁或应力性尿失禁。可分为三级。中国 2006 年流行病学调查结果显示压力性尿失禁在成年女性发生率为 18.9%。

诊断以病人的症状为主要依据，结合常规查体、妇科检查及相关的神经系统检查，还需相关压力试验、指压试验、棉签试验和尿动力学检查等辅助检查，排除急迫性尿失禁、充盈性尿失禁及感染等情况。国际上建议使用以病人为主导的调查问卷客观评价尿失禁对生活质量的影响。尿失禁对生活质量的影响建议使用经中文验证的尿失禁对病人生活质量影响问卷调查表简版(IIQ-7)。尿失禁对病人性生活的影响建议使用盆腔器官脱垂及尿失禁对性生活质量影响问卷调查表简版(PISQ-12)。

国际保健与治疗促进会建议压力性尿失禁病人首先进行非手术治疗，尤其是轻、中度压力性尿失禁者。手术治疗标准术式为耻骨后膀胱尿道悬吊术和阴道无张力尿道中段悬吊带术。

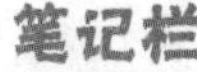

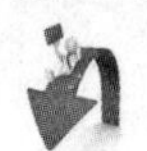

3. 心理社会状况　阴道壁膨出症状较重者，因排尿、排便困难及肿块膨出影响性生活，病人常有焦虑、烦躁、自卑等心理。子宫脱垂多见于老年女性，病程较长，由于肿物脱出导致行动不便，病人往往有烦躁情绪而又不愿向别人诉说。详细了解病史，生活状况以及病人和家属对疾病的认知程度及态度等。评估病人的受教育程度和社会支持系统。

4. 辅助检查　血常规检查可了解病人有无感染、贫血等征象。

【护理诊断/问题】

1. 有感染的可能　与脱出的阴道壁、宫颈发生溃疡有关。

2. 皮肤完整性受损　与腹压增加时尿液流出刺激外阴皮肤有关。

3. 焦虑　与长期子宫脱出影响正常生活有关。

4. 社交孤独　与长期漏尿，不愿与人交往有关。

【护理目标】

1. 病人未发生感染。

2. 病人会阴皮肤完整。

3. 病人焦虑减轻或消失，积极配合治疗和护理。

4. 病人有正确的自我认识，能积极参与社会活动。

【护理措施】

1. 心理护理　盆底功能障碍病人（尤其是老年病人）缺乏对疾病相关知识的了解，并不愿诉说病情，入院后对陌生环境的适应性差导致出现焦虑、烦躁等不良情绪。护士主动与病人和家属沟通，了解病人和家属对疾病的认知程度及所持态度。为病人和家属提供有关疾病和手术的相关信息，以及术后恢复和进行正常性生活的注意事项等。对有异常情绪病人，要给予心理疏导，使病人以积极的心态配合治疗护理。

2. 手术治疗病人的护理

(1) 术前护理　术前 5 天行阴道准备，轻度子宫脱垂病人给予 1∶5000 的高锰酸钾溶液或 1∶20 的碘伏溶液坐浴，每日 2 次；重度子宫脱垂的病人，应卧床休息，保持会阴清洁，阴道灌洗后溃疡面涂擦药膏，促进溃疡面愈合，然后将脱垂的子宫还纳于阴道内。

(2) 术后护理　同一般外阴、阴道手术病人护理。

1) 术后取平卧位，至少卧床 1 周，协助病人于床上翻身，做四肢锻炼，预防并发症发生。避免增加腹压的动作，预防便秘，以防止子宫再度脱垂。

2) 由于老年病人多合并其他疾病，且病情隐匿、变化突然，必要时专人护理，并转入重症监护病房。严密观察生命体征变化，注意有无阴道出血和腹腔内出血，若突然出现剧烈腹痛、血压下降、脉搏细速等，提示有内出血的可能，应立即通知医生进行抢救。

3) 尿管留置 10～14 d，同时做好会阴护理，每日用碘伏棉球行会阴擦洗，经阴道手术病人，于 24 h 后如数取出阴道内填塞纱条，并严密观察尿液和阴道分泌物的变化，若为血性尿或阴道渗液增多，应立即通知医生并处理。

(3) 出院指导　术后休息 3 个月；加强营养，保持大便通畅，预防感冒；半年内避免重体力劳动、盆浴及性生活；出院后 1 个月到门诊复查。

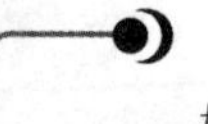

笔记栏

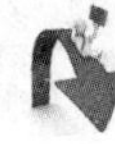

3. 保守治疗病人的护理

(1)支持疗法　多卧床休息,加强营养,适当活动,避免重体力劳动,睡觉时宜垫高臀部或脚部。

(2)加强盆底功能锻炼　指导病人做收缩肛运动,用力收缩盆底肌肉 3 s 以上后放松,每日 2 ~3 次,每次 10 ~15 min。有条件的医院可使用生物反馈治疗技术。

(3)正确使用子宫托　子宫托是一种支持子宫和阴道壁并使其维持在阴道内而不脱出的工具。适用于不能耐受手术;妊娠期和产后;手术前放置可促进膨出面溃疡的愈合。子宫托有支撑型和填充型两种。现以填充型子宫托(喇叭形)的使用方法为例(图 17–7):

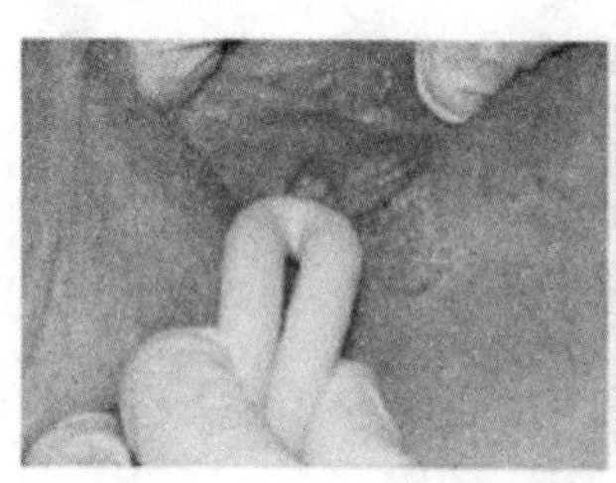

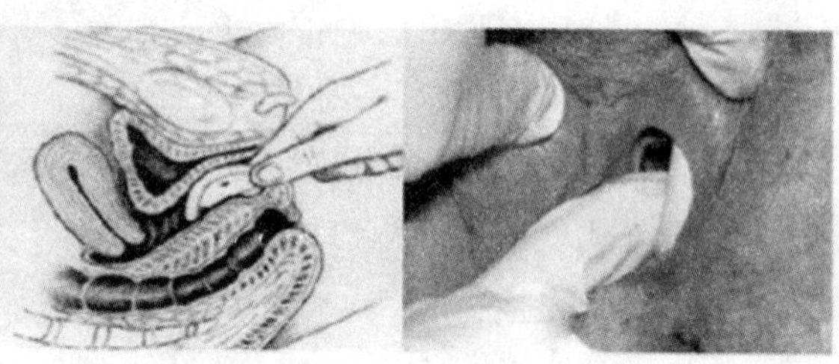

(1)环形子宫托及其放置

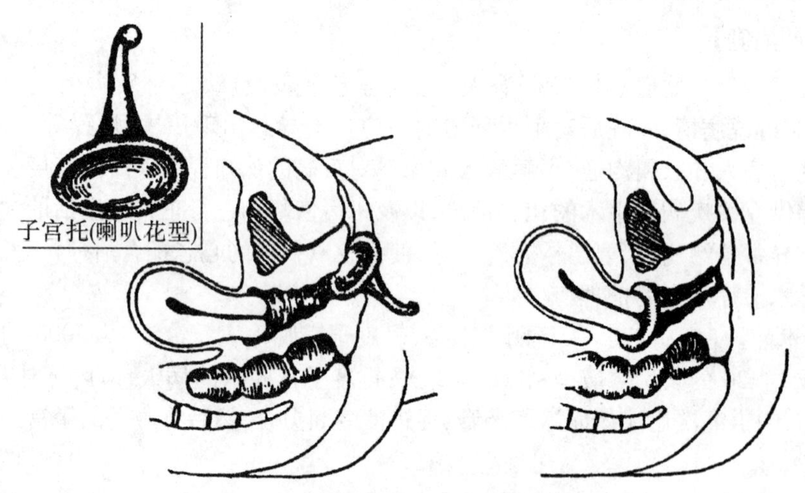

(2)喇叭形子宫托及其放置

图 17–7　子宫托放置

1)放托:放置前病人排空大小便,洗净双手,半卧于床上或蹲在地上,两腿分开,一手握托柄,使托盘取倾斜位进入阴道,一边向阴道顶端内推,一边旋转,直至到达宫颈并吸附在宫颈上,然后将托柄弯度朝前,对正耻骨弓后面。轻症者,无须另加其他支持物,若阴道过于松弛,则须用月经带支持托柄,或在托柄上端穿带或塑料绳,前后固定于腰带上,以免脱出。

2)取托:取子宫托时,手指捏住子宫托的柄部,上、下、左、右轻摇,等负压消失后向后外方牵拉,子宫托可自阴道滑出。

3)注意事项:①选择大小合适的子宫托,以放置后不脱出又无不适感为宜。②每

笔记栏

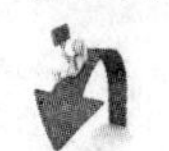

天早晨放入，睡前取出消毒后备用，以免放置过久发生子宫托嵌顿或生殖道瘘。老年人无性生活者也应每隔 2～3 天取出。③定期随访：放托后每 3～6 个月复查一次，脱垂程度减轻时宜及时更换较小号的子宫托。④月经期停用。⑤绝经后病人应在使用子宫托前 4～6 周遵医嘱使用阴道雌激素霜剂，并在放托期间持续使用。

4）禁忌证：重度子宫脱垂伴盆底肌萎缩、宫颈或阴道壁炎症和溃疡者、妊娠期和月经期不宜使用。

4. 健康教育　应大力提倡优生优育；指导妇女加强"五期"自我保护。普及产褥期保健及有关预防子宫脱垂的知识，适当进行产后锻炼，尤其是在产后 3 个月内要特别注意充分休息，合理安排劳动时间，避免久蹲、担、提重物、便秘和慢性咳嗽等增加腹压的因素；哺乳期不应超过 1 年，以免子宫及其支持组织萎缩；指导产妇加强营养，积极进行身体锻炼，提高身体素质；进入绝经过渡期的妇女应定时进行缩肛运动，每天 2～3 次，每次 10～15 min，以提高骨盆底软组织的张力。

【护理评价】

1. 病人是否发生感染。

2. 病人会阴皮肤是否完整。

3. 病人焦虑是否减轻或消失，能否积极配合治疗和护理。

4. 病人是否有正确的自我认识，能否积极参与社会活动。

（伍东红）

第五节　生殖道瘘

一、尿瘘

【案例导入】

张女士，26 岁，停经 40 周，宫口开全 24 h，在外地某医院试产 2 d 失败，急诊转入我院诊断为：G_1P_0，宫内孕 40 周，先兆子宫破裂，滞产。入院后行剖宫产术，由于胎头入盆较深，术中取胎头时子宫沿切口向右撕裂，术中即修补子宫撕裂口，术后 24 h 取下尿管后病人自行排尿，同时自诉阴道流水，清亮。

问题

1. 该病人初步诊断是什么？

2. 若该病人亚甲蓝试验阴道流出液清亮，靛胭脂试验阴道流出液蓝色，该病人的诊断是什么？

3. 该病例发生的主要原因是什么？

4. 应采取哪些护理措施促进病人的康复？

尿瘘（urinary fistula）是指生殖道与泌尿道之间形成的异常通道。根据泌尿生殖瘘的发生部位，分为膀胱阴道瘘、膀胱宫颈瘘、尿道阴道瘘、膀胱尿道阴道瘘、膀胱宫颈阴道瘘及输尿管阴道瘘等，其中以膀胱阴道瘘最多见（图 17-8）。

笔记栏

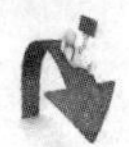

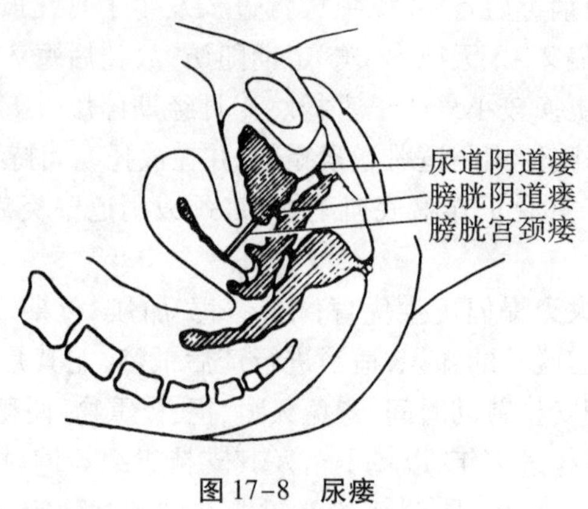

图 17-8 尿瘘

【病因】

1. 产伤　产伤是引起尿瘘的主要原因(约占 20%),多因难产处理不当所致,以往在我国农村常见。分坏死型和创伤型两类:坏死型尿瘘是由于骨盆狭窄或头盆不称,产程过长,产道软组织受压过久,使局部组织缺血坏死脱落而成;创伤型尿瘘是由于剖宫产手术或产科助产手术时操作不当直接损伤所致。

2. 妇科手术创伤　近年妇科手术所致尿瘘的发生率有上升趋势,多因手术时组织粘连或操作不细致而误伤膀胱、尿道或输尿管,造成尿瘘。

3. 其他　晚期生殖系统或膀胱癌肿、膀胱结核、膀胱结石、生殖器官肿瘤放射治疗后、长期放置子宫托等,也可导致生殖道瘘。

【临床表现】

1. 漏尿　为主要的临床表现,尿液经瘘孔从阴道流出。病因不同,出现漏尿时间也不同:产道软组织压迫所致的坏死型尿瘘,一般在产后 3 ~ 7 d 坏死组织脱落后开始漏尿;手术直接损伤者,术后立即出现漏尿。漏尿的表现形式因瘘孔部位不同而有差异,可表现为持续漏尿、体位性漏尿、压力性尿失禁或膀胱充盈性漏尿等。

2. 外阴不适　由于尿液长期刺激,外阴部、臀部甚至大腿内侧常出现湿疹或皮炎,病人感到外阴瘙痒、灼痛、行走不便等。

3. 尿路感染　因泌尿道与生殖道相通,可带来泌尿道逆行感染,出现尿频、尿急、尿痛等症状。

【治疗要点】

手术修补为主要治疗方法。根据漏孔的类型及部位,选择经阴道、经腹或经阴道、经腹联合手术方式。如肿瘤、结核所致尿瘘者,应积极治疗原发疾病;由缺血坏死所致的产后或妇科手术后 7 d 左右的漏尿者,一般采用较长时间留置尿管、变换体位等方法,部分病人的小瘘口偶有自愈的可能。

【护理评估】

1. 健康史　了解病人有无难产助产史及盆腔手术史;了解病人有无泌尿生殖器官结核、晚期癌肿、盆腔放射治疗等病史;有无长期放置子宫托;有无其他合并症等。

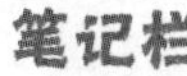
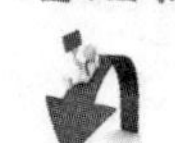

2. 身体状况

(1)症状　评估病人漏尿发生的时间、形式，有无外阴瘙痒和疼痛；有无尿路感染。漏尿的表现形式因漏孔的部位不同而异，一般尿道阴道瘘的病人在膀胱充盈时漏尿；一侧输尿管阴道瘘的病人，由于尿液可经另一侧正常的输尿管流入膀胱，所以表现为漏尿同时仍有自主排尿；膀胱阴道瘘者通常不能控制排尿；若是膀胱内小漏孔则表现为病人取某种体位时漏尿。

(2)体征　外阴是否有异味，外阴、臀部、大腿内侧皮肤是否可见潮红、湿疹，甚至浅表溃疡。注意湿疹面积的大小、涉及的范围、有无溃疡等；通过阴道检查明确瘘孔的部位、大小、数目及周围瘢痕情况，了解阴道有无狭窄、尿道是否通畅以及膀胱的容积、大小等，注意观察尿液自阴道流出的方式。

3. 心理社会状况　由于漏尿，病人表现为自闭、不愿与他人接触，且常伴有无助感，加上家属和周围人群的不理解加重了病人的自卑、失望等。了解病人及家属对漏尿的感受，有助于缓解护理对象的负性情感。

4. 辅助检查

(1)亚甲蓝试验　目的在于鉴别膀胱阴道瘘、膀胱宫颈瘘或输尿管阴道瘘。将稀释好的200 mL亚甲蓝溶液经尿道注入膀胱，观察是否有蓝色尿液流出部位，如蓝色液体经阴道壁小孔溢出者为膀胱阴道瘘；自宫颈口溢出为膀胱宫颈瘘；如阴道内流出清亮尿液，说明流出的尿液来自肾脏，疑为输尿管阴道瘘。

(2)靛胭脂试验　将靛胭脂5 mL注入静脉，10 min内如看见蓝色液体流入阴道，可确诊输尿管阴道瘘。

(3)其他　膀胱镜检可看见膀胱的漏孔；输尿管镜可明确输尿管阴道瘘；肾显像、排泄性尿路造影等也可帮助尿瘘的诊断。

【护理诊断/问题】

1. 皮肤完整性受损　与尿液刺激所致外阴皮炎有关。
2. 有感染的危险　与留置导尿管时间长、病人抵抗力低有关。
3. 自我形象紊乱　与长期漏尿损害自我形象有关。
4. 社交孤立　与病人身体有异味，不愿与他人交往有关。
5. 焦虑　与长期漏尿引起精神压力有关。

【护理目标】

1. 住院期间病人外阴部皮炎得到控制或者治愈。
2. 病人住院期间无感染。
3. 自我形象缺损改善。
4. 病人自信心恢复，愿意与他人交往。
5. 病人了解疾病相关知识，治疗信心增强，不良情绪缓解。

【护理措施】

1. 心理护理　由于病人长期漏尿及继发的外阴皮炎和溃疡，使病人感到悲观、孤独、无助感。护士应热情耐心地解释有关问题，安慰鼓励病人正确面对生活。并向病人和家属讲解疾病和手术的相关知识，指导病人做好自身护理。

2. 手术治疗病人的护理　同一般外阴、阴道手术病人护理。

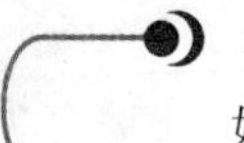

笔记栏

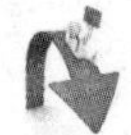

(1)术前护理　嘱病人多饮水,预防尿路感染;外阴有湿疹者,待治愈后手术;老年妇女或闭经病人,术前按医嘱定时服用少量雌激素至少2周,促进阴道上皮增生,有利于术后伤口愈合。

(2)术后护理　协助病人采取正确的卧位,膀胱阴道瘘如瘘孔在膀胱后底部者,取俯卧位;瘘孔在侧面者取健侧卧位,始终使瘘孔居于高处,有利于伤口愈合。通过大量饮水和输液,达到每日尿量2000 mL以上;留置尿管7~14 d,如发现血尿或呈洗肉水样尿,应及时报告医生给予处理。导尿管拔除前,将导尿管夹住,每1~2 h开放一次,以观察是否仍有漏尿,拔尿管后3~4 d内,嘱病人每2~3 h排尿一次,以免膀胱充盈,影响伤口愈合,若术后2~8 d发现漏尿,需延长留置尿管时间至18~20 d;术前已服雌激素者,术后继续服用1个月左右。

3. 非手术治疗病人的护理　对于年老体弱不能耐受手术或复杂尿瘘,反复修复失败的病人,护士要指导她们正确使用集尿器。集尿器的收尿部分有舟状罩型、三角裤袋型、阴道内用垫吸塞型和漏斗型,通过尿管连接尿袋,尿袋固定在大腿侧,收集一定尿量后排出。指导病人要保持尿管通畅并妥善固定,要注意尿收集器各部分的清洁并及时更换,防止逆行感染;保持外阴部清洁,预防外阴皮炎、湿疹及溃疡。

4. 出院指导　遵医嘱继续服用抗生素或雌激素药物;3个月内禁止性生活及重体力劳动;未绝育者,劝其避孕1年以上;妊娠后应加强孕期保健,并提前住院待产。若尿瘘修补失败,最好在手术3~5个月后再进行修补。

【护理评价】

1. 出院时病人外阴、臀部皮肤破损是否痊愈。
2. 病人是否感染。
3. 病人能否自我认同。
4. 病人自信心是否恢复,愿意与他人交往。
5. 病人是否情绪稳定,能否积极配合治疗和护理。

二、粪瘘

粪瘘是指生殖道与肠道之间的异常通道,最常见的是直肠阴道瘘。病因包括产伤、盆腔手术损伤、感染性肠病、先天畸形、长期放置子宫托不取、生殖器恶性肿瘤晚期浸润或放射治疗等,产伤为其主要病因。临床表现以漏粪为主要症状,阴道检查、直肠指诊、钡剂灌肠及内镜检查可助诊断。手术修补为主要治疗方法。术前3 d做好肠道准备,同时口服肠道抗生素,抑制肠道细菌;术后5 d控制饮食,可给予静脉高营养和少渣饮食,排气后口服肠蠕动抑制剂,控制排便;以后可口服缓泻剂,逐渐恢复排便,保持会阴清洁。其他同"尿瘘"护理。

本章小结

本章主要介绍外阴、阴道手术的一般护理(包括心理护理、术前护理、术后护理、出院指导)及外阴、阴道创伤、外阴恶性肿瘤、盆底功能障碍性疾病、生殖道瘘病人的护理。有感染的危险、皮肤完整性受损、自我形象紊乱、社交孤立、焦虑等是常见的护

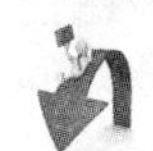

理问题，护理过程中注意保护病人隐私，给予个体化心理护理，以促进病人的身心健康。

1. 外阴、阴道创伤处理原则是止痛、止血、抗休克和抗感染。小血肿可压迫止血，受伤24 h内冷敷，24 h后热敷。大血肿可清创止血，防治休克及感染。处女膜破裂者可缝合止血。

2. 外阴恶性肿瘤以鳞状细胞癌最常见，主要症状是长时间久治不愈的外阴瘙痒和不同形态的肿物；转移以局部蔓延和淋巴扩散为主，晚期可发生血行播散；以手术治疗为主，辅与放疗及化疗。

3. 盆底功能障碍性疾病是由于多种原因导致盆底组织支持力减弱而形成的阴道前壁膨出（膀胱膨出）、阴道后壁膨出（直肠膨出）和子宫脱垂。轻症者无症状不需治疗，重症者可有阴道内肿物脱出伴腰酸、下坠感等症状，需行手术治疗。不能耐受手术病人，可通过盆底肌肉锻炼、中药、针灸及放置子宫托等达到促进盆底肌张力恢复、缓解局部症状的目的。

4. 生殖道瘘包括尿瘘和粪瘘。典型症状为尿液和粪便自阴道排出，不能自主控制排尿或排便。手术修补是主要治疗方法。提高妇产科手术操作技术、正确放置子宫托、积极治疗生殖器官结核和恶性肿瘤、合理放疗等是预防生殖道瘘的关键。

（丘媚妮）

思考题

1. 简述外阴及阴道手术病人的一般护理。

2. 简述外阴、阴道创伤的护理措施。

3. 某女，65岁，G_5P_5，绝经7年。患慢性支气管炎20年，经常咳嗽。近10年来感觉下身有块状物脱出，开始时，卧床休息后块状物可消失，但近5年来块状物逐渐增大，平卧后也不消失，并伴尿频、尿失禁。妇科检查：阴道前后壁重度膨出，宫颈及全部宫体脱出在阴道口外，两侧附件未见异常。试分析：

（1）该病例的临床诊断是什么？

（2）请列出其主要病因。

（3）该病例的治疗措施和护理要点有哪些？

第十八章 子宫内膜异位症和子宫腺肌病病人的护理

【案例导入】

王女士，40 岁，G_5P_2，以“经期腹痛，进行性加重 3 年”为主诉就诊。11 $\frac{5}{30}$平素月经规律。近 3 年出现经期腹痛，并逐渐加重，月经来潮第一天最重，经后缓解。病人经期特别焦虑，疼痛时必须服用止痛药。曾人工流产 3 次。体格检查：T 36.7 ℃，BP 130/80 mmHg。腹软，无压痛及反跳痛。妇科检查：外阴、阴道正常，子宫软，大小正常，后倾位，活动欠佳。于子宫后壁宫骶韧带处，可触及数个结节，触痛明显，质韧。右侧附件区触及囊性包块约 8 cm 大小，不活动，轻度压痛。

问题：

1. 该病人初步诊断为何种疾病？明确诊断还应进行哪些检查？
2. 该病人主要的护理问题有哪些？应如何护理？

子宫内膜异位性疾病包括子宫内膜异位症和子宫腺肌病，二者均由具有生长功能的异位子宫内膜所致，临床上常可并存。但其发病机制及组织发生学有所不同，临床表现及其对卵巢激素的敏感性也有差异，前者对孕激素敏感，后者不敏感。

第一节 子宫内膜异位症

子宫内膜异位症（endometriosis，EMT），简称内异症，是指具有活性的子宫内膜组织包括腺体和间质出现在子宫体以外的部位。此病虽然是良性病变，但具有类似恶性肿瘤的种植、侵蚀及远处转移特性，异位的内膜可侵犯全身任何部位，以卵巢及宫骶韧带最常见，其次为直肠子宫陷凹、盆腔腹膜等部位，故也称为盆腔子宫内膜异位症（图 18-1）。内异症在生育期女性高发，其中 25～45 岁占 76%。生育少、生育晚的妇女发病率明显高于生育多、生育早者。当女性妊娠或使用性激素抑制卵巢功能时，可暂时阻止疾病进展；而绝经或切除双侧卵巢后，异位内膜可逐渐萎缩吸收。因此，内异症是激素依赖性疾病。研究发现，子宫内膜异位症近年来发病率呈明显上升趋势，与社会经济状况呈正相关，与剖宫产率增高、人工流产与宫腔镜和腹腔镜操作增多有关。20%～90% 的慢性盆腔疼痛及继发性痛经由子宫内膜异位症引起，25%～35% 的不孕

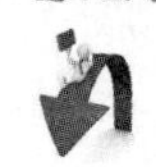

症与子宫内膜异位症有关。经腹妇科手术中，也有 5% ~15% 的病人被发现有子宫内膜异位症。

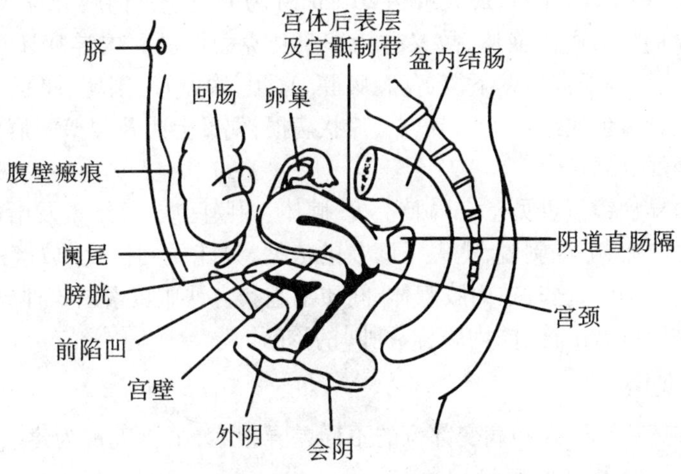

图 18-1　子宫内膜异位症的发生部位

【病因】

子宫内膜异位症病因至今未明，目前主要有如下学说。

1. 异位种植学说　女性月经期时子宫内膜组织随经血逆流，通过输卵管进入盆腔，种植于卵巢和盆腔腹膜等部位，并在该处继续生长，形成盆腔内异症。子宫内膜也可以通过淋巴及静脉向远处播散，发生异位种植。远离盆腔的器官，如肺、四肢皮肤、肌肉处发生的子宫内膜异位症，可能就是通过血行和淋巴播散的结果。

2. 体腔上皮化生学说　卵巢表面上皮、盆腔腹膜均由胚胎期具有高度化生潜能的体腔上皮分化而来，在受到持续卵巢激素、月经血及慢性炎症的反复刺激后，可被激活转化而形成内异症。

3. 诱导学说　是体腔上皮化生学说的延伸。由于未分化的腹膜组织在内源性生物化学因素诱导下可发展为子宫内膜组织，种植的内膜可以释放化学物质，诱导未分化的间充质形成子宫内膜异位组织。

4. 遗传因素　子宫内膜异位症具有一定的家族聚集性，某些病人的发病可能与遗传有关。病人一级亲属的发病风险是无家族史的 7 倍。子宫内膜异位组织中存在非整倍体、三倍体、单倍体以及片段丢失等染色体异常。此外，研究发现子宫内膜异位症与谷胱甘肽转氨酶、乳糖转氨酶和雌激素受体的基因多态性有关，提示该病存在遗传易感性。

5. 免疫与炎症因素　免疫调节异常在子宫内膜异位症的发生、发展过程中起重要作用。表现为免疫监视功能，免疫杀伤细胞的细胞毒作用减弱，而不能够有效清除异位内膜。研究表明其具有自身免疫疾病的特征，另外也与亚临床腹膜炎有关。

【病理】

子宫内膜异位症的基本病理变化是随卵巢激素的变化，异位的子宫内膜发生周期性出血，导致周围纤维组织增生、囊肿和粘连，病变区出现紫褐色斑点、小泡及大小不

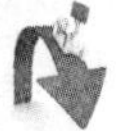

笔记栏

等的实质性结节或包块。卵巢是内异症最常见发生部位,约半数累及双侧卵巢,80%累及一侧。异位内膜在卵巢皮质内生长、反复周期性出血,形成单个或多个大小不一的囊肿,直径多在5 cm左右,最大可达20 cm,称为卵巢子宫内膜异位囊肿,因其内含似巧克力样黏稠陈旧血性液体,故又称为卵巢巧克力囊肿。内异症还可累及宫骶韧带、直肠子宫陷凹和子宫后壁下段、盆腔腹膜、宫颈、输卵管、阑尾、膀胱、直肠等,内异症病灶可呈现紫蓝色或红棕色结节、点、片状病损,偶见会阴及腹壁瘢痕处紫蓝色或陈旧出血异位病灶。

典型的内异症镜下可见子宫内膜上皮、腺体、内膜间质、纤维素及出血成分。但异位内膜因反复出血、上皮剥脱,丧失了诊断的依据,只能看到机化、玻璃样的纤维性囊壁和含铁血黄素细胞,这时在内膜腺体、间质细胞和含铁血黄素这3种成分中,只要发现其中的两种即可做出符合"内膜样囊肿"的诊断。

【临床表现】

内异症临床表现因人和病变部位的不同差异很大,主要表现为疼痛、不孕和月经异常。有25%病人无任何症状。

1. 症状

(1)痛经和腹痛　疼痛是内异症的主要症状,多表现为继发性、进行性加重。常于月经来潮时出现,以下腹部、腰骶部疼痛为主,可放射至会阴部及肛门,并持续至整个经期;一些病人表现为深部性交痛,尤其以月经来潮前性交最明显。

(2)不孕　由本病引发的不孕症高达40%。其原因可能为病变导致的卵巢、输卵管周围粘连,子宫内膜生理功能受损,卵巢排卵障碍和黄体形成不良等。

(3)月经异常　由于卵巢功能受损,内异症病人有15%~30%表现为经量增多、经期延长或月经淋漓不尽。

(4)性交不适　多见于直肠子宫陷凹有异位病灶,或因局部粘连导致子宫后倾固定的病人。性交时碰撞或子宫收缩上提而引起疼痛,一般表现为深部性交痛,月经来潮前最为明显。

(5)其他　内异症病灶生长在任何部位均可引起局部周期性疼痛、出血和肿块,并伴随相应症状,如:肠道内异症可出现腹痛、腹泻或便秘,甚至有周期性少量便血;膀胱内异症可出现尿痛、尿频;剖宫产或会阴侧切病人常在术后数月至数年出现周期性瘢痕处疼痛、包块并逐渐增大等。此外,卵巢异位囊肿破裂时,可引起突发性剧烈腹痛,伴恶心、呕吐和肛门坠胀,症状类似输卵管妊娠破裂,常以妇科急腹症就诊。

2. 体征　妇科检查时可发现子宫后倾固定,直肠子宫陷凹、宫骶韧带及子宫后壁可扪及痛性结节,一侧或双侧附件区增厚或触及包块,活动性差。若病变累及直肠阴道间隙,阴道后穹窿可见隆起的小结节或紫蓝色斑点,触痛明显。

【治疗要点】

内异症的治疗强调个体化,根本目的在于缩减和去除病灶,减轻和控制疼痛,治疗和促进生育,预防和减少复发。应根据病人的不同情况,分别采用期待治疗、药物治疗和手术治疗。治疗的金标准:腹腔镜确诊、手术+药物治疗。

1. 期待治疗　对于症状轻微或无症状病人,可定期随访,必要时给予前列腺素合成酶抑制剂处理病变引起的经期腹痛。希望生育者应尽早促使其受孕,一般妊娠后病

笔记栏
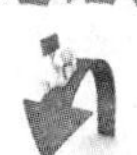

灶可萎缩，分娩后症状缓解并有望治愈。

2. 药物治疗　适用于慢性盆腔痛、痛经症状明显、有生育要求及无卵巢囊肿形成的病人。临床常用使病人假孕或假绝经的性激素疗法。可酌情选择下列药物：①口服避孕药；②大量孕激素；③米非司酮；④孕三烯酮；⑤达那唑；⑥促性腺激素释放激素激动剂（gonadotropin releasing hormone analogue，GnRH-a）。

3. 手术治疗　适用于药物治疗效果不满意或病变加剧者、卵巢内膜异位囊肿较大且迫切希望生育者。腹腔镜下手术是本病的首选手术方法。病变粘连较重或实施根治性手术时，也可选择开腹手术。手术方式有以下几种：

（1）保留生育功能手术　适用于药物治疗无效、年轻和有生育要求的病人。术中切净或破坏所有可见的异位内膜病灶，保留子宫、双侧或一侧卵巢，至少保留部分卵巢，但术后复发较多。

（2）保留卵巢功能手术　适用于症状明显且无生育要求的45岁以下病人。术中切除子宫及盆腔内病灶，保留至少一侧或部分卵巢。

（3）根治性手术　适用于45岁以上重症病人、无生育要求者或者复发后经保守性手术或药物治疗无效者。术中切除子宫、双附件及盆腔内所有异位内膜病灶。

【护理评估】

1. 健康史　详细询问病人的年龄、月经史、婚育史，注意是否存在月经失调、痛经、性交痛等病史，尤其有无不孕症病史，评估是否有引起经血潴留的因素。

2. 身体状况　评估病人一般状况，痛经及性交痛的程度、伴随症状、是否需要用药等；注意子宫位置及大小是否正常、是否存在宫体粘连及触痛性结节，附件区是否有包块及包块性质等。有些巧克力囊肿的病人尽管包块较大，也可能仅在妇科检查时偶然发现。

3. 心理社会评估　了解病人月经前期和月经期的心理状况，包括紧张、焦虑，判断对疼痛恐惧的程度。有不孕、流产史者，要观察、询问其心理反应。子宫内膜异位症的疼痛使病人来月经来潮前就开始紧张，恐惧月经来临。不孕的诊断是心理压力源之一，在治疗中再次经受社会、经济压力。病人会因为治疗无效、疼痛加剧感到绝望。

4. 辅助检查

（1）影像学检查　B超检查是最常用的辅助检查手段，可确定异位囊肿位置、大小和形状。盆腔CT及MRI对盆腔内异症也有诊断价值。

（2）血清CA125值测定　内异症病人血清CA125浓度可能增高，可用于诊断及监测本病是否复发。

（3）腹腔镜检查　是确诊内异症的最佳方法，尤其对不孕及慢性盆腔痛者，可在镜下确诊并给予相应治疗，同时可以确定其临床分期。

【护理诊断/问题】

1. 疼痛　与异位病灶周期性出血刺激周围组织以及盆腔组织粘连有关。

2. 恐惧　与周期性进行性疼痛有关。

【护理目标】

1. 病人的疼痛症状缓解。

2. 病人恐惧减轻，情绪稳定。

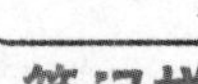
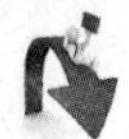

笔记栏

【护理措施】

1. 检查配合　主要的检查是腹腔镜和B超检查，护士要做好检查前的准备及检查后护理。

2. 治疗护理　期待治疗期间做好定期随访，对症处理病变引起的腹痛；手术治疗者做好手术前后的护理。

3. 药物治疗病人的护理

(1)指导规范用药　告知病人遵医嘱按时、按量用药，特别强调治疗中途不得停药或漏服，否则可能出现异常子宫出血、月经紊乱等。

(2)药物的主要不良反应　药物可能引起恶心、体重增加、不规则阴道出血、潮热、头痛、性欲减退、情绪不稳定及男性化等反应，个别可致肝损害。治疗期间需要定期检查肝功能，若发现异常，应及时停药。

(3)定期随访　服药期间遵医嘱定期随访，一旦出现异常情况及时就诊。

4. 心理护理　倾听病人对疾病的陈述，引导病人表达真实感受，对其进行心理安慰、疏导，减轻其焦虑和恐惧。

5. 健康教育

(1)协助病人接受诊治方案　利用各种图片、宣传资料等向病人介绍有关内异症的医学常识，鼓励家属参与照顾病人，使病人保持心情舒畅，配合不同诊治方案的实施。

(2)指导病人缓解症状的方法　①调节生活方式，注意休息，保持心情愉快，经期避免辛辣食物及受凉。②采取缓解疼痛的措施，如子宫后倾者可经常采用俯卧位；经期按摩、热敷下腹部，避免过度劳累；痛经严重者卧床休息，可适量服用止痛剂；有急性腹痛及时就医。③鼓励尚未生育者尽早妊娠。

(3)指导疾病预防　①防止经血逆流：经期避免性交、剧烈运动。尽早治疗可能引起经血潴留、引流不畅的疾病，如阴道闭锁、宫颈管闭锁、阴道狭窄等。②适龄婚育和避孕：妊娠可延缓子宫内膜异位症的发生、发展，有痛经症状的适龄结婚、孕育。已有子女者，可长期服用避孕片抑制排卵，促进子宫内膜萎缩、经量减少，以减少子宫内膜异位症发生。③防止医源性子宫内膜种植：月经期避免妇科检查、盆腔手术，避免重力挤压子宫。避免多次的子宫腔手术。

【护理评价】

1. 病人痛经症状是否缓解。

2. 病人是否恐惧减轻，情绪稳定。

第二节　子宫腺肌病

子宫内膜腺体及间质侵入子宫肌层时称为子宫腺肌病(adenomyosis)。本病多发生于30~50岁经产妇，部分病人无临床症状，约15%合并子宫内膜异位症，约50%合并子宫肌瘤。子宫腺肌病与子宫内膜异位症病因不同，但均受雌激素的调节。

笔记栏

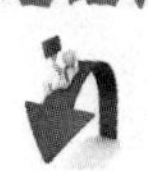

【病因】

子宫腺肌病病人多有分娩、人工流产、慢性子宫内膜炎等导致子宫内膜基底层损伤的病史，故认为本病由子宫内膜基底层侵入肌层生长所致。此外，由于子宫腺肌病常常合并有子宫肌瘤，故高水平雌、孕激素刺激也可能是促进内膜向肌层生长的原因之一。有研究认为免疫系统的功能失调、遗传因素可能是病因，但遗传因素须与外界因素共同作用。

【病理】

1. 大体病理　异位的内膜在肌层内多呈弥漫性生长，使子宫呈球形均匀性增大，一般不超过12周妊娠子宫大小。子宫肌壁显著增厚变硬，无漩涡状结构，可见粗厚肌纤维带和微囊腔，腔内偶有陈旧血液。少数腺肌病病灶呈局限性生长，形成结节或团块，状似肌壁间子宫肌瘤，称为子宫腺肌瘤（adenomyoma），但由于病灶与周围的肌层无明显界限，手术时难以将其剥除。

2. 镜检　可见肌层内有呈岛状分布的异位内膜腺体及间质。异位内膜细胞对卵巢激素，特别是孕激素不敏感，故异位腺体常呈增生期改变。

【临床表现】

1. 症状

(1)痛经　特点是继发性、进行性加重。疼痛位于下腹正中，常在月经来潮前1周开始至月经结束。疼痛程度与异位内膜多少有关。发生率为15% ~30%。

(2)月经异常　主要表现为月经量增多、经期延长。多数病人表现为连续数个月经周期中的月经期出血量多，超过80 mL，影响女性身体、心理等方面的生活质量。少数病人表现为月经前后的阴道点滴出血。

2. 体征　子宫均匀增大或有局限性结节隆起，质地较硬，有压痛。月经期，病灶充血、水肿，子宫增大、质地变软，有压痛或压痛较平时明显。少数子宫表面不规则，呈结节样突起，可能为局限型腺肌瘤或伴有子宫肌瘤所致。

【治疗要点】

应视病人的症状、年龄及生育要求情况而定。

1. 药物治疗　适于年轻、有生育要求、近绝经期及症状较轻者。病人可采用药物缓解症状，如达那唑、孕三烯酮或GnRH-a治疗，但目前无根治性药物。

2. 手术治疗　年轻或希望生育者可试行病灶挖除术，但术后有复发风险。症状严重、无生育要求或药物治疗无效者行全子宫切除术，根据病人年龄及卵巢是否有病变决定是否保留卵巢。

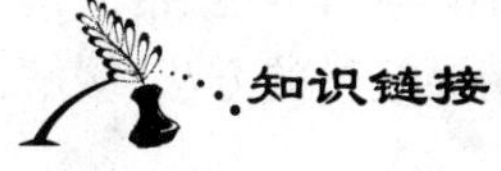

超声引导经皮微波消融治疗子宫腺肌病的临床应用方法及建议

超声引导经皮微波消融治疗子宫腺肌病技术是在超声影像实时引导、监控下将针形微波天线经皮穿刺植入至病灶内，利用微波辐射形成的热能，瞬间造成热场内病灶组织的凝固性坏死，病灶组织缩小，同时病

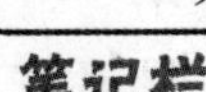

笔记栏

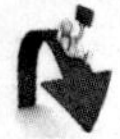

灶组织在月经期内不再发生出血,痛经症状得到明显改善或完全消除,贫血状况得到有效纠正的非手术治疗技术。该技术在完整保留子宫形态和功能的基础上治疗症状性子宫腺肌病,并且对卵巢功能无明显影响。经临床验证,其操作方便,创伤微小,治疗省时,安全,临床疗效好,不良反应小,已成为临床治疗症状性子宫腺肌病可供选择的有效方法。

引自中华医学超声杂志(电子版)2016 年 2 月第 13 卷第 2 期的专家共识。

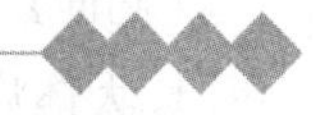

【护理评估】

1. 病史　详细询问病人的月经史、有无痛经及痛经发生的程度和特点,是否有经量增多和经期延长,有无多次人工流产和子宫内膜炎病史。

2. 身体状况　注意观察病人是否有失血性贫血、子宫是否增大等。

3. 心理社会评估　久治不愈者常出现失望和无助。使病人恐惧月经的来临,同时,月经期延长、经量多又使病人焦虑不安。

4. 辅助检查　①超声检查,尤其是彩色超声检查可见子宫增大,局灶性回声增强,宫壁见粗大的强光点及血流等。②实验室检查,经量增多的病人可出现血红蛋白下降、红细胞减少等。

【护理诊断/合作性问题】

1. 疼痛　与异位病灶在子宫肌层内周期性出血刺激周围组织有关。

2. 焦虑　与月经失调、无有效药物根治,担心疾病预后有关。

【护理目标】

1. 病人的痛经症状缓解,能主动配合治疗。

2. 病人月经量减少,无贫血症状,增强治疗信心。

【护理措施】

1. 治疗护理　经期注意休息,避免劳累及受凉,避免食用辛辣食物;可采用热敷、按摩下腹部等方法缓解疼痛,疼痛较重者可遵医嘱口服中、西药止痛。注意观察用药副作用。要观察 GnRH-a 治疗时骨质疏松的症状,预防骨折发生。达那唑长期服用有男性化副作用,出现声音低沉、痤疮、长胡子等表现。

2. 心理护理　应与病人多接触,鼓励病人表达内心感受。耐心向病人介绍有关子宫腺肌病的相关知识,鼓励病人增强信心,减轻焦虑和恐惧,积极配合治疗。

3. 健康指导　①积极面对疾病及治疗:讲解不同治疗方法的优势和不足,帮助病人选择合适的治疗方法,指导正确用药,观察药物的副作用。②指导放松的方法,缓解疼痛,保持心情愉快,注意经期保健。

【护理评价】

1. 病人疼痛是否缓解。

2. 病人焦虑是否缓解。

笔记栏

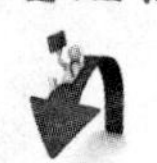

本章小结

具有活性的子宫内膜组织出现在子宫体以外部位时称为子宫内膜异位症。其病灶可出现在身体的任何部位，以卵巢最多见。主要临床表现有继发性痛经、不孕和月经异常，治疗方法应根据病人情况及生育要求等个体化选择，可以酌情采用期待治疗、药物治疗和手术治疗，腹腔镜是本病的首选方法。子宫内膜腺体及间质侵入子宫肌层时称为子宫腺肌病。主要表现为经量增多、经期延长和痛经进行性加重，尚无根治性药物治疗，严重者可行全子宫切除。注意评估病人是否存在痛经、不孕、月经异常病史及子宫手术操作史，注意子宫及卵巢病变，结合B超检查和血清CA125检测，关注伴有不孕病人的精神心理压力。护理时应掌握治疗药物的副作用，指导病人规范用药及定期随访，掌握预防内异症的方法及能够对病人实施相关健康教育。

（伍东红　郭俊彩）

思考题

1. 什么是子宫内膜异位症？有哪些临床表现？
2. 如何预防子宫内膜异位症？

第十九章 不孕症妇女的护理

不孕症是一组由多种病因导致的生育障碍状态,是育龄夫妇的生殖健康不良事件,影响妇女的身心健康以及家庭和睦。近年来,不孕症发病率在我国呈现上升趋势,医护人员应鼓励病人积极检查治疗不孕症,并为不孕症夫妇提供个体化的治疗和高质量护理。

第一节 不孕症

【案例导入】

王女士,25岁,已婚。婚后2年,未避孕未孕。现有生育要求,来院就诊。体格检查:T 36.1 ℃,P 73次/min,R 17次/min,BP 95/60 mmHg,精神抑郁不舒,余无异常。妇科检查:外阴发育正常,已婚未产式;阴道通畅,容2指;宫颈正常大小,光滑,宫颈外口圆形;宫体前倾前屈位,正常大小,无压痛;双侧附件区触及条索状输卵管,有压痛,未触及卵巢。辅助检查:输卵管通液检查提示双侧输卵管不通,遂行子宫输卵管造影术显示双侧输卵管伞端积水。

问题:

1. 请给出医学诊断及诊断依据。
2. 病人存在哪些护理诊断/问题?
3. 病人应如何护理?

女性未避孕有正常性生活至少12个月而未孕,称为不孕症(infertility),在男性称为不育症。按照曾否受孕,不孕症分为原发性不孕和继发性不孕两大类。既往从未有过妊娠史,无避孕而从未妊娠者,称为原发性不孕症;既往有过妊娠史,而后无避孕连续12个月未孕者,称为继发性不孕症。不孕症发病率因国家、民族和地区的不同存在差异,我国不孕症发病率为7%～10%。

【病因】

不孕症病因有女方因素、男方因素、男女双方因素或不明原因。据统计学分析,女性因素占40%～55%,男性因素占25%～40%,男女双方共同因素占20%～30%,不明原因的约占10%。

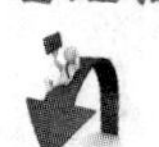

1. 女性不孕因素

(1)输卵管因素　是引起不孕症的最常见因素,任何影响输卵管功能的病变均可导致不孕。

1)输卵管炎症:衣原体、淋菌、结核菌等引起的感染,阑尾炎或术后、产后引起的继发感染,导致输卵管伞端闭锁或黏膜遭到破坏致粘连、堵塞。

2)输卵管功能、结构的破坏:盆腔粘连、盆腔炎症、子宫内膜异位症、结核性盆腔炎等,均可引起盆腔局部或广泛的疏松或致密粘连,造成盆腔和输卵管功能、结构的破坏。

3)输卵管先天发育异常:输卵管过度细长弯曲、管壁蠕动与纤毛摆动功能减退或丧失,可能引起不孕。

(2)排卵障碍　各种原因导致的卵巢功能紊乱所致。

1)卵巢病变:先天性卵巢发育不良、多囊卵巢综合征、卵巢功能早衰、功能性卵巢肿瘤、卵巢子宫内膜异位肿瘤等。

2)下丘脑-垂体-卵巢轴功能紊乱:下丘脑性无排卵、垂体功能障碍、希恩综合征等引起的不排卵。

3)全身性因素:年龄、营养不良、压力、肥胖、甲状腺功能亢进、肾上腺功能异常、药物副作用等,均可影响卵巢功能而致不孕。

4)其他:过度吸烟、酗酒、吸毒者可伤及卵子,引起不孕。

(3)子宫因素　子宫先天性畸形、子宫黏膜下肌瘤、非特异性子宫内膜炎、子宫内膜多发息肉、宫腔粘连等可导致不孕。

(4)宫颈因素　当体内雌激素水平低下或宫颈管炎时,子宫颈黏液的性质和量发生改变会影响精子的活力和进入宫颈的数量;先天性宫颈发育异常、宫颈息肉、宫颈肌瘤、宫颈狭窄等均可导致精子穿过障碍而引起不孕。

(5)阴道因素　先天性无阴道、阴道横隔、处女膜闭锁及各种原因引起的阴道损伤后瘢痕狭窄,都可能影响性生活并阻碍精子进入阴道;严重阴道炎症时,大量炎性细胞消耗精液中的能量物质,降低精子数量和活力,缩短其生存时间,导致不孕。

(6)免疫因素　如妇女血清中存在透明带自身抗体,与透明带反应后阻止精子进入卵子而不能受精。

2. 男性不育因素　男方不育因素主要有生精障碍与输精障碍。

(1)精液异常　长期处于高温条件下可影响精子的成长;过度肥胖、过度营养不良及维生素缺乏等影响精子发育;过度紧张、焦虑者可发生阳痿、早泄,影响受孕;过度疲劳、酗酒及吸烟等影响精子的发育;先天性睾丸发育不全症、双侧隐睾导致精曲小管萎缩,不能产生精子;慢性消耗性疾病、慢性中毒等可影响精子的产生;腮腺炎并发睾丸炎、睾丸结核及精索静脉曲张者,可影响精子的产生及精子的质量。

(2)性功能异常　外生殖器发育不良或勃起障碍、不射精、逆行射精等,使精子不能正常射入阴道内,均可造成男性不育。

(3)免疫因素　男性体内产生对抗自身精子的抗体破坏精子,使射出的精子产生自身凝集而不能穿过宫颈黏液,从而导致不孕。

(4)内分泌功能紊乱　下丘脑-垂体-睾丸轴功能紊乱、甲状腺及肾上腺功能障碍等可导致不孕。

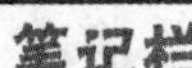
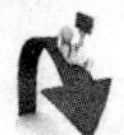

3. 男女双方原因　男女双方性生活障碍；缺乏性知识；盼子心切，造成精神高度紧张，可导致不孕。

4. 不明原因　经过不孕症的详细检查，依靠现今检查方法尚未发现明确病因的不孕症。

【临床表现】

无保护、规律性生活1年以上未孕为其主要临床表现。病人可无其他不适症状，仅表现为受孕障碍，也可依不同病因出现相应临床表现，如排卵障碍病人可伴有月经失调；盆腔炎病人出现腹痛、发热；子宫内膜异位症病人可有痛经，月经改变等症状。

【治疗要点】

查找不孕症的病因，针对病因积极治疗原发病，包括治疗生殖系统器质性病变、诱发排卵治疗以及使用人工辅助生殖技术。

【护理评估】

1. 健康史　询问男方既往有无影响生育的疾病史及外生殖器外伤史、手术史。有无结核病、腮腺炎、睾丸炎、前列腺炎病史；有无手术史包括疝修补术、输精管切除术等病史；了解个人生活习惯，有无烟酒嗜好及工作、生活环境等，详细询问婚育史、性生活情况，有无性交困难。

询问女方年龄、生长发育史、生育史、同居时间、性生活状况、避孕状况、家族史、手术史、其他疾病史及既往史。重点是月经情况，包括初潮年龄、经期、月经周期、经量及月经期有无伴随症状；有无盆腔炎、宫颈炎、阴道炎及慢性疾病史；对于继发不孕者，需了解既往分娩、流产经过，有无感染及大出血病史。

询问夫妇双方结婚年龄、婚育史、性生活情况等，是否两地分居，是否采用过避孕措施及所采用避孕措施的方法与持续时间等。

2. 身体评估

(1)症状　如病人患有结核病，可有长期低热、消瘦，月经量减少或者闭经；有排卵异常者，多有月经不规则、月经稀少、肥胖、多毛、泌乳、原发性闭经等；盆腔有炎症者，多为继发不孕，可有小腹持续隐痛、腰骶部酸痛、白带增多、月经不规则且量多；有继发性痛经且逐渐加重者，有子宫内膜异位症的可能；了解病人有无其他全身性疾病。

(2)体征　夫妇双方均应进行全面体格检查，找出不孕症原因。女方妇科检查时注意内、外生殖器的发育，有无畸形；附件区有无增厚、压痛、包块，盆腔有无包块。男方除做全身检查外，重点检查外生殖器发育情况及有无病变。

3. 心理社会评估　由于受传统思想的长期影响，生育被看作妇女基本的社会职能之一。不孕妇女常常受到社会的压力、家庭的歧视和不理解，导致不同程度的心理和生理障碍，会经历震惊、否认、愤怒、内疚、孤独、悲伤、解脱等情绪，甚至个别严重者丧失生活的勇气。与男性相比，女性更容易出现心理问题，严重者可导致自我形象紊乱和自尊紊乱。有时需要男女双方一起进行评估。

在进行心理社会评估时，往往需要夫妇在一起完成评估，有时可以根据情况对不孕夫妇进行单独评估。

(1)心理影响　妇女一旦被确诊为不孕症病人，立刻会出现一种“不孕危机”的情绪状态。曼宁(Menning)曾将不孕妇女的心理进行详细描述。

笔记栏

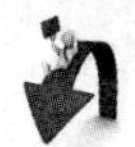

1)震惊:因为生育能力被认为是女性的自然职能,具有生育和养育能力是女性的成功标志之一,所以对不孕症诊断的第一反应是震惊。以前使用过避孕措施及对自己的生活具有控制感的女性均会表示出她们的惊讶。

2)否认:这是不孕症妇女经常出现的一种心理反应,特别是被确诊为不可治愈性的不孕症之后。如果否认持续时间过久,将会影响到妇女的心理健康。

3)愤怒:在得到可疑的临床诊断和实验结果时,愤怒可能直接向配偶发泄。尤其是在经历一系列的检查而并未得出异常的诊断结果后出现的一种心理反应,检查过程中的挫折感、失望感和困窘感会同时爆发。

4)内疚和孤独:这是缺少社会支持的妇女常常出现的一种心理反应。有时内疚感也能来源于以往的婚前性行为、婚外性行为、使用过避孕措施或进行过流产。为了不让自己陷入不孕的痛苦中,往往选择远离有孩子的朋友、亲戚,比男性更多地承受内疚和孤独。这种心理会导致夫妇缺乏沟通交流、降低性生活的乐趣,从而造成婚姻的压力和紧张。

5)悲伤:被确诊为不孕症病人后的一种明显反应。主要来源于生活中的丧失:丧失孩子、丧失生育能力等。

6)解脱:解脱并不是对不孕的接受,而是在检查和治疗的过程中反复忙碌以求结果。此阶段也会出现一些负性的心理状态,如挫败、愤怒、自我概念低下、紧张、焦虑、歇斯底里、恐惧、强迫行为、疲乏、抑郁、失望和绝望。

漫长而繁琐的诊断检查极大地影响了不孕妇女的生活和工作。许多诊断检查是介入性的,既引起不孕妇女的不适,又花费大量的时间和金钱,所以在此期间妇女往往出现抑郁,丧失自尊、自信、性快感和希望。

(2)生理影响　生理影响多来源于激素治疗和辅助生育技术治疗过程。即使不孕的原因在于男性,大多数的介入性治疗方案(如试管婴儿)仍由女性承担,女性要不断经历检查、用药、手术等痛苦的过程。

(3)社会和宗教的影响　社会和宗教把不孕的责任更多地归结于女性因素,即使医学已经确诊了不孕的因素在男方。更由于一些宗教原因,使人们认为婚姻的目的就在于传宗接代。

(4)经济影响　不孕妇女不断寻求检查和治疗,此过程对妇女在生理、情感和经济方面造成很大的压力和不良影响。

4. 辅助检查

(1)男方检查　精液常规检查为不孕夫妇首选的检查项目。参考指标为:精液量≥1.5 mL,精子密度≥20×10^6 mL,前向精子(a 级+b 级)≥32%,总活动率≥40%,正常精子形态≥4%,白细胞<1×10^6 mL。初诊时男方一般要进行 2~3 次精液检查,以获得基线数据。如检查为无精症,可酌情进行睾丸活检。

(2)女方检查

1)卵巢功能检查:方法有基础体温测定、B 超动态监测卵泡发育及有无排卵、宫颈黏液结晶状态检查、阴道脱落细胞涂片检查、月经来潮前或行经 6 h 内子宫内膜组织活检、女性性激素检测,以了解有无排卵以及黄体功能状态。

2)输卵管功能试验:排卵、黄体功能良好者,应行输卵管通畅试验。常用的方法有输卵管通液术、子宫输卵管造影术、B 超下输卵管过氧化氢溶液通液术、腹腔镜直视

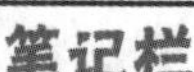
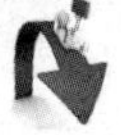

下行输卵管通液(亚甲蓝液)等。输卵管通液术简便易行,但准确性不高。子宫输卵管造影术可进一步明确输卵管阻塞部位及严重程度。新型的光纤显微输卵管镜能直视整条输卵管是否有解剖结构改变,黏膜是否有粘连和损坏,并可进行活检和分离粘连,可显著改善输卵管不孕的诊治效果。

3)宫腔镜检查:可较清楚地了解宫腔情况,如内膜情况、宫腔粘连、黏膜下肌瘤、内膜息肉及子宫各种畸形等。

4)腹腔镜检查:可直接观察子宫、卵巢、输卵管有无病变或粘连,并可结合输卵管通液术,在直视下确定输卵管通畅与否,分离粘连,必要时在病变处取活组织检查。

5)性交后精子穿透力试验:当夫妇双方经上述检查未发现异常时进行此项检查。试验前 3 d 禁止性交,避免阴道用药或冲洗,并选择在预测的排卵期性交,受试者在性交后 2 ~8 h 后受检。先取阴道后穹窿液检查有无活动精子,若有,说明性交成功;然后用长细镊子或细导管伸入宫颈管内取宫颈黏液涂片检查,若每高倍镜视野有 20 个活动精子即为正常。若精子穿透力差或精子不活动,应高度怀疑有免疫问题。若病人宫颈管有炎症,宫颈黏液有白细胞,不宜进行此项检查。

6)宫颈黏液、精子相合试验:在预测的排卵期,在玻片上先放一滴新鲜液化的精液,再取宫颈黏液一滴放在精液旁边,两者相距 2 ~3 mm,轻摇玻片使两滴液体相互接近,然后置于光镜下,观察精子的穿透力。若精子穿过黏液并继续向前运动,则证明精子活力和宫颈黏液性状正常,宫颈黏液中无抗精子抗体存在。

7)免疫检查:须判断免疫性不孕的因素是男方的自身抗体因素还是女方的抗精子抗体因素,包括精子抗原、抗精子抗体、抗子宫内膜抗体的检查等。

8)基础激素水平测定:排卵异常和高育龄(>35 岁)妇女可进行测定。在月经周期第 2 ~4 天的监测 FSH、LH、E_2,主要反映卵巢的储备功能和基础状态。TSH 反映甲状腺功能,PRL 反映是否存在高催乳素血症,T 反映是否存在高雄激素血症等内分泌紊乱导致的排卵障碍。

【护理诊断/问题】

1. 知识缺乏　缺乏解剖知识和性生殖知识,缺乏性技巧。
2. 自尊紊乱　与不孕症治疗过程中检查繁杂、治疗效果不佳有关。
3. 社交孤立　与自卑、不愿与他人沟通有关。

【护理目标】

1. 妇女具有一定的解剖知识、性生殖知识及性技巧。
2. 妇女具有正确评价自我的能力。
3. 妇女可以正常与人交往。

【护理措施】

1. 对症护理

(1)教会妇女提高妊娠技巧　帮助不孕症夫妇多进行交流和沟通,减少因沟通不畅引起的误解;保持健康状态,注重营养、增强体质、减轻压力、戒烟、戒毒、不酗酒;在性交前、中、后不要使用阴道润滑剂或进行阴道灌洗;不要在性交后立即如厕,应卧床并抬高臀部,持续 20 ~30 min,以利精子进入宫颈;学会预测排卵,排卵期可适当增加性交次数。

(2)解释诊断性检查可能引起的不适　子宫输卵管碘油造影可能引起腹部痉挛感,术后持续1~2 h,可在当天或第2天正常工作而不遗留后遗症;腹腔镜手术后1~2 h可能感到一侧或双侧肩部疼痛,遵医嘱给予可待因或可待因类药物止痛;子宫内膜活检后可能引起下腹不适如痉挛、阴道流血,注意保持外阴清洁,2周内禁止性生活和盆浴。

(3)用药护理　教会妇女在月经周期遵医嘱正确服药。告知药物的作用及副作用。提醒妇女及时报告药物的不良反应,如乏力、头晕、恶心、呕吐、体重增加、过敏性皮炎、复视、畏光、视力下降、多胎妊娠、自然流产等。指导妇女在发生妊娠后立即停药。

2. 协助选择人工辅助生殖技术　医护人员要帮助不孕夫妇了解各种辅助生殖技术的优缺点及其适应证。充分考虑影响不孕夫妇选择的因素:①社会、文化、宗教信仰因素;②治疗的困难程度,包括危险性、不适感等,可涉及生理、心理、地理、时间等方面;③妇女的年龄对妊娠成功率有较大影响;④经济问题:昂贵的治疗费用使不孕家庭面临经济困窘,从而影响辅助生育技术的选择。

3. 心理护理　理解不孕夫妇,耐心倾听其感受,取得其信任,给予心理支持和疏导,使其正确对待生活和生育问题。对盼子心切、精神高度紧张者,更应注意对不孕妇女的心理护理,以防引起排卵异常而影响受孕。当多种治疗措施的效果不佳时,帮助夫妇正确面对治疗结果,尊重其停止或继续治疗的选择。

4. 健康教育　养成良好的生活习惯,戒烟、限酒、避免吸毒;加强体育锻炼,增强体质,增进健康;远离噪声、高热及缺氧的环境,避免接触射线和有毒物质;注意营养搭配,防止出现营养不良或营养过剩;保持稳定的情绪,避免精神紧张;注意月经期保健,预防生殖道炎症;积极治疗疾病,尤其是结核病;学会推算易受孕日期,选择最佳的受孕时机。

【护理评价】

1. 不孕夫妇是否获得了正确的有关不孕的信息。
2. 不孕夫妇是否显示出具有良性应对不孕症的态度。
3. 妇女是否能表达出自己对不孕症的感受。

第二节　辅助生殖技术及护理

辅助生殖技术(assisted reproductive techniques,ART)也称医学助孕,以治疗不孕夫妇达到生育目的,是生育调节的主要组成部分,包括人工授精、体外受精-胚胎移植、卵细胞质内单精子注射及其他衍生技术等。同时,由ART带来的技术本身以及社会、伦理、道德、法律等诸多方面的问题也日益凸显,其应用的安全性值得深入探讨。

一、辅助生殖技术

【人工授精】

人工授精(artificial insemination,AI)是将精子通过非性交方式放入女性生殖道内

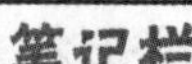
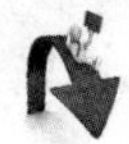

使其受孕的一种技术，包括使用丈夫精液人工授精（artificial insemination with husband，AIH）和用供精者精液受精（artificial insemination with donor，AID）。按国家法规，目前精子来源一律由卫生部认定的人类精子库提供和管理。

1. 人工授精的适应证

（1）AIH 适应证　男性因少精、弱精、液化异常、性功能障碍、生殖器官等引起的不育；女性宫颈因素；女性生殖道畸形及心理因素导致不能性交；免疫性不孕；原因不明的不孕。

（2）AID 的适应证　不可逆的无精子症、严重的少精症、弱精症和畸精症；输精管复通失败；射精障碍；男方和（或）家族有不宜生育的严重遗传性疾病；母儿血型不合不能得到存活新生儿。

2. 人工授精的禁忌证　目前尚无统一标准。一般包括患有严重全身性疾病或传染病、严重生殖器官发育不全或畸形、严重宫颈糜烂、输卵管梗阻、无排卵。

目前临床上较常用的人工授精方法为宫腔内人工授精：将精液洗涤处理后去除精浆，取 0.3 ~ 0.5 mL 精子悬浮液，在女方排卵期间通过导管经宫颈管注入宫腔内受精。人工授精可在自然周期和促排卵周期进行，促排卵周期应控制卵泡数目，如果多于 2 个卵母细胞排出，可能增加多胎妊娠发生率，应取消本周期受孕计划。

【体外受精与胚胎移植】

体外受精-胚胎移植（in vitro feitilization and embryo transfer，IVE-ET）技术是指从妇女卵巢内取出卵子，在体外与精子受精并培养一个阶段，再将发育到一定时期的胚胎移植到宫腔内，使其着床发育成胎儿的全过程，通常被称为“试管婴儿”。

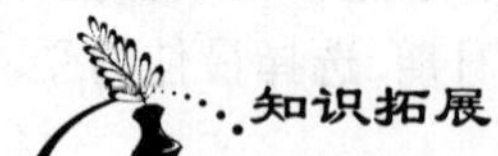

1978 年 7 月 25 日，英国学者 Steptoe 和 Edowrds 采用该技术诞生了世界第一例“试管婴儿”。1988 年我国大陆第一例“试管婴儿”在北京医科大学第三附属医院诞生，标志着中国大陆现代医学技术的一次重大突破。

1. 适应证　①输卵管性不孕症：输卵管堵塞性不孕症是最主要的适应证，如输卵管炎、盆腔炎导致的输卵管堵塞、积水等。②子宫内膜异位症：经长期治疗仍不能受孕者。③原因不明的不孕症。④排卵异常：多囊卵巢综合征经保守治疗长期不孕者。⑤输卵管绝育术后，输卵管吻合术失败者。⑥免疫因素不孕者、男性因素的不孕者。

2. 主要步骤　药物刺激卵巢、监测卵泡至发育成熟，阴道超声介导下取卵，将配子体外受精和胚胎体外培养，受精卵在体外培养 2 ~ 5 d，形成卵裂期或囊胚期胚胎，继而行胚胎移植和黄体支持。胚胎移植 2 周后测血或尿 HCG 水平确定妊娠，移植 4 ~ 5 周后经阴道超声检查确定宫内临床妊娠。

【卵细胞质内单精子注射】

1992 年 Palermo 等将精子直接注射到卵细胞质内，获得正常卵子受精和卵裂过程，诞生了人类首例单精子卵胞质内注射技术的“试管婴儿”。主要用于治疗少、弱、

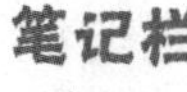

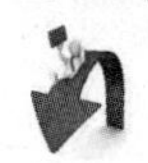

畸形精子症的男性不育病人以及 IVE-ET 周期受精失败者。主要步骤是:刺激排卵和卵泡监测同 IVF 过程,经阴道超声介导下取卵,去除卵丘颗粒细胞,在高倍倒置显微镜下行卵母细胞质内单精子显微注射受精,继而胚胎体外培养、胚胎移植及黄体支持治疗同 IVF 技术。

【胚胎植入前遗传学诊断】

1990 年,胚胎植入前遗传学诊断首先应用于 X 性连锁疾病的胚胎性别选择,被认为是一种早期的产前诊断技术。胚胎植入前遗传学诊断是指从体外受精的胚胎取部分细胞进行基因检测,排除致病基因的胚胎后才移植,既可防止遗传病发生,还避免了选择性流产和多次流产给母体带来精神和身体上的创伤问题及伦理道德观念的冲突。

二、常见并发症

1. 卵巢过度刺激综合征(ovarian hyperstimulation syndrome, OHSS)　是超促排卵引起的一种严重的医源性疾病。在接受促排卵药物的病人中,卵巢过度刺激综合征的发生率约占 20%,重症者占 1% ~4%。其原因与多个卵泡发育,血清雌二醇过高,导致血管通透性增加和血流动力学的病理生理改变有关。轻者仅表现为腹胀、卵巢增大;重者表现为腹部膨隆,大量腹水、胸腔积液,导致血液浓缩、重要脏器血栓形成、肝肾功能损害、电解质紊乱等严重并发症。治疗原则以增加胶体渗透压扩容为主,防止血栓形成,改善症状为辅。近年来逐渐得到重视的卵巢温和刺激和自然周期的方案,可以大大减少该并发症的发生。

2. 多胎妊娠　促排卵药物的应用及多个胚胎移植致使多胎妊娠发生率高达 25%。多胎妊娠容易出现妊娠高血压疾病、羊水过多、重度贫血、早破水、流产、早产等,从而增加围生儿的病死率。同时,多胎妊娠需要增加产科和新生儿科的重症监护,家庭的医疗开支增大,对孕产妇及其配偶,家庭的情感和精神压力过大,容易让人陷入沮丧。目前国内规范限制移植的胚胎数目(2 ~3 个),有些国家采用了单胚胎移植的概念和技术,减少双胎妊娠,杜绝 3 胎及以上妊娠。多胎妊娠发生后可在孕早期行选择性胚胎减灭术。

3. 其他　穿刺取卵时可能伤及盆腔器官,引起出血和损伤、感染、诱发子宫内膜异位症、下腹部疼痛及潜在的医学伦理学、法律及遗传学风险。

三、护理要点

1. 详细询问健康史　包括年龄,既往不孕症治疗时的并发症病史,超排卵治疗情况,OHSS 的发生、发展以及严重程度。

2. 协助进行辅助检查　包括血常规、凝血酶原时间、血电解质、肝功能、肾功能、阴道超声检查。如果有气促、胸痛或胸部体检异常,行胸部摄片;如果有呼吸困难症状,必须查血氧饱和度。

3. 严密观察　中重度卵巢过度刺激综合征住院病人每 4 h 测量 1 次生命体征,记录出入量,每天测量体重和腹围,每天监测血细胞比容、白细胞计数、血电解质、肾功能。防止继发于卵巢过度刺激综合征的严重并发症,如卵巢破裂或蒂扭转、肝功能损害、肾功能损害甚至衰竭、血栓形成、成人呼吸窘迫综合征等。加强多胎妊娠产前检查

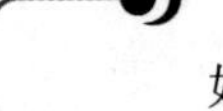

笔记栏

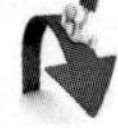

的监护，要求提前住院观察，足月后尽早终止妊娠。

4. 配合治疗

(1)预防 OHSS　注意超排卵药物应用的个体化原则，严密监测卵泡的发育，根据卵泡数量适时减少或终止使用尿促性腺激素及人绒毛膜促性腺激素，提前取卵。对有尿促性腺激素倾向者，按医嘱于采卵日给予静脉滴注白蛋白，必要时可以放弃该周期，取卵后行体外受精，但不行胚胎移植而是将早期胚胎进行冷冻保存，待自然周期再行胚胎移植。

(2)遵医嘱对中重度卵巢过度刺激综合征住院病人静脉滴注白蛋白、低分子右旋糖酐、前列腺素拮抗剂。

(3)对卵巢反应不足的病人可以遵医嘱使用尿促性腺激素，合用生长激素或生长激素释放激素，然后再使用诱发超排卵的治疗。

(4)多胎妊娠者进行选择性胚胎减灭术。

5. 心理护理　实施辅助生殖技术的夫妇往往历经漫长、繁杂的诊疗过程，对辅助生殖技术抱有很大的期望，渴望顺利妊娠。一旦妊娠失败，会给病人带来沉重地打击。即使妊娠成功，也因担心胎儿的健康及安危而过度焦虑。护士应做好安慰、解释工作、缓解焦虑，使病人积极配合治疗和护理。

本章小结

不孕症是指女性无避孕性生活至少 12 个月而未孕。病因包括女方因素、男方因素、男女双方因素或不明原因的女方因素，主要是输卵管病变和排卵障碍。男方因素主要是生精障碍和输精障碍。辅助检查包括男方精液常规，女方的卵巢功能、输卵管通畅试验、基础激素水平测定、宫腔镜及腹腔镜检查。积极治疗原发疾病是不孕症的重要治疗原则，必要时采用辅助生殖技术，如人工授精、体外受精、胚胎移植、卵细胞浆内单精子注射及其他衍生技术。

不孕症病人的护理措施主要包括提供诊治信息，增强治愈信心，指导正确用药，加强心理、社会支持等。护士应对不孕症夫妇进行全面评估，尤其是心理评估，协助病人配合治疗，同时积极预防并发症发生。

(张艳慧)

思考题

1. 什么是不孕症？不孕症的病因有哪些？

2. 试述辅助生殖技术的常见并发症及护理要点。

第二十章 计划生育妇女的护理

计划生育(family planning)是我国的一项基本国策,是指采用科学的方法实施生育调节,控制人口数量,提高人口素质,使人口增长与经济、资源、环境和社会发展计划相适应。具体内容包括:①晚婚,即按国家法定年龄推迟3年以上结婚。②晚育,即按国家法定年龄推迟3年以上生育。③节育,即国家提倡一对夫妇生育2个子女。④优生优育,避免先天性缺陷遗传,防止后天因素影响发育,提高人口质量。

实施计划生育以避孕为主,本章主要介绍避孕、避孕失败补救措施及绝育妇女的护理。

第一节 计划生育妇女的一般护理

计划生育措施主要包括避孕、避孕失败补救措施及绝育。计划生育手术的质量,直接关系到妇女的健康和家庭幸福,护士需不断提高技术水平,以强烈的责任心、科学的态度,积极配合医生保证受术者的安全。

【护理评估】

1. 健康史 详细询问将要采取计划生育措施妇女的现病史、既往史、婚育史、月经状况等,了解有无各类计划生育措施的禁忌证。对将要采用宫内节育器者,了解其有无月经过多或过频、有无带器脱落史;对将要采用药物避孕者,了解其有无严重心血管疾病、内分泌疾病、肿瘤及血栓性疾病等;对将要行输卵管绝育术者,了解其有无神经、精神疾病史及盆腔炎后遗症等。

2. 身体状况 全面评估将要采取计划生育措施妇女的身体状况,如有无体温升高及急、慢性疾病体征。通过妇科检查,观察外阴、阴道有无赘生物及皮肤、黏膜的完整性;观察宫颈有无炎症、裂伤;白带的性状、量和气味有无异常;子宫位置、大小、活动度,有无压痛及脱垂;双附件有无肿块、压痛等。

3. 心理社会状况 由于对计划生育措施知识缺乏了解,妇女在实施计划生育措施前会存在一定的思想顾虑。因此,要全面评估拟实施计划生育措施的妇女的心理状况。

4. 辅助检查 ①血、尿常规和出凝血时间。②阴道分泌物常规检查,心电图、肝功能、肾功能及腹部B超检查。

笔记栏

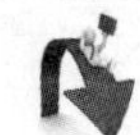

【护理诊断/问题】

1. 知识缺乏　缺乏计划生育的医学知识。

2. 有感染的危险　与腹部手术切口及宫腔创面有关。

【护理目标】

1. 采取计划生育措施的妇女获得相关知识,焦虑减轻,积极配合。

2. 采取计划生育措施的妇女未发生感染。

【护理措施】

1. 计划生育措施的选择　育龄夫妇有对避孕节育措施的知情选择权,医护人员首先为育龄夫妇介绍常用避孕方法的种类、避孕原理、适应证、禁忌证、常见不良反应及防治。指导育龄夫妇学会避孕器具或药物的正确使用方法,耐心解释其提出的问题,并做好心理疏导工作。根据每对育龄夫妇的具体情况和需求,提供多种方法,并协助其选择最佳避孕或节育措施。

(1)新婚期　复方短效口服避孕药使用方便,避孕效果好,不影响性生活,为首选措施。男用阴茎套也是较理想的避孕方法。还可选用外用避孕栓、薄膜等。由于尚未生育,一般不采用宫内节育器。不宜使用安全期、体外排精及长效避孕药。

(2)哺乳期　阴茎套避孕是哺乳期的最佳避孕方式。也可选用单孕激素制剂长效避孕针或皮下埋植剂,使用方便,不影响乳汁质量。哺乳期也可选用宫内节育器避孕,放置时操作要轻柔,防止子宫受损。不宜使用雌、孕激素复合避孕药或避孕针及安全期避孕。

(3)生育后期　各种避孕方法(宫内节育器、皮下埋植剂、复方口服避孕药、避孕针、阴茎套等)均适用,可根据个人身体情况进行选择。已生育两个或以上的妇女,以采用绝育术为佳。

(4)绝经过渡期　原来使用宫内节育器无不良反应者可继续使用,绝经后半年取出。避孕套或外用避孕药亦适用。不宜选用复方避孕药及安全期避孕。

2. 减轻疼痛,预防感染　医护人员要积极采取有效措施减轻受术者的疼痛,术后提供舒适安静的休息环境。按医嘱给予镇静、止痛、抗生素等药物,缓解疼痛,预防感染。

3. 健康教育　①教会采用工具避孕和药物避孕的妇女正确的使用方法,告知其如何观察及应对不良反应。②人工流产手术、放置和取出宫内节育器可在门诊进行,术后稍加休息后回家休养。告知受术者如果出现阴道流血增多、持续时间长、腹部疼痛加重等情况需及时就诊。放置或取出宫内节育器者术后应禁止性生活2周,人工流产术后禁止性生活3周。③输卵管绝育术需住院进行,术后受术者应休息3~4周,禁止性生活1个月。经腹腔镜行绝育术者,术后静卧数小时后下床活动,并注意有无腹痛、腹腔内出血或脏器损伤等征象。④行钳刮术的受术者,应休息3~4周,保持外阴清洁,禁止性生活及盆浴1个月。若有腹痛、阴道流血增多,应及时就诊。无特殊情况者,术后1个月至门诊复查。⑤告知妇女计划生育措施应以避孕为主,不能以人工流产等避孕失败的补救措施作为常规避孕手段,增强妇女的自我保护意识。

【护理评价】

1. 夫妇双方是否在获得计划生育知识的基础上,与医护人员共同制订适宜的计划

笔记栏

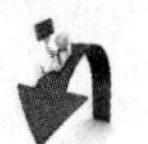

生育措施。

2. 受术者是否体温正常、手术切口愈合良好。

第二节　避孕方法及护理

避孕是计划生育的重要组成部分,是采用科学的方法,在不妨碍正常性生活和身心健康的前提下,使生育期妇女暂时不受孕。常用的方法有工具避孕、药物避孕及其他避孕方法。

一、工具避孕

工具避孕是利用器具阻止精子和卵子结合或改变宫腔内环境达到避孕的目的。

【阴茎套】

阴茎套(condom)也称避孕套,为男性避孕工具。性生活时套在阴茎上,使精液排在套内而不进入宫腔,可达到避孕的目的,又可防性病传播。

阴茎套是筒状优质薄型乳胶制品,筒径分别是29、31、33、35 mm四种规格,顶端呈小囊状,称储精囊。使用前应选好合适型号,用吹气法检查有无泄气,排出储精囊内空气后可立即使用。射精后阴茎尚未软缩时,连同阴茎套一并抽出。使用时选择合适的阴茎套型号,不宜过大或过小。每次性交时均应全程使用,并及时更换新套,不能反复使用。如发现阴茎套有破孔、滑脱,应立即采取以下措施:①女方站立使精液流出体外,阴道内涂避孕膏或在食指上缠以纱布蘸温肥皂水伸入阴道内将精液洗出。②立即服用探亲避孕药。正确使用避孕成功率高达93%~95%。

【阴道套】

阴道套(vaginal pouch)也称女用避孕套,既能避孕,又能防止性传播疾病。是一种由聚氨酯(或乳胶)制成的长15~17 cm的宽松、柔软袋状物。

【宫内节育器】

宫内节育器(intrauterine device,IUD)是一种安全、有效、简便、经济、可逆的,易为生育期妇女接受的避孕方法,为我国育龄妇女的主要避孕措施。我国占全球使用IUD避孕总人数的80%,是使用IUD最多的国家。

1. 种类　一般将宫内节育器分为惰性和活性两类。

(1)惰性宫内节育器(第一代IUD)　由惰性材料如金属、硅胶、塑料等制成。我国主要为不锈钢圆环及其改良制品,放环后出血及疼痛等反应较轻,但其脱落率及带器妊娠率较高,故目前较少使用。

(2)活性宫内节育器(第二代IUD)　其内含有活性物质如铜离子、激素、药物及磁性物质的节育器。这些物质能提高避孕效果,减少不良反应。分为含铜IUD和含药IUD两大类。

1)带铜宫内节育器:目前我国应用最广泛的IUD。①带铜T形宫内节育器(TCU-IUD)按宫腔形态设计,以塑料为支架,在纵杆或横臂上套以铜管,放置时间可达15年。它按铜圈暴露于宫腔的面积不同分为TCU200、TCU-220、TCu-380A等。其中

笔记栏

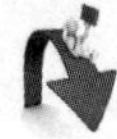

TCu-200 应用广泛。②带铜 V 形宫内节育器(VCu-IUD):简称V形环,是我国常用的宫内节育器之一,由不锈钢作支架,外套硅橡胶管。其带器妊娠率、脱落率较低,但出血较常见,故因症取出率较高。③母体乐(MLCu-375):1995 年引入我国生产,以聚乙烯为支架,呈伞状。

2)药物缓释宫内节育器:将药物储存于节育器内,通过每日微量释放提高避孕效果,降低副作用。目前我国主要使用的是含孕激素 T 形节育器,其以中等量释放(20 μg/d),有效期大约 5 年。其特点为脱落率、带器妊娠率低,不增加月经量。主要副反应为闭经、点滴状出血等(图 20-1)。除此之外,也有含其他活性物质的宫内节育器,包括含锌、磁、前列腺素合成酶抑制剂吲哚美辛及抗纤溶药物等的节育器。

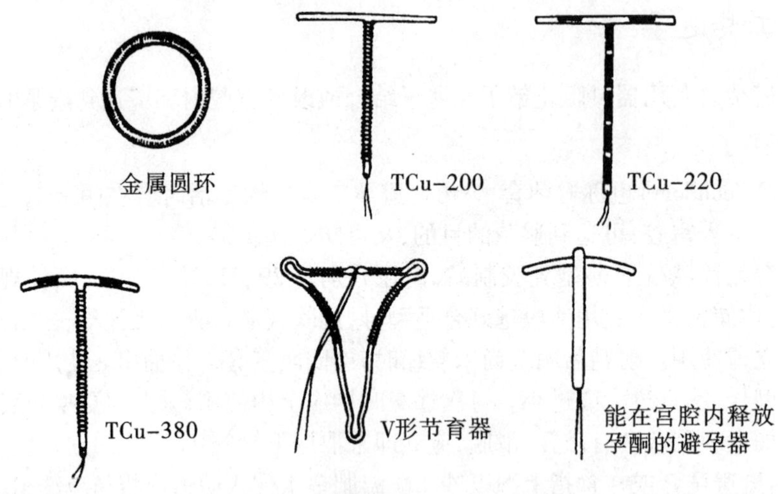

图 20-1　国内常用的宫内节育器

2. 避孕原理　宫内节育器的避孕机制复杂,尚未完全阐明。大量研究表明,IUD 的抗生育作用,主要是局部组织对异物的组织反应而影响受精卵着床,IUD 不同材料引起的组织反应也不尽相同。

(1)对精子和胚胎的毒性作用　IUD 抗生育作用主要是由于压迫局部产生炎症反应,分泌的炎症细胞对胚胎有毒性作用。产生的大量巨噬细胞覆盖于宫腔内膜,影响受精卵着床,并能吞噬精子及影响胚胎发育。含铜 IUD 释放的铜离子还有使精子头尾分离的毒性作用,使精子不能获能。

(2)干扰受精卵着床　长期异物刺激导致子宫内膜损伤及慢性炎症反应,产生前列腺素,改变输卵管的蠕动,使受精卵运行速度与子宫内膜发育不同步,受精卵着床受阻。IUD 压迫子宫内膜,致使内膜受压缺血,同时在吞噬细胞的作用下,激活纤溶酶原,纤溶酶活性增强,致使囊胚溶解吸收。含铜 IUD 释放的铜离子进入细胞,影响锌酶系统,如碱性磷酸酶和碳酸酐酶,阻碍受精卵着床及胚胎发育,并影响糖原代谢、雌激素摄入及 DNA 合成,使子宫内膜细胞代谢受到干扰,最终使受精卵着床及囊胚发育受到影响。

(3)含孕激素 IUD 的避孕作用　抑制子宫内膜增生,使腺体萎缩,间质蜕膜化,间质炎症细胞浸润,不利于受精卵着床。同时改变宫颈黏液性状,使黏液稠厚,不利于精

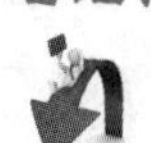

子通过。

3. 宫内节育器放置术

(1)适应证　①凡生育期妇女无禁忌证,自愿要求放置 IUD 者均可放置。②无相对禁忌证,要求紧急避孕或继续以 IUD 避孕者。

(2)禁忌证　①妊娠或可疑妊娠者。②月经过频、经量过多或不规则阴道流血。③人工流产、分娩或剖宫产后有妊娠物残留或感染可能者。④生殖器官急、慢性炎症。⑤宫颈内口过松、重度陈旧性宫颈裂伤或Ⅲ°子宫脱垂者。⑥生殖器官肿瘤。⑦严重的全身性疾病。⑧子宫畸形如中隔子宫、双子宫等。⑨宫腔<5.5 cm,或>9.0 cm。⑩有铜过敏史者,禁止放置含铜 IUD。

(3)物品准备　阴道窥器、消毒钳、宫颈钳、子宫探针、放环器、剪刀、洞巾、弯盘、无菌手套、棉球、节育器、0.5%聚维酮碘液等。

(4)放置方法　受术者排尿后取膀胱截石位,双合诊检查子宫大小、位置及附件情况。外阴阴道部常规消毒铺巾,阴道窥器暴露宫颈,消毒宫颈及宫颈管,以宫颈钳钳夹宫颈前唇,用子宫探针按子宫位置探测宫腔深度。宫颈管较紧者,用宫颈扩张器依顺序扩至6号。用放环器将节育器推送入宫腔底部,带有尾丝的 IUD 在距宫颈外口 2 cm 处将尾丝剪短。观察无出血即可取出宫颈钳和阴道窥器。

4. 护理要点

(1)节育器选择　T 形带铜节育器按其横臂宽度(mm)分为 26、28、30 号 3 种。宫腔深度>7 cm 以上者用 28 号或 30 号,≤7 cm 者选 26 号。

(2)放置时间　①月经干净 3～7 d 无性交。②人工流产手术后,且宫腔深度<10 cm。③正常分娩后 42 d 且生殖系统恢复正常者。④剖宫产后满 6 个月。⑤哺乳期放置应先排除早孕。⑥自然流产于转经后放置,药物流产 2 次正常月经后。⑦含孕激素 IUD 在月经第 3 d 放置。⑧性交后 5 d 内放置,是紧急避孕的方法之一。

(3)普及避孕知识　术前向受术者介绍避孕原理,放置宫内节育器手术的简要过程及注意事项,消除其紧张情绪。

(4)术后健康指导　①术后休息 3 d,1 周内忌重体力劳动,2 周内忌性交及盆浴。②保持外阴部清洁。③定期随访,3 个月内每次月经期或排便时注意有无节育器脱落。④节育器放置 3、6、12 个月各复查 1 次,以后每年复查 1 次,直至取出。⑤术后可能有少量阴道出血及下腹不适,嘱病人若发热、下腹痛及阴道流血量多,应随时就诊。

5. 宫内节育器取出术

(1)适应证　①计划再生育者;②放置期限已满需更换者;③选择其他避孕措施或绝育者;④绝经过渡期停经 1 年以内;⑤因不良反应或出现并发症经治疗无效者;⑥带器妊娠。

(2)禁忌证　生殖器官急性、亚急性炎症或患有严重全身性疾病。

(3)取器方法　常规外阴、阴道、宫颈消毒后,有尾丝者,用血管钳夹住尾丝轻轻牵引取出。无尾丝者,需在手术室进行,按进宫腔操作程序操作,用取环钩或取环钳将 IUD 取出。取器困难者,可在 B 超、X 射线下监视下进行操作,必要时借助宫腔镜取出。

(4)取器时间　①月经干净后 3～7 d;②因子宫出血而需取器者,随时可取,取器同时需行诊断性刮宫,刮出物送病理检查,排除内膜病变;③带器早期妊娠者在行人工流产时取;④带器异位妊娠者,于术前诊断性刮宫时,或在术后出院前取。

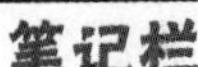
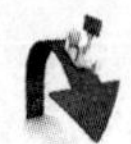

6. 宫内节育器的不良反应及护理

(1)阴道流血　多在放置 IUD 后 3 ~ 6 个月发生，主要表现为经量增多、经期延长或周期中不规则出血，一般不需处理。

(2)腰酸腹胀　少数病人放置 IUD 可出现白带增多或伴有下腹胀痛，主要与节育器和宫腔大小及形态不适应有关，轻者不需要处理，重者可休息或更换合适的 IUD。

7. 宫内节育器放置的并发症及护理

(1)感染　主要由放置节育器时无菌操作不严、IUD 尾丝过长及生殖道本身存在感染灶，病原微生物上行感染所致。有明确宫腔感染者，应在选用广谱抗生素治疗的同时取出节育器。

(2)节育器异位　常因术前没有查清子宫位置和大小、术中操作过于粗暴损伤宫壁引起，可移位于子宫肌壁间或盆腔内。哺乳期子宫壁薄且软，极易发生子宫穿孔，术者应慎重。当发生 IUD 异位时，应经腹或在腹腔镜下将 IUD 取出。

(3)节育器脱落　常见于放置时未将节育器送至宫底部，或节育器与宫腔大小形态不符、月经量过多、宫颈内口松弛、子宫过度敏感等。多发生在放置 IUD 后第 1 年，尤其是最初 3 个月。常发生在月经期，与经血一起排出，不易被察觉。

(4)带器妊娠　多见于 IUD 嵌顿、异位；或下移至宫腔下段，使避孕失败。一旦发生带器妊娠，可行人工流产术同时取出 IUD。带器异位妊娠者可在术前诊断性刮宫或术后出院前取器。

(5)节育器嵌顿或断裂　多由于放置时损伤宫壁或放置时间过长及绝经后取节育器者，致部分器体嵌入子宫肌壁或发生断裂。一经确诊，应及时取出。若取出困难，应在 B 超下、X 射线直视下或在宫腔镜下取出。

(6)其他　如子宫穿孔、出血、疼痛等。

二、药物避孕

【案例导入】

王女士，32 岁，G_3P_2，现有避孕要求，来院就诊。

查体无异常，妇科检查无异常。因惧怕放置宫内节育器，要求使用其他避孕方法。

问题：

1. 请给出该妇女最佳避孕方法。
2. 请给出避孕方法的注意事项。

药物避孕也称激素避孕(hormonal contraception)，是指女性使用甾体激素达到避孕的目的，是一种高效避孕方法。国内常用的避孕药多为人工合成的甾体激素避孕药，由雌激素和孕激素配伍组成。

【甾体激素避孕原理】

1. 抑制排卵　避孕药中雌、孕激素负反馈抑制下丘脑释放 GnRH，抑制垂体对 FSH 和 LH 的合成分泌，同时影响垂体对 GnRH 的反应，不出现排卵前 LH 峰，使排卵受到抑制。

2. 改变宫颈黏液性状　宫颈黏液受药物中孕激素的影响，分泌量减少，黏稠度增

笔记栏

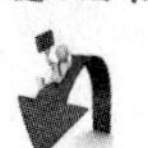

加，拉丝度降低，不利于精子穿透。

3. 改变子宫内膜形态与功能　避孕药抑制子宫内膜增殖变化，使子宫内膜与胚胎发育不同步，不适合受精卵着床。

4. 改变输卵管的功能　在雌、孕激素作用下，输卵管上皮纤毛功能、肌肉节段运动和输卵管液体分泌均受影响，改变受精卵在输卵管内正常运送，干扰受精卵着床。

【适应证】

生育年龄健康妇女。

【禁忌证】

1. 重要器官病变，如急、慢性肝炎或肾炎，严重的心血管疾病者。
2. 血液病或血栓性疾病。
3. 内分泌疾病，如糖尿病、甲状腺功能亢进者。
4. 恶性肿瘤、癌前病变、子宫病变或乳房肿块者。
5. 精神病生活不能自理者。
6. 哺乳期、产后未满半年或月经未来潮者。
7. 月经稀少或年龄大于45岁者。
8. 年龄大于35岁的吸烟妇女，不宜长期服用避孕药，以免引起卵巢功能早衰。

【药物不良反应及护理】

1. 类早孕反应　避孕药中含有雌激素，可刺激胃黏膜，服药初期可出现恶心、呕吐、头晕、乏力、纳差等类早孕反应。一般不需处理，数日后可自行减轻或消失。重者可服维生素B_6 20 mg、维生素C 100 mg或甲氧氯普胺10 mg，每日3次，连服7 d，可缓解症状。

2. 不规则阴道流血　服药后可改变月经周期，使经期缩短、经量减少。漏服、服用减量制剂等可发生不规则少量阴道流血，称突破性出血。轻者点滴出血，不用处理，随着服药时间延长而逐渐减少直至停止。流血量偏多者，每晚加服炔雌醇1片(0.005 mg)，与避孕药同时服至22 d停药。若流血似月经量或流血时间接近月经期，则停止服药，作为一次月经来潮，在出血第5日再开始下一周期的药物，或更换避孕药。

3. 闭经　1%～2%妇女发生闭经，常发生于月经不规则妇女。对原有月经不规则妇女，使用避孕药应谨慎。停药后月经不来潮者，需排除妊娠，停药7 d后可继续服药。连续发生3个月停经者，应停止服用避孕药。

4. 色素沉着　少数妇女颜面皮肤出现蝶形淡褐色色素沉着，犹如妊娠期色素沉着。停药后多数可自行消退或减轻。

5. 体重增加　少数妇女较长时间服用避孕药会出现体重增加，主要原因是避孕药中炔诺酮兼有弱雄激素活性，能使体内合成代谢增加，加之雌激素可引起水钠潴留，使体重增加。新一代口服避孕药屈螺酮炔雌醇有抗盐皮质激素的作用，可减少水钠潴留。

6. 其他　个别妇女服药后出现皮疹、皮肤瘙痒、头痛、复视、乳房胀痛等，可对症处理，必要时停药做进一步处理。

【避孕药种类及用法】

常用的避孕药种类有短效避孕药、长效避孕药、长效避孕针、速效避孕药、缓释避孕药和外用避孕药(表20-1)。

笔记栏

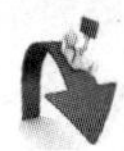

表 20-1 国内女性常用甾体类避孕药

类别		名称	雌激素含量/mg	孕激素含量/mg	剂型	给药途径
口服避孕药	短效片	复方炔诺酮片（避孕片1号）	炔雌醇0.035	炔诺酮0.6	薄膜片	口服
		复方甲地孕酮片（避孕片2号）	炔雌醇0.035	甲地孕酮1.0	片	口服
		复方左炔诺孕酮片	炔雌醇0.03	左炔诺孕酮0.15	片	口服
		复方去氧乙烯片（妈富隆）	炔雌醇0.03	去氧孕烯0.15	片	口服
		复方孕二烯酮片	炔雌醇0.03	孕二烯酮0.075	片	口服
		屈螺酮炔雌醇片	炔雌醇0.03	屈螺酮3.0	片	口服
		左炔诺孕酮三相片				口服
		第一相(1～6片)	炔雌醇0.03	左炔诺孕酮0.05	片	口服
		第二相(7～11片)	炔雌醇0.04	左炔诺孕酮0.075	片	口服
		第三相(12～21片)	炔雌醇0.03	左炔诺孕酮0.125	片	口服
	长效片	复方炔雌醚片	炔雌醚3.0	氯地孕酮12.0	片	口服
		复方炔诺孕酮二号片（复甲2号）	炔雌醚2.0	炔诺孕酮10.0	片	口服
		三合一炔雌醚片	炔雌醚2.0	氯地孕酮6.0 炔诺孕酮6.0	片	口服
	探亲避孕药	炔诺酮探亲片		炔诺酮5.0	片	口服
		甲地孕酮探亲避孕片1号		甲地孕酮2.0	片	口服
		炔诺孕酮探亲避孕片		炔诺孕酮3.0	片	口服
		双炔失碳酯（53号抗孕片）		双炔失碳酯7.5	片	口服
长效避孕针	复方避孕针	复方己酸孕酮注射液	戊酸雌二醇2.0	己酸羟孕酮250.0	针（油剂）	肌注
		复方甲地孕酮避孕针	17β-雌二醇5.0	甲地孕酮25.0	针（混悬剂）	肌注
		复方甲羟孕酮注射针	环戊丙酸雌二醇5.0	醋酸甲羟孕酮25.0	针	肌注
	单方避孕针	庚炔诺酮注射液		庚炔诺酮200	针	肌注
		醋酸甲羟孕酮避孕针（迪波普拉维）		甲羟孕酮150.0	针	肌注

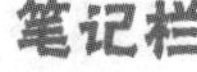

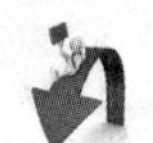

续表 20-1

类别		名称	雌激素含量/mg	孕激素含量/mg	剂型	给药途径
缓释避孕药	皮下埋植剂	左炔诺孕酮硅胶囊I型		左炔诺孕酮 36×6		皮下埋置
		左炔诺孕酮硅胶囊II型		左炔诺孕酮 75×2		皮下埋置
	阴道避孕环	甲硅环		甲地孕酮 200 或 250		阴道放置
	微球或微囊避孕针	庚炔诺酮微球针		庚炔诺酮 65.0 或 100.0	针	皮下注射
		左旋炔诺孕酮微球针剂		左旋炔诺酮 50.0	针	皮下注射
		肟高诺酮微囊针剂		肟高诺酮 50.0	针	皮下注射
避孕贴剂		Ortho Evra	炔雌醇 0.75	17-去酰炔肟酯 6.0	贴片	皮肤外贴

1. 口服避孕药(oral contraception)　包括复方短效口服避孕药、复方长效口服避孕药。

(1)复方短效口服避孕药　是最早的避孕药物,大多由雌激素和孕激素配伍组成。目前常用的有炔诺酮、甲地孕酮、左炔诺孕酮、去氧乙烯、孕二烯酮、屈螺酮等孕激素与炔雌醇组成的各种复方制剂,除一般的复方片外,还有双相片和三相片。我国仅有单相片和三相片。

短效避孕药的主要作用是抑制排卵,只要按规定用药不漏服,避孕成功率达 99.5%。三相片配方合理,避孕效果可靠,控制月经周期良好,突破性出血和闭经发生率显著低于单相制剂,不良反应少。

用法:复方炔诺酮片、复方甲地孕酮片,从月经周期第 5 日起,每晚 1 片,连服 22 d 不间断。若漏服,须于次晨补服,以免发生突破性出血或避孕失败。停药后 2 ~3 d 可发生撤药性出血,相当于月经来潮,则于月经第 5 日开始服用下一周期药物。如停药 7 d 尚无月经来潮,仍可于第 5 日晚开始服用第 2 周期药。若第 2 月仍无月经来潮,则应停药,考虑更换避孕药种类或就医诊治。复方去氧乙烯片、复方孕二烯酮片、屈螺酮炔雌醇片和炔雌醇环丙孕酮片等强效孕激素制剂于月经周期第 1 日开始服,每晚 1 片,连续 21 d,然后停药 7 d,开始服用下一周期药物。三相片模仿正常月经周期中内源性雌、孕激素水平变化,将 1 个周期不相同雌、孕激素剂量、服药日数分成 3 个阶段,按顺序服用,每日 1 片,连服 21 d。若停药 7 d 无撤药性出血,则从停药第 8 日开始服下一周期三相片。

2. 复方长效口服避孕药　主要由长效雌激素和人工合成的孕激素配伍组成。胃肠道吸收长效的炔雌醚后,储存在脂肪组织内缓慢释放起长效避孕作用,避孕有效率达 96% ~98%。因不良反应较多,现已少用,将被淘汰。

3. 长效避孕针　目前使用的有单孕激素和雌、孕激素复合制剂两种,有效率达

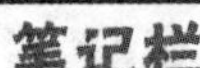

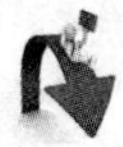

98%以上,尤其适用于对口服避孕药有明显胃肠道反应者。长效避孕针容易并发月经紊乱、点滴出血或闭经等副作用,但由于单孕激素制剂不含雌激素,对乳汁的质和量影响小,故较适用于哺乳期避孕。

用法:雌、孕激素符合制剂,首次于月经周期第5日和第12日各肌内注射1支,以后在每次月经周期的第10~12日肌内注射1支,于用药后12~16 d月经来潮。每月肌内注射1次,避孕1个月。复方制剂由于激素剂量大,副作用大,已很少使用。单纯孕激素制剂:醋酸甲羟孕酮避孕针,每隔3个月注射1针,避孕效果好;庚炔诺酮避孕针,每隔2个月肌内注射1次。

4.探亲避孕药　探亲避孕药除双炔失碳酯外,均为孕激素类制剂或雌、孕激素复合制剂。服用期间不受月经周期限制,适用于短期探亲夫妇。主要有抑制排卵,改变子宫内膜形态和功能,能使宫颈黏液变黏稠,不利于精子穿透和受精卵着床等作用。避孕有效率达98%以上。但由于目前激素避孕种类不断增加,探亲避孕药的剂量又大,现已很少使用。

5.缓释避孕药　又称缓释避孕系统,是将避孕药(主要是孕激素)与具备缓释功能的高分子化合物制成多种剂型,在体内持续恒定进行微量释放,起长效避孕作用。

(1)皮下埋植剂　国外研制的皮下埋植剂含左炔诺孕酮,商品名为Norplant。第一代产品Norplant Ⅰ型,含6根以硅胶为载体的棒,每根硅胶棒含左炔诺孕酮36 mg,总量216 mg。使用年限5~7年。第二代产品Norplant Ⅱ,每套含2根硅胶棒,每根含左炔诺酮75 mg,总量150 mg,有效期5年。我国1987年引入皮下埋植剂,国产皮下埋植剂称左炔诺孕酮硅胶棒Ⅰ型和Ⅱ型,Ⅰ型与国外Norplant Ⅰ型相同。Ⅱ型两根硅胶棒,每根含左炔诺孕酮75 mg,总量150 mg,使用年限3~5年。近年来,随着皮下埋植剂的发展,单根埋植剂依托孕烯植入剂已经在国内上市,内含依托孕烯68 mg,埋植一次避孕3年。由于其放置简单,不良反应更小,有效率达99%以上。不良作用是不规则阴道少量流血或点滴出血,少数闭经,随放置时间延长逐步改善,一般无须处理。

用法:于月经周期第7日,在局麻下用特制10号套管针将胶棒呈扇形埋入上臂内侧皮下,埋植后24 h即可发挥避孕作用。

(2)缓释阴道避孕环　其原理同皮下埋置剂,通过载体携带甾体激素避孕药,制成环状放入阴道,阴道黏膜上皮直接吸收药物,产生避孕作用。国内研制的硅胶阴道环内含甲地孕酮,称为甲地孕酮硅胶环,也称甲硅环,每日可释放甲地孕酮100 μg。其不良作用与单孕激素制剂基本相同。避孕效果好,妊娠率0.6/100。

用法:缓释阴道避孕环取、放方便,于月经干净后自行放入阴道后穹窿或套在宫颈上,有效期为1年,经期不需取出。

(3)微球和微囊避孕针　是一种新型缓释系统避孕针,采用具有生物降解作用的高分子聚合物与甾体激素避孕药混合或包裹制成微球或微囊。将其注入皮下,缓慢释放避孕药,高分子聚合物能够在体内降解、吸收,无须取出。

用法:皮下注射微球及微囊避孕针,一次注药,可避孕3个月。

笔记栏

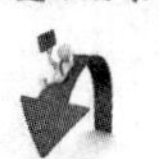

三、其他避孕方法

【紧急避孕】

紧急避孕(emergency contraception)或称房事后避孕,是指在无保护性生活或避孕失败后几小时或几日内,妇女为防止非意愿妊娠的发生而采取的补救避孕方法。其避孕机制是阻止或延迟排卵,干扰受精或阻止受精卵着床。

1.适应证　①避孕失败者,如阴茎套破裂、过早取出、滑脱,IUD脱落、移位,漏服避孕药等。②性生活未采取任何避孕措施者。③遭到性暴力者。

2.禁忌证　已确定为妊娠的妇女。

3.方法　有放置宫内节育器和服用紧急避孕药两种。

(1)宫内节育器(IUD)　在无保护性性交后5 d(120 h)内放置。常用带铜IUD,适合希望长期避孕且无放置IUD禁忌证的妇女,有效率达95%以上。

(2)紧急避孕药　①雌孕激素复方制剂,我国现有复方左炔诺孕酮片。服用方法:无保护性生活后72 h内服4片,12 h再服4片。②单孕激素制剂,如左炔诺孕酮片,首剂1片,12 h后再服1片。③米非司酮,是抗孕激素制剂。米非司酮单次服用10 mg或25 mg,在无保护性性交后120 h内服用避孕,有效率达85%以上,妊娠率2%。米非司酮不良反应少而轻。

4.注意事项　①为防止有可能延迟排出的卵子与精子相遇而受孕,服药后仍应坚持避孕。②紧急避孕只能一次性起保护作用,仅用于偶尔避孕失败者。③如紧急避孕失败,应终止妊娠。

【自然避孕法】

自然避孕法,是指通过避开易怀孕期性交,不用其他药具而达到避孕目的的方法,又称安全期避孕。精子进入女性生殖道后可存活2~3 d,成熟卵子自卵巢排出后能存活1~2 d,而受精能力最强的时间是排卵后24 h内。因此,排卵前后4~5 d内为易受孕期,其余时间不易受孕,被称为“安全期”。

使用安全期避孕法必须准确确定排卵的日期。月经规律者可通过月经周期推算排卵期。由于女性排卵可受情绪、健康状况、活动或外界环境因素等影响而提前或推后,也可发生额外排卵,因此,安全期避孕不是绝对可靠、安全的,失败率高达20%。

【外用杀精剂】

外用杀精剂是性交前置入女性阴道,具有灭活精子作用的一类化学避孕制剂。目前广泛使用的是非离子型表面活性剂,由壬苯醇醚与基质制成,具有快速高效杀精能力。临床常用的剂型有栓剂、片剂、胶冻剂、凝胶剂及薄膜等。使用方法:每次性交前均使用,栓剂、片剂、薄膜置入阴道后,需等待5~10 min,待其溶解后即可性交。若置入30 min尚未性交,需重新放置。绝经过渡期妇女阴道分泌物少,不易溶解,建议使用胶冻剂或凝胶剂,不宜选用其他杀精剂。若正确使用,有效率可达95%以上。

【其他避孕方法】

其他避孕方法有黄体生成激素释放激素类似物避孕、免疫避孕法的导向药物避孕和抗生育疫苗等,目前正在研发中。

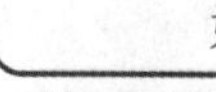

笔记栏

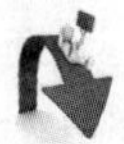

第三节　避孕失败补救措施及护理

避孕失败且不愿生育者、患有遗传性疾病或其他严重疾病不宜妊娠者、检查发现胚胎或胎儿异常者,均需要终止妊娠。目前常用的人工终止妊娠的方法有药物流产、人工流产、药物引产、水囊引产及剖宫取胎等。护士应协助育龄妇女及早发现并及时采取适宜的避孕失败补救措施。

【案例导入】

王女士,28 岁,G_3P_2。主诉:停经 45 d,恶心呕吐 4 d。自测尿妊娠试验(+)。因为是意外妊娠,于今晨至妇产科门诊,要求终止妊娠。体格检查:T 36.2 ℃,P 75 次/min,R 16 次/min,BP 110/70 mmHg。发育正常,营养中等,查体合作。全身皮肤、黏膜无黄染,浅表淋巴结无肿大,头颅无畸形,心肺听诊无异常,肝脾肋下未触及。妇科检查:外阴发育正常,已婚已产式;阴道松,容 2 指;宫颈正常大小,光滑;宫体如孕 45 d 大小;双侧附件未触及包块。

问题:

1. 该妇女可以采用哪些方式终止妊娠,依据是什么?

2. 请给出终止妊娠后的避孕建议。

一、药物流产

药物流产(medical abortion or medical termination)也称药物抗早孕,是用非手术措施终止早孕的一种避孕失败补救措施。它具有痛苦小、安全、简便、高效、副反应少或轻的特点。常用的药物为米非司酮(RU486)配伍米索前列醇。

RU486 是一种合成类固醇,与孕酮的化学结构相似,与孕酮受体的结合能力为孕酮的 3～5 倍,因而能和孕酮竞争受体取代孕酮与蜕膜的孕激素受体结合,从而阻断孕酮活性而使妊娠终止。米索前列醇是前列腺素类似物,可以兴奋子宫肌,有抑制子宫颈胶原的合成、扩张和软化子宫颈的作用。两者配伍应用终止早孕,完全流产率达 90% 以上。

【适应证】

①妊娠≤49 d,本人自愿,年龄在 40 岁以下的健康妇女。②血或尿 HCG 阳性,B 超确诊为宫内妊娠。③有人工流产术高危因素者,如剖宫产术后 6 个月内、哺乳期、宫颈发育不良或严重骨盆畸形。④多次人工流产史,对手术流产有恐惧和顾虑心理者。

【禁忌证】

1. 使用米非司酮的禁忌证　如肾上腺及其他内分泌疾病、与甾体激素有关的肿瘤、糖尿病、肝肾功能异常、妊娠期皮肤瘙痒史、血液病、血管栓塞等病史。

2. 使用前列腺素类药物的禁忌证　如二尖瓣狭窄、高血压、低血压、青光眼、哮喘、胃肠功能紊乱、癫痫、带器妊娠、异位妊娠、过敏体质、贫血、妊娠呕吐、长期服用抗结核、抗癫痫、抗抑郁、抗前列腺素药、巴比妥类药物、吸烟、嗜酒。

笔记栏

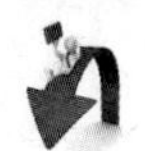

【用药方法】

①顿服法：于用药第 1 日服 200 mg，第 3 日晨起口服米索前列醇 0.6 mg；②分服法：米非司酮 150 mg，分次口服，服药第 1 日晨服 50 mg，8～12 h 再服 25 mg，第 2 日早晚各服 25 mg，第 3 日上午 7 时再服 25 mg。1 h 后服米索前列醇 0.6 mg。每次服药前后至少空腹 1 h。

【不良反应及并发症】

1. 消化道症状　轻度的腹痛、乏力、恶心、呕吐、头痛、腹泻。

2. 子宫收缩痛　排出妊娠产物所致，严重者可用药物止痛。

3. 出血　流产后阴道出血时间一般持续 10 d 至 2 周，有的可达 1～2 个月。孕囊排出后出血时间较长或有突然阴道大量出血，需急诊刮宫，必要时输血抢救。

4. 感染　如出现感染症状，应抗感染治疗。

二、手术流产

手术流产(surgical abortion)是采用手术方法终止妊娠，包括负压吸引术和钳刮术。

【适应证】

1. 妊娠 14 周以内避孕失败，自愿终止妊娠并无禁忌证者。

2. 因各种疾病不能继续妊娠者。

【禁忌证】

1. 生殖器官急性炎症，如急性盆腔炎、阴道炎、宫颈炎等。

2. 各种急性传染病或慢性传染病急性发作期。

3. 严重的全身性疾病或全身状况不良，不能耐受手术。

4. 术前 4 h 内有 2 次体温达到或超过 37.5 ℃以上者。

【术前准备】

1. 详细询问病史，进行全身检查及妇科检查；血或尿 HCG 测定，超声检查确诊；实验室检查包括阴道分泌物常规、血常规及凝血方面检测；术前测量体温、脉搏、血压；解除受术者思想顾虑。

2. 受术者排空膀胱。

【手术操作】

1. 负压吸引术　负压吸引术即吸宫术，是利用负压通过吸管将妊娠物吸出而终止妊娠的手术。适用于妊娠 6～10 周者。

(1)体位及消毒　手术者取膀胱截石位，常规消毒外阴、阴道，铺无菌洞巾。做双合诊检查，查清子宫大小、位置及附件情况。用阴道窥器扩张阴道，暴露宫颈，消毒阴道及宫颈。用棉签蘸 1% 的普鲁卡因置于颈管内 3～5 min。

(2)探宫腔及扩张宫颈　用宫颈钳钳夹宫颈前唇或后唇中部，用子宫探针顺子宫屈向探测宫腔深度，孕 6～8 周者，宫腔深 8～10 cm，孕 9～10 周者，宫腔深 10～12 cm。以执笔式手法持宫颈扩张器按子宫屈向扩张宫颈，顶端超过宫颈管内口，自 4 号起逐步扩张至大于所用吸管半号或 1 号。

(3)吸管负压吸引　连接好吸管试吸无误后，将吸管插入宫腔底部，遇到阻力略

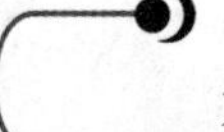
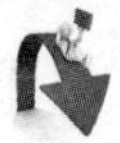

向后退。按孕周及宫腔大小顺时针方向吸宫腔 1～2 周,负压一般控制在 400～500 mmHg。当感觉宫壁粗糙、宫腔缩小、出现少量血性泡沫时,表示妊娠物已被吸净。可将橡皮管折叠,取出吸管。退出吸管后用小号刮匙轻轻刮宫腔一周,特别注意两侧宫角及宫底部。取下宫颈钳,用棉球拭净宫颈及阴道血迹,观察无异常后取出阴道窥器,结束手术。

(4)检查吸出物　将全部吸刮物清洗过滤,仔细检查有无绒毛、胚胎组织或水泡状物,肉眼观有异常者送检。

2. 钳刮术　钳刮术指宫颈充分扩张后,用卵圆钳夹取妊娠物,再行刮宫、吸宫的手术。适用于妊娠 10～14 周者。

(1)消毒宫颈　同人工流产。

(2)探测宫腔　孕 11～12 周者,宫腔深 11～13 cm;孕 13～14 周者,宫腔深 13～15 cm。

(3)扩张宫颈管　可用橡皮导尿管扩张宫颈管,将无菌 16 号或 18 号导尿管于术前 12 h 插入宫颈管内,于手术前取出;也可于术前口服、肌内注射或阴道放置扩张宫颈药物,如前列腺素制剂,能使宫颈扩张、软化;术中用宫颈扩器扩张宫颈管。

(4)夹取妊娠物　先夹破胎膜,使羊水流尽,酌情应用缩宫素。用有齿卵圆钳夹取胎盘与胎儿组织,必要时用刮匙轻刮宫腔一周,观察有无出血。若有出血,加用缩宫素。术后注意预防出血与感染。

【护理要点】

1. 术前详细询问病人停经时间、生育史及既往史,测量体温、脉搏和血压,根据双合诊检查、尿 HCG 检查和 B 超检查,进一步明确早期宫内妊娠诊断,并通过血常规、出凝血时间以及白带常规等检查评估受术者。协助医生严格核对手术适应证和禁忌证。

2. 术前告知受术者手术过程及术中可能出现的情况,解除其思想顾虑。

3. 术中陪伴受术者,指导其运用深呼吸减轻不适。

4. 术后嘱受术者在观察室卧床休息 1 h,注意观察其腹痛及阴道出血情况。

5. 遵医嘱给予药物治疗。

6. 嘱受术者保持外阴清洁,禁止性生活及盆浴 1 个月,预防感染发生。

7. 嘱受术者负压吸引术后休息 3 周,钳刮术后休息 4 周。若有腹痛及阴道出血增多,应及时就诊。

8. 指导夫妇双方采用安全有效的避孕措施,以免多次手术流产。

【并发症及防治】

1. 人工流产综合反应　受术者在术中或术后出现心动过缓、心律失常、血压下降、面色苍白、大汗、头晕、胸闷甚至抽搐、晕厥等迷走神经兴奋症状,也称人工流产综合征(artificial abortion syndrome),发生率为 12%～13%。大多数可在停止手术后逐渐恢复。发生原因主要与宫体及宫颈受机械性刺激导致迷走神经兴奋、冠状动脉痉挛、心脏传导功能障碍有关,同时与受术者精神紧张、不能耐受宫颈过度扩张、牵拉和过高负压也有一定关系。因此,术前应对受术者进行心理护理,术中动作轻柔,扩张宫颈缓慢进行,适当降低吸宫的压力,减少不必要的反复吸刮。一旦出现心率减慢,静脉注射阿

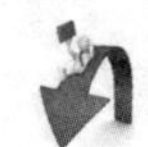

托品 0.5～1 mg，即可迅速缓解症状。

2. 子宫穿孔　是严重的并发症，发生率低。主要与术者操作技术不熟练及受术者子宫情况（如哺乳期妊娠子宫，剖宫产后疤痕子宫再次妊娠等）有关。手术时突然有无宫底感，或手术器械进入宫腔深度超过原来测得深度，提示子宫穿孔，应立即停止手术。穿孔小，无脏器损伤或内出血，手术已完成，用子宫收缩剂和抗生素，进行保守治疗。同时密切观察病人的生命体征、腹痛及有无内出血情况。子宫穿孔后，若病人情况稳定，确认胚胎组织尚未吸净，可在 B 超或腹腔镜监护下完成手术；尚未进行吸宫操作，可等待观察 1 周后再清除妊娠物。破口大、有内出血或怀疑脏器损伤者，可剖腹探查处理。

3. 吸宫不全　指手术流产后，宫腔内有部分妊娠物残留，多见于手术者操作技术不熟练或子宫位置异常导致吸刮不全，为人工流产术常见并发症。手术流产术后 10 d 流血量仍多，或流血停止后又有多量流血，均应考虑吸宫不全，血或尿 HCG 监测和 B 超检查有助于诊断。如无感染征象，应立即刮宫，刮出物送病理检查，术后给予抗生素预防感染。若伴有感染，应控制感染后再行刮宫术。

4. 漏吸或空吸　已确诊为宫内妊娠，手术时未吸出胚胎及胎盘绒毛而导致继续妊娠或胚胎停止发育，称为漏吸。漏吸常见于子宫畸形、子宫过度屈曲，与术者技术不熟练有关。应复查子宫位置、大小及形态，重新探查宫腔，再次行负压吸引术。若仍未见胚胎组织，诊断为空吸，必须将吸出组织送病理检查，排除宫外孕的可能。

5. 术中出血　妊娠月份较大时，因子宫较大，子宫收缩欠佳，出血量多，可在扩张宫颈后，宫颈注射缩宫素，并尽快钳取或吸取胎盘及胎体。吸管过细、胶管过软或负压不足时也可引起出血，应及时更换吸管和胶管，调整负压。

6. 术后感染　多因不全流产、用具消毒不严、手术者无菌观念不强或受术者不执行医嘱提前性交引起。可发生急性子宫内膜炎、盆腔炎甚至腹膜炎。主要表现为发热、下腹痛、白带混浊和不规则阴道流血。妇科检查时，子宫或附件区有压痛。手术流产术后应预防性应用抗生素。感染病人应卧床休息，给予支持疗法，及时抗感染治疗，如宫腔有残留物合并感染者，按感染性流产处理。

7. 羊水栓塞　偶可发生。因宫颈损伤、胎盘剥离使血窦开放，使羊水进入血液系统。但妊娠早、中期时羊水含细胞等有形物极少，即使并发羊水栓塞，其症状及严重性不如晚期妊娠发病凶猛。此时应进行给氧、解痉、抗过敏、抗休克等处理。

8. 远期并发症　包括宫颈粘连、宫腔粘连、慢性盆腔炎、月经不调、继发性不孕症等。

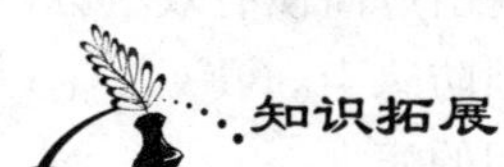

可视无痛性手术流产是指在 B 超的准确定位及静脉麻醉下进行的手术，目前已广泛应用于临床。手术过程包括：①术前准备，如 B 超检查、血液常规检查，白带常规检查，心电图、肝功能检查等。术前 1 周禁性生活，术前 6 h 禁食水，遵医嘱嘱病人服用宫颈软化药物。②术中配合医生在 B 超下进行吸宫手术。③术后护理，术后遵医嘱使用抗生素，预防感染；术后禁止性生活 1 个月，禁止坐浴和阴道冲洗。

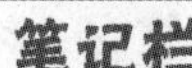
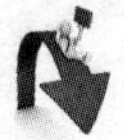

三、中期妊娠终止方法

孕妇患有严重疾病不宜继续妊娠或防止先天性畸形儿出生，需要终止中期妊娠，可以采取依沙吖啶（利凡诺）引产和水囊引产。

【依沙吖啶（利凡诺）引产】

利凡诺是乳酸依沙吖啶的衍生物，对多种革兰氏阳性及阴性细菌具有很强的杀灭作用，也能刺激子宫平滑肌兴奋、内源性前列腺素升高导致宫缩，胎儿因药物中毒死亡。包括羊膜腔内注入法和宫腔内羊膜腔外注入法。中期妊娠多采用利凡诺注入羊膜腔内引产。利凡诺引产简便，成功率高，但易发生胎盘、胎膜残留，故在胎盘及胎体排出后须清理宫腔。

1. 适应证　妊娠 13 周至不足 28 周，因严重疾病或胚胎异常不宜继续妊娠者。

2. 禁忌证

（1）严重全身性疾病。严重的心脏病，急、慢性肾疾病或肝、肾功能不全及血液病者。

（2）各种急性感染性疾病、慢性疾病急性发作期及生殖器官急性炎症。

（3）剖宫产术或肌瘤挖除术 2 年内，瘢痕子宫、宫颈有陈旧性裂伤者慎用。

3. 用药剂量　安全用药量 100 mg/次。其反应量为 120 mg，中毒量为 500 mg。

4. 物品准备　利凡诺引产包：双层包布 1 块，洞巾 1 块，10 号丝线 30 cm，小药杯 1 个，5 mL 及 10 mL 注射器各 1 具，9 号长穿刺针头 1 个，纱布 3 块，无菌手套 1 副。

5. 羊膜腔内注入法手术步骤

（1）孕妇体位　排空膀胱，取膀胱截石位。

（2）选择穿刺点　选宫底与耻骨联合中点、腹中线偏一侧 1 cm 处或在胎儿体侧、囊性感最明显处作为穿刺点。必要时可在 B 超下定位。

（3）消毒　以穿刺点为中心，常规消毒腹部皮肤，铺好无菌洞巾。

（4）羊膜腔穿刺　用腰椎穿刺针，经腹壁垂直刺入至羊膜腔。

（5）注入药液　换上吸有 50 ~ 100 mg 利凡诺的注射器，回抽有羊水后缓慢注入药物。注毕，拔出穿刺针，覆盖无菌纱布，压迫 2 ~ 3 min，胶布固定。

【水囊引产】

将水囊置于子宫壁与胎膜之间，水囊内注入适量无菌生理盐水，借膨胀的水囊增加宫腔内压力，刺激子宫引起宫缩，促使胎儿及附属物排出。水囊引产简便有效，引产时间短，无药物反应及副作用，并发症较少，但须注意无菌操作，预防感染。

1. 适应证　同利凡诺引产。尤其适用于心、肝、肾疾病稳定期的病人。

2. 禁忌证　①急性生殖器官炎症，如阴道、宫颈、盆腔炎症等。②子宫壁有瘢痕者。③妊娠期有反复流血史者。

3. 物品准备

（1）水囊制备　用 18 号橡皮导尿管 1 根，避孕套 2 个，套在一起变为双层，将导尿管插入双层避孕套内，其顶端留 2 cm。用手挤出套内气体，用棉线将囊口扎紧，然后用注射器经导尿管抽出囊内残余空气，再用粗线将导尿管外端折叠结扎，消毒备用。

（2）水囊引产包　阴道窥器 1 个，宫颈钳 1 把，无齿长镊子 1 把，弯盘 1 个，30 mL

笔记栏

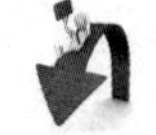

注射器1具,备好的水囊2个(1个备用),换药碗1个,10号丝线30 cm,纱布2块,长棉签2根,干棉球若干,无菌手套1副。

4. 手术步骤

(1)孕妇排尿后取膀胱截石位,外阴、阴道常规消毒、铺巾。

(2)用阴道窥器暴露宫颈,消毒宫颈及宫颈管。宫颈钳夹持宫颈前唇并稍向外牵拉。必要时可用宫颈扩张器逐号扩张宫颈至6~7号。

(3)将水囊顶端涂消毒润滑剂,用长无齿镊夹住水囊顶端,经宫颈管插入宫腔内的胎膜与宫壁之间,直至将整个水囊放入为止。

(4)用注射器向囊内缓慢注入无菌生理盐水。注入量按每妊娠月100 mL计算,最多不超过600 mL。注液完毕,折叠导尿管末端,扎紧以防漏水,再用消毒纱布包裹置于阴道后穹窿部。

(5)取下宫颈钳及阴道窥器,护送孕妇回病房休息。

【中期妊娠中止的并发症及防治】

1. 全身反应　应用依沙吖啶后,偶有24~48h内体温升高者,一般不超过38 ℃,胎儿排出后体温很快下降。

2. 阴道流血　大约80%的病人有出血,但不超过100 mL。应常规清宫。

3. 产道裂伤　少数手术者可有不同程度的软产道裂伤,一旦发现,及时缝合。

4. 胎盘、胎膜残留　发生率低。疑有胎盘、胎膜残留者,可行清宫术,防止出血及感染。目前多主张胎盘排出后即行清宫术。

5. 感染　发生率较低,一旦发现感染征象,立即处理。

【护理要点】

1. 术前护理　认真做好受术者身心状况评估,协助医生严格掌握适应证与禁忌证。告知受术者手术过程,以及手术中可能出现的情况,以便取得配合。指导受术者术前3 d禁止性生活,依沙吖啶引产者需行B超检查,确定胎盘位置及穿刺点。术前每日行阴道冲洗1次,并做好穿刺部位皮肤准备。

2. 术中护理　注意观察孕妇生命体征,识别有无呼吸困难、发绀等羊水栓塞症状。

3. 术后护理　嘱孕妇尽量卧床休息,防止突然破膜。注意测量受术者生命体征,观察并记录宫缩持续的时间和强度,胎心胎动消失的时间及阴道流血等情况。产后仔细检查胎盘胎膜是否完整,有无软产道裂伤,并常规行清宫术。术后观察宫缩、阴道流血及排尿情况,并指导产妇回奶。嘱产妇保持外阴清洁,预防感染。

4. 健康教育　①产后休息2周,加强营养。②保持外阴清洁,术后6周禁止性生活及盆浴,为产妇提供避孕指导。③手术1个月后复诊。如有发热、腹痛、出血多,随时就诊。

第四节　女性绝育方法及护理

女性绝育是指通过手术将输卵管结扎或使用药物使输卵管粘连堵塞,阻断精子与卵子相遇的方法,使妇女达到永不生育的目的。绝育方法有经腹、腹腔镜和经阴道穹

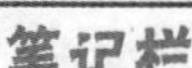

笔记栏

窿输卵管绝育术。目前常用方法为经腹输卵管结扎或腹腔镜下输卵管绝育,经阴道手术已基本不做。药物黏堵因输卵管吻合复通困难,输卵管再通率低,现也较少使用。

一、经腹输卵管结扎术

经腹输卵管结扎术是国内应用最广泛的绝育方法,具有切口小、组织损伤小、操作简单、安全、方便等优点。

【适应证】

1. 自愿接受绝育手术,且无禁忌证者。
2. 患有严重心脏病、肝病等全身性疾病不宜生育者。
3. 患有遗传性疾病不宜生育者。

【禁忌证】

1. 各种疾病的急性期。
2. 腹部皮肤有感染灶或患有急、慢性盆腔炎。
3. 全身状况不佳,如心力衰竭、产后出血等不能胜任手术。
4. 24 h 内有 2 次体温达到或超过 37.5 ℃。
5. 患严重的神经官能症。

【物品准备】

甲状腺拉钩 2 个,短无齿镊 1 把、中号无齿镊 2 把,弯蚊式钳 4 把,12 cm 弯钳 2 把,鼠齿钳 2 把,布巾钳 4 把,有齿卵圆钳 2 把,弯头无齿卵圆钳 1 把,输卵管钩(或指板)1 个,持针器 1 把,弯剪刀 1 把,刀片 2 个,刀柄 1 把,弯盘 1 个,酒杯 2 个,5 mL 注射器 1 个,1 号及 4 号线各 1 管,9×24 弯圆针 1 枚,6×4 弯圆针 1 枚,9×24 弯三角针 1 枚,双层方包布 1 块,双层特大布包 1 块,腹单 1 块,治疗巾 5 块,手术衣 2 件,细纱布 10 块,粗纱布 2 块,无菌手套 3 副。

【麻醉】

采用局部浸润麻醉或硬膜外麻醉。

【手术步骤】

1. 受术者排空膀胱,取臀高头低仰卧位,按常规消毒、铺巾。
2. 切口　取下腹正中耻骨联合上两横指(3 ~ 4 cm)处做长约 2 cm 的纵切口,产后则在宫底下方 2 cm 做纵切口,逐层切开进入腹腔。
3. 提取输卵管　手术者左手示指进入腹腔,沿宫底滑向一侧宫角处,在输卵管后方,右手持无齿卵圆钳或指板或输卵管钩进入腹腔,夹住输卵管轻轻上提至切口外。
4. 确认输卵管　提出输卵管后用鼠齿钳代替卵圆钳夹持输卵管系膜。再用 2 把短无齿镊交替夹提输卵管,直至露出伞端,确认输卵管无误。
5. 结扎输卵管　主要有抽心近端包埋法和压挫结扎切断法两种方法。

(1)抽心近端包埋法　是我国目前常用的方法。选择输卵管峡部背侧浆膜下注入 0.5% 利多卡因液或 0.9% 氯化钠 1 mL,使其浆膜膨胀,再将浆膜层纵行切开,用弯蚊钳游离出该段输卵管约 2 cm,再用两把弯蚊式钳夹住其两端,剪除其间的输卵管 1 cm 长,用 4 号丝线分别结扎两侧断端,1 号丝线连续缝合浆膜层,将近端包埋于输卵

笔记栏

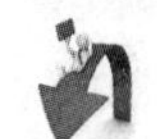

管系膜内,远端留于系膜外。检查无出血后,送回腹腔。同法结扎对侧输卵管。

(2)压挫结扎切断法　多用于剖宫产或妊娠足月分娩后,先用鼠齿钳将输卵管峡部轻轻提起,呈双折状,在距双折顶端1 cm处用血管钳压挫输卵管片刻后取下,然后用4号丝线穿过压痕间的输卵管系膜(避开血管),在压挫处结扎,并于结扎处上方切除部分输卵管。输卵管断端用0.2%聚维酮碘液消毒,检查无出血后,送回腹腔。同法结扎对侧输卵管。

6.检查有无出血　清点纱布、器械无误后,按层缝合腹壁关腹,结束手术后送受术者回病房休息。

【术后并发症及处理】

1.出血或血肿　多因过度牵拉,损伤输卵管或输卵管系膜所致。也可见于血管漏扎或结扎不紧引起出血。一旦发现应立即止血,血肿形成时切开止血后再缝合。

2.感染　包括局部感染和全身感染。多因体内原有感染尚未控制,消毒不严或手术操作无菌观念不强。要严格掌握手术指征,加强无菌观念,规范操作程序。

3.脏器损伤　多为操作不熟练、解剖关系辨认不清而致损伤膀胱或肠管。术中严格执行操作规程,一旦发现误伤要及时处理。

4.输卵管再通　绝育术后再孕的情况偶有发生。主要由绝育方法本身缺陷、手术操作技术的误差引起。多发生宫内妊娠,也应警惕输卵管妊娠的可能。

【护理要点】

1.手术时间　①非妊娠期妇女在月经干净后3~7 d。②人工流产或分娩后宜在48 h内。③哺乳期或闭经者应排除早孕。

2.术前准备　①做好受术者的思想工作,解除其思想顾虑。②术前详细询问病史,通过全身体格检查、妇科检查、血尿常规、出凝血时间、肝功能以及白带常规等检查,全面评估受术者。③按手术要求准备腹部皮肤。

3.术后护理　①除行硬膜外麻醉外,受术者不需禁食,局部浸润麻醉者术后需静卧数小时。②密切观察受术者体温、脉搏,有无腹痛、内出血或脏器损伤征象。③保持腹部切口敷料干燥、清洁,防止感染。④鼓励受术者尽早排尿。⑤嘱受术者术后休息3~4周,禁止性生活1个月。

二、经腹腔镜输卵管绝育术

经腹腔镜输卵管绝育术包括热损坏输卵管绝育术、内套圈结扎输卵管术、输卵管绝育术和输卵管硅胶圈绝育术。此方法具有简单、安全,创伤小、恢复快的特点,国内已逐渐推广选用。

【适应证】

同经腹输卵管绝育术。

【禁忌证】

患有腹腔粘连及心肺功能不全、膈疝者禁用。其他同经腹输卵管绝育术。

【物品准备】

腹腔镜,气腹针,CO_2气体,单级或双极电凝钳,电凝剪,钳夹器及套管针,弹簧夹

笔记栏

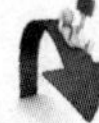

或硅胶环2个，有齿卵圆钳2把，组织镊2把，持针器1把，缝合针，圆针，角针，刀柄1把，刀片，线剪刀1把，棉球，棉签，纱布及0.5%聚维酮碘液等。

【手术步骤】

采用硬膜外、局部浸润麻醉或静脉全身麻醉。取头低仰卧位，常规消毒铺巾。于脐孔下缘做约1 cm的横弧形切口，把气腹针插进腹腔，充CO_2气体2～3 L，然后插入套管针放置腹腔镜。在腹腔镜直视下将弹簧夹或硅胶环钳夹置于输卵管峡部，以阻断输卵管通道。也可用双极电凝烧灼输卵管峡部1～2 cm。根据统计学分析，电凝术再通率1.9‰，硅胶环3.3‰，弹簧夹高达27.1‰。机械性绝育与电凝术相比，具有损毁组织少的优点，一旦受术者需要生育，输卵管再通术的成功率较高。

【护理要点】

1. 术前护理

(1)知情选择　将手术的适应证、禁忌证、手术时间、手术方法、并发症、术后康复过程及注意事项等交代清楚，以便取得受术者的知情同意。

(2)心理护理　主动与受术者交流，消除其对手术的恐惧。简单介绍手术的过程，使受术者接受手术，并主动配合。

(3)术前准备　做好器械、敷料准备，按一般妇科腹部手术备皮，做普鲁卡因、青霉素皮肤过敏试验等。

2. 术后护理　①密切观察受术者体温、脉搏变化，有无腹痛及内出血征象。②嘱受术者术后卧床数小时，及早下床活动。③做好健康教育，指导出院后的注意事项。术后2周禁止性生活。

本章小结

计划生育是我国的一项基本国策，是采用科学方法，有计划地生育子女，科学控制人口数量，提高人口素质。节育措施主要包括避孕、避孕失败的补救措施及绝育。根据每对夫妇的具体情况和需求，结合各种避孕方法的优缺点、适应证、禁忌证及注意事项，协助其选择最适宜的避孕方法。

避孕是采用科学的方法使妇女暂时不受孕。避孕方法有药物避孕、工具避孕、紧急避孕及自然避孕等方法。药物避孕法较常用，主要是采用人工合成的甾体激素阻止卵巢排卵、阻止精卵相遇及干扰受精卵着床，达到暂时不孕的目的。剂型包括短效口服避孕药、长效口服避孕药、长效避孕针、速效避孕药、缓释系统避孕药、外用避孕药等。其中以短效口服避孕药最常用。不良反应包括类早孕反应、月经改变、体重增加、色素沉着等。工具避孕主要是避孕套和宫内节育器。宫内节育器是我国育龄妇女广泛使用的避孕措施，其不良反应主要是阴道不规则流血和腰腹部酸胀感。

人工终止妊娠是避孕失败后的补救措施，终止早期妊娠可以使用药物流产和手术流产两种方法。药物流产是采用米非司酮和米索前列醇配伍，适合于妊娠49 d以内、确诊为宫内妊娠者、本人自愿要求使用药物终止妊娠的健康妇女。手术流产包括负压吸引术(适于妊娠10周内)和钳刮术(适于妊娠11～14周)两种，其并发症主要有人流综合征、子宫穿孔、吸宫不全、术中出血、术后感染和羊水栓塞等。中期妊娠终止方

笔记栏

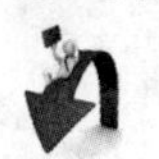

法常用依沙吖啶引产，适于妊娠13周至不足28周、不宜继续妊娠或检查发现胎儿畸形者。

女性绝育是指通过手术将输卵管结扎或使用药物使输卵管粘连堵塞，阻断精子与卵子相遇的方法，使妇女达到永不生育的目的。目前常用方法为经腹输卵管绝育术和经腹腔镜输卵管绝育术。

（张艳慧）

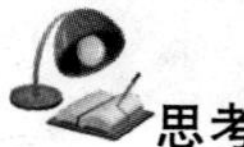

思考题

1. 什么是计划生育？如何帮助妇女选择合适的计划生育措施？
2. 试述短效口服避孕药的使用方法及副作用。
3. 试述放置宫内节育器的时间和不良反应。
4. 试述人工流产术的适应证和禁忌证。
5. 试述经腹输卵管绝育术的护理要点。

第二十一章 妇产科常用护理技术

第一节　会阴护理技术

一、会阴擦洗

会阴擦洗是利用消毒液对会阴部进行擦洗和消毒的技术。通过会阴擦洗可以保持会阴部清洁,促进舒适和伤口愈合,预防感染。

【适应证】

1. 妇科或产科手术后或长期留置尿管者。
2. 会阴部手术术后病人。
3. 产后会阴有伤口者。
4. 长期卧床病人。

【物品准备】

1. 中单橡胶布 1 块,一次性垫巾 1 块,一次性中单 1 块,一次性治疗巾 1 块,一次性手套 1 副。

2. 会阴擦洗盘 1 个,盘内放置消毒弯盘 2 个,无菌镊子或无菌卵圆钳 2 把,擦洗消毒液 500 mL:如 0.02% 聚维酮碘(碘伏)溶液、1∶5000 高锰酸钾液或 0.1% 苯扎溴铵溶液等,消毒干棉球,无菌干纱布 2 块,便盆 1 个。

【操作方法】

1. 核对病人的床号、姓名,评估病人会阴情况,并向其说明会阴擦洗的目的、方法,以取得病人的理解和配合。请房内多余人员暂时回避,以减轻其心理负担。

2. 嘱病人排空膀胱,脱下一条裤腿。协助病人取屈膝仰卧位,两腿略外展,暴露外阴,臀下垫中单橡胶布、治疗巾,再置便盆于臀下。

3. 戴一次性手套,将会阴擦洗盘放至床边,用一把镊子或消毒卵圆钳夹取干净的药液棉球,用另一把镊子或卵圆钳夹住棉球进行擦洗。一般擦洗 3 遍,擦洗的顺序为第 1 遍时自阴阜—大腿内侧—大小阴唇—会阴部—肛周,自上而下、自外向内,初步擦净会阴部的污垢、分泌物和血迹等;第 2 遍的顺序为自内向外,或以伤口为中心向外擦

笔记栏

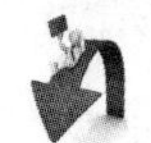

洗，顺序为大小阴唇—阴阜—大腿内侧—会阴部—肛周。每擦洗一个部位更换一个棉球，其目的为防止伤口、尿道口、阴道口被污染。

擦洗时均应注意最后擦洗肛周和肛门，并将擦洗后的棉球丢弃。第3遍顺序同第2遍。必要时，可根据病人的情况增加擦洗的次数，直至擦净，最后用干纱布擦干。

4. 擦洗结束后，撤去一次性垫单，协助病人整理衣裤及床单位。

【护理要点】

1. 擦洗时，注意观察会阴部及会阴伤口周围组织有无红肿、分泌物及其性质和伤口愈合情况，发现异常及时记录并向医生汇报。

2. 产后及会阴部手术的病人，每次排便后均应擦洗会阴，预防感染。

3. 对有留置导尿管者，应注意导尿管是否通畅，避免脱落或打结。

4. 注意最后擦洗有伤口感染的病人，以避免交叉感染。

5. 每次擦洗前后，护士均需洗净双手，然后再护理下一位病人，并注意无菌操作。

二、会阴湿热敷

会阴湿热敷是应用药物化学反应和热原理，将湿热敷料置于会阴部，以促进局部血液循环，改善组织营养，增强局部白细胞的吞噬功能和组织活力，有助于炎症局限、水肿消退、血肿吸收及组织生长修复。

【适应证】

1. 会阴水肿及会阴血肿的吸收期。

2. 会阴伤口硬结及早期感染病人。

【禁忌证】

1. 会阴血肿发生12 h内或外阴局部有活动出血者。

2. 意识不清、感觉丧失或迟钝者应慎用，以免发生烫伤。

【物品准备】

1. 中单橡胶布1块，棉垫1块，一次性垫巾1块。

2. 会阴擦洗盘1个，内有消毒弯盘2个，镊子或消毒止血钳2把，无菌纱布数块，医用凡士林，热源袋如热水袋、电热宝等，红外线灯。

3. 热敷药品：煮沸的50%硫酸镁、95%乙醇。

【操作方法】

1. 携用物至床旁，核查病人并解释会阴湿热敷的目的、方法及效果，以取得病人的理解和配合。

2. 嘱病人排空膀胱，取屈膝仰卧位，两腿稍外展，臀下垫中单橡胶布和一次性垫巾。

3. 首先行会阴擦洗，然后热敷部位涂一薄层凡士林，盖上纱布，再轻轻敷上浸有热敷溶液的温纱布，外面盖上棉布垫保温。

4. 一般每3 ~5 min更换热敷垫1次，也可用热源袋放在棉垫外或用红外线灯照射以延长更换时间，热敷时间15 ~30 min。

5. 热敷完毕，移去敷布，观察热敷部位皮肤，用纱布拭净皮肤上的凡士林，协助病

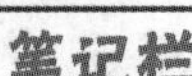

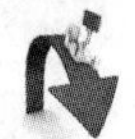

人整理衣裤，并整理好床单位。

【护理要点】

1. 湿热敷的温度一般为 41 ~ 45 ℃。

2. 湿热敷的面积应是病损范围的 2 倍。

3. 热敷前应行会阴擦洗，清洁患处。热敷时应定期检查热源袋的完好性，防止烫伤，对休克、虚脱、昏迷及术后感觉不灵敏的病人应特别注意。

三、坐浴

坐浴是将臀部及外阴浸泡在含有药物的溶液中，借助水温与药液的作用，促进局部组织的血液循环，增强抵抗力，减轻炎症及疼痛。坐浴是妇产科最常用的护理技术之一。

【适应证】

1. 外阴、阴道手术或经阴道行子宫切除术术前准备。

2. 治疗或辅助治疗外阴炎、阴道非特异性炎症或特异性炎症、子宫脱垂的病人。

3. 会阴切口愈合不良时。

【物品准备】

1. 消毒小毛巾 1 块。

2. 坐浴盆 1 个，30 cm 高的坐浴盆架 1 个。

3. 溶液的选择　①滴虫性阴道炎：临床上常用 0.5% 醋酸溶液、1% 乳酸溶液或 1∶5000 高锰酸钾溶液。②阴道假丝酵母菌病：一般用 2% ~4% 碳酸氢钠溶液。③萎缩性阴道炎：常用 0.5% ~1% 乳酸溶液。④外阴炎及其他非特异性阴道炎、外阴阴道手术前准备：可用 1∶5000 高锰酸钾溶液；1∶1000 苯扎溴铵（新洁尔灭）溶液，0.02% 聚维酮碘（碘伏）溶液，中成药液如洁尔阴、肤阴洁等溶液。

【操作方法】

1. 核对病人的床号、姓名，并向其说明坐浴的目的、方法及效果，以取得病人的理解和配合。

2. 根据病人的病情需要按比例配置好溶液 2 000 mL，将坐浴盆置于坐浴架上。

3. 嘱病人排空膀胱后全臀和外阴部浸泡于溶液中，一般持续约 20 min，适当加入热液以维持水温。结束后用无菌小毛巾蘸干外阴部。

根据水温不同坐浴分为 3 种：①热浴，水温在 41 ~ 43 ℃，适用于渗出性病变及急性炎性浸润，可先熏后坐，持续 20 min 左右。②温浴，水温在 35 ~ 37 ℃，适用于慢性盆腔炎、手术前准备。③冷浴，水温在 14 ~ 15 ℃，刺激肌肉神经，使其张力增加，改善血液循环。适用于膀胱阴道松弛、性无能及功能性无月经等，持续 2 ~ 5 min 即可。

【护理要点】

1. 坐浴溶液应严格按比例配置，浓度过高容易造成黏膜烧伤，浓度太低影响治疗效果。

2. 水温适中，不能过高，以免烫伤皮肤。

3. 坐浴前先将外阴及肛门周围擦洗干净。

笔记栏
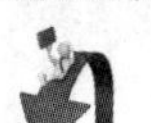

4. 坐浴时需将臀部及全部外阴浸入药液中。

5. 注意保暖，以防受凉。

6. 月经期、阴道流血者、妊娠后期及产后 7 d 内、盆腔器官急性炎症者禁止坐浴。

第二节　阴道护理技术

一、阴道灌洗/冲洗

阴道灌洗/冲洗是用消毒液对阴道部位进行清洗的技术，通过阴道灌洗/冲洗减少阴道分泌物，促进阴道血液循环，减轻局部组织充血，用以控制和治疗阴道炎、宫颈炎。

【适应证】

1. 各种阴道炎、宫颈炎的治疗。

2. 子宫切除术前或阴道手术前的常规阴道准备。

3. 腔内放疗前后常规清洁冲洗。

【禁忌证】

1. 月经期、妊娠期、产褥期。

2. 阴道流血、宫颈有活动性出血者。

【物品准备】

1. 中单橡胶布 1 块，一次性中单 1 块，一次性塑料垫巾 1 块，一次性手套 1 副。

2. 灌洗袋 1 个，橡皮管 1 根，灌洗头 1 个（橡皮管上有控制冲洗压力和流量的调节开关），输液架 1 个，弯盘 1 个，便盆 1 个，窥阴器 1 个，卵圆钳 1 把，消毒大棉球。

3. 灌洗溶液：常用的阴道灌洗溶液有 0.02 % 聚维酮碘（碘伏）溶液，0.1% 苯扎溴铵（新洁而灭）溶液，生理盐水，2% ~4% 碳酸氢钠溶液，1% 乳酸溶液，4% 硼酸溶液，0.5% 醋酸溶液，1∶5000 高锰酸钾溶液等。

【操作方法】

1. 核查病人并向其说明阴道灌洗的目的、方法，以取得病人的理解和配合，引导病人到处置室或检查室。

2. 嘱病人排空膀胱，取膀胱截石位，臀部垫中单橡胶布、一次性中单和一次性塑料垫巾，放好便盆。

3. 根据病人的病情配制灌洗液 500 ~ 1 000 mL，试水温（41 ~ 43 ℃）适宜后备用，将装有灌洗液的灌洗袋挂于床旁输液架上，其高度距床沿 60 ~ 70 cm，排去管内空气。

4. 操作者右手持冲洗头，先用灌洗液冲洗外阴部，然后用左手将小阴唇分开，将灌洗头沿阴道纵侧壁的方向缓缓插入阴道达阴道后穹窿部。边冲洗边将灌洗头围绕子宫颈轻轻地上下左右移动；或用阴道窥器暴露宫颈后再冲洗，冲洗时不停地转动窥阴器，使整个阴道穹窿及阴道侧壁冲洗干净后再将窥阴器按下，以使阴道内的残留液体完全流出。

5. 当灌洗液剩 100 ml 左右时，夹住皮管，拔出灌洗头和窥阴器，再冲洗一次外

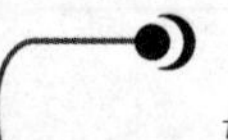

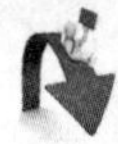

阴部。

6. 灌洗结束后,用干纱布擦干外阴,撤离便盆、一次性中单、一次性塑料垫巾,协助病人整理衣裤,下妇科检查床。

【护理要点】

1. 酌情选择灌洗溶液。滴虫性阴道炎的病人,应用酸性溶液灌洗;假丝酵母菌病病人,则用碱性溶液灌洗;而非特异性阴道炎者,用一般消毒液或生理盐水灌洗。术前病人阴道灌洗可选用聚维酮碘(碘伏)溶液、高锰酸钾溶液或苯扎溴铵溶液进行灌洗。

2. 灌洗液温度以 41 ~43 ℃为宜,温度不能过高或过低。温度过低,病人不舒适;温度过高,则可能烫伤病人的阴道黏膜。

3. 灌洗袋与床沿的距离不超过 70 cm,以免压力过大、水流过速,使液体或污物进入子宫腔或灌洗液与局部作用的时间不足。

4. 灌洗头插入不宜过深,灌洗的弯头应向上,避免刺激后穹窿引起不适,或损伤局部组织引起出血。用窥阴器冲洗时,应轻轻旋转窥阴器,使灌洗液能达到阴道各部。

5. 产后 10 d 或妇科手术 2 周后的病人,若出现阴道分泌物混浊、有臭味、阴道伤口愈合不良、黏膜感染坏死等,可行低位阴道灌洗,灌洗袋的高度一般不超过床沿 30 cm,以避免污物进入宫腔或损伤阴道残端伤口。

6. 在灌洗过程中,动作要轻柔,勿损伤阴道壁和宫颈组织。

7. 未婚妇女一般不做阴道冲洗,必要时可用导尿管进行阴道灌洗,不能使用阴道窥器。月经期、产后或人工流产术后子宫颈口未闭或有阴道出血的病人,不宜行阴道灌洗,以防引起上行性感染。宫颈癌病人有活动性出血者,为防止大出血禁止灌洗,可行外阴擦洗。

二、阴道或宫颈上药

阴道或宫颈上药是将治疗性药物通过阴道涂抹在阴道壁或宫颈黏膜上,以达到局部治疗的作用,是常见的妇产科护理技术。

【适应证】

各种阴道炎、宫颈炎、术后阴道残端炎的病人。

【物品准备】

1. 中单橡胶布 1 块,一次性垫巾 1 块,一次性手套 1 副。

2. 阴道灌洗用物 1 套,窥阴器,长镊子,消毒干棉球,消毒长棉棒,带尾线的大棉球或纱布。

3. 药品　①阴道后穹窿塞药:常用甲硝唑、制霉菌素等药片、丸剂或栓剂。②局部非腐蚀性药物上药:常用 1% 甲紫、大蒜液、新霉素或氯霉素等。③腐蚀性药物上药:有 20% ~50% 硝酸银溶液、20% 或 100% 铬酸溶液。④宫颈棉球上药:有止血药、消炎止血粉和抗生素等。⑤喷雾器上药:常用药物有土霉素、磺胺嘧啶、呋喃西林、己烯雌酚等。

【操作方法】

1. 核对病人姓名、床号、住院号　解释阴道或宫颈上药的目的、方法、效果,取得病

笔记栏

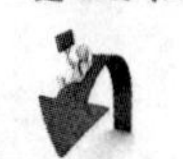

人配合。

2. 嘱病人排空膀胱　协助病人上妇科检查床,取膀胱截石位,臀部垫中单橡胶布1块和一次性垫巾1块。

3. 上药方法　上药前先行阴道灌洗或擦洗,用窥阴器暴露阴道、宫颈后,用消毒干棉球拭去子宫颈及阴道后穹窿、阴道壁黏液或炎性分泌物,以使药物能直接接触炎性组织而提高疗效。根据病情和药物的不同性状采用以下方法:

(1)阴道后穹窿塞药　常用于治疗滴虫性阴道炎、阴道假丝酵母菌病、萎缩性阴道炎及慢性宫颈炎等病人。可指导病人自行放置,于临睡前洗净双手或戴指套,一只手分开大小阴唇,另一只手示指将药片或栓剂向阴道后穹窿推进至示指完全伸入为止。为保证药物局部作用的时间,宜睡前用药,每晚1次,10次为一个疗程。

(2)局部用药　局部所用药物包括非腐蚀性药物和腐蚀性药物,常用于治疗宫颈炎和阴道炎的病人。

1)非腐蚀性药物:用于治疗阴道假丝酵母菌病的病人,常用1%甲紫或大蒜液,每天1次,7~10 d为一个疗程;用于治疗急性或亚急性子宫颈炎或阴道炎的病人,常用新霉素、氯霉素。可用棉球或长棉棒蘸药液涂擦阴道壁或子宫颈。

2)腐蚀性药物:用于治疗慢性宫颈炎颗粒增生型病人。①将长棉棒蘸少许20%~50%硝酸银溶液涂于宫颈的糜烂面,并插入宫颈管内约0.5 cm,稍后用生理盐水棉球擦去表面残余的药液,最后用干棉球吸干,每周1次,2~4次为一疗程。②用长棉棒蘸20%或100%铬酸溶液涂于宫颈糜烂面,如糜烂面乳头较大的可反复涂约数次,使局部呈黄褐色,再用长棉棒蘸药液插入宫颈管内约0.5 cm,并保留约1 min。每20~30 d上药1次,直至糜烂面乳头完全光滑为止。随着人们对宫颈糜烂的认识,此法已很少使用。

(3)宫颈棉球上药　适用于子宫颈亚急性或急性炎症伴有出血者。用长镊子夹持带有尾线的宫颈棉球浸蘸药液后塞压至子宫颈处,同时将窥阴器轻轻退出阴道,然后取出镊子,以防退出窥器时将棉球带出或移动位置。将线尾露于阴道口外,并用胶布固定于阴阜侧上方。嘱病人于放药12~24 h后牵引棉球尾线自行取出。

(4)喷雾器上药　适用于非特异性阴道炎及萎缩性阴道炎病人。各种阴道用药的粉剂如土霉素、呋喃西林、己烯雌酚等药均可用喷雾器喷射,使药物粉末均匀散布于炎性组织表面上。

4. 上药后　取出窥阴器,整理用物。

【护理要点】

1. 阴道栓剂最好于晚上或休息时上药,以避免起床后脱出,影响治疗效果。

2. 上非腐蚀性药物时,应转动窥阴器,使阴道四壁均能涂上药物。

3. 应用腐蚀性药物时,要注意保护好阴道壁及正常的组织。上药前应将纱布或干棉球垫于阴道后壁及阴道后穹窿,以免药液下流灼伤正常组织。药液涂好后用干棉球吸干,立即如数取出所垫纱布或棉球。

4. 给未婚妇女上药时不用窥器,可用长棉棒涂抹。

5. 棉棒上的棉花必须捻紧,涂药时应按同一方向转动,防止棉花落入阴道难以取出。

6. 月经期或子宫出血者不宜阴道给药。

笔记栏

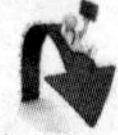

7. 用药期间应禁止性生活。

本章小结

妇产科常用护理技术包括会阴擦洗、会阴湿热敷、坐浴阴道灌洗/冲洗、阴道和宫颈上药等，是妇产科护士必须掌握的专科护理技术。本章介绍了各项技术的适应证，物品准备、操作方法和护理要点。学习时要理论联系实践，掌握妇产科常用护理技术操作方法和护理要点。

（谢伟英）

思考题

1. 王女士，35 岁，因“外阴瘙痒伴白带增多 1 周”到医院检查，诊断为“滴虫性阴道炎”。医嘱给予局部治疗，甲硝唑栓剂 200 mg，每晚 1 次，置阴道穹窿，连用 7 d，作为门诊护士，应如何指导病人用药？

2. 简述阴道灌洗的适应证、操作方法及护理要点。

3. 简述阴道或宫颈上药的操作方法及护理要点。

第二十二章 妇产科常用诊疗及手术病人的护理

第一节　产科常用手术及护理

一、会阴切开术

会阴切开术是最常用的产科手术,目的是避免分娩造成会阴严重裂伤,减轻分娩时的阻力。最常用的有会阴后-侧切开术及会阴正中切开术两种。

【适应证】

1. 需阴道助产,如初产妇需胎头吸引、产钳助产或臀位助产时。

2. 估计会阴裂伤不可避免,如初产妇会阴体较长或会阴部坚韧、胎儿较大。

3. 需缩短第二产程,如妊娠期高血压疾病、妊娠合并心脏病、肺疾病、胎儿宫内窘迫、第二产程延长。

4. 预防早产儿因会阴阻力大引起颅内出血。

【物品准备】

无菌会阴切开包 1 个(内有弯盘 1 个,止血钳 2 把,弯血管钳 2 把,长镊子 2 把,组织镊 1 把,侧切剪刀 1 把,20 mL 注射器 1 个,长穿刺针头 1 个,巾钳 4 把,持针器 1 把,2 号圆针 1 枚,角针 1 枚,治疗巾 4 块,纱布 10 块,1 号丝线 1 团, 0 号肠线 1 根或 2/0 可吸收缝合线 1 根),棉球若干,2% 利多卡因 1 支,0.5% 聚维酮碘溶液等。

【操作方法】

1. 麻醉方式　一般采用阴部神经阻滞麻醉及局部皮下浸润麻醉。

阴部神经阻滞麻醉:先用 9 号长针于左侧坐骨结节与会阴后联合间中点进针,在皮下注射一皮丘,然后进针至坐骨棘(以手指置阴道内扪及坐骨棘为引导),先抽无回血,然后坐骨棘及其上、下注射稀释好的利多卡因 5 mL,再退至皮下,向大阴唇下侧至会阴后联合做扇形浸润麻醉约 10 mL。

2. 会阴切开

(1)会阴正-侧切开　左手示、中两指伸入胎先露和阴道侧后壁之间,保护胎儿并指示切口位置。右手持剪刀自会阴后联合处向左下方与正中线成 45°~60°(会阴越

笔记栏

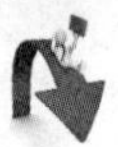

膨胀,角度越大),在宫缩会阴绷紧时剪开皮肤及阴道黏膜3～5 cm,二者长度应一致。然后用纱布压迫止血,有小动脉出血时应予结扎。

(2)会阴正中切开　会阴正中切开的切口小、出血少,缝合时对合容易,术后疼痛轻。但稍有不慎,可造成肛门括约肌裂伤而发生会阴Ⅲ度裂伤,故胎儿较大者不宜使用。

3. 会阴缝合　胎盘排出后,确诊阴道及其他部位无裂伤,阴道内填塞带尾纱布,暴露手术视野,利于缝合。用0号或1号铬制肠线自阴道黏膜切口顶端上方0.5～1 cm,间断或连续缝合阴道黏膜及黏膜下组织,至处女膜外缘打结,仍以0号或1号铬制肠线间断缝合肌层和皮下组织,1号丝线间断缝合皮肤或用2-0可吸收缝合线皮内缝合皮肤。注意解剖关系,要对合整齐,松紧适宜,不留死腔。

4. 检查　缝合完毕取出阴道纱布,常规肛门检查,了解有无肠线穿过直肠黏膜及有无阴道后壁血肿。

【护理要点】

1. 术前给产妇解释会阴侧切的目的及术中注意事项,取得产妇的理解及配合。并陪伴在产妇床边安慰和照顾,消除其紧张心理。

2. 密切观察产程进展,协助医生掌握会阴切开的时机。

3. 指导产妇正确运用腹压,帮助胎儿经阴道娩出。

4. 术后2 h内注意观察宫缩及阴道流血情况,切口有无渗血或血肿形成,无异常更换消毒会阴垫和衣裤,送回病房休息。

5. 嘱咐产妇以健侧卧位为佳,以免恶露浸渍切口,影响愈合。

6. 嘱咐产妇保持外阴部干燥、清洁,及时更换会阴垫。每天会阴冲洗2次,排便后及时擦洗。

7. 注意观察会阴切开有无渗血、红肿、硬结、脓性分泌并无脓性分泌物等。若有异常,立即报告医生处理。

8. 会阴切口肿胀伴有明显疼痛时给予50%硫酸镁溶液湿热敷或95%乙醇湿敷,配合切口局部护理(如红外线照射等)有利于切口愈合。

9. 会阴后-侧切口术后第5天拆线,正中切口术后3 d拆线,记录拆线情况。

二、胎头吸引术

胎头吸引术是将胎头吸引器置于胎头上,形成一定负压后吸住胎头,按胎头娩出机制,通过牵引协助胎头娩出的一种助产手术。常用的胎头吸引器有金属直形、牛角形空筒和金属扁圆形胎头吸引器。

【适应证】

1. 需缩短第二产程,常用于产妇有妊娠期高血压疾病、合并心脏病者。

2. 子宫收缩乏力,第二产程延长或胎头拨露达30 min,胎儿仍不能娩出者。

3. 曾有剖宫产史或子宫壁有瘢痕,不宜过分屏气加压者。

4. 持续性枕后横位,需协助牵引助产者。

【禁忌证】

1. 胎儿不能或不宜经阴道分娩者,如骨盆严重异常、绝对头盆不称、阴道畸形或尿

笔记栏

瘘修补术后。

2. 宫口未开全,或胎膜未破。

3. 胎头先露部位置高,未达阴道口者。

4. 确定为死胎、胎儿畸形者,应行穿颅术,避免损伤产妇软产道。

【物品准备】

胎头吸引器1个,100 mL注射器1具,止血钳2把,消毒导尿管1根,治疗巾2块,无菌纱布4块,供氧设备及新生儿吸氧面罩1套,婴儿吸痰器1台,一次性吸引管1根,新生儿抢救药品,棉球若干,0.5%聚维酮碘溶液,无菌手套1双等。

【操作配合】

1. 产妇取膀胱截石位,常规消毒外阴铺无菌巾,导尿排空膀胱。

2. 协助医生做阴道检查,确认宫口开全,胎头下降到阴道口,明确胎位。

3. 初产妇会阴体较长或会阴部坚韧者,应先行会阴后-侧切开术。

4. 放置胎头吸引器。左手示、中指撑开阴道后壁,右手持涂好润滑油的吸引器,沿阴道后壁进入;再以左手示、中指掌面往外拨开右侧阴道壁,使开口端侧缘滑入阴道内;然后手指向上撑起阴道前壁,使胎头吸引器从前壁进入;最终以右手示、中指撑起左侧阴道壁,整个胎头吸引器滑入阴道内,使边缘与胎头贴紧。以右手示指沿吸引器检查一周了解吸引器是否紧贴头皮,阴道壁及宫颈组织切勿夹于吸引器及胎头之间;检查无误后调整吸引器横柄,使之与胎头矢状缝方向一致,作为旋转胎头度数(方向)的标记。

5. 抽吸空气形成负压。用空注射器抽出吸引器内空气150~180 mL,使吸引器内负压达200 mmHg,用血管钳夹住橡皮连接管,等候2~3 min,使吸引器与胎头吸牢。

6. 牵引。根据胎位,向内推吸引器旋转胎头至枕前位,待宫缩屏气时,顺骨盆轴方向,按正常胎头娩出机制牵引,使胎头俯屈,当枕部达耻骨联合下缘时,将吸引器向上牵引,并保护好会阴。胎头娩出阴道口时,解除负压取下吸引器。

7. 术毕检查宫颈、阴道壁、会阴切口,给予缝合。

8. 观察胎儿有无产伤,检查胎儿头皮有无血肿、头皮损伤及颅内出血征象。

【护理要点】

1. 产妇护理

(1)产前给产妇介绍吸引器助产的目的、方法,取得产妇积极配合。

(2)行胎头吸引操作时应先检查吸引器有无漏气。抽吸负压应达到所需要求,一般以每分钟增加0.2 kg/m^2为宜,最大负压以0.6kg/m^2为度。如使用电动负压吸引器,则控制负压在200~300 mmHg。

(3)牵拉时间以10 min为宜,一般不应超过20 min。当双顶径越过骨盆出口时,指导产妇避免用力增加腹压。牵拉时用力要均匀,避免反复牵拉。滑脱2次者应改产钳术或剖宫产术。

(4)术后在产房留观2 h,严密观察生命体征、宫缩及阴道流血情况,仔细检查软产道,及时缝合裂伤,预防产后出血。

(5)术后保持外阴清洁,会阴擦洗2次/d,并观察切口愈合情况,常规使用抗生素。

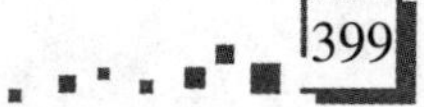

笔记栏

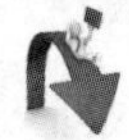

2. 新生儿

(1)密切观察新生儿头皮及产瘤大小、位置,有无头皮血肿及头皮损伤的发生,以便及时处理。

(2)注意观察新生儿面色、呼吸、心率、哭声、呕吐及有无抽搐等,警惕发生颅内出血,做好新生儿抢救准备。

(3)新生儿静卧 24 h,避免晃动新生儿,出生后 3 d 内禁止洗头。

(4)给予维生素 K_1 10 mg 肌内注射,每天 1 次,共 2 ~ 3 d,防止颅内出血。

三、产钳术

产钳术是用产钳牵拉胎头协助胎儿娩出的手术。目前临床仅行出口产钳术及低位产钳术。出口产钳术是指不用分开小阴唇,即能看到胎儿头皮;低位产钳术是指胎头颅骨最低点已达坐骨棘水平以下(S^{+3} 或 S^{+3} 以下)。产钳分左右两叶,每叶分为钳叶、钳茎、钳锁扣和钳柄 4 部分。

【适应证】

1. 同“胎头吸引术”。
2. 胎头吸引术因阻力较大失败者。
3. 臀先露分娩后出胎头困难者。

【禁忌证】

同“胎头吸引术”。

【物品准备】

会阴切开包 1 个,无菌产钳 1 副,脚套 2 个,大中单 1 个,手术衣 2 件,20 mL 注射器 1 个,9 号穿刺针头 1 个,无菌导尿管 1 根,吸氧面罩 1 个,坐凳,灯光,2% 利多卡因 1 支,0.5% 聚维酮碘溶液,抢救药品等。

【操作配合】

1. 体位　产妇取膀胱截石位,常规消毒外阴铺无菌巾,导尿排空膀胱。
2. 阴道检查　明确胎位及施术条件,酌情行左侧会阴后-侧切开术。
3. 放置左叶　手术者扪清胎方位,以右手 4 指伸入阴道后壁和胎头之间,左手持左叶钳柄,使钳叶垂直,凹面朝前,将左叶沿手掌面伸入手掌与胎头之间。在右手引导下将钳叶缓缓向胎头左侧及深部推进,将钳叶置于胎头左侧,钳叶与钳柄处于同一水平面上,由助手将钳叶固定。
4. 放置右叶　手术者右手持右叶柄,左手 4 指伸入阴道后壁与胎头之间,引导产钳右叶至胎头右侧,达产钳左叶对应位置。
5. 检查产钳放置情况　了解钳叶与胎头之间有无产道软组织或脐带夹入。两钳叶应分别置于胎儿面颊部位,胎头矢状缝应在两钳叶正中。
6. 合拢产钳　一般情况下,右叶在上,左叶在下,左右叶交合,扣合锁扣,钳柄对合。宫缩间歇可略微放松钳锁。
7. 牵拉胎儿娩出　宫缩时术者握住钳柄先向外,稍向下,然后再平行牵拉,当胎头着冠时逐渐将钳柄上提,使胎头仰伸娩出。

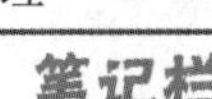

8. 取下产钳　当胎头被牵出后，即松解产钳。先取下右叶，再取下左叶，应顺胎头缓缓滑出，然后按分娩机制娩出胎体。

9. 检查　术后常规检查宫颈、阴道壁、会阴切口，并予以缝合。

【护理要点】

1. 术前检查产钳是否完好，向产妇及家属说明行产钳术的目的，指导产妇正确运用腹压，减轻其紧张情绪。

2. 放置及取出产钳时，指导产妇全身放轻松，张口呼气。产钳扣合时，立即听胎心，及时发现有无脐带受压。术中注意观察产妇宫缩及胎心变化，为下肢麻木和肌痉挛的产妇做局部按摩。

3. 术后产妇及新生儿护理同胎头吸引术。

四、剖宫产术

剖宫产术是切开腹壁及子宫壁取出已达成活胎儿及其附属物的手术。恰当使用可以使母婴转危为安，但也存在出血、感染和脏器损伤的危险。

【适应证】

1. 产道异常　骨盆狭窄或畸形；头盆不称，严重宫颈水肿不能扩张者；子宫或卵巢肿瘤阻塞产道者。

2. 胎儿异常　胎位异常，如横位、初产臀位、颜面位等；胎儿宫内窘迫、早产儿等。

3. 产力异常　子宫收缩乏力，滞产经处理无效者。

4. 妊娠合并症及并发症　妊娠合并心脏病、重度妊娠期高血压疾病、胎盘早剥、前置胎盘、母儿血型。

5. 其他　瘢痕子宫、过期产儿、早产儿、珍贵儿、临产后出现胎儿窘迫等。

【禁忌证】

死胎及胎儿畸形，不应行剖宫产终止妊娠。

【物品准备】

剖宫产手术包1个（内有25 cm不锈钢盆1个，弯盘1个，卵圆钳2把，1、7号刀柄各1把，解剖镊2把，小无齿镊2把，大无齿镊1把，18 cm弯血管钳6把，10、12、14 cm直血管钳各4把，阿里斯钳4把，巾钳4把，持针器2把，剪刀2把，吸引器头1个，鞍钩2个，腹腔双头拉钩2个，刀片3个，双层剖腹单1块，手术衣6件，治疗巾10块，纱布垫4块，纱布20块，1、4、7号丝线各1卷，铬制肠线2管或可吸收缝合线若干根），手套6双，0.5%聚维酮碘溶液。

【麻醉方式】

持续硬脊膜外麻醉或联合麻醉，特殊情况下采用局部麻醉或全身麻醉。

【手术方式】

1. 子宫下段剖宫产术　消毒手术野，铺巾。下腹正中切口或下腹横切口，打开腹壁及腹膜腔，弧形切开子宫下段的膀胱腹膜反折，分离并下推膀胱，暴露子宫下段。在子宫下段前壁正中做一个小横切口，用两示指向左右两侧顿性撕开延长切口约10 cm，刺破胎膜，取出胎儿、胎盘、胎膜。缝合子宫切口及腹膜反折，清理腹腔，清点敷料及器

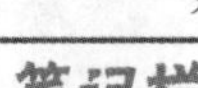

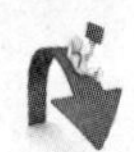

械无误,缝合腹壁各层直至皮肤。此术式切口愈合好,术后并发症少,临床广泛应用。

2. 子宫体部剖宫产术　也称古典式剖宫产术。在子宫体部正中做纵形切口,长约10 cm,刺破胎膜,取出胎儿、胎盘、胎膜,缝合子宫切口。此法虽然易掌握,但术中出血多,切口容易与大网膜、肠管,腹壁腹膜粘连,再次妊娠易发生子宫破裂,仅适用于急于娩出胎儿或者胎盘前置不能做子宫下段剖宫产术者。

3. 腹膜外剖宫产术　于腹膜外切开子宫下段,取出胎儿、胎盘、胎膜的手术。此术式虽然复杂,但不进入腹腔,可减少术后腹腔感染的危险,对有宫腔感染者尤为适用;产妇不需要严格禁食,身体恢复快。

【护理要点】

1. 术前护理　可参考第十六章"腹部手术妇女的护理"。

(1)心理护理　告知产妇剖宫产的必要性,简单介绍手术的麻醉方法、手术方式、所需时间、手术中产妇的配合,解答有关疑问,缓解其恐惧心理,使其知情同意。

(2)指导产妇学习术后在床上翻身、饮水、用餐,双手保护切口咳嗽、吐痰的技巧。

(3)做好备皮、备血及药物过敏试验。

(4)术前 8 h 禁食,6 h 禁饮,术前 30 min 注射基础性麻醉药物,术前留置尿管。

(5)测量产妇生命体征,复核各项辅助检查结果,如有异常及时报告医生。

(6)做好新生儿保暖和抢救工作,产妇进手术室前听胎心并做好记录。术前禁止使用呼吸抑制剂,以免发生胎儿窘迫。

(7)产妇可取侧斜仰卧位,防治仰卧位低血压综合征的发生。

2. 术中配合

(1)巡回护士　术前核查手术室内术中所有物品的数量,是否处于完好备用状态。协助麻醉医生穿刺麻醉管,协助手术医生摆好手术体位,完成静脉穿刺,听胎心。术中提供各种所需物品,协助助产士处理好接生及抢救新生儿。观察并记录生命体征、导尿管是否通畅,尿量及尿液颜色。当刺破胎膜时,应注意产妇有无咳嗽、呼吸困难等症状,警惕羊水栓塞的发生。

(2)手术助产　如因胎头入盆太深取胎头困难,助手应在台下戴消毒手套自阴道向上推胎头,以利于胎头顺利娩出。

(3)器械护士　熟悉手术步骤,及时递送各种器械及敷料。胎儿娩出后协助第二手术者钳夹宫壁切口止血及娩出胎盘。术前、术中、术后清点器械、敷料,确保清楚无误。

(4)助产士　携带新生儿衣被、抢救器械、药品到手术室候产。胎儿娩出后,如有新生儿窒息发生,协助医生抢救新生儿。

3. 术后护理　按腹部手术护理常规及产褥期妇女的护理进行。

(1)床边交接班　产妇术后被送回病室,麻醉师、手术室护士与病区值班护士在床边交接班。了解术中情况、麻醉情况及目前状态。严密观察生命体征,检查输液管路及尿管的通畅情况,观察腹部切口、子宫收缩、阴道流血及受压部位皮肤完整性,并做好记录。

(2)密切观察生命体征、宫收缩及阴道流血情况,定时测量并记录宫底高度。流血多者即遵医嘱给予缩宫药物及止血药物。

(3)减轻切口疼痛　教会产妇分散注意力的方法,如深呼吸、关注新生宝宝等。

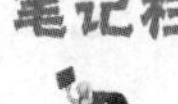

必要时遵医嘱给予镇痛及或用自控式镇痛泵，并注意观察镇痛效果。

(4)饮食　术后6 h禁饮，12 h后进流食，排气后进半流食逐渐过渡到普食。

(5)留置导尿管24 h　拔管后督促产妇排尿，鼓励其多饮水多排尿。

(6)预防感染　会阴擦洗2次/d，保持局部清洁；每日观察切口有无渗血、血肿、红肿、硬结等，保持切口敷料干燥；遵医嘱补液，应用抗生素预防感染。术后5～7 d可拆线。

(7)乳房护理　保持乳头周围清洁，协助产妇早吸吮、早开奶，防止乳房胀痛；鼓励符合母乳喂养条件的产妇哺乳，指导母乳喂养，教会产妇乳房按摩、正确挤奶。

(8)选择合适体位　术后24 h产妇取半卧位，以利恶露排出。协助产妇翻身，鼓励产妇在拔除尿管后下床活动，避免肠粘连。

(9)健康教育　教会产妇出院后在床上做产后保健操。补充高热量、高蛋白、高纤维素的食物和蔬菜。保持外阴及切口清洁。产后6周内禁止性生活，产后42 d围保门诊做产后健康检查。术后避孕2年。鼓励符合母乳喂养条件的产妇坚持母乳喂养。

五、人工剥离胎盘术

人工剥离胎盘术是胎儿娩出后，术者用手剥离并取出滞留于子宫腔内胎盘的手术。

【适应证】

1. 胎儿阴道娩出30 min，胎盘仍未剥离娩出者。

2. 胎儿娩出后，胎盘部分剥离引起子宫大量出血。

【物品准备】

无菌手套1副，导尿管1根，无齿长镊2把，干棉球及棉签若干，0.5%聚维酮碘溶液，阿托品0.5 mg，哌替啶50 mg，5 mL注射器2支，缩宫素1支，麦角新碱1支，急救药品等。

【麻醉方式】

一般不需要麻醉，当宫颈内口较紧，手不能进入者，可肌内注射阿托品0.5 mg及哌替啶50～100 mg，必要时可采用全身麻醉。

【操作配合】

1. 产妇取膀胱截石位，导尿排空膀胱，重新消毒外阴，更换无菌手套。

2. 术者一只手紧握腹部子宫底，另一只手五指并拢呈圆锥状，沿脐带进入子宫腔，摸清胎盘附着边缘。

3. 术者手背紧贴子宫壁插入胎盘与子宫壁之间，以手掌的尺侧如裁纸状沿子宫壁慢慢钝性分离，另一只手在腹部按压子宫底，将胎盘全部剥离后，握于手中，取出胎盘。

【护理要点】

1. 术前向产妇及家属说明行人工剥离胎盘的目的。

2. 严密观察产妇一般情况及生命体征，及时做好输血准备。

3. 操作时严格执行无菌操作规程，注意动作轻柔，切忌粗暴、强行剥离。

笔记栏

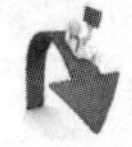

4. 专人守护观察,给予心理安慰,配合术者尽快娩出胎盘、胎膜。

5. 人工剥离胎盘后立即检查,如有缺损,应再探查子宫腔,寻找遗留部分,并检查子宫有无损伤。若有胎膜和少量胎盘缺损,可用大刮匙刮宫。粘连面积广而紧,不能用手剥离者,可能为胎盘植入,立即停止手术。行 B 超检查,证实有植入可能性者可行子宫切除术或介入治疗,应尽量减少进入宫腔次数。

6. 剥离胎盘时应注意观察宫缩情况,如宫缩不佳,应及时按摩子宫,遵医嘱使用宫缩剂,加强宫缩。

7. 术后注意观察有无体温升高、下腹痛及阴道分泌物异常等表现。遵医嘱给予抗生素预防感染。

第二节　生殖道细胞学检查及护理

【适应证】

1. 早期宫颈癌的筛查,30 岁以上育龄妇女应每年检查 1 次。

2. 卵巢功能检查,适用于性早熟、功能失调性子宫出血、卵巢功能低下等病人。

3. 宫颈炎症需排除癌变者。

4. 怀疑宫颈管恶性病变者。

5. 胎盘功能检查,适用于疑似妊娠期间胎盘功能减退的孕妇。

【禁忌证】

1. 月经期内。

2. 急性生殖器官炎症。

【物品准备】

阴道窥器 1 个,消毒钳 1 把,宫颈刮片(木质小刮板)2 个或宫颈刷 1 个,载玻片 2 张,无菌干棉球及棉签,装有固定液(95% 乙醇)的标本瓶 1 个或新柏氏液(细胞保存液)1 瓶。

【操作配合】

1. 阴道涂片　主要目的是了解卵巢或胎盘功能。受检者取膀胱截石位。

(1)对已婚妇女用未涂润滑剂的阴道窥器扩张阴道,一般在阴道侧壁上 1/3 处用无菌干燥棉签轻轻刮取分泌物及浅层细胞,薄而均匀地涂在载玻片上,置于 95% 乙醇溶液中固定。

(2)对未婚妇女用卷紧的无菌棉签先在 0.9% 生理盐水中浸湿后深入阴道上 1/3 处侧壁卷取细胞,取出棉签横放载玻片上,向一个方向涂抹,然后置于 95% 的乙醇液中固定。

2. 宫颈刮片　是筛查早期宫颈癌的重要方法,在宫颈外口鳞状上皮与柱状上皮交接处,以子宫颈外口为中心将木质铲形小刮片轻轻搔刮一周涂于玻璃片上,避免损伤组织引起出血而影响检查结果。白带过多者,应先拭净黏液后再刮取标本,然后均匀涂在玻片上并固定。该法获得的细胞数量少,制片效果不理想。1996 年美国应用了薄层液基细胞学技术,目前采用的有 TCT 和 Auto Cyte PREP 两种方法,采用特制的宫

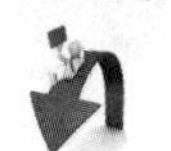

颈采样拭子刮取宫颈细胞，将取出的标本迅速置于细胞保存液中，通过离心或滤过膜，分离血液与黏液等杂质，使上皮细胞单层均匀分布在玻片上。

3. 宫颈管涂片　用于了解宫颈管内情况，用无菌干棉球将宫颈表面分泌物拭净，再用小宫颈刮板伸入宫颈管内口，轻轻刮取一周，涂片并固定。此法缺点同宫颈刮片。目前采用特制的"宫颈采样拭子"或"细胞刷"置于宫颈管内 1 cm 左右，旋转 360°，刷取宫颈管上皮后取出，使上皮细胞均匀分布在玻璃片上，立即固定。

4. 宫腔吸片　怀疑宫腔内有恶性病变时，可用此方法。将塑料吸管轻轻放至宫底部上下左右移动吸取分泌物制作成涂片，较阴道涂片及诊刮阳性率高。

【护理要点】

1. 向受检者宣教生殖道脱落细胞检查的知识，使其配合检查。

2. 备齐用物，协助病人取膀胱截石位卧于检查床上。所备物品符合要求，窥阴器、宫颈刮片等物品必须干燥、无菌，无任何润滑剂和化学药品，载玻片进行过脱脂处理等。

3. 受检者于检查前 2 d 禁止性生活、阴道检查、阴道冲洗放药等治疗。

4. 取脱落细胞时动作应轻、稳、准，避免损伤组织引起出血。若阴道分泌物较多，应先用无菌干棉球轻轻擦拭后再取标本。

5. 涂片一定要均匀，向一个方向涂抹，禁止来回涂抹，避免破坏细胞。

6. 做好载玻片标记，放入 95% 乙醇固定液中及时送检。

7. 向病人讲解此项检查的临床意义，嘱咐其及时将检验结果反馈给医生，便于及时诊治。

第三节　生殖器官活组织检查及护理

一、局部活组织检查

【适应证】

1. 疑有宫颈癌或慢性特异性炎症(结核、尖锐湿疣、阿米巴等)，需明确诊断者。

2. 宫颈脱落细胞学涂片检查巴氏Ⅲ级或以上者。

3. 宫颈脱落细胞学涂片巴氏Ⅱ级，给抗感染治疗后复查仍有巴氏Ⅱ级者，TBS 分类鳞状细胞异常者。

4. 阴道镜检查可疑阳性或阳性，需进一步明确诊断者。

【禁忌证】

1. 生殖道急性或亚急性炎症。

2. 月经期、妊娠期。

3. 患血液病有出血倾向者。

【物品准备】

宫颈钳 1 把，窥阴器 1 个，活检钳 1 把，长镊 2 把，带尾纱布卷或棉球 1 个，洞巾 1

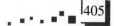

笔记栏

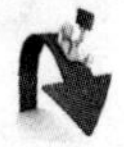

块,棉签及棉球若干,手套1副,复方碘溶液,装有固定液(10%甲醛)标本瓶4~6个,0.5%聚维酮碘溶液。

【操作配合】

1. 嘱咐病人术前排空膀胱,协助病人取膀胱截石位,常规消毒外阴铺洞巾。

2. 放阴道窥器暴露宫颈,拭净宫颈表面黏液及分泌物后行局部消毒。

3. 用宫颈钳夹持宫颈前唇,选择宫颈外口鳞状上皮与柱状上皮交接处或肉眼糜烂较深处或特殊病变处,用宫颈活检钳钳取适当大小的组织。临床已明确为宫颈癌只为确定病变性质或浸润程度者可以行单点取材。可疑宫颈癌者,在宫颈按时钟的位置3、6、9、12点4处钳取。

4. 手术结束时以带尾纱布卷或棉球局部压迫止血。

5. 将所取组织分别放在标本瓶内,并写清楚姓名、所取组织部位。

【注意事项】

1. 为提高取材准确性,可疑部分做碘试验,在复方碘液不着色区或在阴道镜下钳取组织。

2. 取材范围应包括正常、病变的上皮及间质部分,以明确癌症的浸润范围。

3. 月经干净后3~7 d内进行,患阴道炎应治愈再进行宫颈活检。

4. 妊娠期避免活检,以防流产、早产。

【护理要点】

1. 术前向病人介绍宫颈活检的目的、基本的操作过程和注意事项,取得病人的合作。

2. 术中为医生提供所需物品,陪伴在病人身边,给病人心理上的支持。

3. 术后嘱病人12h后取出纱布卷,出血多时要随诊。

4. 保持外阴清洁,1个月内禁止性生活及盆浴。

5. 告诉病人及时领取病理报告单、及时反馈给医生。

二、诊断性宫颈锥切术

【适应证】

1. 宫颈刮片细胞学检查多次找到恶性细胞,而宫颈多处活检及分段诊刮病理检查均未发现癌灶者。

2. 宫颈活检为原位癌或镜下早期浸润癌,而临床可疑为浸润癌,为明确病变累及程度及决定手术范围者。

3. 宫颈活检证实有重度不典型增生者。

【禁忌证】

1. 阴道、宫颈、子宫及盆腔有急性或亚急性炎症。

2. 有血液病等出血倾向。

【物品准备】

阴道窥器1个,无菌导尿包1个,宫颈钳1把,宫颈扩张器4~7号各1个,子宫探针1个,长镊2把,尖手术刀1把(或高频电切仪1台,环形电刀1把,等离子凝切刀1把,电凝球1个),刮匙1把,肠线1,持针器1把,圆针1枚,棉球及棉签若干,洞巾1

块,无菌手套1副,复方碘溶液,标0.5%聚维酮碘溶液。

【操作方法】

1. 硬膜外麻醉下病人取膀胱截石位,常规消毒外阴后铺洞巾。

2. 阴道窥器暴露宫颈后,再次消毒阴道和宫颈。宫颈钳夹住前唇,扩张宫颈管并刮取宫颈内口以下的颈管组织。宫颈表面涂碘液,在病灶外或碘不着色区外0.5 cm处,用尖刀做环形切口,深约0.2 cm,按30°~50°角自内做宫颈锥形切除。依手术指征不同,可深入宫颈约1~2 cm。

3. 于切除组织12点处做一标记,装入标本瓶中送检。

4. 用无菌纱布卷压迫创面止血。若有动脉出血,可用肠线缝扎止血。

5. 将行子宫切除术者,手术最好在锥切术后48 h内进行,可行宫颈前后唇相对缝合,封闭创面止血;若短期内不能行子宫切除或无须做进一步手术,应行宫颈成形缝合术或荷包缝合术,术毕探查宫颈管。

【并发症】

出血、子宫或宫颈穿孔、感染、子宫颈狭窄。

【护理要点】

1. 心理护理:向病人介绍宫颈锥切术的必要性,讲解手术过程及配合方法,以减轻其内心恐惧。

2. 术中配合医生将切除的标本按时钟方位进行标记、固定后送检。

3. 术后密切观察病人1 h,注意有无阴道流血、头晕等反应。

4. 告诉病人休息3 d,用抗生素预防感染,保持外阴部清洁,2个月内禁止性生活及盆浴,多食高营养、高维生素饮食,防止便秘。

5. 告知病人术后会有下腹隐痛或坠胀感,持续2~3 d;术后1周左右会有不同程度的阴道排液,少量出血,约持续15 d。以上均属常见症状。如腹痛较重、发热、阴道分泌物有臭味或出血量多于月经量应及时就诊。

6. 告诉病人术后4周到门诊检查切口愈合情况,6周检查宫颈管有无狭窄,2个月检查有无复发。

第四节　诊断性刮宫术

诊断性刮宫,简称诊刮,就是刮取子宫内膜和内膜病灶组织做病理组织检查,以协助诊断。如同时疑有宫颈管病变时,应依次对颈管和宫腔进行诊断性诊刮,简称分段诊刮。

【适应证】

1. 子宫异常出血或阴道异常排液,需明确诊断者。

2. 不全流产、过期流产或葡萄胎等。

3. 月经失调,遇有闭经或功能失调性子宫出血,需了解子宫内膜变化和对性激素的反应或需要紧急止血者。

4. 宫腔内有组织残留要证实或排除子宫颈癌、子宫内膜癌或子宫内膜息肉等疾病。

5. 不孕症女性,了解有无排卵以及子宫内膜病变(结核)。

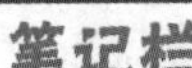

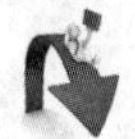

【禁忌证】

1. 急性阴道炎、宫颈炎、急性或亚急性盆腔炎。

2. 术前体温高于37.5 ℃，可疑感染者。

【物品准备】

无菌诊刮包1个（内装长镊子2把，卵圆钳1把，宫颈钳1把，宫颈扩张器4～8号，子宫探针1个，弯盘1个，大小刮匙各1把，取环器1个，纱布2块），棉球棉签若干，阴道窥器1个，标本瓶2～3个，0.5%聚维酮碘消毒液等。

【操作配合】

1. 病人排尿后取膀胱截石位，外阴常规消毒铺洞巾，双合诊查明子宫位置、大小及附件情况。

2. 阴道窥器暴露宫颈，清除阴道分泌物，消毒阴道及宫颈，宫颈钳钳夹宫颈前唇，探测宫腔。

3. 按子宫屈向，用宫颈扩张器逐号扩张颈管，直至能送入刮匙为止。

4. 刮取组织，刮匙顺子宫屈向达宫底部，依次自前壁、侧壁、后壁、子宫底部和两侧宫角部刮取组织。

5. 将刮出的组织装入标本瓶中送检。分段诊刮时先不探测宫腔，先用小细刮匙自宫颈内口至外口顺序刮宫颈管一周，将刮取组织置纱布上，然后再进宫腔刮取子宫内膜，分别装标本瓶送检。

【护理要点】

1. 心理护理　术前给病人讲解诊刮的目的、意义及简要过程，耐心解答病人提出的疑问，消除思想顾虑。

2. 手术前5 d禁止性生活，不孕症或功能失调性子宫出血的病人应在月经前或月经来潮12 h内刮宫，以判断有无排卵或黄体功能不良。了解卵巢功能时，术前至少1个月停用性激素。

3. 备好诊刮用的各种物品，包括刮宫包、标本瓶、消毒液、病理检查申请单以及各种抢救物品和药品，以备诊刮时出现紧急情况时急救。

4. 术中让病人学会深呼吸等放松技巧，减轻痛苦。

5. 协助医生认真观察刮出的组织，并将刮取的标本分别装标本瓶，写清姓名、取材部位，及时送病理科检验，并做记录。

6. 术后观察病人1 h，无腹痛、内出血征象，方可让病人出院。

7. 术后保持外阴清洁，勤换内裤，注意观察体温变化以及阴道流血情况。

8. 遵医嘱应用抗生素，预防感染。

9. 术后禁止性生活和盆浴2周。

10. 告知病人1周后门诊复查，了解病理检查结果，以便确定下一步治疗。

第五节　输卵管通畅检查及护理

输卵管通畅检查是检查输卵管是否通畅，了解子宫腔和输卵管腔形态及输卵管阻塞部位的一种诊疗方法。常用方法有输卵管通液术、子宫输卵管造影术。

【适应证】

1. 女性原发性或继发性不孕症,疑有输卵管阻塞者。

2. 评价输卵管绝育术、输卵管再通术或输卵管成形术的效果。输卵管再通术及输卵管整形术后经宫腔输卵管注药,防止吻合部位感染粘连。

3. 疏通输卵管黏膜轻度粘连。

【禁忌证】

1. 外生殖器急性炎症期或慢性炎症急性或亚急性发作。

2. 经期、排卵期或有子宫出血者。

3. 严重的全身性疾病病人。

4. 体温高于 37.5 ℃者。

5. 可疑妊娠者。

6. 重度宫颈糜烂,宫腔粘连者。

7. 碘过敏者。

【物品准备】

阴道窥器 1 个,通液器 1 个,弯盘 1 个,长弯钳 1 把,卵圆钳 1 把,宫颈钳 1 把,子宫探针 1 根,长镊子 1 把,宫颈扩张器 1 套,治疗巾、洞巾各 1 张,纱布 6 块,干棉球若干个,氧气,抢救用品等。

输卵管通液者另加 20 mL 注射器 1 支,0.9% 氯化钠液 20 mL 或抗生素(庆大霉素 8 万 U 1 支,地塞米松 5 mg 1 支,透明质酸酶 1 支)。

输卵管碘油造影另加 10 mL 注射器 1 支,40% 碘化钠造影剂 1 支。

【操作配合】

1. 输卵管通液术

(1)受检者排尿后取膀胱截石位,外阴阴道常规消毒铺洞巾,双合诊检查子宫大小及位置。

(2)阴道窥器充分暴露宫颈,再次消毒阴道穹窿及宫颈,宫颈钳夹持宫颈前唇,将宫颈导管(橡皮管)送入宫颈管内使锥形橡皮塞紧贴宫颈外口。

(3)用"Y"形管将宫颈导管与压力表、注射器相连,压力表应高于"Y"形管水平,以免液体进入压力表。导管缓慢注入 0.9% 氯化钠注射 20 mL(内加庆大霉素 8 万 U,地塞米松 5 mg,透明质酸酶 1 500 U,2% 利多卡因 2 mL 可减少输卵管痉挛),推注液体速度不宜过快(以 5 mL/min 为宜),压力以不超过 160 mmHg 为宜。观察有无阻力及有无液体反流,病人有无下腹疼痛等。

结果判定:①输卵管通畅,顺利推注 20 mL 生理盐水无阻力,压力维持在 60 mmHg 以下,或开始稍有阻力,随后阻力消失,无液体反流,病人也无不适感,提示输卵管通畅。②输卵管通而不畅,注射液体有阻力,在经加压注入又能推进,病人感轻微腹痛,说明有轻度粘连已被分离。③输卵管阻塞:勉强注入 5 mL 即感有阻力,见压力表压力持续上升而不见下降,病人感下腹胀痛,停止推注后液体又反流至注射器内,表明输卵管阻塞。

2. 子宫输卵管造影术　前面步骤同"输卵管通液术",将充满 40% 碘化油的宫颈

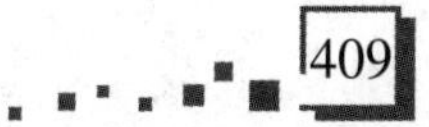

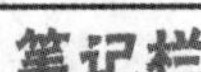
笔记栏
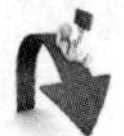

导管置入宫颈管内，缓缓注入碘化油，在X射线透视下观察碘化油流经输卵管及宫腔情况并摄片，24 h后再摄盆腔平片，观察腹腔内有无碘化油。若用70%泛影葡胺液造影，应在注射后立即摄片，10～20 min后再次摄片，观察腹腔内有无泛影葡胺液。

结果评定：①正常子宫、输卵管。宫腔呈倒三角形，双侧输卵管显影形态柔软，24 h后摄片盆腔内见散在造影剂。②宫腔异常。患子宫内膜结核时子宫失去原有的倒三角形，内膜呈锯齿状不平；患子宫黏膜下肌瘤时可见宫腔充盈缺损；子宫畸形时有相应显示。③输卵管异常。输卵管结核显示输卵管形态不规则、僵直或呈串珠状，有时可见钙化点；输卵管发育异常，可见过长或过短的输卵管，异常扩张的输卵管，输卵管憩室等。

【护理要点】

1. 月经干净3～7 d内进行检查为宜，术前3 d禁止性生活。

2. 手术前备齐用物，检查各种管道是否通畅；向讲解输卵管通畅术的目的、步骤及配合要点，取得合作；向输卵管造影病人询问过敏史，并进行过敏试验。

3. 通畅过程中随时了解病人的感受，注意观察有无过敏症状，观察病人下腹部疼痛的性质、程度，如有不适应立即处理。

4. 所用无菌生理盐水温度以接近体温为宜，以免液体过冷造成输卵管痉挛。

5. 宫颈导管不能插入过深，以免损伤子宫或引起子宫穿孔、输卵管受损伤；注入液体时必须使宫颈导管紧贴宫颈外口，以免液体外漏。

6. 输卵管造影者碘化油充盈宫颈导管时，必须排尽空气，以免空气进入宫腔造成充盈缺损，引起误诊。

7. 透视下发现造影剂进入异常通道，同时病人出现咳嗽，应警惕发生造影剂栓塞，应立即停止操作，取头低足高位，严密观察。

8. 术后遵医嘱应用抗生素。

9. 告诉病人，术后2周内禁止盆浴及性生活。

第六节　妇产科常用内镜检查及护理

内镜检查是近几年来广泛用于妇产科疾病检查及治疗的常用手段，包括阴道镜、宫腔镜、腹腔镜等。

一、阴道镜检查

阴道镜检查是利用阴道镜将子宫颈的阴道部黏膜放大10～40倍，以观察宫颈异常上皮细胞、异型血管及早期癌变，以便准确地选择可疑部位做宫颈活体组织检查。

【适应证】

1. 宫颈刮片细胞学检查结果巴氏涂片Ⅱ级以上，肉眼观察可疑癌变者。

2. 有接触性出血，或绝经后阴道不规则出血，肉眼可疑宫颈恶变者。

3. 慢性宫颈炎长期治疗无效者。

4. 外阴、阴道病变者。

笔记栏

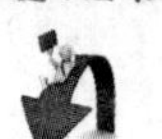

5. 宫颈锥切前确定病变范围者。

6. 可疑生殖道尖锐湿疣者。

【禁忌证】

严重心肺功能不全,不能耐受检查者。

【物品准备】

弯盘1个,阴道窥器1个,宫颈钳1把,卵圆钳1把,活检钳1把,尖手术刀1把,阴道上下叶拉钩,标本瓶4个,纱布4块,棉球及棉签,阴道镜,3%醋酸溶液,1%复方碘液。

【操作配合】

1. 病人排空膀胱后取膀胱截石卧位,用阴道窥器充分暴露阴道、子宫颈后穹窿。

2. 用生理盐水纱球轻轻擦净阴道、宫颈分泌物。

3. 接通阴道镜光源,调整好焦距。

4. 先将物镜扩大10倍观察,然后再增大倍数循视野观察。

5. 宫颈先涂3% ~5%的醋酸,再涂复方碘液,使组织净化、肿胀及确定病变范围,便于观察病变,然后仔细观察。

6. 在可疑部位取组织,并放入装有固定液的标本瓶内,做好标记送病理检查。

【护理要点】

1. 检查前完善相关检查和化验;向病人讲解阴道镜检查的目的及方法,让病人了解所用方法与一般阴道检查相似,无明显痛苦,以消除病人的顾虑。

2. 检查前24 h内,病人禁止阴道宫腔操作,如阴道冲洗、妇科检查、性交等活动,月经期禁止检查。

3. 禁止将润滑剂涂于阴道窥器上,以免影响观察结果。

4. 术中配合医生调整光源,及时传递所需用物。嘱病人不要挪动臀部,防止意外发生。

5. 在宫颈表面涂醋酸溶液,柱状上皮会水肿,鉴别柱状上皮和鳞状上皮,再涂复方碘液,最后涂40%三氯醋酸,使尖锐湿疣呈刺状突起,与正常黏膜界限清楚。

6. 若取活体组织,应填好申请单,标本瓶上注明标记后及时送检。

【护理要点】

1. 排除滴虫等感染,检查前24 h内避免性交、宫颈操作和治疗。

2. 告诉受检者检查目的、过程等知识,减轻其心理压力。

3. 配合医生调整光源,及时传递所需器械。

4. 活检组织及时固定、做好标记、送检。

二、宫腔镜检查

通过直接观察或连接于摄像系统和监视屏幕,将宫腔、宫颈管内图像放大显示,确诊或协助诊断宫腔和宫颈管内病变,称宫腔镜检查。

【适应证】

1. 异常子宫出血、子宫内膜增生的诊断、随访,原发或继发不孕的子宫内病因诊断。

2. 用于宫内异物取出、节育器的定位与取出。

笔记栏

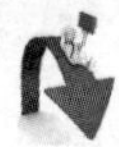

3. 怀疑宫腔粘连。

4. 造影检查发现宫腔异常。

【禁忌证】

1. 生殖道急性或亚急性炎症。

2. 严重心、肺或血液疾患。

3. 经期、孕期、活动性子宫出血者。

4. 3 个月内有子宫手术或损伤史者。

5. 宫颈瘢痕影响扩张。

【物品准备】

阴道窥器 1 个，宫颈钳 1 把，敷料钳 1 把，卵圆钳 1 把，子宫腔探针 1 根，宫腔刮匙 1 把，取环器 1 个，宫颈扩张器 4 ~ 8 号各 1 根，小药杯 1 个，弯盘 1 个，棉球，纱布各 2 个，棉签，5% 葡萄糖注射液 1000 mL，庆大霉素 8 万 U，地塞米松 5 mg，宫腔镜。

【操作配合】

1. 病人取膀胱截石位，常规外阴冲洗及消毒后用阴道窥器暴露宫颈。

2. 探查子宫腔的屈度和深度后，适当扩张宫颈使镜管能进入。

3. 将镜管顺宫腔方向送入宫颈内口，在 120 ~ 150 mmHg 的压力下用 5% 葡萄糖注射液行宫腔冲洗，至流出液清亮为止。然后继续注入 5% 葡萄糖注射液 50 ~ 100 mL，使宫腔扩张，当子宫内膜清晰可见时移动镜管，顺序检查宫腔内各部。

4. 严密观察生命体征，注意有无低钠水中毒倾向。如有异常，及时报告医生，必要时终止手术。

5. 检查宫颈管，然后徐徐退出镜管。

【护理要点】

1. 术前全面评估病人一般情况，排除有禁忌证的病人。

2. 做好术前检查，包括血常规、凝血功能、肝肾功能、心电图、X 射线胸片、TCT 检查等。

3. 检查一般于月经干净后 1 周内进行，此时子宫内膜处于增生早期，较薄而不易出血，而且黏液分泌少，宫腔病变易暴露。

4. 术中陪伴病人，关心病人的反应，消除其紧张、恐惧心理。

5. 术中、术后密切观察病人的生命体征，给予持续低流量吸氧。注意观察阴道出血的量及性状，有无腹痛等。如有异常，及时处理。

6. 术后嘱咐病人卧床休息，至少 30 min。

7. 遵医嘱应用抗生素 3 ~ 5 d，保持会阴部清洁预防感染。

8. 告知病人，经子宫镜检查后 2 ~ 7 d 阴道可能有少量血性分泌物，术后 2 周内禁止性交、盆浴，按时复诊。

三、腹腔镜检查

腹腔镜检查是将腹腔镜自腹壁插入盆、腹腔内观察病变的形态、部位，必要时取有关组织做病理学检查，借以明确诊断的方法。近几年来已普遍利用腹腔镜进行手术。

【适应证】

1. 盆腔包块的鉴别，如肿瘤、炎症、异位妊娠、子宫内膜异位症等。

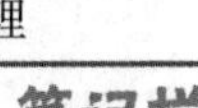

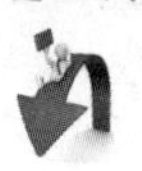

2. 内生殖器发育异常。

3. 原因不明的腹痛、不育症。

4. 人流放环术后可疑子宫穿孔。

5. 试管婴儿手术前评估。

6. 恶性肿瘤手术或化疗后的效果评价。

7. 腹腔内异物的检查。

【禁忌证】

1. 严重心、肺疾病,Ⅱ度以上左束支传导阻滞,身体衰弱者。

2. 腹腔有广泛粘连者,如多次腹部手术史、肠梗阻史、结核性腹膜炎等。

3. 腹部巨大肿瘤达脐下2指、膈疝、脐疝、脐部皮肤感染、血液病及严重神经官能症。

4. 过度肥胖或过瘦。

5. 凝血系统功能障碍。

【物品准备】

阴道窥器1个,宫颈钳1把,巾钳4把,止血钳4把,卵圆钳2把,子宫腔探针1根,细齿镊2把,刀柄1把,组织镊1把,持针器1把,小药杯2个,缝线,缝针,刀片,剪刀1把,棉球,棉签,纱布8块,内镜,CO_2人工气体,举宫器,2 mL 注射器1支,2% 利多卡因等。

【操作配合】

1. 协助病人取膀胱截石位。上肩托,注意松紧,位置适度。随着CO_2气体进入腹腔,将病人改为臀高头低位,并按医生要求及时更换所需体位。

2. 建立静脉通道,静脉注射哌替啶 50 mg+异丙嗪 25 mg+生理盐水 10 mL。

3. 用络合碘擦洗外阴阴道,并用无菌生理盐水冲洗。

4. 协助医生放举宫器(不育者放通液头)。

5. 建立人工气腹后,协助病人取头低脚高位。

6. 掌握手术步骤,随时添加各种器械、补充气体(建立良好的气腹以利于术者操作)。

7. 严密观察生命体征,尤其是呼吸。发现异常及时通知医生,采取措施。

8. 检查无出血、内脏损伤,取出腹腔镜,放尽气体,缝合伤口,用纱布覆盖、固定。

【护理要点】

1. 术前在全面评估病人身心状况的基础上,完善相关检查和化验,加测体温。

2. 向病人讲解腹腔镜检查的目的、操作步骤、术中配合及注意事项等,使病人消除疑虑,配合手术。

3. 术前1 d 阴道冲洗2次,备皮,清洁脐窝。

4. 术前肠道准备:术前1 d 口服清肠药物,术前晚禁食产气食物,术前4 h 禁水。

5. 术前按医嘱用药,按腹部手术消毒铺巾。注意观察病人生命体征,发现异常及时报告医生。

6. 病人术后返回病房,密切观察生命体征、伤口渗血、渗液情况,详细了解术中情况。注意观察阴道出血的量及性状,接盆腔引流管并保持通畅。

7. 给予持续低流量吸氧 3 ~4 h。

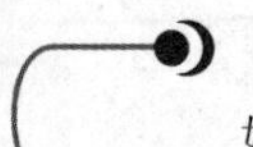

笔记栏

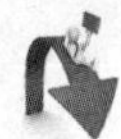

8. 向病人讲解可能因腹腔残留气体而感肩部及上臂不适的症状,会逐渐缓解;鼓励病人早期下床活动,防止肠粘连。

9. 术后 4 ~6 h 可饮水,术后 1 d 拔出尿管。嘱病人多饮水,多排尿。教病人膝胸卧位,尽快排除腹腔气体,减轻腹胀,促进舒适。

10. 遵医嘱应用抗生素。

11. 术后保持外阴清洁,禁盆浴、禁止性生活 1 个月。如有发热、出血、腹痛等及时到医院就诊。

第七节 妇产科常用穿刺术及护理

一、经腹壁腹腔穿刺术

腹腔穿刺是指在无菌条件下将穿刺针经过腹壁进入腹腔抽取内容物进行生化测定、细胞病理学检查,以助于诊断和判断疾病预后。

【适应证】

1. 明确腹腔积液的性质。

2. 穿刺放出腹腔液或抽出腹水,用于减低腹腔压力。

3. 注入抗癌药物进行腹腔化疗。

4. 用于鉴别贴近腹壁的肿物性质。

5. 注入 CO_2 再行 X 射线摄片,进行气腹造影。

【禁忌证】

1. 疑为巨大卵巢囊肿者。

2. 晚期卵巢癌盆腹腔广泛转移致肠梗阻、腹腔内严重粘连者。

【物品准备】

无菌腹腔穿刺包 1 个(内有无菌洞巾、腰穿针、弯盘 1 个,小镊子 2 把,止血钳 1 把,硅胶管 3 个,玻璃接头 1 个),20 mL 注射器 1 个,无菌手套 1 副,纱布 6 块,棉球若干,利多卡因 1 支,标本瓶,胶布,0.5% 聚维酮碘溶液。根据需要准备化疗药物等。

【操作配合】

1. 经腹 B 超引导穿刺者嘱病人憋尿,经阴道 B 超引导穿刺者嘱咐病人排空膀胱后取合适卧位。

2. 进行腹部检查,查明移动性浊音界,选好穿刺点,常规消毒后铺洞巾。

3. 打开麻醉药,协助抽药,进行局麻。

4. 用穿刺针从选定的穿刺点垂直刺入,有突破感时,证明通过腹壁,停止进入,拔出针芯,即有液体流出。随即连接注射器或引流袋,按需要量抽取腹水或注入药物。

5. 拔出针头再次消毒局部,盖上无菌纱布,压迫片刻后,用胶布固定。

【护理要点】

1. 向病人讲解腹腔穿刺手术的目的和方法,教会病人术中放松技巧,减轻心理压

笔记栏

力,取得合作。

2. 穿刺过程中陪伴在病人的床旁,密切观察病人的脉搏、心率、呼吸及血压变化,注意有无头晕、心悸、出汗等反应,防止并发症的发生。

3. 腹腔穿刺放腹水者宜缓慢流出,以每小时不超过1 000 mL为宜,每次放液不超过4 000 mL,以防腹压骤降,导致腹腔充血,全身有效循环血量减少,引起病人虚脱。大量放腹水后腹部压沙袋或束紧腹带,增加腹压。在放液过程中,应注意观察引流管是否通畅,并指导病人进行体位调节。

4. 抽出液应做好标记及时送检,以免标本变质,脓性液体还应做细菌培养和药物敏感试验。腹水细胞学检测时需200 mL腹水,其他检测需20 mL腹水。

5. 因气腹造影行穿刺者,X射线摄片完毕将气体排出。

6. 嘱咐病人术后卧床休息8~12 h,遵医嘱应用抗生素,预防感染。

二、经阴道后穹窿穿刺术

后穹窿穿刺是指在无菌条件下用长穿刺针从后穹窿刺入盆腔取得标本的穿刺方法。

【适应证】

1. 疑有腹腔内出血时,如宫外孕、卵巢黄体破裂等。

2. 疑盆腔内有积液、积脓时,可做穿刺抽液检查;若为盆腔脓肿,可行穿刺引流及局部注射抗菌药物。

3. B超引导下行卵巢子宫内膜异位囊肿或输卵管妊娠部位注药治疗。

4. B超引导下经阴道后穹窿穿刺取卵,用于各种助孕技术。

5. 盆腔肿块位于直肠子宫陷凹内,经后穹窿穿刺直接抽吸肿块内容物做涂片,行细胞学检查以明确性质。

【禁忌证】

1. 盆腔严重粘连,直肠子宫陷凹被较大肿块占据,并已凸向直肠。

2. 疑有肠瘘与子宫后壁粘连。

3. 临床已高度怀疑恶性肿瘤者。

4. 异位妊娠准备采用保守治疗时,应避免穿刺以免引起感染。

【物品准备】

阴道窥器1个,宫颈钳1把,腰椎穿刺针或7号注射针1个,长镊子2把,10 mL注射器1支,洞巾1块,纱布2块,无菌试管数个,手套1副,棉球若干,聚维酮碘溶液。

【操作配合】

1. 病人排尿后取膀胱截石位,常规消毒外阴后铺洞巾,用阴道窥器暴露宫颈。

2. 用宫颈钳夹住宫颈后唇,向前上方牵拉,充分显露后穹窿。再次消毒阴道及宫颈。

3. 用注射器接上穿刺针头,在后穹窿正中或稍偏病灶侧,距阴道后壁与宫颈后唇交界处下方1 cm处平行宫颈管刺入。当穿过阴道壁有落空感时进针深2~3 cm立即抽吸,必要时改变穿刺方向或深浅度,如无液体抽出可边退针边抽吸。抽出液体后拔出针头,将抽出液先肉眼观察性状,再送检或培养。

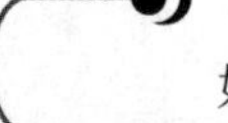

笔记栏

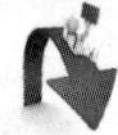

4. 抽吸完毕拔出针头后，用无菌棉球压迫止血，血止后取下宫颈钳和阴道窥器。

【护理要点】

1. 向病人介绍后穹窿穿刺的方法和对诊断疾病的意义，减轻病人心理压力，取得合作。

2. 术中为医生提供所需物品，严密观察病人生命体征的变化，注意倾听病人的主诉，做好记录。

3. 穿刺时注意进针深度，告诉病人禁止移动，避免伤到直肠和子宫。

4. 将抽出的新鲜血液静置 4 ~5 min，观察是否凝集。如为血管内血液则有凝集。若静置 6 min 后仍不凝集，则为盆腔内出血，常见于异位妊娠、黄体破裂。

5. 术后嘱咐病人卧床休息，定时测量生命体征，严密观察病情，注意有无脏器损伤、内出血等异常症状，严密观察阴道流血情况。

6. 术后保持外阴、阴道清洁。

三、经腹壁羊膜腔穿刺术

【适应证】

1. 产前诊断　有性连锁遗传病家族史的个案；羊水细胞染色体核型分析、染色质检查，以明确胎儿性别；孕早期应用可能致畸药物者；羊水生化测定，以了解胎儿成熟度及胎盘功能者。

2. 治疗　胎儿异常或死胎须在羊膜腔内注药者；胎儿尚未成熟，必须在短时间内终止妊娠者；须行羊膜腔穿刺注药促进胎肺成熟者；疑为母儿血型不合，须给胎儿输血，行羊膜腔穿刺检查羊水中的血型物质者。

【禁忌证】

1. 体温升高超过 37.5 ℃者。

2. 先兆流产的孕妇。

3. 合并有心、肝、肾疾病者，各种疾病的急性期。

4. 穿刺部位有皮肤感染者。

【物品准备】

洞巾 1 张，7 号腰穿针 1 枚，弯盘 1 个，长镊子 2 把，20 mL 注射器 1 个，标本瓶 1 个，纱布 4 块，消毒液，标本瓶 1 个，利多卡因手套 1 副，棉签等。

【操作配合】

1. 术前超声检查，确定胎盘位置，选择穿刺点。

2. 孕妇排空膀胱，取仰卧位，常规消毒后铺洞巾。

3. 护士协助抽取麻醉药物，行局部麻醉，穿刺针与腹壁垂直经穿刺点刺入，经过腹壁和子宫壁后有落空感，即为进入羊膜腔内。

4. 拔除针芯，即有羊水流出，抽取羊水约 20 mL，立即送检或保存于冰箱内，24 h 内送检。

5. 插回针芯，拔出穿刺针，穿刺点压迫 5 min 后胶布固定，以免羊水自针孔渗漏、出血和感染。

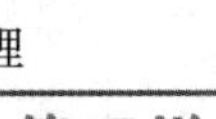

笔记栏

【护理要点】

1. 穿刺前应向孕妇及家属说明检查的必要性及步骤,以取得孕妇及家属的配合,缓解紧张心理。

2. 出生缺陷的产前诊断常在孕16~22周进行。胎儿异常引产应在妊娠16~26周。

3. 手术过程中应严格遵守无菌操作规程,术前做好胎盘定位检查。

4. 如抽不出羊水,可能是针孔被羊水中有形物质阻塞,变动穿刺针方向、深度即可能抽出。若羊水过少,则不宜勉强穿刺,以免误伤胎儿。

5. 抽出血液应立即拔针,并压迫穿刺点、包扎腹部。血可能来自腹壁、宫壁、胎盘,甚至刺伤胎儿的血管,应高度重视。

6. 术后当天孕妇应减少活动,卧床休息12 h。注意穿刺点和阴道有无液体溢出或流血。

7. 注意观察胎动、胎心情况,如有异常立即通知医生处理。

本章小结

会阴切开术能避免分娩造成会阴严重裂伤,减轻分娩时的阻力,最常用的有会阴后-侧切开术及会阴正中切开术两种。胎头吸引术是将胎头吸引器置于胎头上,形成一定负压后吸住胎头,按胎头娩出机制,通过牵引协助胎头娩出的一种助产手术。产钳术是用产钳牵拉胎头协助胎儿娩出的手术,目前临床仅行出口产钳术及低位产钳术。生殖道细胞学检查、生殖器官活组织检查是临床常用的辅助检查手段。剖宫产术是切开腹壁及子宫壁取出胎儿的手术,主要术式有子宫下段剖宫产术、子宫体部剖宫产术和腹膜外剖宫产术。人工剥离胎盘术是用手剥离并取出滞留于子宫腔内胎盘的手术。诊断性刮宫,是刮取子宫内膜和内膜病灶组织做病理检查,以协助诊断;如同时疑有宫颈管病变,应依次对颈管和宫腔进行诊断性诊刮,简称分段诊刮。输卵管通畅检查是检查输卵管是否通畅,了解子宫腔和输卵管腔形态及输卵管阻塞部位的一种诊疗方法。常用方法有输卵管通液术、子宫输卵管造影术。内镜检查是近几年来广泛用于妇产科疾病检查及治疗的常用手段,包括阴道镜、宫腔镜、腹腔镜等。腹腔穿刺是指在无菌条件下将穿刺针经过腹壁进入腹腔抽取内容物进行生化测定、细胞病理学检查,以助于诊断和判断疾病预后。后穹窿穿刺是指在无菌条件下用长穿刺针从后穹窿刺入盆腔取得标本的穿刺方法。术前准备、术中配合和术后护理是本章重点掌握的内容。

(邱媚妮)

思考题

1. 简述会阴切开术后护理措施。
2. 妇产科常用穿刺术有哪几项?简述其护理要点。
3. 妇产科常用内镜检查有哪些?简述其检查前准备要点。

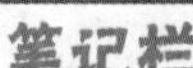
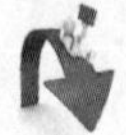

参考文献

[1]郑修霞.妇产科护理学[M].北京:人民卫生出版社,2012.
[2]谢幸,苟文丽.妇产科学[M].8版.北京:人民卫生出版社,2013.
[3]莫洁玲,朱梦照.妇产科护理学[M].北京:人民卫生出版社,2013.
[4]杨长捷,赵红.高危妊娠病人疾病不确定感及其影响因素分析[J].生殖医学杂志,2015,24(12):1003-1007.
[5]王硕石,陈淑滢,钟梅.宫颈环扎指南解读[J].实用妇产科杂志,2015,31(1):29.
[6]夏海鸥.妇产科护理学[M].北京:人民卫生出版社,2015.
[7]葛均波,徐永健.内科学[M].8版.北京:人民卫生出版社,2013.
[8]单伟颖.妇产科护理学[M].北京:人民卫生出版社,2012.
[9]沈铿,马丁.妇产科学[M].3版.北京:人民卫生出版社,2015.
[10]时春艳,李博雅.新产程标准及处理的专家共识(2014)[J].中华妇产科杂志,2014,(7):486-486.
[11]袁英,刘铭,段涛.臀位矫正技术的应用及研究进展[J].中国实用妇科与产科杂志,2016,32(7):701-704.
[12]中华医学会妇产科学分会产科学组.胎膜早破的诊断与处理指南(2015)[J].中华妇产科杂志,2015,50(1):161-167.
[13]全国卫生专业技术资格考试专家委员会.妇产科学[M].北京:人民卫生出版社,2010.
[14]李京枝.妇产科护理学[M].北京:中国中医药出版社,2012.
[15]魏林芝.宫颈癌发病与三类危险因素的Meta分析[D].广西医科大学,2014.
[16]朱方培,任青玲.宫颈癌及癌前病变早期筛查的新进展[J].现代肿瘤医学,2016,24(1):149-152.

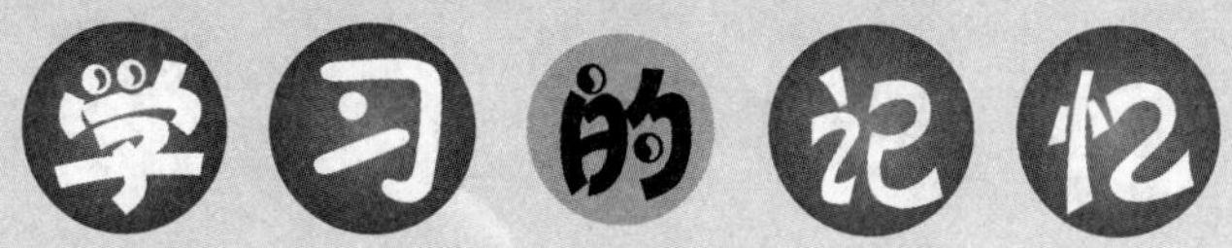

小事拾遗：

学习感想：

学习的过程是知识积累的过程，也是提升能力、稳步成长的阶梯，大家的注释、理解汇集成无限的缘分、友情和牵挂，请简单手记这一过程中的某些“小事”，再回首时定会有所发现、有所感悟！

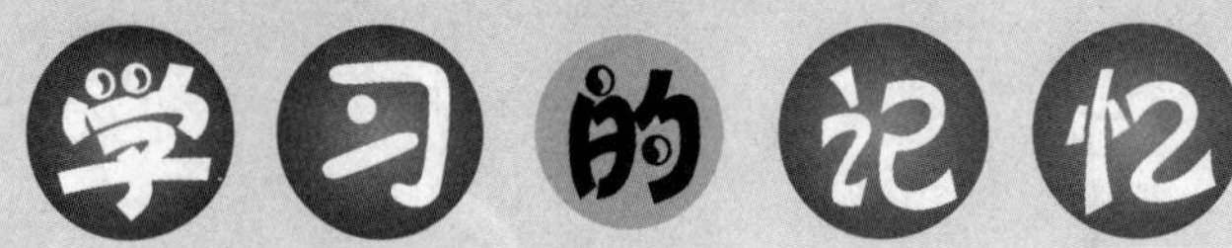

姓名：________________

本人于20____年____月至20____年____月参加了本课程的学习

此处粘贴照片

任课老师：__________ __________ 班主任：______________

班长或学生干部：____________ ____________ ____________

我的教室（请手写同学的名字，标记我的座位以及前后左右相邻同学的座位）